Geschichte der Medizin

I. Band

Max Neuburger

Alpha Editions

This edition published in 2022

ISBN : 9789356710542

Design and Setting By
Alpha Editions
www.alphaedis.com
Email - info@alphaedis.com

Contents

Vorrede

Um Mißverständnissen vorzubeugen, sei vor allem nachdrücklich betont, daß der Titel dieses Buches nur der Kürze halber gewählt wurde.

Die vom Herrn Verleger freundlichst angeregte, teils im Studierzimmer, teils im Hörsaal entstandene Arbeit wendet sich an werdende und ausübende Aerzte, sowie auch an gebildete Laien, denen eine orientierende Uebersicht geboten werden soll.

Aus diesem Grunde richtete Verfasser das Hauptaugenmerk auf den Zusammenhang zwischen der allgemeinen Kultur und der Medizin und auf den Entwicklungsgang des medizinischen Denkens; hingegen wurde das philologisch-bibliographische, literarhistorische Rüstzeug nur, wo es unumgänglich nötig erschien, berücksichtigt. Der Hauptzweck, welchen akademische Vorlesungen über dieses Fach verfolgen sollen, leuchtete dabei vor, denn nie ist außer acht zu lassen, daß Geschichte der Medizin nicht an der philosophischen, sondern an der medizinischen Fakultät gelesen wird. Mit welchem Erfolg die neueren Forschungen — ich weise nur auf die bahnbrechenden Arbeiten des Freiherrn v. Oefele — benützt wurden, wie die eigenen Auffassungen des Verfassers zu werten sind, mögen die Fachgenossen, unter denen ich neben anderen insbesondere den Herren Professoren Pagel und Sudhoff persönliche Anregung und Belehrung verdanke, beurteilen. Der Verfasser wäre schon mit einem Urteile zufrieden, das sich in die Worte eines mittelalterlichen Dichters zusammenfassen ließe:

Nam quae sparsa locis tot erant, haec scriptor in unum

Sedulus instar apis cuncta coëgit opus.

Seit hundert Jahren erscheint zum ersten Male wieder eine das Gesamtgebiet der Geschichte der Medizin behandelnde Schrift aus der Feder eines österreichischen Arztes. Möge sie innerhalb und außerhalb der schwarzgelben Grenzpfähle freundliche Aufnahme finden!

Wien, im Mai 1906.

Der Verfasser.

Eingangsworte

Viel Gewaltiges lebt, doch nichts
Gewaltigeres als der Mensch.

— — — — — — — — — — — —

Nur dem Tod allein weiß er nicht zu entfliehen,
Doch bei schwerer Krankheit ersann er Rettung.

Sophokles, Antigone.

Die gesamte Kultur empfängt ihren Richtzug durch das Streben, den Mechanismus der Naturgewalten für die Zwecke der Menschheit nutzbar zu machen und die dunklen Triebe des Innenlebens auf jene veredelnden Bahnen überzuleiten, welche der Verstand anweist. Zweckbewußte Tätigkeit des Intellekts, welche in den Ablauf des unbewußten Naturgeschehens eindämmend, steigernd, regulierend eingreift und dem gegebenen Kräftespiel eine unerschöpfliche Differenzierung verschafft, tritt auf materiellem, wie auf ethischem Gebiete immer schärfer hervor.

Bedeutet somit die Kultur ein Hinauswachsen über die tierische Organisation durch Steigerung oder Entlastung ihrer Leistungen, eine eigenartige Daseinsform mit reichster Anpassungsfähigkeit und Entwicklungsmöglichkeit, so stellt sie im Grunde doch nur eine Fortsetzung der Natur selbst, dar, ohne jemals die Grenzen mechanischer Kausalität überschreiten zu können, an welche ihr Wirken stets gebunden bleibt.

Nicht am wenigsten offenbart **die Medizin** dieses Gesetz.

Ihre erdenklich höchste Entfaltung berührt sich mit den primitivsten Anfängen insofern, als die Heilkraft der Natur, d. h. die auf Reize mechanisch vor sich gehende, aber regulatorisch-kompensatorisch wirkende Reaktion des Organismus, die letzte Entscheidung bringt. Auch die idealste Aktivität des Arztes findet ihren Schwerpunkt und ihr Maß in den natürlichen Heilkräften. Aber das Durchblicken der Reaktionserscheinungen in ihrer Mechanik und Wirkungsbreite, verknüpft mit dem Besitz jener Potenzen, welche die schlummernden Spannkräfte des Organismus in lebendige Kräfte umzusetzen im stande sind, erhebt den Arzt zum Techniker höchsten Ranges; es läßt ihn zielbewußt die Naturheilkraft meistern, die Hindernisse ihrer Wirkungstätigkeit hinwegräumen, es gibt ihm die Macht zur zweckmäßigen Gestaltung blind waltender Naturvorgänge, während Unkenntnis und Unerfahrenheit bald tatlos zusehen, bald störend in das Räderwerk eingreifen.

Zwischen beiden Polen, der gänzlichen Ohnmacht und der idealen Medizin, liegt die unendliche Reihe der Zwischenstufen des Instinkts, des Zufalls, der

Spekulation, der Beobachtung, der Erfahrung und der planmäßigen Forschung mit ihrer verwirrenden Fülle von Modifikationen, wie sie Zeit, Ort und führende Personen hervorbringen.

Die Schilderung dieses Werdeprozesses mit seinen Erfolgen und Irrtümern, in seiner Abhängigkeit von günstigen und ungünstigen Kulturverhältnissen bildet den Inhalt — der Geschichte der Medizin.

Primitive Medizin.

Auf der Suche nach dem Ursprung einer Kulturerscheinung strebt der forschende Geist über die geschichtliche Zeit, welche zumeist schon einen Höhepunkt, nicht den Anfang der Entwicklung bezeichnet, hinaus und fragt nach dem Aeltesten, sei es auch nur in nebelhaften Fernen, in schwankenden Umrissen zu erspähen.

Bei der Medizin läßt sich, wenn auch dürftig, umso eher eine Rekonstruktion versuchen, weil, abgesehen von manchen direkten Ueberresten der grauen Vorzeit, nicht wenige „Ueberbleibsel“ in der Sprache und den Gebräuchen der Gegenwart (Volksmedizin) erhalten sind, und die Beobachtung des eigenen Ich und der Mitmenschen so manchen Rückschluß gestattet; zudem finden alle diese Momente eine Beleuchtung durch die Heilkunde jener Volksstämme, welche auch in der Jetztzeit noch ein ähnliches Dasein wie der Urmensch führen (Naturvölker).

Rechnet man zur Medizin im weitesten Sinne schon jene zweckmäßigen Instinkthandlungen, welche zur Linderung des Schmerzes oder des Juckreizes dienen, und eigentlich eine Projektion der Naturheilkraft nach außen darstellen, dann reicht sie nicht nur bis in die Kindheit des Menschengeschlechts herab, sondern wir können sogar von einer Eigenmedizin der Tiere sprechen. Man weiß, daß Tiere sich in kaltem Wasser erfrischen, wenn sie erhitzt sind, daß sie die steifen Glieder an der Sonne wärmen, daß sie die quälenden Parasiten verjagen und vernichten[1]. Katzen und Hunde belecken ihre Wunden; Hunde fressen Gras bei verdorbenem Magen, um Erbrechen zu erregen; sie gehen nach einem erlittenen Knochenbruch auf drei Beinen und halten das gebrochene derart, daß der Bruch ohne nennenswerte Verkürzung zur Heilung gelangt; Affen suchen das rinnende Blut durch Auflegen der Hand auf die Wunde zurückzuhalten und ziehen sich mit großer Geschicklichkeit Fremdkörper, z. B. Dornen, aus. Die Eigenmedizin der Tiere bleibt übrigens nicht bei der Selbsthilfe stehen, sondern erweitert sich auch bisweilen zur Nächstenhilfe; diese kommt namentlich dann zur Erscheinung, wenn es sich um die Jungen handelt.

Außer diesen allgemein bekannten Beispielen haben in neuerer Zeit glaubwürdige Forscher eine Anzahl von höchst überraschenden Beobachtungen gesammelt, und manche der Fälle lassen sich sogar ohne Annahme einer freien, über den Instinkt weit hinausgehenden, Ueberlegung gar nicht verstehen. Fälle der Nächstenhilfe werden insbesondere bei solchen Tieren beobachtet, welche sozial leben, z. B. bei den Bienen oder den Ameisen, welch letztere ihre Verwundeten pflegen.

Griechische und römische Autoren überliefern eine Menge von Fabeln, wonach eine ganze Reihe von Heilverfahren und Heilmitteln Tieren zu danken wären. Beispielsweise wird erzählt, daß sich der ägyptische Ibis mit seinem Schnabel klistiere, daß sich das Flußpferd, wenn es sich überfressen hat, den scharfen Stumpf eines Rohres in eine Vene hineindrücke und so zu Ader lasse; Schwalben sollen zum Aufhellen trüber Augen den Saft des Schöllkrauts, Bären zur Behebung von Verdauungsstörungen die Blätter des Arum, Schildkröten als Gegenmittel gegen Schlangenbiß eine Origanumart gebrauchen, Hirsche heilen ihre Wunden durch Verzehren von Dictamnusblättern, Wiesel durch Verzehren von Rauten u. s. w.

In Indien, wo die bittere Wurzel der Ophiorrhiza mungo als vorzügliches Mittel gegen Schlangenbiß gilt, bezeichnen die Eingeborenen den kleinen Ichneumon als denjenigen, von welchem sie die Wirkung der Wurzel kennen gelernt hätten.

Auch für die Medizin des Menschen werden die eben angedeuteten primitiven Akte die Grundlage gebildet haben, und tagtäglich können wir bei Kindern oder Erwachsenen zweckmäßig wirkende Reflexaktionen und Heilinstinkte bemerken, wie das Kratzen, das Reiben oder Drücken, die instinktive Haltung oder Lageveränderung bei Schmerz, das Befeuchten der Wunden mit dem Speichel oder das Aussaugen derselben, das Anhauchen (Blasen) u. s. w. (Einige dieser primitiven Handlungen sind bekanntlich ausgebaut und in hohem Grade differenziert worden; so hat sich aus dem Reiben, Streichen und Kneten die Massage entwickelt.)

Gewisse einfache aktive Eingriffe, die schon sehr früh vorgenommen wurden, lassen bereits Spuren des zweckbewußten Intellekts erkennen, so z. B. das Herausziehen von Fremdkörpern (Dornen) aus der Haut mit den Fingern, das Auswaschen der Wunden, das Auflegen von kühlenden Blättern auf verletzte Stellen, das Beschmieren der Haut mit Lehm zum Schutz gegen Kälte und Insekten, das Wundkratzen (aus welchem das Skarifizieren entstand) u. s. w.

Interessant ist es, daß aus manchen medizinischen Eingriffen später Volkssitten hervorgingen, so z. B. aus dem Beschmieren der Haut mit Erde — das Bemalen des Körpers, aus dem Wundkratzen und nachfolgendem Einreiben mit Erde oder Ruß (je nachdem der Schmerz gestillt oder gesteigert werden soll) — das Tätowieren.

Neben der Hilfe, die sich die Stammesgenossen gegenseitig bei Verletzungen durch Verbinden der Wunden leisteten, sind manche Handgriffe zur Unterstützung der Gebärenden uralten Ursprungs, ebenso die Pflege des Kindes: hier ist das Weib der älteste Arzt und erhält sich in dieser Stellung auch bei den Kulturvölkern unendlich lange.

Den Beginn der eigentlichen Chirurgie markiert der Moment, da die Waffen der Kultur, die Werkzeuge des täglichen Gebrauchs, auch zu Heilzwecken verwendet wurden. Solche waren in der frühesten Epoche Feuersteinsplitter, Dornen, Holzsplitter, Muschelscherben, Fischgräten, spitze Knochenstücke, Zähne, Hornfragmente u. a. Mit solchen Hilfsmitteln konnte man Fremdkörper extrahieren, Abszesse eröffnen, skarifizieren, zur Ader lassen. Mit den Werkzeugen des täglichen Gebrauchs gingen auch die Fertigkeiten des gemeinen Lebens in die Heilkunst über, so z. B. wurde die Art, wie man zerbrochene Waffen wieder zusammenfügte, mustergültig für die primitive Behandlung der Beinbrüche. Die zufällig (z. B. in Kämpfen) gemachten Erfahrungen, daß gewisse Verletzungen nicht nur überstanden werden, sondern sogar manche Uebel zur Heilung bringen können, mögen die Idee für einige Eingriffe gegeben haben, und mit der Vervollkommnung der Werkzeuge in der Kupfer- und Bronzezeit wuchs die chirurgische Gewandtheit. Manche Stammesgenossen zeichneten sich wohl durch besondere Geschicklichkeit aus, und erwarben sich den Ruf als erfahrene, heilkundige Männer; allmählich wird sich aus ihren Nachkommen der Stand der ärztlichen Empiriker herausgebildet haben.

Höchst überraschend wirkt die Tatsache, daß man sich erwiesenermaßen schon in der jüngeren Steinzeit an einen so schweren Eingriff, wie es die Trepanation des Schädels ist, heranwagte — ein Phänomen, das allerdings durch die Operationslust und das chirurgische Können mancher der heutigen Naturvölker dem Verständnis näher gerückt wird.

Trepanierte Schädel aus der neolithischen Periode sind in den meisten Ländern Europas, in Algier, auf den Kanarischen Inseln, in Nordamerika, Mexiko, Peru und Argentinien aufgefunden worden.

Die gutübernarbten Trepanlöcher mancher dieser Schädel bezeugen es, daß die Operierten zuweilen sogar zwei- bis dreimal den schweren Eingriff überstanden haben. Die Knochenstücke wurden entweder Punkt für Punkt herausgemeißelt oder durch das bogenförmige Hin- und Herziehen eines scharfen Steininstruments (Feuersteinsäge) entfernt, vielleicht stellte man die Schädelöffnungen auch durch das Dünnschaben des Knochens mit einem Feuersteine her. Die Indikation für die Trepanation können möglicherweise — wenn ein Rückschluß aus den Verhältnissen heutiger Naturvölker gestattet ist — Kopfschmerzen, Krampfleiden und Geisteskrankheiten gegeben haben.

Ueberlebsel der vorhistorischen chirurgischen Technik erhielten sich noch lange auch im geschichtlichen Zeitalter, insoferne bei manchen Völkern gewisse altehrwürdige Operationen nur mit den Steinmessern gemacht werden durften, so z. B. die Leicheneröffnung vor dem Einbalsamieren bei den Aegyptern, die Beschneidung bei diesen und den Juden. Ebenso ist es bemerkenswert, daß längst, nachdem das Eisen zur Vorherrschaft im Alltagsleben gelangt war, die große Mehrzahl der chirurgischen Instrumente nicht aus diesem, sondern aus Bronze verfertigt wurde, wie die zahlreichen Funde auf dem Boden des römischen Reiches beweisen.

Zahlreiche Funde werfen ein Licht auf die Erkrankungen und Verletzungen des Knochensystems der neolithischen Menschen, so wurden unter anderem (auch fast ohne Deformität geheilte) Frakturen verschiedener Knochen, Verletzungen (durch Feuersteinpfeilspitzen), Ankylosen, entzündliche Prozesse, Karies, Nekrose, Rhachitis beschrieben; das gleiche gilt für die Bronzezeit, aus deren Gräberfeldern z. B. Fälle von Pfeilspitzenverletzungen, Arthritis deformans bekannt sind.

Ohne feste Wohnsitze, von wilden Tieren umlagert, allen Unbilden des Klimas und der Witterung preisgegeben, in steter Fehde lebend, nicht selten an Nahrungsmangel leidend und starrend von Schmutz, waren die rohen Jäger- und Fischervölker, abgesehen von Verletzungen verschiedenster Art, Insektenstichen, Parasiten, Geschwüren, Hautkrankheiten, Katarrhen, Entzündungen innerer Organe, Fiebern, Vergiftungen ausgesetzt.

Innere Leiden, die oft zu schwerem Siechtum führten, mußten der Naturheilkraft überlassen bleiben, bis allmählich aus manchen Nahrungs- und Genußmitteln und aus Giftpflanzen — Arzneien wurden. Daß Zufall und Empirie schon in sehr frühen Epochen zur Kenntnis von Heilmitteln führte, kann mit Bestimmtheit vorausgesetzt werden, weil die Mythen[2] aller Völker auf Kenntnisse aus prähistorischer Zeit hindeuten, und weil wir alle Kulturvölker, sobald der erste Morgenstrahl der Geschichte auf sie fällt, ebenso wie die heutigen Naturvölker, im Besitze eines höchst ansehnlichen Heilschatzes finden. Der schöpferische Zufall und die verborgenen Wege, welche die, an einzelne Individualitäten gebundene medizinische Empirie einschlug, entziehen sich für immer der geschichtlichen Nachforschung umsomehr, als die mystische Denkweise des primitiven Menschen die Natur und das Leben beinahe völlig in den undurchdringlichen Schleier des Magischen einhüllt.

Es würde zu weit führen, wollten wir an dieser Stelle die Weltanschauung des primitiven Menschen in ihrem Stufengang vom Fetischismus und Ahnenglauben zum Animismus und Polytheismus darlegen oder die höchst interessanten Wechselbeziehungen zwischen dem Dämonismus und der Medizin bis in die Einzelheiten verfolgen — es genüge der Hinweis auf die psychologische Quelle und die Hauptformen des mystischen Denkens in der Heilkunst der Urzeit.

Nochmals sei nachdrücklichst betont, daß eine allerdings höchst dürftige Empirie die Grundlage des medizinischen Denkens bildete; auch für den Urmenschen war der kausale Zusammenhang in Fällen von Trauma (durch

Biß, Stich, Hieb, Pfeilschuß etc.), in Fällen von Schmerz durch einen eingedrungenen Fremdkörper oder Parasiten vollkommen klar, ebenso verständlich erschien ihm der Tod infolge von schweren Verletzungen, Blutverlust, Hunger. Bei diesen Typen durchsichtiger Aetiologie konnte aber der Kausalitätstrieb nicht verharren, zwang doch schon der Schmerz und die Angst zum Nachdenken über die Ursachen auch solcher, oft plötzlich und unversehens hereinbrechender Krankheiten, für welche keiner der bekannten Anlässe vorlag. Die Not des Tages heischte nach Linderung; wo die Existenz des Lebens auf dem Spiele steht, drängt, wenn schon nicht der Erkenntnis-, so doch der Erhaltungstrieb ungestüm dazu, die Lösung des Rätsels zu versuchen. Die logische Schlußkette des primitiven Menschen — die erste medizinische Theorie — war bei dem ungemein kleinen Vorstellungskreise, der nur über das eigene Ich als Maß verfügte, sehr kurz. Dem primitiven Denken galt jeder Krankheitsfall, wo die Ursache nicht grob sinnlich wahrnehmbar war, wo Ursache und Wirkung einander nicht unmittelbar folgten — also die überwiegende Mehrzahl der Krankheiten —, als Ausfluß eines stärkeren, bösen Willens, einer dämonischen Macht, und ebenso waren ihm z. B. Vergiftungen, wo anscheinend ein kolossales Mißverhältnis zwischen Wirkung und Ursache bestand, nichts anderes als — Zauber.

Die Grundirrtümer, in welchen sich das medizinische Denken des primitiven Menschen bewegt, sind im wesentlichen dieselben, die sich in mancherlei Spielarten durch weite Strecken der Geschichte der Medizin verfolgen lassen. Sie sind darin gelegen, daß man alles, was die temporäre Erfahrung und Denkstufe übersteigt, kurzweg als übernatürlich und transzendental erklärt, daß man das Unbekannte in ein Persönliches (Ontologie) umwandelt, welches über den mechanischen Gesetzen des Naturgeschehens stehen soll (Animismus), daß man subjektiv Vorstellungen in Relation bringt, denen kein Zusammenhang der Objekte in der Realität entspricht. (Ein charakteristisches Beispiel für den letztgenannten logischen Fehler bildet folgender Schluß: Als die Jakuten während eines Ausbruchs der Pocken zum ersten Male ein Kamel erblickten, erklärten sie dieses als die feindliche Gottheit, welche die Seuche über sie gebracht habe.)

Die Art, wie man sich den Urheber des Zaubers und den Mechanismus des magischen Einflusses dachte, wechselte je nach Oertlichkeit und Denkstufe; im Laufe der Zeiten liefen verschiedene Ansichten nebeneinander her, auch bei demselben Volksstamme. **Die Grundideen sind aber dieselben auf der ganzen Erde** und knüpfen stets an konkrete Wahrnehmungen an, die zu falschen Analogieschlüssen verwendet werden.

Solche, der Sinneserfahrung noch am nächsten stehende Anschauungen waren z. B. jene, welche als Urheber des Leidens einen bösen, zaubergewaltigen Menschen beschuldigten, oder jene, welche die Krankheit durch einen magischen Schlag, Stich, Schuß, durch ein Gift, einen bösen

Hauch, durch ein unversehens eingedrungenes Tier (z. B. Wurm) oder einen Fremdkörper (Stein, Knochen, Holzstück, Strohhalm) zu stande kommen ließen. Man sieht hier deutlich, wie wirkliche Vorkommnisse der medizinischen Erfahrung, gewisse Schmerzempfindungen etc. phantastisch verwoben werden. Nach anderen Vorstellungen sind es die Geister der Verstorbenen, dämonische Tiere etc., welche Leiden hervorrufen oder selbst in den Körper des Kranken hineinfahren (Besessenheit); daran schließt sich der Glaube an spezifische Krankheitsdämonen, d. h. Personifikationen bestimmter Affektionen. Der Ursprung dieser Vorstellungen ist in den Bildern der (vom primitiven Menschen für real gehaltenen) Traumwelt zu suchen, insbesondere im Alptraum mit seinen beängstigenden Truggestalten, ferner in der Beobachtung von Konvulsionen oder Irrsinn, wo die Verzerrung des Gesichts, die Veränderung der ganzen Individualität die Besitznahme durch ein fremdes Wesen vortäuscht. Abstrakter ist endlich die schon einem höheren ethischen Empfinden entsprechende Annahme, daß Krankheiten als Strafen der Gottheiten wegen Verfehlungen oder als Prüfungen aufzufassen seien.

Wiewohl es unter den heutigen Naturvölkern einige gibt, welche aus einer einst hohen Kultur in die gegenwärtigen rohen Verhältnisse allmählich zurückgesunken sind, so erschließen sie uns doch noch am besten die medizinische Denkweise des primitiven Menschen; die Verläßlichkeit dieser Quelle ergibt sich durch die prinzipielle Uebereinstimmung in den medizinischen Vorstellungen der Naturvölker untereinander, noch mehr durch die vielfachen Analogien mit den abergläubischen Resten in der Medizin der alten Kulturvölker und mit der Volksmedizin. Von oben nicht erwähnten (in der Medizin der Naturvölker oder in der Volksmedizin vorkommenden) vermeintlichen Krankheitsursachen seien beispielsweise noch erwähnt: der „böse Blick“, der Vampir, die zauberhafte Wegnahme der Seele, des Schattens oder eines Körperteils (Nierenfett), die Ortsveränderung eines Organs, die sympathetische Krankheitsübertragung. Bemerkenswert ist es übrigens, daß bei manchen Volksstämmen sehr niedriger Kultur nebstdem auch natürliche Krankheitsursachen angenommen werden, z. B. böse Winde, unzweckmäßige Ernährung, körperliche Ueberanstrengung, „Ansteckung“ (bei Lungentuberkulose), Vererbung (bei Aussatz, Epilepsie).

Außer den Traumerscheinungen haben auf die Vorstellung der Dämonenwelt noch andere, ins Gebiet der Medizin fallende Beobachtungen gestaltend eingewirkt, z. B. die Betrachtung der menschlichen Mißgeburten.

Unter den Tieren, welche das Modell für Seelenvorstellungen oder Krankheitsgeister lieferten, spielt der „Wurm“ keine geringe Rolle. Es hängt dies damit zusammen, daß auf dem verwesenden Körper Maden beobachtet wurden (bei den madagassischen Stämmen „Seelenwurm“), und daß man wirkliche Würmer als Krankheitserreger bei Tier und Mensch beobachtete oder unter der Rinde absterbender Bäume auffand. — Es sei hier an den Glauben an „Zahnwürmer", wie er in der europäischen Volksmedizin und in der orientalischen Medizin auftritt, erinnert.

Da die primitive Medizin den Ursprung und das Wesen der Krankheit auf Grund der dämonistischen Hypothese erfaßt zu haben glaubt, so ist ihre Therapie konsequenterweise eine kausale, eine ätiologische: Zauber muß durch Gegenzauber behoben werden.

Im Denken des primitiven Menschen erscheint die Krankheit und die Heilung als ein Kampf zweier zauberkundiger Gegner, als ein Kampf, für welchen die Waffen aus der Rüstkammer des Uebernatürlichen, des Mystischen, der Magie geholt werden. Diese bedeutet den Versuch, die Naturgesetze zu durchbrechen, statt auf dem Wege der Erkenntnis in den Ablauf des Naturgeschehens einzugreifen: die Dienstbarmachung der Natur durch übernatürliche Mittel.

Nur einzelnen Stammesgenossen, welche über geheimnisvolle Kenntnisse und unheimliche Fähigkeiten (namentlich im Gebrauch der Giftpflanzen) verfügen, ist die Gabe verliehen, mit der Geisterwelt in Verkehr zu treten, Zauber unwirksam zu machen, Dämonen abzuwehren und zu verjagen, die Mittel anzugeben, wie die erzürnte Gottheit zu versöhnen sei. Es waren die Fetischpriester, welche dort, wo die gewöhnliche Heilkunst versagte, als Zauberärzte hervortraten, so wie sie auch mit magischen Künsten das Wetter beeinflußten, den günstigen Ausfall der Jagd, die glückliche Entscheidung des Kampfes bewirkten, die Zukunft vorhersagten. Namentlich in Zeiten des Unheils, der Seuchen groß geworden, beruht ihr übermächtiges Ansehen darauf, daß sie das wachsende Erfahrungswissen mit dem Nimbus des dämonenbezwingenden Kults klug zu bekleiden verstanden; an dem Glauben der übrigen erstarkte ihr Selbstvertrauen, und unleugbar erfüllten sie ihre Aufgabe als Heilkünstler teils durch Anwendung wirksamer Heilverfahren, welche freilich mit phantastischem Beiwerk dicht umrankt waren, teils durch Beeinflussung der Psyche und damit der natürlichen Heilkraft (Suggestion).

Aus der Urzeit sind begreiflicherweise nur spärliche Zeugen der magischen Heilkunst auf uns gekommen, nämlich Amulette aus der jüngeren Steinzeit und aus der jüngeren Bronzezeit (Medikamententasche eines nordischen Arztes). Die ersteren sind Knochenscheiben, die man aus den Schädeln Verstorbener heraustrepanierte und an einer Schnur trug; die letzteren bestehen aus Tierzähnen, Wieselknochen, Katzenklauen, Eichhörnchenunterkiefern, Vogelluftröhren, Natternwirbeln u. a. Diese Reste sprechen eine beredte Sprache, denn sie beweisen nicht bloß das hohe Alter der dämonistischen Ideen[3], sondern sie zeigen durch die Uebereinstimmung mit noch existierenden volksmedizinischen Gebräuchen, wie sogar die Formen der mystischen Medizin den Wandel der Zeiten, die verschiedenen Stadien des religiösen Bewußtseins überdauern. Umso sicherer können wir aus dem medizinischen Mystizismus der ältesten Kulturmedizin und aus den Zauberprozeduren der Medizinmänner der Naturvölker Rückschlüsse auf das magische Heilverfahren der Urzeit machen. Auch dieses wird aus Kulthandlungen (Opfern, Gebeten, Räucherungen, Reinigungen, Fasten u. a.), sowie aus eigentlichen Zaubermitteln und Zauberprozeduren bestanden haben, wohin namentlich das Amulett, die sympathetische Krankenübertragung, das Besprechen, das Beschwören, die Dämonenaustreibung und symbolische Handlungen in ihren verschiedenartigsten Modifikationen gehören, zumeist verknüpft mit Heiltränken oder rationellen Heilmethoden, z. B. mit der (verdeckten) Massage, der Blutentziehung, mit Bädern und diätetischer Behandlung. Mancher Heilgebrauch, der einst aus Instinkt oder Beobachtung hervorgegangen war, fand jetzt eine sekundäre dämonistische Umdeutung, welche den ursprünglichen Sinn vergessen ließ; so wurde z. B. das Streichen, Kneten und Drücken schmerzhafter Stellen zum Mittel der Dämonenaustreibung, das Anblasen, Anhauchen, das Bespeicheln, das Bemalen, Tätowieren u. a. erhielt eine mystische Bedeutung als Gegenzauber gegen geisterhafte Einflüsse, die Bäder, Waschungen, die Räucherungen, gewisse diätetische Maßnahmen verwandelten sich in Kulthandlungen[4]. Und bei einer kritischen Untersuchung zeigt es sich deutlich, daß im Grunde die meisten Prozeduren der mystischen Heilkunst nichts anderes als die symbolische Anwendung jener Gebräuche, jener Verteidigungs- und Angriffsmittel darstellen, welche auch sonst im gewöhnlichen Leben zur Abwehr der Gefahr dienten, nur daß sie hier gegen einen unsichtbaren Feind benützt werden. So sind z. B. Opfer und Kasteiung Versuche, die Gunst der höheren Mächte zu gewinnen; die Besprechung, die Beschwörung ist eine Aufforderung, eine Drohung, und die Art der primitivsten Dämonenaustreibung durch listiges Weglocken, Verjagen durch Lärm, Aufführen von Tänzen, Schütteln oder Schlagen des Patienten erinnert an die Vorgänge im Kampf mit wirklichen Feinden[5].

Das Amulett ist die älteste Form der Krankheitsprophylaxe und ging ursprünglich aus der Idee hervor, daß man sich durch den Besitz fremder Körperteile auch in den Besitz ihrer Funktionen setzen (also die eigene Naturheilkraft verstärken) zu können glaubte. Aus dem anfänglichen Verzehren der Organe (z. B. des Marks, des Gehirns, der Hoden etc.) entwickelte sich das abgekürzte Verfahren, tierische Körperteile, giftfeste Tiere (z. B. Spinnen), seltene, stark glänzende oder riechende Dinge u. s. w. bloß am Leibe zu tragen[6].

Wo Dämonismus die Theorie, wo Magie die Praxis bildet, kann die medizinische Diagnostik und Prognostik nur aus Visionen und Götteroffenbarungen schöpfen. So wird die Erkenntnis des

Krankheitswesens und die Vorhersage des Ausgangs teils im Traum oder im Zustand der Ekstase von den höheren Mächten offenbart, teils aus zufällig eintretenden Vorzeichen oder aus der Orakelbefragung ermittelt. Unter den Arten der letzteren erlangte die Eingeweideschau eine hohe Bedeutung — führte sie doch zu anatomischen Kenntnissen primitivster Art.

Einen lebensvollen Eindruck vom Gehaben der Zauberärzte empfängt man aus der Schilderung der bei den Naturvölkern bestehenden Verhältnisse. Der größte Teil der Heilkunst liegt in den Händen der Medizinmänner. Die oft höchst absonderliche Lebensweise derselben ist von der Absicht geleitet, den Nimbus übernatürlicher Fähigkeiten zu bewahren und das Volk in staunender Furcht zu erhalten. „Sie essen getrennt und zu ungewöhnlichen Zeiten, sie schlafen, wenn die anderen wachen, und sie behaupten lange Wanderungen zu unternehmen, wenn die anderen im Lager alle im Schlafe liegen; selten jagen und fischen sie oder tun irgend eine Arbeit.“ Bei manchen Stämmen leben sie zurückgezogen und vermeiden gewisse Nahrungsmittel (z. B. bestimmte Fleischsorten); auch in der äußeren Erscheinung ihrer Wohnung drückt sich die Ausnahmsstellung aus, welche die Medizinmänner genießen. Ihre zauberärztlichen Prozeduren pflegen sie meistens in einer besonderen Amtstracht vorzunehmen, welche in grotesker Vermummung besteht. Bei manchen Stämmen ist der Beruf ein erblicher, oder es geben gewisse Absonderlichkeiten der Geburt (z. B. Zwillingsgeburt), oder besondere Erlebnisse (Träume, Ueberstehen von Krankheiten etc.) Veranlassung, daß jemand für die ärztliche Laufbahn bestimmt wird; insbesondere bei den Schamanen der sibirischen Volksstämme scheint eine nervöse und zu epileptiformen Anfällen geneigte Konstitution die nötige Voraussetzung für ihre Suggestivwirkungen zu bilden, oder zum mindesten können sich dem Berufe nur solche (psychopathische?) Individuen mit Erfolg widmen, die unter dem Einfluß der Tradition und des häufigen Anblicks der Konvulsionen eine solche Fertigkeit der Autosuggestion erlangen, daß sie sich beim Einwirken äußerer Momente (Anwesenheit der Gläubigen, Hersagen von Beschwörungsformeln, Schlagen der tamburinähnlichen Zaubertrommel, Tanzbewegungen u. s. w.) nach Belieben in Ekstase zu versetzen und konvulsivische Anfälle zu produzieren vermögen. Um das magisch ärztliche Können als Ausfluß höherer Inspiration erscheinen zu lassen, hat sich der Novize unter bestimmter Anleitung oft einer harten, mit Kasteiungen und geheimnisvollen Zeremonien verbundenen Vorbereitung in der Einsamkeit zu unterwerfen, bis ihm die „Berufung“ zu teil wird, d. h. bis er in einen Zustand versetzt wird, der an gewisse Formen der Hysterie erinnert und mit der Hypnose verwandt ist. Besonders hohe Ansprüche stellt man z. B. bei den nordamerikanischen Indianern an jenen Kandidaten, welcher die Aufnahme in den Geheimbund der Mide wünscht, und es dauert oft eine ganze Reihe von Jahren, bis alle Grade bis zur höchsten Weihe durchlaufen werden. Wo es zu einer Art von Organisation der Zauberärzte gekommen ist, wird der Novize älteren Mitgliedern zur fachlichen Ausbildung anvertraut, wo dies nicht der Fall, schließt sich der Kandidat längere Zeit an einen Medizinmann an, erhält durch ihn Unterweisung (im Ausgraben der Heilkräuter, in der Bereitung der Arzneien u. s. w.) und erreicht durch Assistenz bei den magischen Heilprozeduren allmählich die nötige praktische Fertigkeit (auch in der Taschenspielerkunst). Bei manchen Volksstämmen erlangt der Adept die Approbation erst nach einer Art von ärztlichem Examen. Ergänzend sei noch hinzugefügt, daß es bei manchen Naturvölkern ärztliche Lehrbücher (Beschwörungsformeln und Rezepte) gibt, daß die Medizinmänner oft Heilgehilfen haben und auch gemeinsam untereinander beraten, daß auch Weiber in den Stand Aufnahme finden (zumeist als Medium bei den Zauberhandlungen).

Das Honorar ist bisweilen recht ansehnlich, jedoch ist der Beruf nicht ohne Gefahr und bei unglücklichem Ausgang der Kur kommt alles darauf an, die Hinterbliebenen zu überzeugen, daß ein böswilliger Medizinmann eines feindlichen Stammes den Tod des Patienten verursacht hat. Bei den Einwohnern von Haiti z. B. zogen die Verwandten, wenn sie an die Schuld des Arztes glaubten, denselben zur Rechenschaft und bestraften ihn unter Umständen aufs Grausamste. Dort, wo aus den Zauberpriestern ein wirkliches Priestertum mit Götterkultus entstand, wie bei den alten Kulturvölkern, trifft die Verantwortung für den unglücklichen Ausgang der Kur nicht mehr den Priester, sondern es war einfach der übermächtige Wille der zürnenden Gottheit, welche die Heilung versagte. (Bemerkenswert ist es, daß selbst im nigritischen Afrika die spätere Abtrennung des ärztlichen Berufs vom Priestertum in bescheidenen Anfängen angedeutet ist.)

Zum Handwerkszeug des Medizinmannes gehört der Medizinsack, welcher allerlei absonderliche Dinge, Krallen von Raubtieren, Fußwurzelknochen, Schneckenhäuser, seltsame Medizinsteine etc. enthält, ferner die Trommel und die Rassel, welche zur Erzeugung von betäubendem Lärm (Musik, Hypnose) bei den Tänzen und Beschwörungen benützt werden. Opfer und Gebete leiten meistens die übernatürliche Behandlung ein, diese selbst besteht aus sympathetischer Krankenübertragung, Ausräucherungen, Exorzismen, symbolischen Handlungen, welche z. B. das Zurückbringen von „geraubten" Körperteilen, das Zurückholen der Seele, das Fangen, Festbannen und Vernichten des Dämons darstellen sollen u. s. w. Den Ursprung aus der empirischen Medizin verraten insbesondere das Kneten, Streichen, Drücken, die Massage, wobei der Schmerzpunkt des Patienten vorher aufgesucht wird, sowie das Bepusten und Bespeien (mit Wasser oder medikamentösen Flüssigkeiten). An die versteckte Massage schließt sich das symbolische Herausnehmen oder Heraussaugen der Krankheit (Vorbild der Fremdkörper!), als dessen Ergebnis vom Medizinmann z. B. ein schon vorher bereit gehaltener Stein (Medizinstein) mit allen Finessen des Taschenspielers produziert wird. Plastisch schildert nachfolgende Skizze die Kur eines Zauberarztes der Buschmänner: „Der Arzt beginnt, fortwährend sprechend, den Kranken an allen Gliedmaßen strichweise zu reiben und zu kneten, und zwar stets von den Extremitäten oder der Peripherie aus nach der Stelle, die der Kranke als besonders schmerzhaft bezeichnet. Abwechselnd mit dieser in immer schnellerem Tempo geführten Massage, bestreicht der Operateur das erwähnte Schmerzzentrum mit dem seinen Achselhöhlen entnommenen Schweiße und bespuckt dasselbe außerdem noch ausgiebig, fortwährend an kleinen, um den Hals getragenen Amuletthölzchen knuspernd. Nach Verlauf von zehn oder fünfzehn Minuten, je nach dem Zustande des Kranken wird die geschilderte Prozedur unterbrochen. Nun preßt der Arzt, gleichzeitig heftig saugend, seinen Mund krampfhaft auf die Körperstelle, nach welcher hin die Richtung der Reibung ging. Bald darauf beginnt er, sich heftig zu winden, zu stöhnen, das Gesicht zu verziehen, die Augen zu rollen, alles unter der Einwirkung starker Schmerzen. Die Fremdkörper, denn solche sind es, die das Wohlbefinden störten, sind nun in den Arzt übergegangen; während er sich am Boden windet, greift er plötzlich nach den Ohren oder dem Kopfhaar und bringt unerwartet die aus seinem Körper entfernten Gegenstände z. B. ein Stück Kohle oder eine Kaurimuschel zum Vorschein. ‚Diese Dinge haben dich krank gemacht,' belehrt er den Kranken, ‚ich werde sie nun begraben, und damit sind deine Schmerzen fort'" (Stoll, Suggestion und Hypnotismus, Leipz. 1904, S. 286). Daß bei Seuchen ein ganzer Apparat von mystischen (oft verdeckt empirischen) Gebräuchen in Wirksamkeit tritt, ist klar.

Wenn der Dämonismus auch vorwaltet und das nüchterne Denken lähmt, so zeigt doch eine vergleichende Rundschau, daß die Medizin der Naturvölker über nicht wenige wirksame Heilsubstanzen und therapeutische Maßnahmen verfügt.

Was zunächst den Heilschatz anlangt, so genügt zu seiner Beurteilung der Hinweis, daß unsere Pharmakopöe nicht wenige der wertvollsten Mittel den Naturvölkern schuldet und allem Anschein nach, wird die Zukunft noch so manches aus dieser Quelle schöpfen. Bekannt sind den Naturvölkern zahlreiche Abführmittel, Stomachika, Brechmittel (auch prophylaktisch verwendet), Narkotika, Vermifuga, Aphrodisiaka, Aromatika, Vesikantia, Rubefacientia etc. Neben den Medizinalpflanzen, die vereinzelt sogar eigenst angebaut werden, verwendet man auch mineralische und tierische Substanzen, unter den letzteren kommen Fette, Tran, Organe, Blut, Galle, Speichel, pulverisierte Knochen und Zähne, Konkremente, Harn und Fäces vor. Von Arzneiformen sind am häufigsten Dekokte, Kataplasmen, Umschläge, Einreibungen, Salben und Pflaster, selten dagegen Pulver, Infuse und Pillen; bei einigen Völkern verabreicht man mit primitiven Hilfsmitteln

Klistiere und kennt den Gebrauch von Räucherungen, Inhalationen, Schnupfpulvern, Nasenduschen, Instillationen. Interessant ist es, daß bei manchen Stämmen die Impfung gegen Blattern (bei den Aschanti) oder gegen Schlangenbiß vorgenommen wird, indem man Pockeneiter bezw. Präservativmittel gegen Vergiftung in Hauteinschnitte einreibt; in dunkler Vorahnung des isopathischen Prinzips werden auch Einreibungen mit dem Fett giftiger Tiere, Skorpionöl etc. zur Bekämpfung von tierischen Vergiftungen gemacht. Mit dem Einsammeln der Drogen, mit dem Bereiten und Einnehmen von Arzneien ist stets eine Menge von absonderlichen mystischen Gebräuchen verknüpft.

Außer der arzneilichen Therapie spielen auch diätetische Vorschriften, Massage (in den verschiedensten Modifikationen vom leisen Berühren bis zum Stoßen und Treten), die Wasserbehandlung (kalte Bäder, kalte und warme Uebergießungen, medikamentöse Bäder, Thermen, Dampfbäder) und Trinkkuren eine Rolle. All dies ist mit einer Menge von rituellen oder abergläubisch-suggestiven Gebräuchen umgeben, die als Hauptsache imponieren. — Bemerkenswerterweise kennt man auch die schmerzstillende Wirkung des zirkulären Drucks (Zusammenschnüren der schmerzhaften Stelle z. B. des Kopfes, der Brust mit einem Band, Gürtel etc.). — Eigentümlich ist eine, statt der kalten oder warmen Uebergießung angewendete Methode, welche darin besteht, daß der Medizinmann z. B. bei fieberhaften Zuständen den Körper des Kranken von oben bis unten mit einem Sprühregen von Wasser (oder einer medikamentösen Flüssigkeit) aus seinem Munde berieselt.

Weit verbreitet in verschiedenen Formen ist die Heilmethode des Schröpfens und der Blutentziehung. Das Schröpfen wird teils durch kräftiges Saugen mit dem Munde ausgeführt, teils benützt man einfache Hilfsinstrumente (knöchernes Rohr, Ochsen- oder Büffelhorn, dessen durchbohrte Spitze nach dem Saugen schnell mit Wachs verschlossen wird), selten wirkliche Schröpfköpfe. Skarifikationen macht man mit Dornen, Fischgräten, Steinsplittern, Muschelsplittern, Knochenstückchen, Glasscherben oder Messern. Mit Steinsplittern oder Messern wird auch der Aderlaß an verschiedenen Venen vorgenommen; häufig armiert man zu diesem Zwecke einen Holzgriff mit einem Feuersteinsplitter, der nur so weit hervorragt, als er in die Vene eindringen soll; die Venäsektion erfolgt dann durch Einstich oder in der Weise, daß man mit einem Stück Holz einen Schlag auf den Handgriff des aufgesetzten Instruments ausführt. Bei den Isthmusindianern und den Papuas schießt man mittels zierlicher Bögen einen kleinen (mit ganz kurzen Steinspitzen armierten) Pfeil aus geringer Entfernung in die Vene.

Die chirurgischen Leistungen sind nicht unansehnlich, ja bei dem Mangel an anatomischen Kenntnissen überraschen sie durch die Kühnheit der Eingriffe. Mit Dornen oder irgendwelchen anderen scharfspitzigen

Gegenständen (auch die Pinzette kommt vor) werden Fremdkörper extrahiert, Abszesse eröffnet, bei der Wundbehandlung kommt das Aussaugen in Betracht, bisweilen sogar eine Art von Drainage (durch Wieken von Baumbast), ferner Wundbalsam und Kataplasmen; die Naht oder die feste Bandagierung, um Verwachsung zu erzielen, ist bei gewissen Stämmen nicht unbekannt. Zum Nähen kleiner Wunden werden z. B. Dornen verwendet, welche man quer durch beide Wundränder steckt und dann umschlingt. Bei einigen Indianerstämmen Brasiliens ist es üblich, die beiden Wundränder von den scharfen Kopfzangen einer großen Ameise fassen zu lassen, welcher sodann schnell der Leib abgeschnitten wird; eine Ameise um die andere ansetzend, schließt man die Wunde. Bei Behandlung von Geschwüren erfreut sich die Kauterisation (mit heißer Asche, erhitzten Blättern, Glüheisen) großer Beliebtheit. Die Blutstillung macht den Naturvölkern meist sehr erhebliche Schwierigkeiten, zumeist wissen sie gar nichts damit anzufangen. Manchmal führen jedoch pflanzliche und mineralische Styptika zum Ziele, seltener sucht man durch zirkulären Druck (fest herumgelegte Binden) der Blutung Herr zu werden. Die Behandlungsweise der Verrenkungen ist ohne jede Rationalität (Kataplasmen, Glüheisen etc.), hingegen besitzen wir erstaunliche Berichte darüber, wie geschickt man Knochenbrüche zu behandeln versteht. Nicht nur Schienenverbände (aus Holz, Baumrinde, Bambusstücke u. s. w.) und Lagerungsapparate, sondern sogar erhärtende Verbände (aus Ton) wissen die Naturvölker herzustellen.

Von den Operationen betreffen die meisten die Sexualsphäre, wie die Beschneidung der Knaben (zirkuläre Abtragung des Präputiums oder Längsschnitt in dasselbe), die sogenannte Beschneidung der Mädchen (Abschneiden eines Stückchens von dem Praeputium clitoridis), die Infibulation, die Kastration, die Mikaoperation (Urethrotomia externa vom Orifizium der Eichel bis zum Hodensack, zum Zweck der Beschränkung der Nachkommenschaft, bei australischen Stämmen üblich), der Kaiserschnitt an der Schwangeren, die Ovariotomie. Einen gleich großen chirurgischen Mut setzen voraus: die Trepanation und die Aufschabung der Röhrenknochen (bis zur Eröffnung der Markhöhle wegen rheumatischer Affektionen), wie sie die Eingeborenen der Loyalitätsinseln in der Südsee zu machen pflegen, oder die Exstirpation der Halsdrüsen (wegen Schlafkrankheit). Berauschung, Betäubung durch Narkotika oder Hypnose des Patienten sind die Voraussetzung für derartige schwere Eingriffe. Der nicht selten glückliche Ausgang der Operationen kann, da das Verfahren jeder Antiseptik Hohn spricht, nur darauf beruhen, daß die Naturvölker einen bedeutend höheren Grad von Widerstandsfähigkeit gegen Wundinfektion besitzen, als die hochzivilisierten Nationen. — Die Geburtshilfe, welche fast ausschließlich in den Händen der Frauen liegt, zeigt bei den einzelnen Völkern eine sehr verschiedene Entwicklungshöhe; es sei nur beispielsweise darauf hingewiesen, daß man bei den malaiischen Völkern durch Massage die ungünstige Lage der Frucht im Mutterleibe zu verbessern sucht, daß in Kochinchina durch vorsichtiges Treten des Leibes die zögernde Nachgeburt zu entfernen versucht wird u. a. — Menstruierende halten sich von den übrigen Familienmitgliedern abgesondert, die Geburt erfolgt bei manchen Stämmen in besonderen Gebärhütten, die sodann nach beendetem Wochenbett meistens niedergebrannt werden. — Auf den Watubelainseln ist die Mutter im Falle der Erkrankung des Säuglings verpflichtet, Medikamente zu nehmen, damit dieselben dem Kinde auf dem Wege der Milch zugeführt werden.

Die Zahl der Krankheiten, welche unterschieden werden, ist ziemlich bedeutend, was auf die diagnostischen Fähigkeiten ein Streiflicht wirft; hinsichtlich der Prognostik wäre zu erwähnen, daß z. B. die Bedeutung des blutigen Auswurfs voll erfaßt wird. Verfahren manche Nomaden- und Jägervölker äußerst grausam gegen unheilbare Kranke (durch Aussetzung oder Tötung), so sind uns dagegen von anderen Stämmen Züge von zärtlicher Fürsorge (Krankentransport in Hängematten oder Sänften) berichtet (z. B. für Geisteskranke, die meist gut verpflegt werden), und nicht selten findet man Einrichtungen, die sogar an Krankenanstalten erinnern (bei Indianerstämmen wird der wichtigste Teil der ärztlichen Behandlung in der „Medizinhütte“ vollzogen oder die Hütte des Kranken wird vom Verkehr abgesperrt, in Neuguinea war um das Haus eines Papuadoktors eine Anzahl von Hütten für die Patienten errichtet).

Anfänge der privaten und öffentlichen Gesundheitspflege sind schon in vielen Gebräuchen zu erblicken, wenn dieselben auch in der Regel den hygienischen Grundgedanken in mystischer Verbrämung verbergen. Zur individuellen Hygiene zählen absichtlich hervorgerufenes Erbrechen und Purgieren, Massage und Skarifikationen (zur Bekämpfung der Uebermüdung), Bäder, Schwitzen, die Kauterisation (als vorbeugende Mittel gegen Krankheiten), mancherlei Schutzvorrichtungen, wie z. B. die Augenschirme, Schneebrillen etc. der nordischen Völker. Ins Gebiet der öffentlichen Gesundheitspflege fallen einzelne Maßnahmen zur Assanierung des Wohnortes (z. B. Anlage von abseits gelegenen Plätzen für die Defäkation), namentlich aber Vorkehrungen gegen die Verbreitung der Seuchen durch Schutz vor der Berührung mit den Infizierten (Absperrung der Wohnsitze gegen verdächtige Fremde, Fortschaffen und Unterbringen der Infizierten an streng überwachten Orten, z. B. Lepröser, Pockenkranker, Flucht vor der Seuche), durch abergläubisch-hygienische Reinigungen oder durch das Niederreißen der infizierten („warmen“) Hütten, eventuell durch das Verbrennen der gesamten Habe des Toten. Bemerkenswert ist es, daß besonders die Lepra als ansteckende Krankheit gefürchtet wird, und daß Eingeborene Brasiliens die Lungentuberkulose für infektiös halten. Ein merkwürdiger Gebrauch ist von den Samoanern berichtet: „Wenn eine Person an einem Leiden starb, das auf einige andere Familienglieder überging, so öffneten sie die Leiche, um die Krankheit zu suchen. Traf es sich, daß sie irgend eine entzündete Substanz fanden, so nahmen sie dieselbe heraus und verbrannten sie, in dem Glauben, daß dies dem Uebergreifen der Krankheit auf andere Familienglieder vorbeugen würde. Dies geschah, wenn der Leichnam im Grabe lag." (Primitive Anfänge einer pathologischen Anatomie!)

Trotz des Dämonismus und der Zauberärzte erlosch die reine Empirie nie völlig, wenn sie sich auch nur innerhalb der Schranken einzelner chirurgischer Fertigkeiten hielt. Ebensowenig vermochte der Mystizismus die Erkenntnis des primitiven Menschen zu ersticken, daß das Leben an die Atemluft und das wärmende Blut gebunden sei — der Tod rief diese Grundlehre immer von neuem ins Gedächtnis.

Die Zukunft aber gehörte den Priestern! Dort, wo es zur Staatengründung, zur Organisation einer Priesterkaste kam, wo unter günstigen Verhältnissen allmählich eine Kultur entstand, wuchsen auch aus den vereinzelten, hie und da hingestreuten Keimideen der primitiven Medizin jene bewundernswert geschlossenen theurgisch-empirischen Systeme hervor, die wir in der Heilkunde der alten Kulturvölker vorfinden und die den Ausgangspunkt aller höheren medizinischen Entwicklung darstellen.

Die Medizin des Orients.

Die Medizin in Mesopotamien.

(Sumerer, Babylonier, Assyrer.)

Mesopotamien ist die älteste Pflegestätte, vielleicht sogar die Wiege der Kultur überhaupt.

Die Wissenschaft des Spatens und der Lupe, die Entzifferung der Keilschrifttexte verschafft uns tagtäglich mehr Einblick in eine Zivilisation von ungeahnter Höhe und Vielseitigkeit, deren Denkmäler schon im 3. Jahrtausend v. Chr. auf eine lange Entwicklung zurückblicken.

Nach den jetzigen Forschungsergebnissen waren es die Sumerer, welche im 4. (oder 5.) Jahrtausend v. Chr. in Mesopotamien die Saat der Kultur ausstreuten, das vorher unwirtliche Land durch Kanalbauten bewohnbar und fruchtbar machten, die Grundzüge der altorientalischen Weltanschauung, Religion und staatlichen Organisation entwarfen, die Bilderschrift, aus der sich die Keilschrift herausschälte, ersannen, Astronomie und Naturkenntnis, Künste und Gewerbe pflegten. Von den Sumerern entlehnten sodann die semitischen Eroberer des Zweistromlandes, Babylonier und Assyrer die Elemente der Gesittung, Gelehrsamkeit und Kunstfertigkeit, um sie in eigenartiger Umprägung und Nachschöpfung, mit wechselndem Schicksal weiterzubilden und zur höchsten Blüte zu bringen, bis zu den Tagen, da die Indogermanen das Zepter der Macht und die Fackel der uralten Kultur ergriffen.

Babylon, die prächtige Zierde der Chaldäer und Ninive „die göttlichgroße Stadt“ repräsentieren somit nicht die Anfänge einer geistigen Entwicklung, sondern die geschichtlich bedeutsamste Phase derselben; Babylonier und Assyrer geben einer Kultur den Namen, die im Wesen bereits vor ihrer politischen Herrschaft bestand und auch nach dem Sturz derselben nicht gänzlich erlosch. Mesopotamien selbst machte allmählich die Völker verschiedenster Rassen in geistigem Sinne zu „Babyloniern“, zu Trägern der weit über die räumlichen und zeitlichen Grenzen hinausreichenden „babylonischen Kultur“!

Die Vorläufer der babylonischen Kultur — die Sumerer — wurden von den aus Südwest vordringenden semitischen Eroberern aufgesogen, doch erhielt sich ihr Name in dem babylonischen Herrschertitel („König von Sumer und Akkad“), und ihre Schrift, Sprache und Kultur überlebten Jahrtausende hindurch den Untergang des Volkes. Die Sumerer besaßen ursprünglich eine (gleich der chinesischen) in senkrechten Zeilen (von rechts nach links) verlaufende Bilderschrift, welche sich allmählich (durch Vierteldrehung) in die von links nach rechts laufende Keilschrift verwandelte, hauptsächlich bedingt durch das Schreibmaterial (Lehmtafeln und Griffel). Von den

Babyloniern und Assyrern wurde das Sumerische (auch nachdem es aus dem Kreis der lebenden Sprachen trat) als Sprache des Kultus und der Gelehrsamkeit — ähnlich wie das Lateinische im Mittelalter — wissenschaftlich weiter gepflegt; die sumerische Schrift übernahm man in doppelter Weise, indem dasselbe Keilschriftzeichen sowohl als Begriffsausdruck wie auch als Silbe (nach dem sumerischen Lautwert) diente. — Vermutlich stammten die Sumerer aus Zentralasien; nach einer älteren Hypothese hatten sie neben Ariern (Indern) und Chinesen ihren Ursitz im Tarymbecken und an den Oberläufen des Oxus und Iaxartes, von wo aus dann gemeinsame Anschauungen und Kenntnisse (namentlich in der Astronomie) in die späteren Wohnsitze dieser Völker: Mesopotamien, Indien, China verpflanzt wurden. Die Analogien, welche in mancher Hinsicht zwischen sumerisch-babylonischer und chinesischer Kultur bestehen, würden dadurch ebenso eine ungezwungene Erklärung finden, wie manche Momente des indischen Geisteslebens, die sonst auf direkte babylonische (früher auf griechische) Einflüsse bezogen werden müssen.

Die Mehrzahl der Inschriften und Urkunden, welche unsere Quellen bilden, stammen aus assyrischen Ruinenstädten und sind in assyrischer Sprache abgefaßt; die assyrische Hegemonie (etwa von 900 v. Chr. bis zum Falle Ninives 606 v. Chr.) ist jedenfalls die Blütezeit der semitischen Großmachtstellung; dennoch bezeichnet man mit Recht die ganze Kulturepoche als „babylonisch", weil die Babylonier ihre eigentlichen Begründer waren und jederzeit am meisten die Wissenschaft und Kunst, den Handel und die Gewerbe förderten, während die vornehmste Seite des künstlerisch und wissenschaftlich mehr epigonenhaften Assyrertums in der militärischen und Verwaltungsorganisation, im Prunk und Glanz des Hoflebens zu suchen ist. Wie die assyrische Kunst sich durch stilisierende Darstellungsweise von der Ursprünglichkeit und Behandlungsfreiheit der babylonischen abhebt, so imponieren die assyrischen Bibliotheken durch den Reichtum, nicht durch die (sehr geringfügige) Originalität der Literatur.

Daß „die Chaldäer" die Sternkunde und Mathematik, besonders aber die Sterndeuterei in hervorragender Weise betrieben, wußte man stets auf Grund der unvollkommenen Ueberlieferungen aus dem klassischen Altertum, aber erst die Autopsie der Gegenwart, die Ausgrabungen haben den Umkreis, die Tiefe und weltumspannende Bedeutung der Kultur des Zweistromlandes wirklich klar gelegt. Lange vor der Zeit, da Griechenland erst in den Gesichtskreis der Geschichte rückt, verstanden es die Babylonier mit erstaunlicher Genauigkeit astronomische Beobachtungen und Berechnungen anzustellen; das Schriftwesen, die künstlerische Darstellung, die Kriegstechnik und das Rechtswesen vieler Völker wurden von Mesopotamien unmittelbar oder indirekt beeinflußt; das Gewichts- und Maßsystem läßt noch heute den Erfindersinn der alten Bewohner der

Euphrat- und Tigrisländer erkennen, und unsere ganze Zeitmessung, unsere Kreiseinteilung beweist wie vieles andere, daß Babel im Reiche des Geistes, im Getriebe des Weltverkehrs fortzuwirken niemals aufgehört hat.

Die keilinschriftlichen astronomischen Bestimmungen erregen nicht nur die Bewunderung der modernen Astronomen, sondern finden sogar praktische Verwertung. Astrolabien sind bereits gefunden worden. Die Babylonier hatten zwei vollständig ausgebildete astronomische Maßsysteme, zwei große Mondrechnungsysteme (27 Mondstationen) und mehrere Systeme der Planetenbeobachtung. Sie kannten die Periodizität der Finsternisse, gaben die Daten für Konstellationen von Ekliptiksternen, bezeichneten die heliakischen Auf- und Untergänge der Planeten, ihre Opposition mit der Sonne, berechneten vom Herbstäquinoktium ausgehend die Anfangstermine der astronomischen Jahreszeiten, die Geschwindigkeit des Mondes, das Gesetz, nach welchem sich die Sonnengeschwindigkeit ändert, die Jahresdauer, den mittleren synodischen Monat, beobachteten Meteore, Sternschnuppen und die Witterung u. s. w. Selbstverständlich war die Mathematik (Landesvermessung) dementsprechend entwickelt (z. B. Kenntnis der arithmetischen Reihe); zwei Zahlensysteme, das dekadische und das Sexagesimalsystem, standen nebeneinander in Gebrauch. Auf babylonischen Ursprung zurückzuführen sind unter anderem die Wasseruhr, die Teilung des Kreises, die Zeitmessung nach dem Sexagesimalsystem (360 Grade, Doppelstunde, 60 Minuten, 60 Sekunden), das Maß- und Gewichtssystem vieler Völker (Meile, Doppelelle, Mine, Talent), die meisten Namen der Tierkreissternbilder, die 12 Monate, die 7 Tage der Woche, das Wertverhältnis von Gold und Silber (Sonne : Mond = 360 : 27 = 13⅓ : 1). Das Keilschriftsystem verbreitete sich bis nach Cypern und Aegypten (das Babylonische war um 1400 v. Chr. Diplomatensprache — Fund von Tell-el-Amarna). Die Babylonier brachten die Belagerungstechnik, das Verkehrswesen (Einführung des Pferdes; Feuerpost) zu hoher Blüte, betrieben weithin den Handel, besaßen eine vortreffliche (von Religion und Priesterschaft unabhängige) Rechtspflege und leisteten Meisterhaftes im Kunstgewerbe (Buntweberei, Teppichweberei, Majolikatechnik, Glasarbeiten) und in der Steinschneidekunst (Siegelzylinder). In der Skulptur tritt namentlich ihre naturwahre Tierdarstellung hervor, die Architektur (Paläste, Tempelbauten mit Terrassenkonstruktion, Stufenpyramiden, Straßen, Kanäle, Brücken, Dämme etc.) ist höchst anerkennenswert; was die Musik (7 Töne, Lehre von der Sphärenmusik) anlangt, so sei nur bemerkt, daß die elfsaitige Leier auf einer babylonischen Skulptur frühester Zeit dargestellt ist.

Babylonische Kultureinflüsse haben sich namentlich auf dem Gebiete der Schreibekunst, Mathematik, Astronomie und Meterologie, aber auch in der Kunst und Mythologie (z. B. der Perser) geltend gemacht. Diese Einflüsse erstreckten sich direkt auf die Völker Westasiens, auf Aegypten und wahrscheinlich auch auf Indien (Mathematik, Astronomie). Immerhin ist festzuhalten, daß die Aufnahme babylonischer Kulturelemente das selbständige Schaffen nicht beeinträchtigte, daß die Schüler ihre Meister nicht selten übertrafen. So entstand z. B. die Lautschrift auf dem „von Babylonien und Aegypten aus vorgepflügten" Boden Syriens als neue selbständige Erfindung, ebenso waren es die Lyder, welche zuerst Münzen prägten, wenn auch in Babylon verbreitete Edelmetallstückchen von bestimmtem Gewicht das Vorbild abgaben, und welchen ethischen Inhalt die Religion Israels den übernommenen Mythen verlieh — bedarf keiner besonderen Darlegung!

Den Gipfel der babylonischen Kultur, die sublimste, esoterische Denkfrucht einer erlesenen gelehrten Priesterschaft, bildet aber die aus der Arbeit vieler Generationen hervorgegangene umfassende, völlig abgerundete Weltanschauung, aus der alle Einzelheiten des staatlichen, sozialen und wissenschaftlichen Lebens mit dem Scheine mathematischer Evidenz hergeleitet wurden.

Das Axiom, in welchem das ganze System wurzelt, bestand in der Vorstellung, daß alle Dinge den Ausfluß göttlichen Waltens darstellen, daß alles Geschehen durch göttlichen Willen vorausbestimmt ist und sich in der unwandelbar festgelegten Ordnung einer zahlenmäßig prästabilierten Harmonie vollzieht. Der Wille, die Wirksamkeit der göttlichen Macht zeigt sich überall, dieselben Kräfte und Gesetze beherrschen das Größte wie das Kleinste, alle Reihen der mannigfachen Erscheinungen entsprechen sich gegenseitig wie Abbilder. Die vornehmste Offenbarung aber ist in den Gestirnen und ihren scheinbar verworrenen, doch tatsächlich von höchster Regelmäßigkeit geleiteten Bahnen zu erblicken. — Der Sternenhimmel ist daher das große Buch, in dem das Gesetz des gesamten Weltalls verzeichnet ist, alles Irdische hat am Himmel sein entsprechendes Abbild, die Astronomie, die Wissenschaft der Wissenschaften, gewährt den klarsten Einblick in die Gesetze und den Zusammenhang des Weltgeschehens, ihre praktische Anwendung auf das Leben — die Astrologie — gibt die Handhabe für das Verständnis der Gegenwart, für die Vorhersage aller Zukunft.

Die Astrologie, welche in Babylonien wahrscheinlich ihren Ursitz hat, ging von einzelnen, an sich vollkommen richtigen Tatsachen aus, die aber unter kritikloser Verwendung des post hoc ergo propter hoc zu grotesken Verallgemeinerungen ausgesponnen wurden. Man beobachtete nämlich Reihen von periodisch auftretenden kosmischen und tellurischen Vorgängen, welche mit Recht infolge ihrer steten Koinzidenz in ursächliche Beziehung gebracht wurden (z. B. Sonnenstand, Klima, Jahreszeiten, Vegetation). Und so, wie man z. B. zwischen dem Sonnenstand und den

Sternaufgängen einerseits, den Jahreszeiten und der Wärmeverteilung anderseits eine Relation erkannte oder die kausale Beziehung zwischen den Mondphasen und den Witterungsvorgängen, der Höhe von Ebbe und Flut wahrnahm, glaubte man in voreiliger Abstraktion durchgehends eine Beziehung zwischen den Himmelskörpern und den Dingen auf der Erde, zwischen den Vorgängen in der Sternenwelt und irdischen Ereignissen voraussetzen zu dürfen und nachweisen zu können. Anfangs wurde die Aufmerksamkeit nur auf besonders auffallende oder die Allgemeinheit berührende Erscheinungen gerichtet, z. B. Seuchen, Kriegsnot, Schicksal des Königs. Das zufällige Zusammentreffen von derartigen Vorkommnissen, über die man sorgfältige Listen führte, mit gewissen genau verzeichneten kosmischen Erscheinungen erweckte bei der Voreingenommenheit für die Hypothese den trügerischen Schein, daß die bloß zeitliche Koinzidenz auch ursächlich bedingt sei, und daß man daher bei einem neuerlichen Auftreten einer bestimmten Himmelserscheinung, z. B. eines Kometen, kurzwegs berechtigt wäre, das anscheinend entsprechende irdische Vorkommnis, z. B. Pest, Krieg, Tod des Königs, voraussagen zu dürfen. Von dem Großen und Allgemeinen zum Kleinen und Individuellen herabzusteigen, dazu war logisch nur ein Schritt nötig, denn für die unendliche und nach festen Gesetzen wirkende Macht der Gestirne konnte es doch keine Schranken geben. Immer an der Hand von Aufzeichnungen und Vergleichungen, unter mißbräuchlicher Anwendung von Analogieschlüssen, kam man endlich dahin, die Abhängigkeit des Menschen von der Außenwelt nicht nur im allgemeinen zu betonen, sondern im Individuum bis auf die kleinsten Einzelheiten ein Abbild des Weltalls, einen Mikrokosmus zu sehen, dessen körperliche Zustände, dessen Lebensschicksal im letzten Grunde von der Gestirnstellung bedingt und aus ihr zu erkennen wären. Es erwuchs ein ganzes System naturforschender Phantastik, das sich weithin verbreitete und mannigfach modifiziert, von der Kruste der Zeit überdeckt bekanntlich fast bis in die Gegenwart fortlebte.

Im Rahmen der altorientalischen Weltanschauung werden die äußerst spärlichen Bruchstücke verständlicher, welche bisher von der babylonisch-assyrischen Medizin zum Vorschein gekommen sind. Stehen uns auch bei dem jetzigen Stande der Forschung bloß die wichtigsten Grundsätze und einige illustrierende Fakten zu Gebote, so wirft doch schon dieses geringfügige Material so manches grelle Streiflicht auf die Anfänge der Systembildung in der Heilkunde überhaupt.

Das meiste, was wir heute von der babylonisch-assyrischen Medizin wissen, stammt aus der im British Museum befindlichen Kujundschiksammlung, welche bei 20000 in den Ruinen von Ninive gefundene Keilschrifttafelfragmente umfaßt. Diese Sammlung — Rest der Bibliothek des Assyrerkönigs Assurbanipal (Sardanapal 668-626 v. Chr.) — repräsentiert die gesamte Kultur des damaligen Assyriens und (soweit die Medizin in Betracht kommt, noch mehr) die babylonische Zeit. Medizin, Naturwissenschaften und naturwissenschaftlicher Aberglaube bilden den Inhalt von ungefähr 1000 Tafelfragmenten, wovon aber bis jetzt erst ein verschwindender Teil herausgegeben ist. Einiges Medizinische ist auch aus dem, zu Niffer gefundenen, im Museum zu Konstantinopel bewahrten Keilschriftwerk bekannt geworden.

Bei dem zähen Konservatismus, welcher der Heilkunde aller Völker eignet, wäre schon von vornherein anzunehmen, daß die medizinischen Ideen und Heilgebräuche der semitischen Babylonier-Assyrer zum Teile aus der Vorkultur der Sumerer herstammen. Ihren Beweis findet diese Annahme in der Tatsache, daß nicht allein naturwissenschaftliche Begriffsnamen aus der sumerischen Sprache übernommen worden sind, sondern daß sogar in der uralten sumerischen Sprache abgefaßte Texte noch in der späten Blütezeit der Assyrer in Gebrauch standen. Eine Trennung zwischen sumerischer und mesopotamisch-semitischer Medizin läßt sich jedoch bis jetzt noch nicht vornehmen, ebensowenig eine Scheidung der babylonischen von der assyrischen Heilkunde, wenn letztere auch in höherem Maße als die erstere den abergläubischen Prozeduren und subtilen Theorien gehuldigt zu haben scheint.

Die babylonisch-assyrische Medizin besitzt im allgemeinen einen theurgisch-empirischen Charakter, d. h. von der Zeit an, wo es unter dem Einflusse eines gelehrten Priestertums zur Theoretisierung des Erfahrungstoffes kam, wurden die empirisch erworbenen Tatsachen unter dem Gesichtspunkt einer religiös-dämonistischen Weltanschauung mit astrologischer Färbung vereinigt, und dieses solcherart gebildete System beherrschte in der Folge das gesamte ärztliche Denken und Handeln. Nebenher liefen freilich als Ueberbleibsel rein theurgische oder, nach den bisherigen Aufschlüssen zu urteilen sehr vereinzelt, rein empirische Heilverfahren und Ideen.

Leben, Gesundheit und Krankheit sind in letztem Grunde von metaphysischen Gewalten, Göttern und Dämonen abhängig, von den Einflüssen der Gestirne in ihrem Ablauf geregelt, anderseits aber werden sie vorwiegend mit dem Blute und dessen Veränderungen — hämatische Theorie — in Zusammenhang gebracht, während der Atmung nur hie und da wie einer sekundären Funktion gedacht wird.

Was die Vorstellungen der Babylonier über Lebensfunktionen und Körperbau betrifft, so läßt sich aus dem spärlichen Material etwa folgendes feststellen. Der belebte Körper besteht aus Seele und Leib, Sitz des Verstandes ist das Herz, Zentralorgan des Blutes die Leber. Das Blut wurde als eigentliches Lebensprinzip betrachtet; bemerkenswerterweise unterschied man zwei Arten desselben, Blut des Tages (?) und Blut der Nacht (?), d. h.

helles-arterielles und dunkles-venöses. — Die Anschauung, daß die Körpersäfte, namentlich das Blut, die Grundlage des Lebens bilden, leuchtet schon aus dem Schöpfungsmythus hindurch, wonach die Erschaffung des Menschen erfolgte, indem einem Gotte der Kopf abgeschlagen, und dessen Blut mit Erde vermengt wurde. In den Mythen wird vom „Lebenswasser" gesprochen, was auch auf die vorwiegende Humoraltheorie hindeutet — eine Lehre, die schon von vornherein durch die Betrachtung angeregt wurde, daß Mesopotamien seine Fruchtbarkeit und kulturelle Blüte dem Euphrat und Tigris dankt. Es ist jedoch festzuhalten, daß die Bedeutung der Atmung selbstverständlich keineswegs entging (in einem Gebet heißt es: Gott, mein Schöpfer, meine Hand ergreife; den Atem meines Mundes leite!), nur spielte sie wahrscheinlich in der Lebens- und Krankheitstheorie der Babylonier nicht jene Rolle wie in der Medizin anderer Völker.

Unter den Ideogrammen der sumerischen Bilderschrift finden sich solche, welche verschiedene Körperteile darstellen. Die in den (bisher entzifferten) Keilschrifttexten vorkommenden Bezeichnungen deuten nur auf die primitivste Kenntnis, wie sie aus Küchen- und Opferanatomie hervorgeht. Große Bedeutung besaß die Opferschau zum Zwecke der Weissagung, wobei man vornehmlich auf wirkliche oder vermeintliche Abnormitäten der Leber achtete. Darüber hatte sich ein ganzes System gebildet. Als Modell für die Leberschau dienten Nachbildungen von Schafs- oder Ziegenlebern; zwei derartige aus dem 3. Jahrtausend v. Chr. stammende Lebermodelle aus Terrakotta sind bereits aufgefunden worden. Die Unterseite ist durch ein Netzwerk von geraden Linien in viereckige Felde eingeteilt, außerdem sieht man viele Löcher, die entweder durch die ganze Lebersubstanz durchgehen oder nur als Grübchen erscheinen. Die planmäßig, an bestimmten Leberstellen angeordneten Inschriften stellen Sätze dar, welche sich auf zukünftige Zustände des Landes oder auf das Schicksal des Königs beziehen und dienten zu Prophezeiungen.

Krankheit galt jedenfalls immer als etwas dem Körper Fremdes, von außen Eingedrungenes, das häufig als Dämon personifiziert gedacht ist, die Heilung erfolgt durch Vertreibung des Dämons, durch Vernichtung und Austreibung der Krankheitsmaterie auf dem Wege der Sekretion und Exkretion; bei Kolik und anderen abdominellen Affektionen lag es nahe, Schleim, Galle und Wind als Krankheitsgrundlagen anzusehen.

Für die Therapie war der Dienst gewisser Götter vorgeschrieben, doch zeigen sich, entsprechend den vielerlei Schwankungen des babylonisch-assyrischen Pantheons, manche lokale oder zeitliche Wandlungen, je nachdem die Gottheiten bestimmter Städte infolge politischer Ereignisse, oder die göttlichen Repräsentanten der einzelnen Priesterärzteschulen in den Vordergrund traten. — Dem Babylonier war jedenfalls Marduk (der Stadtgott von Babylon = die aus dem Meere aufsteigende Frühsonne) der

Bezwinger der Tiamat, der mächtigste Gott, welcher Krankheit vertreibt und Gesundheit verleiht; in seinem Tempel befand sich ein Brunnen mit „Lebenswasser", das im heiligen Strome des Euphrat geschöpft wurde. Marduk galt als Vermittler zwischen Göttern und Menschen, als Herr der Beschwörungen und Schicksalstafeln, welcher ein gütiges Geschick bestimmen, ein ungünstiges noch zu rechter Zeit abwenden kann. Bemerkenswerterweise wendet er sich vor seinen Hilfeleistungen stets an den Urborn der Weisheit, seinen Vater Ea (das Meer), er tritt zu seinem Vater Ea ins Haus und spricht: „Mein Vater, was soll dieser Mensch tun? Er weiß nicht, womit er Heilung erlangt." Da antwortete Ea seinem Sohne Marduk: „Mein Sohn, was wüßtest du nicht? Was sollte ich dich lehren? Was ich weiß, weißt auch du. Aber gehe, mein Sohn, und" ... (es folgt die Vorschrift). Andere Mittler zwischen Menschen und Göttern, welche als Herren der Beschwörung angerufen wurden, waren z. B. der Feuergott Gibil, die Göttin Zarpânîtu (Gemahlin des Marduk), der Heros Gilgamisch, besonders aber der Sohn des Marduk, der Gott aller Wissenschaft und Medizin, Nabû (Nebo), welcher späterhin seinen Vater aus der Tempelschule von Borsippa gänzlich verdrängte und namentlich das Leben der Neugeborenen überwachte. — Die Kriegsgöttin Ischtar (Joledeth-Eileithyia) wirkte auch als Geburtsgöttin (sie besitzt die Geburtspflanze), die Herrin der Unterwelt Allatu sendet Schmerzen, besitzt aber auch das „Lebenswasser", welches nicht nur Kranke heilen, sondern selbst Tote wieder lebendig machen kann. Die Götter des ärztlichen Standes waren: der Gott Ninib (Ninrag) und die Göttin Gula.

Als Bringer von Seuchen (Pest) waren gefürchtet: Urugal, Nergal.

Die dämonische Pathologie läßt eine Spezialisierung erkennen, indem die einzelnen Dämonen verschiedene Affektionen hervorrufen. So bringt Asakku Fieber in den Kopf, Namtar bedroht das Leben mit Seuchen (Pest), der Utukku packt den Hals, der Alu die Brust, der Gallu die Hand, der Rabisu die Haut, Lilu und Lilit bringen „die Gebreste der Nacht". — Die schrecklichsten Dämonen waren die Totengeister, die Schatten der Verstorbenen. In einem Beschwörungstexte klagt ein Kranker, der Zauberer und die Zauberin hätten ihn der Gewalt eines umherirrenden Totengeistes ausgeliefert; ein andermal wird das Leiden eines Schwerkranken darauf zurückgeführt, daß der böse Totengeist heraufgekommen sei. In der Gebetsammlung aus der Zeit des Assurbanipal befindet sich das Gebet eines Menschen, der von einem Totengeist besessen ist. Es wird geklagt, daß der Totengeist den Kranken Tag und Nacht nicht losläßt, so daß ihm die Haare zu Berge stehen und seine Glieder wie gelähmt sind. Der Sonnengott möge ihn befreien von diesem Dämon, sei es nun der Schatten eines Familienmitgliedes oder der eines Ermordeten, der sein Wesen treibt. Zum Schutze dienten besondere Amulette.

Beispiele von Beschwörungen sind folgende:

„Ich halte empor die Fackel; ich stecke in Brand die Bilder des Uttuku, des Sêdu, des Râbisu, des Ekîmmu, des Lamartu, des Labâsu, des Achchazu, des Lîlu, der Lîlîtu, der Magd des Lîlu, und alles Feindliche, das die Menschen ergreift. Euer Rauch steige empor zum Himmel und Funken mögen verdecken die Sonne. Es breche euern Bann der Sohn des Gottes Ea."

„Beschwörung. Wer bist du, Geiferhexe, in deren Herzen das Wort meines Unglücks wohnt, auf deren Zunge meine Verzauberung entstand, auf deren Lippen meine Vergiftung entstand, in deren Fußstapfen der Tod steht? Du Hexe, ich packe deinen Mund, ich packe deine Zunge, packe deine funkelnden Augen, packe deine behenden Füße, packe deine ausschreitenden Kniee, packe deine fuchtelnden Hände, binde dir die Hände auf den Rücken. Der leuchtende Mondgott vernichte deinen Körper, werfe dich in einen Schlund von Wasser und Feuer! Wie der Umkreis dieses Siegels möge dein Gesicht, du Hexe, fahl werden und erblassen!" (Verbrennen von Hexen- und Dämonenbildern unterstützten wirksam die Beschwörung!)

Direkt an die Krankheit (resp. den Krankheitsdämon) gerichtet war die Formel:

„Böse Schwindsucht, arge Schwindsucht,

Schwindsucht, die den Menschen nicht verläßt,

Schwindsucht, die nicht auszutreiben ist,

Schwindsucht, die sich nicht entfernt, schlechte Schwindsucht,

Im Namen des Himmels sei beschworen, im Namen der Erde sei beschworen!"

„Vor dem grausamen Plagegeist des Kopfes,

Vor dem starken Plagegeist des Kopfes,

Vor dem Kopfplagegeist, der nicht scheidet,

Vor dem Kopfplagegeist, der nicht geht,

Vor dem Kopfplagegeist, der nicht fort will,

Vor dem schlimmen Plagegeist des Kopfes,

Bewahre uns der Himmelskönig,

Bewahre uns der Herr."

Was die symbolischen Handlungen zu theurgisch-therapeutischen Zwecken anbetrifft, so gehörte hierher z. B. das Schälen einer Zwiebel, das Zerzupfen eines Wollbausches (wobei die Abfälle davon ins Feuer geworfen wurden, mit dem Wunsche, daß ein Gott in gleich gründlicher Weise die Krankheit vernichten möge).

„Wie diese Zwiebel gehäutet und ins Feuer geworfen wird, so verbrennt es die brennende Flamme. ... Die Krankheit, welche in meinem Körper, meinem Fleische ist, wie diese Zwiebel soll sie abgeschält sein, und sofort möge sie die brennende Flamme verbrennen!"

Ferner zählt dazu der Gebrauch, Getreide auszustreuen und wieder wegzukehren, den Kranken zu fesseln und dann wieder unter Gebeten von den Fesseln zu befreien, ferner das Knüpfen und Lösen bestimmter Knoten. Der Lösung des Knotens sollte die Befreiung des von einer Krankheit gleichsam gefesselten Kranken entsprechen. Häufig trug man schon in gesunden Tagen solche Knoten als Amulett, damit dieselben im Erkrankungsfalle gelöst werden oder es wurde erst unmittelbar vor der Zeremonie ein Knoten für den Kranken geschlungen. Vergl. hierzu den noch heute volkstümlichen Gebrauch des „Nestelknüpfens oder Senkelknüpfens".

Wenn Kinder von einem Dämon befallen wurden, stellte man ein Tonbild des Dämons samt dem Bilde eines schwarzen Hundes 3 Tage zu Häupten des kleinen Kranken auf, zerschlug und begrub es dann und begoß es mit Mehlwasser.

Amulette kamen vielfach zur Anwendung.

Ein noch in byzantinischer Zeit gegen Kolik empfohlenes Amulett, der „medische Stein", geht auf den babylonischen Heros Gilgamisch zurück, resp. auf den Gebrauch, einen Siegelzylinder zu tragen, in den die Löwenbezwingung des babylonischen Herakles eingegraben war, ebenso wird in der pharmakologischen Literatur noch sehr spät ein geburtsförderndes Amulett aus Jaspis empfohlen, ausdrücklich als „assyrischer Stein".

Auf die magische Kur mit Speichel weist eine Stelle in einem Gebet an den „Totenerwecker" Marduk, wo es heißt: „Die Lebensbeschwörung ist dein, der Speichel des Lebens ist dein."

Die Namen von Krankheitsdämonen bedeuten übrigens nicht selten echte Krankheitsnamen. Sonst könnte es nicht vorkommen, daß z. B. „gegen Ekîmmu" (Name eines Dämons, der eine bestimmte Krankheit erzeugt) ganze Rezepte, aus mineralischen und pflanzlichen Drogen bestehend, angeführt werden. Labâsu ist die Fallsucht, Lamartu der Alp, d. h. Krankheitsdämon = personifizierte Krankheit; damit stimmt es auch überein, daß in einer Beschwörungsformel der Krankheitsdämon aufgefordert wird, den Körper zu verlassen in Form von Urin, Milch, Nasenschleim, Ohrenschmalz (Materia peccans, Humoralpathologie!). Dies beweist, daß die nüchterne empirisch erworbene Erkenntnis der dämonistischen Spekulation vorausging.

Das Gewebe von Mystik und der mehr nüchternen physiologisch-pathologischen Spekulation, mit verschiedenartigen Uebergängen der einen zur anderen, läßt sich in der teils theurgischen, teils empirischen Behandlungsweise deutlich erkennen: Gebete, Kultgebräuche, Beschwörungen, Zauberformeln, Amulette und symbolische Handlungen begleiten oder verdecken die über einen reichen Heilschatz gebietende Rezepttherapie und die übrigen ärztlichen Maßnahmen.

So werden in manchen Gebeten oder Hymnen rationelle Heilmethoden (z. B. nasse Umschläge gegen Kopfschmerz) erwähnt, und im Laufe der Zeiten bildeten sich unter dem zunehmenden Mystizismus vernünftige Rezepte in abergläubische Beschwörungen um.

Die Heilmittel entnahm die babylonische Medizin aus allen drei Reichen, doch herrscht über die Deutung der meisten Namen noch so viel Zweifel, daß wir von einer Aufzählung absehen. Am beliebtesten waren innerlich Kräuter, äußerlich Salben, für welch letztere hauptsächlich Sesamöl die Grundlage bildete. Als Geschmackskorrigens dienten besonders Dattelsirup und Honig, zum Extrahieren von Drogen Wasser, Milch, Oel oder Kwaß. Manche aus mehreren Stoffen bestehende Rezepte, welche mit anderen kombiniert wurden, trugen Geheimnamen, z. B. „Arznei des Sonnengottes", „Zunge des Hundes", „Haut der gelben Schlange", „Medikament vom Gebirge des Menschengeschlechtes". Von äußeren Prozeduren sind bemerkenswert: Salbungen, Einreibungen mit Oel, medikamentöse Klistiere, Bäder, Güsse mit kaltem Wasser (z. B. bei Leibschneiden), Schröpfen; bei diesem kamen eine mit zwei Krummbolzen an den Schnurenden versehene Doppelpeitsche zum Schlagen von Schröpfwunden und gerundete Schröpfköpfe zur Verwendung (dem Schröpfinstrument „Skorpion" widmete man sogar kultische Heiligung). Auf einem Siegel aus der Zeit Gudeas (ca. 3300 v. Chr.) findet sich eine Darstellung. Daß Aderlässe ausgeführt wurden, ist anzunehmen.

Von Krankheiten unterschieden die Babylonier-Assyrer viele Arten, wobei es sich natürlich um bloße Symptomenkomplexe handelt. „Erkrankung des Kopfes", Augen- und Ohrenleiden, Affektionen der Nase, des Mundes, der Lippen, der Zunge, Leiden der Brust, Magenschmerz, Leibschneiden und andere abdominelle Affektionen, Erkrankungen der Arme, Finger, Nägel, Haut- und Geschlechtsleiden, Schlangenbiß, Skorpionstich, Frauenleiden (Entzündung und Geschwulst der Mamma), Kinderkrankheiten u. a. kommen in den Texten vor; die Geisteskrankheiten — durch Zauber von

Dämonen oder Hexen erregt — sitzen nach babylonischer Anschauung im Herzen. Epidemische Krankheiten finden häufig Erwähnung, jedoch lassen sich die Angaben für eine sichere Identifizierung noch nicht verwerten.

Weit weniger als bei ihren antiken und mittelalterlichen Ausläufern kann derzeit bei der babylonischen Medizin selbst, der Zusammenhang mit der altorientalischen Weltanschauung (astrologische Analogien, Zahlenglaube, Tagewählerei etc.) bis in die Einzelheiten nachgewiesen werden; immerhin aber deuten schon die bisher aufgefundenen Spuren unverkennbar auf ein von diesem Geiste durchwehtes großes medizinisches System.

Vor allem ist es in höchstem Grade wahrscheinlich, daß die babylonische Astrologie bei der Vorhersage von Epidemien oder von Geburtsvorgängen nicht stehen blieb, sondern sich zur Krankheitsprognose allmählich entwickelt hat.

Beispiele von epidemiologischen Prognosen etc. sind folgende:

„Wenn beim Sichtbarwerden des Mondes Westwind weht, so wird Krankheit herrschen in diesem Monat ... es ist schlimm für Aharrû (das Westland).“

„Nähert sich Venus dem Sternbilde des Krebses, wird Gehorsam und Wohlfahrt im Lande sein. ... Die Kranken im Lande werden genesen. Schwangere Frauen werden ihre Niederkunft zum glücklichen Ende bringen.“

„Wenn Merkur am 15. Monatstage aufgeht, wird es Leichen geben. Ist das Sternbild des Krebses verdunkelt, wird ein verderblicher Dämon das Land besitzen, und es wird Leichen geben.“

„Wenn Merkur im Monat Tammuz aufgeht, wird es Leichen geben.“

„Wenn Merkur im Monat Tammuz kulminiert, wird es Leichen geben.“

„Ist Mars sichtbar im Monat Tammuz, wird das Bett des Kriegers weit sein. Wenn Merkur im Norden steht, wird es Leichen geben.“

„Mars ist sichtbar im Monat Tammuz; er ist düster. Wenn Mars sichtbar ist im Tammuz, wird das Bett des Kriegers weit sein.... Tritt Merkur in Konjunktion mit Mars, werden die Pferde vom Sterben befallen werden.“

„Wenn ein Planet kulminiert im Monat Ab, wird das Bett des Kriegers weit sein.“ (= Die Krieger werden in Massen einer Epidemie zum Opfer fallen.)

„Wenn Jupiter und die anderen Planeten einander gegenüberstehen, wird Leid das Land treffen; treten Mars und Jupiter in Konjunktion, so wird Viehsterben einfallen.“

„Wenn der größere Hof den Mond umgibt, wird Verderben die Menschen umfangen.“

„Wenn eine Sonnenfinsternis am 28. Tage des Monats Ijar sich ereignet, werden die Tage des Königs lange sein. ... Wenn die Sonne verfinstert wird am 29. Tage des Monats Ijar ... werden Leichen sein am ersten Tage“ (des kommenden Monats).

„Wenn eine Finsternis sich ereignet am 14. Tage des Monats Siwan ...

Eine Finsternis der Morgenwache (d. h. in den letzten 4 Nachtstunden) bewirkt Krankheit.

... Wenn eine Finsternis sich ereignet (nämlich am 14. Siwan) in der Morgenwache und sie die Wache durchdauert, während Nordwind weht, so werden die Kranken in Akkad genesen.“

„Wenn's donnert im Monat Tisri, wird Feindschaft im Lande sein; wenn's regnet im Monat Tisri, wird es kranke Menschen und Rinder geben.“

„Wenn den Mond ein Hof umgibt und Regulus darinnen steht, werden die Frauen männliche Kinder tragen.“

„Wenn Regulus im größeren Mondhofe steht, werden Frauen Knaben tragen.“

„Wenn Sonne und Mond ... am 15. Tage ‚Erhöre mein Gebet‘ soll er sagen, ... laß ihn sich schmiegen zu seinem Weibe, sie wird einen Sohn empfangen.“

In der Verfolgung der Lehre von der Korrespondenz des menschlichen Körpers mit dem Weltall (Makrokosmus-Mikrokosmus) waren wahrscheinlich die einzelnen Körperregionen unter die Herrschaft der Tierkreisbilder gestellt, und wie sehr die Beachtung der Konstellation, der Kalender, die Therapie beherrschte, läßt sich aus einzelnen Vorschriften bezüglich der Anwendungszeit der Medikamente (wobei übrigens oft rationelle Ursachen, z. B. Berücksichtigung der Jahreszeit und Witterung zu Grunde lagen) ersehen.

So wird z. B. ein Karminativum beim Aufgang des Ziegensterns gereicht, da derselbe dem Anus vorsteht.

Der Zahlenglaube an die böse Sieben verpönte ausdrücklich, daß der Arzt am **7.**, **14.**, **19.**, **21.** und **28.** Tage (d. h. an allen mit 7 teilbaren Tagen und am 49. Tage des vorhergehenden Monats) die Hand an den Patienten bringe (Tagwählerei). Ebenso verrät der Aufbau der Rezepte die Vorliebe für Zahlenspielerei; hierher gehört das Zählen der Drogen (am Schlusse wird häufig die Zahl der Drogen angegeben, wobei die 7 oder Potenzen zumeist zur Beobachtung gelangen), die Zusammensetzung feststehender Rezepte aus einer bestimmten Zahl von Arzneistoffen (Arzneistoffgruppen)[7].

Die Menge von Stein- und Pflanzenlisten, welche die Bibliothek des Assurbanipal enthält, macht es wahrscheinlich, daß die babylonischen Aerzte zur Anfertigung ihrer Medizinen solche Substanzen wählten, welche unter dem Einfluß bestimmter Gestirne stehend gedacht worden; ebenso ließ man vielleicht bestimmte Pflanzenteile — deren verschiedene Wirkung gewiß schon der Empirie nicht entging — von gewissen Sternbildern regiert sein (wie es in der mittelalterlichen Medizin der Fall war).

Am deutlichsten dokumentiert sich die Abkunft der babylonischen Medizin von der astrologisch-fatalistischen Weltanschauung in der Prognostik, welche den Höhepunkt ihres ärztlichen Könnens ausmacht. Deutlich klebte ihr die Eierschale der priesterlichen Prophetie noch an und nirgends zeigte sich klarer, als in der babylonischen Medizin, wo der Ursprung der ärztlichen Krankheitsvorhersage zu suchen, mit welcher Denkmethodik sie in ihrer ersten Entwicklungstufe arbeitete, in welcher Art der Uebergang vom supranaturalistischen zum ärztlichen Denken erfolgte!

Wir müssen hier vorausschicken, daß die Astrologie eigentlich nur ein Teilgebiet der allgemeinen Omenlehre ausmacht, gemäß welcher nicht allein die Erscheinungen am Himmel, sondern auch alle sonst vorkommenden merkwürdigen Ereignisse, Begegnungen etc. den Wert von „Vorzeichen“ gewinnen, welche Einblick in das kommende Schicksal gewähren. Die Priesterschaft Babyloniens hatte auf Grund von ungeheuer reichen Aufzeichnungen und durch Systemisierung derselben eine ganze Literatur geschaffen, so daß die Omentexte einen integrierenden Bestandteil der Bibliothek Assurbanipals bilden. Besonders wurden die Erscheinungsformen und Bewegungen der verschiedensten Tiere (z. B. plötzliches Auftauchen eines bestimmten Tieres in einem Hause, am Torwege, Begegnungen mit Hunden, Kälbern, die Art des Brüllens der Ochsen, Art des Vogelflugs), das Vorkommen von Mißgeburten von Menschen und Tieren, die Träume beachtet, und aus all diesen Vorkommnissen zog man — wie heute noch in abergläubischen Kreisen — Schlüsse für die Zukunft. Die Medizin leistete also, wie man aus dem Angeführten ersieht, der priesterlichen Prophezeiung Dienste, ihre Beobachtungen wurden zur Wahrsagerei benützt (Mißbildungen, Geburtsanomalien).

Dies ist z. B. aus folgendem Text zu ersehen:

„Wenn eine Frau ein Kind gebiert, das Löwenohren hat, so wird ein starker König im Lande sein. Wenn eine Frau ein Kind gebiert, dem das rechte Ohr fehlt, so werden die Tage des Fürsten lang sein. Wenn eine Frau ein Kind gebiert, dem beide Ohren fehlen, so bringt es Trauer ins Land und das Land wird verkleinert. Wenn eine Frau ein Kind gebiert, dessen rechtes Ohr zu klein ist, so wird des Mannes Haus zerstört werden. Wenn eine Frau ein Kind gebiert, das einen Vogelschnabel hat, so wird das Land im Frieden bleiben. Wenn eine Frau ein Kind ohne Mund gebiert, so muß die Herrin im Hause sterben. Wenn eine Frau ein Kind gebiert, dem die Finger der rechten Hand fehlen, so wird der Herrscher von seinen Feinden gefangen werden. Wenn ein Schaf einen Löwen gebiert, werden die Waffen des Königs siegreich sein und der König wird seinesgleichen nicht haben."

Das priesterliche Interesse für die Omina gab umgekehrt die Anregung dazu, Serien von Aufzeichnungen über Krankheiten aufzuzeichnen, und so entstand die Krankengeschichte, zunächst bloß zum Zwecke der Prophetie, sodann um das Schicksal des Kranken, den Ausgang des Leidens vorherzusagen. In diesem Sinne hatten die Beobachtungen, die man am Kranken machte (z. B. die Beschaffenheit des Gesichtes, das Verhalten des Haares, die Beschaffenheit des Aderlaßblutes, des Urins u. s. w.), den Wert der „Omina"; jedes Symptom blieb, da man den Kausalnexus mit dem Krankheitsprozeß gar nicht verstand, ein „Vorzeichen" (der Genesung oder des Todes), ein Hinweis bloß auf die „Prognose", nicht auf die Diagnose! Deshalb finden sich auch die empirischen Tatsachen der Krankenbeobachtung mit den Träumen und den astrologischen Grübeleien auf eine Stufe gestellt. Der nächste Schritt, welcher die medizinische Erkenntnis weiter brachte, bestand in der Elimination der „abergläubischen" Momente aus den prognostischen Prämissen, d. h. in der Beschränkung auf die mit der Krankheit erfahrungsgemäß im Zusammenhang stehenden Erscheinungen — dieser Schritt konnte nicht im alten Orient, sondern nur in einem Lande, in einer Zeit getan werden, wo die Abtrennung des Aerztestandes vom Priestertum zur Tatsache geworden: im freien Hellas, in einer Epoche, die durch Hippokrates verkörpert ist.

Aus der Keilschriftliteratur sind schon jetzt bekannt: Das 19-Tafelwerk, welches nach seinen Anfangsworten den Titel trägt: „Wenn in das Haus des Kranken ein Beschwörungsarzt geht", ferner das 25-Tafelwerk: „Wenn ein Neugeborenes ...", „Wenn ein Weib gebiert ...". In dem erstgenannten Werke finden sich Vorhersagungen auf Grund von Beobachtungen an den Körperteilen des Patienten, die, systematisch gegliedert, die Sprache, den Gesichtsausdruck, die Stirne, das rechte, das linke Auge, die Zunge, das rechte Ohr, den Hals, die ausgestreckte rechte Hand, die Brust, den Fuß betreffen.

Daß die Babylonier die Harnschau und Blutschau übten, scheint aus einigen Ueberlieferungen aus der spätgriechischen Literatur hervorzugehen, welche fälschlich diese Methoden auf die persische Medizin zurückführten. Bei den religiösen Grundanschauungen der Perser, welche die Berührung mit allem Unreinen verboten, wozu das vom Körper Ausgeschiedene in erster Linie gehörte, ist die Herleitung aus der persischen Medizin höchst unwahrscheinlich, außerdem wissen wir, daß in Mesopotamien und Syrien babylonische Kultur und Medizin auch nach dem Sturze Babels fortdauerten.

Die Oneiroskopie wurde in Babylonien-Assyrien eifrigst gepflegt; daß auch der Tempelschlaf (d. h. das absichtliche Zubringen einer oder mehrerer Nächte in einem Heiligtum, um im Traum von einem Gott Offenbarungen bezüglich der Heilung von Krankheiten oder anderer Dinge zu empfangen) in Mesopotamien geübt wurde, ist wahrscheinlich — soll doch der Gott „Sarapis" als Alexander der Große zu Babylon im Sterben lag, von den mazedonischen Großen mittels Tempelschlafes im Hinblick auf eine mögliche Heilung befragt worden sein[8]. Spuren des Zahlenglaubens, der Traumschau und Astrologie finden sich noch in den hippokratischen Schriften, wobei aber bald ein gegensätzlicher, bald ein beistimmender Standpunkt angenommen wird. Der Astrologie wurde von Hippokrates jedenfalls die abergläubische Spitze abgebrochen, sie löste sich auf: in nüchterne Berücksichtigung der klimatischen und meteorologischen Einflüsse auf Gesundheit und Krankheit.

Die Aerzte des Zweistromlandes bildeten einen Teil der Priesterschaft, ihr Ansehen stieg und fiel mit dieser. Wahrscheinlich gab es eigene Beschwörungsärzte, auch dürfte der Schröpfkopfsetzer und Pflasterleger dem priesterlichen, wissenschaftlich gebildeten Arzte untergeben und (als Sklave) in dessen Diensten gewesen sein. Die Hauptschulen bestanden in Uruk (Erech) und Borsippa. Das ärztliche Honorarwesen und die Medizinalgesetzgebung waren durch genaue Vorschriften schon unter Hammurabi (ca. 2200 v. Chr.) fixiert.

Die einschlägigen Gesetze Hammurabis lauten:

„Wenn ein Arzt jemandem eine schwere Wunde mit dem Operationsmesser aus Bronze macht und ihn heilt, oder wenn er jemand eine Geschwulst (Höhlung) mit dem Operationsmesser aus Bronze öffnet und das Auge des Mannes erhält — so soll er 10 Sekel Silber erhalten."

„Wenn es ein Freigelassener war, so erhält er 5 Sekel Silber."

„Wenn es jemands Sklave war, so soll dessen Eigentümer dem Arzt 2 Sekel Silber geben."

„Wenn ein Arzt jemand eine schwere Wunde mit dem Operationsmesser aus Bronze macht und ihn tötet oder jemand eine Geschwulst mit dem Operationsmesser aus Bronze öffnet und sein Auge zerstört, so soll man ihm die Hände abhauen."

„Wenn ein Arzt dem Sklaven eines Freigelassenen mit dem Operationsmesser aus Bronze eine schwere Wunde macht und ihn tötet, soll er einen Sklaven für den Sklaven ersetzen."

„Wenn er ihm seine Geschwulst mit dem Operationsmesser aus Bronze öffnete und das Auge zerstört, so soll er seinen halben Preis zahlen."

„Wenn ein Arzt jemandes zerbrochenen Knochen heilt oder kranke Eingeweide heilt, so soll der Kranke dem Arzt 5 Sekel Silber geben."

„Wenn es ein Freigelassener ist, soll er 3 Sekel Silber geben."

„Wenn es jemandes Sklave ist, so soll der Eigentümer des Sklaven dem Arzte 2 Sekel Silber geben."

Die Medizin der alten Aegypter.

Tiefere Spuren als Babel hat das Reich der Pharaonen im Gedächtnis der Menschheit zurückgelassen, durch alle Zeiten blieb die Erinnerung an die Kultur des Nillandes lebendig wegen ihrer innigen und wiederholten Verknüpfung mit der Gesittung und Bildung der Mittelmeervölker.

Seit Jahrtausenden wachen die himmelstarrenden Pyramiden darüber, daß die Glanzepoche ihres Heimatlandes sich unvergessen im Bewußtsein zahlloser Geschlechter erhält; Bibel und Homer, hellenische Philosophen und Geschichtschreiber trugen weithin den Ruhm der ägyptischen Wissenschaft und Kunst, längst nachdem die Hieroglyphen zum unentwirrbaren Rätsel geworden. Und gerade in düsteren Zeiten und dort, wo nur das Dämmerlicht des Wunderglaubens trübe flackerte, wurde das ägyptische Priestertum als Urquell tiefster Mystik und verborgenster Künste gefeiert. Ein verhülltes Bild, mehr angestaunt als erfaßt, wirkte die uralte Weisheit mit magischem Nimbus auf Gemüt und Phantasie, gerade, weil niemand im stande war, der schweigenden Sphinx die Zunge zu lösen.

Ein Zipfel des Schleiers, der die ägyptische Kultur der Neugier entzog, konnte erst gelüftet werden, als die Dreispracheninschrift, „der Stein von Rosette", den Schlüssel zum Verständnis der vergessenen Schrift und Sprache des Pharaonenlandes in die Hände spielte, als der Scharfsinn der Gelehrten die Geistesschätze verflossener Jahrtausende aus Tempel- und Grabbauten, aus Inschriften und Papyrushandschriften wieder an den Tag brachte. Dank der mühevollen Arbeit des vergangenen Jahrhunderts, dank dem Wüstensand und dem fast regenlosen Klima Aegyptens, welche die Konservierung der altersgrauen Kulturreste überraschend begünstigten, vermögen wir heute weit besser als die zeitlich so viel näherstehenden Griechen und Römer, wenigstens in großen Zügen, die jahrtausendelange Entwicklung zu überblicken: die politische Geschichte und Staatswirtschaft der Aegypter, ihre Lebensformen, ihre Religionsanschauungen, ihre künstlerischen, gewerblichen und technischen Leistungen, den Inhalt ihrer Wissenschaft. Viele neue Perspektiven eröffneten sich nach Erschließung der Trümmerhügel und Ruinenstätten, aber auch manches überschätzende Urteil schmolz dahin unter dem Läuterungsfeuer der kritischen Autopsie.

Die imposante Architektonik, die dekorative Geschicklichkeit und Naturwahrheit der Kunstdarstellungen, die erstaunlich entwickelte chemische Technologie, der früh aufkeimende und in der Konstruktion der verschiedensten Bauten glänzend zu Tage tretende mathematisch-geometrische Sinn, das reiche Schrifttum mit seiner Verzweigung in religiös-philosophische, rein wissenschaftliche und dichterische Werke (lyrisch-didaktische Poesie, Märchen-, Romanliteratur) — all dies übertrifft, namentlich im Hinblick auf die Entstehung in grauer Vorzeit, auch die gespanntesten Erwartungen. Anderseits aber ist nicht zu verkennen, daß die bisher aufgefundenen Urkunden den weltumspannenden Ruhm der ägyptischen Mathematik und Astronomie nicht ganz begründet erscheinen lassen, wenn die entsprechenden babylonischen Leistungen das Vergleichsobjekt bilden. Und nicht minder fällt es auf, daß wir den, jede individuelle Regung alsbald unterdrückenden Schematismus des geistigen Lebens nirgends, weder in Religion noch in der Naturerkenntnis, zu einer einheitlichen Auffassung, zur reinen Abstraktion aufsteigen sehen[9], daß sich überall, auch in den sublimsten Fragen, nur eine unklare Begriffsbestimmung und ein übermäßiges Hangen am Sinnlichen, am Stofflichen bemerkbar macht, welches der Völkerpsychologie Afrikas im besonderen Grade eigen ist. (Fetischismus, tierköpfige Götter. Ueberwiegen der Lokalgötter gegenüber den kosmischen Mächten.) Mögen zukünftige Funde diesen Eindruck modifizieren, schon jetzt aber wird es immer mehr offenkundig, daß die vorher behauptete Abgeschlossenheit der ägyptischen Kultur durchaus nicht für den ganzen Umfang ihrer Entwicklung zu Recht besteht (dies beweist schon die Sprache, die Religion und die Kunst mit den vielfachen Entlehnungen), sondern daß sich eine schubweise, wiederholt geltend machende asiatische Befruchtung (unter der Hyksosherrschaft, in der Amarnazeit u. s. w.) verfolgen läßt, welche die autochthone Neigung zur Erstarrung, den Hang zur frühzeitigen Kodifizierung der Errungenschaften überwindet und neue Impulse zu weiteren Fortschritten einflößt. Tatenfroher Realismus im Bunde mit einem Mystizismus, der stark an das Sinnliche gekettet ist, geben dem Aegyptertum die charakteristische Prägung.

Den gleichen Eindruck empfängt man auch von der ägyptischen Heilkunst, soweit die bisher erschlossenen Quellen ein abschließendes Urteil gestatten, nur mit dem Unterschiede, daß hier der gesunde Realismus in Form einer überaus reichen Empirie, die selbst durch den Mystizismus hindurchleuchtet, dem Gesamtbilde sehr zum Vorteil gereicht, während die mangelnde höhere Abstraktion, namentlich in Anbetracht der frühen Entwicklungsstufe, nur wenig in die Wagschale fällt.

Der Ruf, den die ägyptischen Aerzte und die sanitären Zustände des Pharaonenreiches genossen, war sehr bedeutend; wohl die höchste Anerkennung, welche das klassische Altertum zu bieten vermochte, lag darin, daß manche der griechischen Denker, angesichts der Pyramiden, im Nillande die Vorbilder für die heimischen Leistungen vermuteten. Schon Homer deutet auf die uralten Einflüsse hin und preist den hohen Standpunkt der Medizin der Aegypter, indem er von ihrem Lande sagt:

„Dort bringt die fruchtbare Erde

Mancherlei Säfte hervor, zu guter und schädlicher Mischung.

Dort ist jeder ein Arzt, und übertrifft an Erfahrung

Alle Menschen; denn wahrlich sie sind vom Geschlecht Paëons."

(Odyssee IV, 229-232.)

Nachrichten über ägyptische Medizin finden sich bei Herodot, Diodor, dem kirchlichen Schriftsteller Clemens Alexandrinus (2. Jahrhundert n. Chr.), ferner in der Naturgeschichte des Plinius, der ebenso wie Dioskurides ägyptische Heilmittel erwähnt.

Herodot erklärt Aegypten für das gesündeste Land (neben Libyen), doch erfüllt von Aerzten, von denen „der eine nur die Leiden des Auges, der andere diejenigen des Kopfes, der Zähne, des Unterleibs oder der inneren Organe behandle"; auch berichtet er (ebenso Xenophon), daß Kyros und Dareios ägyptische Aerzte zu sich beriefen. Diodor sagt, daß die ägyptischen Aerzte von übermäßiger Nahrungsaufnahme die Entstehung der Krankheiten herleiteten, vorzugsweise durch Fastenlassen, Brech- und Abführmittel heilten und zur unentgeltlichen Behandlung der Krieger und Reisenden verpflichtet waren, da sie ohnedies vom Staate Besoldung empfingen; derselbe Autor bemerkt auch, daß der unglückliche Ausgang einer Kur, welche der gesetzmäßig festgelegten Behandlungsweise entsprach, dem Arzte nicht zur Last fiel, während ein eigenmächtiges Vorgehen, das sich über die herkömmlichen Schranken hinwegsetzte, im Falle des Exitus letalis sogar Todesstrafe nach sich ziehen konnte. Die medizinische Wissenschaft soll nach dem Berichte des Clemens Alexandrinus, in den sechs letzten der 42 hermetischen Bücher festgelegt gewesen sein, deren Abfassung dem Gotte Thot (= Hermes der Griechen, daher der Name „hermetisch") zugeschrieben wurde; sie hießen (nach den Anfangsworten Ha em re em per em hru = es fängt an das Buch vom Bereiten der Arzneien für alle Körperteile) Ambre oder Embre und betrafen der Reihe nach: den Bau des menschlichen Körpers, die Krankheitslehre, die Chirurgie, die Arzneimittel, die Augenkrankheiten, die Frauenleiden. Die von Dioskurides angeführten ägyptischen Drogenbezeichnungen konnten nur zum allergeringsten Teile identifiziert werden.

Das Zeugnis Homers und die Hinweise der griechischen Geschichtschreiber ließen zwar ein hohes Alter der ägyptischen Medizin vermuten, doch reichten die Schätzungen nicht entfernt an die Wirklichkeit heran. Heute wissen wir, daß die Griechen, als sich ihnen im 7. Jahrhundert das Nilland eröffnete, nicht die Blüte, sondern den Verfall der ägyptischen Medizin antrafen, und daß deren höchste Entwicklungsstufe, wenn die Originalität der literarischen Produktionen den Maßstab abgibt, vor das zweite Jahrtausend zu verlegen ist. Denn, wie sicher erwiesen, wurden die beiden Papyrusrollen, welche hauptsächlich für unsere Kenntnis der ägyptischen Heilkunde in Betracht kommen: der Papyrus Ebers und der (größere Berliner medizinische) Papyrus Brugsch, um die Mitte des 16. bezw. im 14. Jahrhundert v. Chr. niedergeschrieben; beide Werke sind aber nichts anderes als Kompilationen aus älteren Schriften, die zum Teil auf die Pyramidenzeit (3. oder 4. Jahrtausend) zurückdatiert werden.

Der im Besitze der Leipziger Universitätsbibliothek befindliche Papyrus Ebers übertrifft die übrigen bisher aufgefundenen medizinischen Papyri durch den Reichtum des Inhalts, durch die Schönheit der Schrift und durch seine beinahe vollkommene Lückenlosigkeit. Er besitzt eine Länge von mehr als 20 m, eine Höhe von 30 cm, und besteht aus 108 Spalten mit 20-22 Zeilen in hieratischer Schrift; durch ein Versehen des Schreibers sind bei der Numerierung der Spalten die Zahlen 28 und 29 übergangen, so daß die letzte Tafel nicht mit 108, sondern mit der Zahl 110 schließt. Mittels einer Kalendernotiz, die von anderer Hand geschrieben auf der Rückseite der ersten Spalte steht, konnte festgestellt werden, daß der Papyrus spätestens um 1550 v. Chr., vielleicht aber schon zur Zeit der Hyksos, abgefaßt worden ist. Die Vorderseite trägt einen, aus verschiedenen kleineren Stücken ungleichartigen Ursprungs bestehenden Text, der aus Heliopolis und Sais herstammen soll; die 12 Spalten umfassende Rückseite, deren Hauptabschnitte ein Traktat aus Letopolis und eine thebanische Schrift vorwiegend chirurgischen Inhalts bilden, nimmt auf die Vorderseite des Papyrus keinen Bezug. Das Ganze stellt demnach keine Originalarbeit, sondern eine lose Kompilation von Abschnitten dar, was schon daraus hervorgeht, daß an einigen Stellen mitten im Text die Worte quem-sen = „gefunden zerstört“ stehen; im wesentlichen ist es eine Rezeptsammlung (über 900) gegen eine beträchtliche Anzahl von Affektionen (Symptome und Symptomenkomplexe). Einige Abschnitte besitzen ein sehr hohes Alter, so namentlich Taf. 103, welche beginnt: „Anfang des Buches vom Vertreiben der uchedu in allen Gliedern einer Person, so wie es in einer Schrift unter den Füßen des Gottes Anubis in der Stadt Letopolis gefunden wurde; es wurde zu Sr. Majestät dem König von Ober- und Unterägypten Husapaït (Usaphaïs) gebracht.“ Husapaït (Chasty) war der fünfte König der ersten Dynastie (um 3700 v. Chr.), der Abschnitt stammt also aus dem 4. Jahrtausend v. Chr. Weiteren Kreisen ist der Papyrus Ebers durch eine Edition und eine Uebersetzung zugänglich gemacht worden: Papyros Ebers. Das hermetische Buch über die Arzneimittel der alten Aegypter in hieratischer Schrift. Herausgegeben mit Inhaltsangabe und Einleitung versehen von Georg Ebers. Mit hieroglyphisch-lateinischen Glossen von Ludwig Stern. 2 Bände, Leipzig 1875. — Papyros Ebers. Aus dem Aegyptischen zum ersten Male vollständig übersetzt von H. Joachim, Berlin 1890. — Der Inhalt des Pap. E. ist vorwiegend pharmakotherapeutisch, das theurgische Element (mit dem Ueberwiegen der Gebete über Beschwörungen) steht im Hintergrunde.

Der weit schwerer lesbare, schlecht erhaltene, 5 m lange Papyrus Brugsch major des Berliner Museums, welcher aus 24 Spalten besteht, viel stärkere Spuren des fleißigen Benützens trägt und aus dem 14. Jahrhundert v. Chr. (Epoche Ramses II.) herrührt, ist von Brugsch herausgegeben (Recueil de Monuments egyptiens II, Tafel 85-107), aber bisher nur teilweise übersetzt worden. Er besitzt ein ähnliches Gepräge wie der Pap. Ebers (170 Rezeptformeln), doch tritt in ihm die magische Therapie (besonders in der Geburtshilfe) schon etwas stärker hervor. Die Quellen, aus denen der Papyrus Brugsch zusammengestellt worden war, decken sich zum großen Teil mit jenen des Pap. Ebers, wobei jedoch ersterer in einzelnen Abschnitten ausführlicher gehalten ist. Zu dem oben zitierten Abschnitt aus Pap. Ebers „Anfang des Buches vom Vertreiben der uchedu" findet sich (Taf. 15) eine Parallelstelle, die noch weitere Aufschlüsse erteilt: „Anfang des Buches vom Vertreiben der Krankheiten, gefunden in einer alten Schrift in einer Kiste mit Schreibsachen unter des Gottes Anubis Füßen in Letopolis unter Sr. Majestät des ägyptischen Königs Usaphaïs Regierung. Nachdem er gestorben war, wurde das Buch zu Sr. Majestät dem König von Aegypten, Sent, auf Grund seiner Vortrefflichkeit gebracht." Sent (Sendi) war der fünfte König der zweiten Dynastie.

Der in neuester Zeit von G. A. Reisner (Leipzig 1905) edierte Papyrus Hearst, stammt ungefähr aus derselben Zeit wie der Pap. Ebers und besteht etwa zu ⅔ aus Abschnitten, die mit dem Papyrus E. identisch sind, und zwar sind nicht nur einzelne Rezepte, sondern ganze Rezeptgruppen manchmal die gleichen. Es scheint demnach eine bedeutende Anzahl kleiner Rezeptsammlungen damals gegeben zu haben, welche nach Belieben geordnet wurden.

Der kleinere Berliner medizinische Papyrus 3027 (in der Zeit des Uebergangs vom mittleren zum neuen Reich abgefaßt und aus 15 Seiten bestehend) wurde unter dem Titel „Zaubersprüche für Mutter und Kind", von A. Erman herausgegeben und übersetzt (Berlin 1901). Sein Inhalt bezieht sich nur auf die abergläubischen Gebräuche der Wochen- und Kinderstube; mit Ausnahme von drei eigentlichen Rezepten bringt die Schrift bloß Zauberformeln.

Weitere Aufschlüsse sind zu erwarten von der Herausgabe des Londoner Papyrus Birch (aus der Zeit der 18.-19. Dynastie), neben welchem sich im British Museum noch ein zweiter medizinischer Papyrus (aus der 12. Dynastie) befindet. In den Beginn des „mittleren" Reiches (Zeit der 12. Dynastie) fällt die Abfassung der beiden ältesten unter den bisher bekannten Papyris, nämlich des Veterinärpapyrus und des gynäkologischen Papyrus von Kahun, welche Flinders Petrie auffand und Griffith veröffentlichte; beide wurden Ende des 3. oder spätestens im Anfang des 2. Jahrtausends niedergeschrieben. Der (hieroglyphische) Veterinärpapyrus steht auf streng empirischem Standpunkte und enthält rationelle chirurgische und sonstige äußere Vorschriften zur Behandlung wohl erfaßter Symptomenkomplexe (nicht einzelner Symptome!), der gynäkologische Papyrus, welcher in sehr schlechtem Zustande erhalten ist (die ersten Spalten wurden schon vor 4000 Jahren beschädigt und durch Aufkleben kleiner Makulaturstreifen auf dem Rücken ausgebessert), stellt eine Kompilation aus zwei Quellen dar; seine therapeutischen Maßnahmen sind zumeist arzneilich, frei von Theurgie(?); dem Uterus wird ein Steigen und Fallen, also Herumschweifen im Leibe zugeschrieben.

Von geringerer Bedeutung für die Kenntnis der altägyptischen Medizin sind die Texte magisch-medizinischen Inhalts in den Museen zu Leiden, Turin, Paris und Boulaq. Die demotisch geschriebenen Texte sind frühestens im 1. Jahrtausend v. Chr. (teilweise in den ersten nachchristlichen Jahrhunderten) niedergeschrieben worden; ihre Rezeptur und ihre medizinische Ausdrucksweise entspricht der Altägyptischen Medizin, doch findet sich das rationell-empirische Moment in einem Wust von krassem Aberglauben (Wortzauber, Tagwählerei, Omenbeachtung) und Geheimniskrämerei (hermetische Umnennung der Drogen) vergraben — ein deutliches Zeichen der Verfallszeit und der überwiegenden fremden Einflüsse. Als Zeugen der nüchternen empirischen Geistesart der Aegypter zur Zeit der Ptolemäer sind bisher nur die auf den Tempelwänden aufgezeichneten Rezepte für verschiedene Räuchermittel und Salböle bekannt.

Wie die meisten alten Kulturvölker gaben die Aegypter der Heilkunst einen überirdischen Ursprung und brachten gewisse Gottheiten in nahen Zusammenhang mit der Medizin. Am öftesten werden in dieser Hinsicht genannt: der Sonnengott Ra, die Erfinderin vieler Arzneimittel, die zauberkundige Isis (Erde) mit ihrem Sohne Horus, die in Saïs verehrte Neit, der Mondgott Thot (Duhit = Hermes, Erfinder der Rechen- und Meßkunst, Urheber des religiös-wissenschaftlichen, daher auch medizinischen Schrifttums) und der Sohn des Ptah Imhotep (= Asklepios, vielleicht ein vergöttlichter Priesterarzt), dessen Haupttheiligtum sich in Memphis befand. Thot wurde durch den Hundsaffen, Kynokephalos und den Ibis verkörpert (ibisköpfig dargestellt) und galt als eigentlicher Aerztegott; ihm wurde auch die Erfindung des Klistiers zugeschrieben (beruhend auf der angeblichen Beobachtung, daß der Ibis sich mit seinem langen Schnabel Meerwasser in den Anus eingießt). Das Ansehen des Imhotep (= der in Frieden kommt) stieg in dem Maße, als die Bedeutung von Memphis und seiner Priesterschule anwuchs. — Als Schutzgötter des Kindersegens und der Entbindung verehrte man den widderhörnigen Gott Chnum, die löwen- oder katzenköpfigen Göttinnen Sechmet, Pacht, Bastet. — Bringer der epidemischen Krankheiten war der (eselsköpfige) Gott Set = Typhon, welcher das böse Prinzip repräsentierte.

Zu einem wirklich einheitlichen Religionssystem kam es niemals in Aegypten; trotz des allmählichen Aufgehens im Gesamtreiche wußten die ursprünglichen Einzelstaaten ihre Selbständigkeit in religiösen Dingen zu wahren. Dies drückt sich auch in der medizinischen Mythologie deutlich aus, und demgemäß zeigen nicht nur die einzelnen Texte untereinander Verschiedenheiten, sondern auch ein und derselbe Papyrus läßt, sofern er, wie der Pap. Ebers, aus Schriften verschiedener Herkunft kompiliert ist, eine Vielgestaltigkeit des Götterkultus erkennen. Ein orientierender Faden ist, ähnlich wie in der mesopotamischen Mythologie, in dem Auftreten von Göttertriaden (väterlicher Gott, Mutter, Sohn) zu finden, welche darin übereinstimmen, daß der väterliche Gott als höchste Instanz der Heilkunst galt, dem Sohne die eigentliche Heiltätigkeit oblag, während der Mutter vorwiegend magische Kräfte und die Beeinflussung der Frauenkrankheiten zugeschrieben wurden. In der Osirismythe (Heimat Abydos) ist der Isis und ihrem Sohne Horus diese Rolle zugewiesen, in On (Heliopolis) bilden: Ra, Ast und Thot die Göttertrias, in Memphis: Ptah, Sechet und Imhotep, in Theben: Amun, Mut und Chonsu; in anderen Städten wurden andere Götterkreise verehrt (so war z. B. in Sechem [Letopolis] Anubis der göttliche Sohn, in Saïs Neit die Göttermutter). Thot (Duhit) wird vermutungsweise mit Athotis (Teti, zweiter König der ersten Dynastie) oder dessen Nachfolger Itath in Zusammenhang gebracht, Imhotep mit (dem König der dritten Dynastie) Zoser Sa, Tosorthos.

In der Mythologie spielen auch Krankheiten der Götter eine Rolle. Der alternde Rā erkrankt durch einen, aus seinem eigenen Sputum bereiteten „Wurm“, welcher ihn von der Ferse aus infiziert. Isis wurde in den Sümpfen des Delta von einer Entzündung der Mamma ergriffen. Der Sohn des Osiris und der Isis, Horus, erkrankte einmal an Skorpionstichen, ein anderes Mal an einer Art von Dysenterie, im Entscheidungskampf mit dem bösen Set (Typhon) büßt dieser die Hoden ein, kommt Horus beinahe um ein Auge, wird aber wieder geheilt. Anspielungen auf die Götterkrankheiten bezw. Heilungen machen den Hauptinhalt mancher magischer Formeln aus, und Rezeptsammlungen heben jene Arzneimischungen besonders hervor, welche angeblich von Göttern stammen oder für sie bereitet wurden. Im Pap. Ebers z. B. wird ein Mittel erwähnt, das der Gott Rā, ferner andere, welche der Gott Sŭ, der Gott Seb, die Göttinnen Tefnut, Nut und Ast zusammengesetzt haben. In der Einleitung dieses Papyrus heißt es: „Möge mich Isis heilen, so wie sie Horus heilte von allen Schmerzen, die ihm sein Bruder Set angetan hat, da er seinen Vater Osiris tötete. O Isis, du große Zauberin, heile mich, erlöse mich von allen bösen, schlechten, typhonischen Dingen, von den dämonischen und tödlichen Krankheiten und Verunreinigungen jeder Art, die sich auf mich stürzen, so wie du erlöst und befreit hast deinen Sohn Horus.“ Eine der Formeln, welche über ein Augenmittel zu sprechen ist (Joachim, Pap. Ebers p. 93), enthält den Namen des Horus. Der Horusknabe, welcher von bösen Tieren, Feuer und anderem Unglück bedroht war, aber aller Gefahr durch den Zauber der Isis entging (oder Isis mit dem Horuskinde), wurde späterhin, wie Amulette bewiesen, zum Schutzgeist gegen schädliche Tiere und erfreute sich namentlich in der Krankenstube der Kinder großer Verehrung. Von den einschlägigen Stellen im Berliner Papyrus 3027 (Zaubersprüche für Mutter und Kind) seien hier nur folgende erwähnt: „Meine Hände liegen auf diesem Kinde, und die Hände der Isis liegen auf ihm, wie sie ihre Hände legt auf ihren Sohn Horus.“ — Ansprache an ein krankes Kind, das ebenso wie Horus genesen wird: „Du bist Horus und du erwachst als Horus. Du bist der lebende Horus; ich vertreibe die Krankheit, die in deinem Leibe ist, und das Leiden, das in deinen Gliedern ist.“

Der Arzt (Sun-nu) gehörte der Priesterschaft an, d. h. jener Kaste, welcher neben dem Kultus die Pflege der gesamten Gelehrsamkeit anvertraut war. Wie die übrigen Wissenszweige wurde auch die Medizin in den, mit den Tempeln in Verbindung stehenden Schulen gelehrt — die berühmtesten waren in On, Saïs, Memphis und Theben —, die ärztlichen Adepten empfingen aber gewiß nicht nur theoretischen Unterricht (auf Grund der vom Gotte Thot inspirierten heiligen Bücher und deren Erklärungsschriften), sondern auch praktische Unterweisung; für diese war dadurch Gelegenheit gegeben, daß sich viele Heilungsbedürftige in den Tempeln einfanden, und die Priesterärzte die Kranken auch in ihren Wohnungen besuchten. Das Aufgehen des Aerztestandes im Priestertum brachte Vorteile und Nachteile, einerseits war für eine geregelte Ausbildung gesorgt, gegen welche das Pfuschertum nicht aufkam, und die Aerzte wurden als Mitglieder der Priesterkollegien aus dem Tempelfond besoldet, anderseits aber verschmolz die Wissenschaft mit der Theurgie und verblieb im Banne einer „göttlich“ inspirierten, erstarrten Tradition, welche der individuellen Betätigung die engsten Schranken zog; wir hören daher vieles von berühmten Aerzteschulen, aber nichts von hervorragenden ärztlichen Individualitäten, und mögen die Schulen in einzelnen Auffassungen voneinander abgewichen sein, von einem ärztlichen Sektenwesen konnte keine Rede sein. Die Scheidung der Priesterärzte: in den Arzt engeren Sinnes, Chirurgen und Beschwörer, läßt sich früh nachweisen (der Beschwörer besaß das höchste Ansehen), die Sonderung in Spezialärzte aber (worüber Herodot berichtet) dürfte wohl erst der Zeit des zunehmenden Kastenwesens, des Niedergangs der ägyptischen Medizin eigen sein; die einzelnen Priesterschulen haben jedenfalls, wie aus Papyrus Ebers hervorgeht, gewisse Zweige der Heilkunde besonders kultiviert.

Den Priesterkollegien kam, als Körperschaft, die Bedeutung einer Medizinalbehörde zu, welche die ärztliche Tätigkeit überwachte (der Oberpriester von Saïs z. B. führte den Titel „Oberster der Aerzte“). — Die

Geburtshilfe (und Kosmetik) lag in den Händen kundiger Frauen, an deren Spitze Oberhebammen standen.

Das Kastenwesen der Aegypter war keineswegs von solcher Schroffheit wie das indische. Daher erschlossen Fleiß und Begabung den Jünglingen aller Stände die gelehrten Berufe. Daß alle Aerzte der Priesterschaft angehörten (ähnlich wie im europäischen Mittelalter dem Klerus), scheint sichergestellt, zweifelhaft aber bleibt es, ob nicht ein gewisser Grad von ärztlichem Wissen einen Teil der Priesterbildung überhaupt ausmachte. — Die hierarchische Gliederung der Aerzte unter Leitung eines „Oberarztes" bestand schon im „alten Reich". Das soziale Ansehen, das die Aerzte als Mitglieder der Priesterkollegien genossen, war ein hohes, und die Geschichte berichtet von manchem, der sogar den Königsthron einnahm, z. B. Athotis und Tosorthos. — Die Genesenden spendeten für die Tempel Weihgaben, z. B. Nachbildungen der erkrankt gewesenen Körperteile, z. B. von Armen, Fingern, Augen, Ohren u. a.

Die Priesterwissenschaft lieferte der Heilmittellehre und Arzneibereitung keine unbedeutende naturwissenschaftliche Grundlage (zoologisch-botanisch-chemische Kenntnisse; es gab botanische Gärten; die Chemie, deren Name auf die heimische Bezeichnung Aegyptens χημι zurückgeführt wird, erreichte eine ansehnliche Höhe) — das Wissen über Bau und Funktionen des menschlichen Körpers verharrte aber auf sehr niedriger Stufe. Mögen die zugänglichen Quellen, da sie nur praktisch medizinische Werke, Rezeptbücher, darbieten, für ein abschließendes Urteil keinen hinlänglichen Stützpunkt gewähren, sie lassen doch deutlich erkennen, daß es ganz unberechtigt war, wenn man, wie es früher geschah, den Aegyptern ein bedeutendes anatomisches Wissen auf Grund des Einbalsamierungsverfahrens andichtete; denn was bisher bekannt geworden, steht weit unter dem Niveau von Kenntnissen, die bei diesem Verfahren möglicherweise hätten erworben werden können! Zudem ist nicht außer acht zu lassen, daß die der Balsamierung vorausgehende Entfernung der Eingeweide nicht durch Aerzte, sondern durch Handwerker vorgenommen wurde, und daß die kultische Weihe des ganzen Gebrauchs die Befriedigung der wissenschaftlichen Neugier beinahe ausschloß. Die spärlichen Einblicke in die Anatomie, welche der ägyptische Arzt besaß, sind auf zufällige Erfahrungen und auf die Beobachtungen beim Schlachten der Tiere zurückzuführen — Beobachtungen, die wie bei anderen Völkern in ein Netz vorgefaßter naturphilosophischer Spekulationen verwoben wurden.

In der ältesten Zeit, der „Negadaperiode", gab es, wie die Ausgrabungen lehren, zwei Beerdigungsarten, nämlich die Bestattung (des in Hockstellung gebrachten) mit einer Hülle von Fellen bedeckten Leichnams und die Beisetzung der Skelettteile des zerstückelten Leichnams, nach Entfernung aller Weichteile (ähnlich wie bei manchen Stämmen des heutigen Afrika). Das

Einbalsamieren entwickelte sich erst allmählich; zur Zeit der zweiten Dynastie stand es bloß teilweise im Gebrauch und noch bis in die Epoche der fünften Dynastie läßt sich (neben der Einbalsamierung) die Sitte der Leichenzerstückelung (und Abschabung des Fleisches von den Knochen) verfolgen. Ausgehend von dem Glauben an die Auferstehung in irdischer Gestalt, von der Ansicht, daß das Wohl der Seele an die Konservierung des Leibes geknüpft sei, suchte man der in dem heißen Klima so rasch eintretenden Verwesung entgegenzuwirken — die gleichzeitig zur Geltung kommenden hygienischen Vorteile bildeten wohl nur ein sekundäres, jedenfalls bemänteltes Moment. Die natürliche Ausdörrung der Leichen, wie sie bei solchen eintrat, die man in Berghöhlen beisetzte oder im Wüstensand vergrub, zeichnete den einzuschlagenden Weg vor; zur schnelleren, künstlichen Austrocknung dienten in erster Linie das Natron, welches den Geweben das Wasser entzieht und die Fettteile vernichtet, sodann fäulniswidrige Substanzen, Myrrhen, Weihrauch, Kassia u. a.; eine notwendige Ergänzung fand das Verfahren in der, sogleich nach dem Tode vorgenommenen Entfernung der Eingeweide, woran sich die Ausspülung mit Palmwein und die Ausfüllung der Höhlung mit syrischem Salz, Balsam, Zedernpech, Asphalt, Hobelspänen, Mumienbinden etc. schloß. Hierauf wurde der Leichnam mit Binden umwickelt, jeder Körperteil für sich; die fertige Mumie legte man in einen Holzsarg, der dann wohl (bei Reichen) von einem Steinsarkophag umschlossen wurde. Die Einbalsamierung erfolgte in den „Totenstädten“ (wo die mit dem Totenkultus berufsmäßig in Verbindung stehenden Leute wohnten), die Beisetzung geschah in alter Zeit in unterirdischen Kammern, später in eigenen hierzu bestimmten oberirdischen Räumen.

Bildliche Darstellungen des Einbalsamierens finden sich auf mehreren Mumien, ziemlich genaue Angaben bei Herodot und Diodor; es gab drei Arten des Verfahrens (die Leichen der Armen wurden bloß in eine Natronlösung gelegt), weibliche Leichen übergab man Frauen zum Einbalsamieren und überließ sie dem männlichen Personal frühestens nach 4 Tagen. Auf das hohe Alter der Sitte weisen gewisse Formalitäten, die gemäß den griechischen Berichten bei der Eröffnung der Leichen zum Zweck der Herausnahme der Eingeweide eingehalten wurden: zuerst zeichnete der γραμματεῦς die Richtung des Schnittes vor, worauf der παρασχίστης mit einem äthiopischen Stein — Feuersteinmesser — in die linke Unterleibsseite einschnitt und davonrannte, während ihm die Anwesenden Steine nachwarfen (Hindeutung auf die Todesstrafe durch Steinigung wegen des Verbrechens der Leichenschändung!). Das Gehirn entfernte man mittels eines bronzenen Hakens durch die Nase(?). Mit den Eingeweiden scheint man verschieden verfahren zu haben, nach einer Angabe brachte man sie in ein Gefäß und warf dieses unter Anrufung des Rā in den Nil, nach einer anderen legte man sie nach ihrer Reinigung und Einbalsamierung in die

Leiche wieder zurück. Häufig setzte man sie aber in vier Gefäßen, entsprechend den vier Totendämonen, gesondert bei (das Gefäß, dessen Deckel den Menschenkopf des Amset zeigte, enthielt den Magen und die großen Eingeweide, das zweite, welches dem hundsköpfigen Hapi geweiht war, die kleinen Eingeweide, das dritte mit dem Schakalkopf des Duamutef barg Herz und Lunge, das vierte mit dem Sperberkopf des Kebsenuf Leber und Galle).

Die Hauptbestandteile des Körpers — freilich ohne Berücksichtigung feinerer Einzelheiten — spielten in der Schrift, Sprache und Mythologie der Aegypter eine wichtige Rolle. Nicht wenige Hieroglyphenzeichen stellen Körperabschnitte vor; die Sprache enthält nicht nur eine ansehnliche Zahl von Benennungen derselben, sondern benützte sie auch zur Versinnlichung abstrakter Begriffe; der ganze Himmel wurde anthropomorph vorgestellt (Sternbilder als Glieder), und selbst die Landeseinteilung war eine Gliederung im buchstäblichen Sinne des Wortes, da jeder der 14 Bezirke einem Körperteil des Osiris entsprach. Noch unterliegt die Bestimmung der ägyptischen Termini manchen Schwierigkeiten, die unter anderem darauf beruhen, daß bisweilen dasselbe Wort zur Bezeichnung ganz verschiedener Körperteile dient, z. B. von Ohr und Nase (die gleiche Bezeichnung von Herz und Magen und die daraus resultierende Konfusion in der medizinischen Auffassung der entsprechenden Symptome läßt sich fortwirkend noch heute sprachlich verfolgen, Cardia, Herzgrube). Wie aus den Ideogrammen der Hieroglyphenschrift und aus bildlichen Darstellungen hervorgeht, wurden die Befunde der Tierzergliederung (Küchen- und Opferanatomie) per analogiam auf den Menschen übertragen, so figuriert z. B. die Lunge immer als sechslappig (Säugetierlunge).

Eine anatomische Spezialschrift ist nicht auf uns gekommen, doch soll angeblich eines der hermetischen Bücher eine Schilderung des Körperbaues enthalten haben, und nach einheimischer Ueberlieferung (Manetho) galt der zweite König der ersten Dynastie, Athotis, als Verfasser anatomischer Werke (vielleicht eine volksetymologische Verwechslung mit dem ägyptischen Hermes, dem Gotte Thot). Zur Beurteilung der anatomischen Kenntnisse stehen nur gelegentlich eingestreute Bemerkungen zur Verfügung, z. B. Aufzählungen von Körperteilen (im Totenbuch, in Zaubersprüchen etc.); Genaueres erfahren wir höchstens über das Gefäßsystem, als dessen Zentrum man das Herz ansah. Im Papyrus Ebers ist an zwei Stellen (Taf. 99 und Taf. 103) die Rede von den Gefäßen (metu), wobei unter dieser Bezeichnung außer den Adern auch Hohlgänge verschiedener Art, sowie Nerven und Sehnen zu verstehen sind. An der ersten Stelle (Joachim, Pap. Ebers p. 180-182) werden nach dem „Geheimbuch des Arztes“ folgende „metu“ genannt: 4 in der Nase (2 geben Schleim, 2 Blut), 4 an den Schläfen (sie versorgen auch das Auge), 4 im Kopf (Ausbreitung am Hinterhaupt), 2 zum Jochbein, je 2 zum rechten Ohr (für den Lebenshauch) und zum linken Ohr (für den Todeshauch), 6 zu beiden Armen, 6 zu den Füßen, 2 zu den Hoden, 2 zu den Nieren, 4 zur Leber (Feuchtigkeit und Luft führend), 4 zum Mastdarm und zur Milz (ebenfalls Feuchtigkeit und Luft führend), 2 zur Blase (Urin führend, also Harnleiter), 4 in den After („sie bringen in ihm hervor Feuchtigkeit und Luft"). An der zweiten Stelle (Joachim, p. 186-187), die dem uralten Buche „Vom Vertreiben der uchedu" entnommen sein soll (vergl. S. 36), heißt es: Der Mensch hat 12 Herzgefäße, die sich in alle Glieder ausbreiten; es sind je 2 Gefäße in ihm in seiner Brustgegend, je 2 ziehen zum Schenkel, zum Arm, zum Hinterkopf, zum Vorderkopf, zum Auge, zur Augenbraue, zur Nase, zum rechten Ohr (Lebenshauch), zum linken Ohr (Todeshauch); „sie kommen in ihrer Gesamtheit von seinem Herzen und verteilen sich in seine Nase, sich sammelnd in ihrer Gesamtheit in seinen beiden Hinterbacken." Nach dem Pap. Brugsch „hat der Kopf 32 Adern, von ihm aus schöpfen sie den Atem nach der Brust, so daß sie den Atem allen Gliedern geben". Diese auf flüchtiger Beobachtung und Spekulation beruhende phantastische Gefäßlehre (vergl. unten die chinesische und indische) war in Aegypten noch im 14. Jahrhundert v. Chr. gültig und reichte, wenn die Angabe bezüglich der Abfassung des Buches vom Vertreiben der uchedu richtig ist, ins 4. Jahrtausend zurück. Interessant ist es, daß auch der Ausläufer der ägyptischen Medizin, nämlich die koptische Medizin, 300 Adern vom Nabel entspringen ließ, also noch in den gleichen Bahnen verharrte.

Eine sehr wertvolle Ergänzung der dürftigen literarischen Dokumente bilden hinsichtlich der ägyptischen Anatomie die erhaltenen Weihgaben (z. B. ein Ohr aus Terrakotta, eine Steintafel mit zwei ausgemeißelten Ohren, ein elfenbeinerner Vorderarm nebst Hand), namentlich aber die Skulptur und Malerei (eigenartige verfehlte Perspektive, strenger Proportionskanon, getreue Wiedergabe der Rassenmerkmale).

Die physiologische Spekulation der Aegypter beruhte auf Analogien zwischen der äußeren Natur und dem Menschen, wobei man den Blick, weit weniger als in Mesopotamien, nach den Gestirnen wandte, da in Aegypten die Jahreszeiten nicht so sehr durch den Himmel, als durch das Steigen und Fallen des Nil reguliert werden. Die scharfe Trennung des durch die Ueberschwemmung kulturfähig gemachten Bodens (Wasser — Erde), der Einfluß der Sonnenwärme (Feuer) und der Winde (Luft), das periodische An- und Abschwellen des Nil, die nützliche Wirkung des Kanalisationssystems, welches die richtige Berieselung des Landes vermittelte, schien dem Bau und Leben des Organismus zu entsprechen, seiner Zusammensetzung aus festen Bestandteilen (Knochen, Fleisch — **Erde**, Humus) und Flüssigkeiten (**Wasser**), seinem vielverzweigten Gefäßsysteme (Kanäle), welches das Blut führt und durch den Puls an das Steigen und Fallen des Nils erinnert, der inneren Wärme (**Feuer**), der Atmung (**Luft**, Wind). Eine Lokalfärbung besitzt die ägyptische Physiologie dadurch, daß — im Gegensatz zur vorzugsweisen hämatischen Theorie des Zweistromlandes — auf die vitale Bedeutung der Atmung ein besonderer Nachdruck gelegt (Pneumalehre), und daher die Körperluft als wichtigstes Agens aufgefaßt wurde.

Die höchstwahrscheinlich in Aegypten zuerst entwickelte Lehre von den vier Elementen — manche Forscher glaubten den Gedanken sogar in der Gestalt der Pyramiden und Obelisken sichtbar ausgedrückt zu finden — ist nirgends klar ausgesprochen. — Die Herleitung des Lebens von der Atmungsluft und den Körperflüssigkeiten spielte auch im Kultus eine wichtige Rolle, bot dieser doch den Göttern wie den Abgeschiedenen gute Luft als Weihrauch und Lebenswasser in Form von Weihwasser. Das lokale Moment der naturphilosophischen Analogien tritt markant z. B. darin hervor, daß die Aegypter die Hypersekretion, das andauernde Wässern des Auges bei Entzündung desselben als „Aufsteigen von Wasser in die Augen“ (vom Herzen aus) bezeichnen (im Gegensatz zur griechischen Auffassung, welche ein Herabfließen vom Kopfe für die Entstehung desselben Phänomens verantwortlich machte). In Aegypten entsteht eben die Bewässerung nicht, wie bei uns, durch den herabfallenden Regen, sondern durch das Emporsteigen des Nils.

Die Atmungsbewegung setzte das Einströmen der Luft in den Körper und das Ausströmen außer Zweifel — und auch die Wege, auf denen das Pneuma im Körper zirkulieren sollte, scheinen mit täuschender Exaktheit schon in sehr alter Zeit durch die Beobachtung an Tier- und Menschenleichen aufgedeckt worden zu sein; denn ein Teil der Gefäßstränge des Kadavers fand sich stets blutgefüllt, ein anderer Teil dagegen — die Arterien — leer (= lufthaltig); die letzteren wurden mit dem Anschein des unzweideutigen Beweises als Kanäle des Pneuma in Anspruch genommen, indem man von den Verhältnissen am Kadaver auf den Lebenden schloß.

Als Ursprung der Blutadern wurde das Herz erkannt.

Papyrus Ebers und Brugsch enthalten in dem oben erwähnten Buche vom Vertreiben der uchedu, in welchem von luftführenden Gefäßsträngen die Rede ist, **die älteste Quelle für die Pneumatheorie**. Bemerkenswert ist es, daß hierbei ein Unterschied von gutem und schlechtem Pneuma, nämlich „Pneuma des Lebens“ und „Pneuma des Todes“, gemacht wird, welche auf verschiedenen Wegen zirkulieren, worunter kaum etwas anderes als In- und Exspirationsluft verstanden werden kann. [Dieser Unterscheidung entspricht in der vorzugsweise hämatischen Lebenstheorie der Babylonier die Sonderung des Blutes in Blut des Tages (helles Aderlaßblut, arterielles) und Blut der Nacht (dunkles Aderlaßblut, venöses).]

Herz und Magen (hieroglyphisch mit demselben Determinativ, dem Bilde des Kochtopfes bezeichnet) wurden als Doppelsystem betrachtet, in welchem die Lebenswärme aus der aufgenommenen Nahrung das Blut bereitet. — Vom Herzen glaubte man, daß es sich mit zunehmendem Alter verkleinere.

In der Pathologie (namentlich der epidemischen Krankheiten) spielt das religiös-abergläubische Moment zwar keine geringe Rolle, doch treten rationelle Beobachtungen stark in den Vordergrund. Die Aegypter leiteten die Krankheiten meist von übermäßiger Nahrung oder Würmern (wirklichen und bloß supponierten) her.

Je nach den Texten, Zauberpapyri oder Rezeptbücher, herrscht die superstitiöse oder empirische Aetiologie vor. Der Mystizismus ließ die einzelnen Körperteile unter der Herrschaft bestimmter Gottheiten stehen und dem unheilvollen Einfluß bestimmter Dämonen ausgesetzt sein. — Daß der „**Wurm**" geradezu zum **Grundsymbol der Krankheit** wurde, kann nicht wundernehmen in einem Lande, wo tatsächlich tierische Parasiten so häufig als Krankheitserreger wirken. Generalisierend schloß man auf das Vorhandensein von krankmachenden „Würmern" auch dort, wo sie nicht nachweisbar waren und meinte, daß sie aus den verdorbenen Körpersäften entstehen.

Was man „Krankheit" nannte, waren entweder nur einfache Symptome oder Gruppen von Symptomen (Symptomenkomplexe). Die letzteren erforderten begreiflicherweise schon ein entwickelteres diagnostisches Räsonement.

Im Papyrus Ebers wird die Rezepttherapie für eine Menge von differenzierten Affektionen (Symptome und Symptomenkomplexe) angeführt; die Deutung der Krankheitsbezeichnungen ist aber mit sehr großen philologischen und medizinischen Schwierigkeiten verbunden, welche noch nicht in Gänze überwunden werden konnten. Erwähnt sind unter anderen: Abdominelle Affektionen (darunter wahrscheinlich auch Dysenterie), Eingeweidewürmer, Entzündungen am After, Hämorrhoiden, (schmerzhafte) Affektionen des Epigastriums, Herzkrankheiten, Schmerzen im Kopfe, Störungen der Harnsekretion, Dyspepsie, Schwellungen am Halse, Angina, ein Leberleiden, etwa 30 Augenkrankheiten, Haarkrankheiten, Hautleiden, Frauenkrankheiten, Kinderkrankheiten, Nasen-, Ohren-, Zahnkrankheiten, Geschwülste und Geschwüre.

Bezüglich der Diagnostik läßt sich als erwiesen annehmen, daß der ägyptische Arzt nicht nur die Inspektion und Palpation übte, sondern auch den Harn besah. Von größtem Interesse aber ist es, daß man, wie aus Papyrus Ebers hervorzugehen scheint, auch die Schallphänomene nicht außer acht ließ; denn kaum anders als im Sinne der Auskultation ist der Satz zu deuten: „Das Ohr hört darunter."

Die Therapie umfaßt den größten Teil der ägyptischen Medizin. Die halb priesterliche, halb empirische Zwittergestalt des Arzttums brachte es mit sich, daß theurgische[10] und rationelle Maßnahmen in der Behandlungsweise bald rivalisieren, bald gleichwertig nebeneinander bestehen oder sich gegenseitig durchdringen. In den jüngeren Texten und in den Laienpapyri herrschen Gebete, Segenssprüche, Zauber- und Beschwörungsformeln, symbolische Handlungen vor, in den älteren und ältesten Rezeptbüchern prävaliert die Pharmakotherapie, ohne daß aber das theurgische Moment vermißt wird; denn nicht selten gehen Gebete und Beschwörungen den Rezepten voran, zauberkräftige Sprüche begleiten die Bereitung der Arzneien oder sind vom Kranken beim Gebrauch derselben zu sprechen, und zum mindesten wird die suggestive Wirkung gewisser Mixturen dadurch gesteigert, daß man ihre Komposition als göttliche Erfindung (z. B. der Isis, der Nut, des Set) bezeichnet.

Entsprechend dem Grundprinzip der Krankheitsauffassung wurde die Materia peccans insbesondere durch Brechmittel, Abführmittel, Klistiere beseitigt, der gleichen Absicht dienten auch Aderlässe, Schwitzmittel, Diuretika, Niesemittel; das verdorbene Pneuma suchte man durch Erregung von Ructus und Flatus (Zwiebel, Lauch, Bohnen) zu entfernen. Der Arzneischatz — aus dem Pflanzen-, Tier- und Mineralreich entnommen — war ungemein reichhaltig. Besonders hervorzuheben sind: die Verwendung von Kupferverbindungen und Oxymel scillae als Brechmittel, des Rizinusöls (mit Bier) als Abführmittel, der Granatäpfel gegen Wurmleiden, des Opiums, der Mandragora; der Import der auswärtigen (arabischen, indischen) Drogen dürfte hauptsächlich durch Vermittlung der Phönizier erfolgt sein; ein Abschnitt des Papyrus Ebers (Augenmittel) ist phönizischen Ursprungs; die (älteste bekannte) kommerzielle Forschungsexpedition der ägyptischen Königin Hatschepsut (um 1500 v. Chr.) nach den Küstenländern am Roten Meere war eine Ausnahme; direkt lernten die Aegypter nach glücklichen Feldzügen gegen asiatische Völker (unter Thutmose III., Ramses II.) eine Menge fremder Drogen kennen (zugleich mit diesen auch eine Fülle von medizinischem Mystizismus der mesopotamischen Priesterschaft).

Von pflanzlichen Arzneistoffen kommen unter anderem in Betracht: Absinth, Acacia, Anagallis, Calamus, Chelidonium, Coriander, Cyperus, Datteln, Gerste (Bier), Granatwurzelrinde (gegen Bandwurm), Hyosciamus, Kümmel, Lactuca, Lauch, Leinsamen, Lotus, Mandragora, Mohn (Opium), Myrrhe, Oliven, Pfefferminze, Rettichsaft, Rizinusöl (mit Bier als Abführmittel), Rosen, Safran, Scilla, Sesamöl, Strychnos, Wacholder, Weihrauch, Zimt, Zwiebel. Von mineralischen wären zu erwähnen z. B. Antimonsulfid und verschiedene Bleipräparate (zu kosmetischen Zwecken), Kupferverbindungen (Brechmittel), Lapis lazuli, Natron, Seesalz u. a. Von tierischen sind sicher: Honig, Milch von verschiedenen Tieren und von einer

Frau, die einen Knaben geboren hat, Fette (von Rindern, Böcken, Ziegen, Schweinen, Eseln, Gazellen, Antilopen, Mäusen, von mehreren Vögeln, Fischen, Schlangen, vom Nilpferd, Krokodil), Galle (vom Rind, Schwein, von Fischen). Außerdem finden sich in buchstäblicher Lesung viele Dinge verzeichnet, die an die chinesische Apotheke oder zum Teil an die moderne Organtherapie erinnern, wie Blutsorten, Eingeweide, Fleisch, Haut, Haare, Stacheln, Hörner, Klauen, Knochen, Gräten, Exkremente, sowie ganze Tiere, wie Kanthariden, Würmer, Schlangen, Eidechsen, Fledermäuse. Unterliegt die Deutung der ägyptischen Drogenbezeichnungen schon im allgemeinen großen Schwierigkeiten, so gilt dies namentlich für die „animalischen" Stoffe, da man es hier — wenn auch die Aegypter gewiß einige tierische Mittel anwendeten — vielleicht weit öfter als bisher nachgewiesen worden ist, mit solchen Substanzen nicht-tierischer Herkunft zu tun hat, deren Name oder hermetische Geheimbezeichnung zu einer falschen Annahme führt. Es sei z. B. darauf verwiesen, daß unter der ägyptischen Bezeichnung „Mäuseschwanz" die Malve zu verstehen ist und daran erinnert, daß auch viele der noch heute verbreiteten volkstümlichen Pflanzennamen einen Uneingeweihten täuschen könnten (z. B. Storchschnabel, Löwenmaul, Löwenzahn, Mäusedarm, Hühnerdarm, Bärenklaue). Insbesondere sind jene Stoffe verdächtig, welche den Namen von heiligen Tieren tragen, z. B. Krokodilshoden; wissen wir doch, daß manche Pflanzen nach Körperteilen oder Körperbestandteilen der Gottheiten benannt wurden, z. B. Anethum = Glied des Duhit, Potentilla = Finger des Duhit, und daß stellvertretend für den Namen des Gottes jener seines heiligen Tieres (Duhit — Ibis oder Hundsaffe) eingesetzt wurde, z. B. Träne des Hundsaffen = Dillsaft, Haare des Hundsaffen = Dillsame, Glied des Hundsaffen = Dill oder Krallen des Ibis = Potentilla. Diese „hermetischen" Umnennungen, welche natürlich zu suggestiven Zwecken und zur Fernhaltung des Laienelements dienten — entsprechend der sumerischen Geheimsprache babylonischer Priesterärzte — sind unter anderem verbürgt durch ein Räucherrezept (Tempelinschrift in Edfu), wo zwischen je zwei Bezeichnungen (Geheimname — Vulgärname) regelmäßig die Worte „Name für" eingefügt erscheinen, ferner durch einen Papyrus aus der römischen Kaiserzeit, welcher die Synonyma von 37 meist vegetabilischen Arzneidrogen enthält unter der Kapitelüberschrift: „Hermetische Auflösung aus den Gelehrtenbüchern, gemäß dem Gebrauche der Schriftgelehrten. Gegenüber dem Vorwitze der Laien nämlich, nennen sie die Pflanzen und die übrigen Drogen nach göttlichen Symbolen um, damit die Laien wegen der resultierenden Fehler in ihrer gewohnten Diensteifrigkeit nicht pfuschen können." Am öftesten kommen diese tierischen Substanzen als Ingredienzen von äußeren Medikamenten vor, nämlich in Augenmitteln (Blutsorten, Gehirnsubstanz, Exkremente), Haarwuchsmitteln (Blut von schwarzen Tieren, Körperteile), Salben und

Pflastern; in der internen Medikation des Pap. Ebers werden sie weniger genannt.

Die Formen, in denen die Arzneistoffe zur Anwendung gelangten, waren Arzneitränke, Elektuarien, Kaumittel und Gurgelwässer, Schnupfpulver, Inhalationen, Salben, Pflaster, Umschläge, Einspritzungen, Suppositorien, Klistiere (galten als ägyptische Erfindung!), Räucherungen. Die letzteren — im Geiste der Pneumalehre — hatten den Zweck, die „schlechte Luft“ (d. h. den üblen Geruch derselben) durch noch schärfere Gerüche zu beseitigen oder durch Wohlgerüche zu verbessern. Harze, Benzoe, Styrax etc. waren hierzu geeignet, am beliebtesten aber war ein aus Wacholder, Myrrhe, Kalamus und ähnlichen Substanzen zusammengesetztes Räuchermittel, das den Namen Kyphi führte. (Noch unter den Ptolemäern wurde das Rezept zu demselben in die Wände des Tempels von Edfu eingegraben.)

Die Arzneitherapie unterlag festen Regeln, und gerade auf ihrem Gebiete wirkte der drückende Zwang, welcher die individuelle Tätigkeit des Arztes lähmte, am meisten. Vor allem durften akute Affektionen nur 5 Tage lang behandelt werden, und zwar bestand die Medikation darin, daß man am ersten Tage ein drastisches Mittel (als Einleitungskur zur eventuellen Ausleerung des Krankheitsstoffes), sodann an den folgenden 4 Tagen andere Arzneien (zur Nachkur) darreichte; deshalb findet sich bei den Rezepten die Bezeichnung „für 1 Tag“ oder „für 4 Tage“. Die Rezepte besaßen einen ähnlichen Aufbau wie die modernen, bestanden aus Grundstoffen, Hilfsstoffen, Auszugsmitteln und Geschmackskorrigentien; den einfachen Rezepten der älteren Zeit stehen sehr umfangreiche Rezeptkompositionen aus der späteren Epoche gegenüber. Die Dosierung war aufs genaueste bestimmt; auffallenderweise erscheint derselbe Stoff mit wenigen Ausnahmen immer in der gleichen Menge und die Drogengewichte verhalten sich wie 1:2:4:8:16:32:64 (duales Gewichtssystem).

Ueber die Chirurgie der Aegypter wissen wir noch wenig, doch ist die Vermutung begründet, daß sie auch hierin Hervorragendes geleistet haben; erwiesen sind bisher (abgesehen von der Beschneidung und Kastration) nur Geschwulstoperationen. Die Geburtshilfe lag in den Händen der Hebammen. Die Geburt erfolgte auf dem Geburtsstuhle unter Assistenz von vier Hebammen: die Oberhebamme hockte vor der Kreißenden, außerdem wurde dieselbe von zwei Frauen an beiden Seiten und von einer dritten von rückwärts unterstützt. Auch die Augenheilkunde (die ägyptischen Augenärzte erfreuten sich eines besonders guten Rufes!), die Ohren- und Zahnheilkunde ist in den medizinischen Texten vertreten.

Auf Grund des bisher erschlossenen handschriftlichen Materials, welches nur wenig Chirurgisches enthält, darf noch kein abschließendes Urteil gefällt werden, denn es könnten einschlägige Texte noch in der Verborgenheit schlummern. Der Kahuner Veterinärpapyrus beweist, daß man jedenfalls bei Tieren schon in sehr alter Zeit auch vor solchen Eingriffen nicht zurückschreckte, die eine gewisse Technik erfordern; Ausgrabungsgegenstände demonstrieren, daß die Befähigung zur Konstruktion geeigneter Instrumente — Schröpfköpfe, Messer, Haken, Pinzetten, Metallstäbe, Nadeln etc. — vorhanden war; die Geschicklichkeit, mit welcher die Einbalsamierer das Gehirn aus der Schädelhöhle (mit mehr als 30 cm langen bronzenen Haken), ohne die Form der Gesichtszüge zu beeinträchtigen, entfernten, läßt manuelle Gewandtheit auch auf anderen verwandten Gebieten vermuten. Die Texte berichten uns freilich höchstens von Geschwulstexstirpationen, bei Mumien fand man neben gut ausgeheilten Knochenbrüchen auch solche mit einer Uebereinanderschiebung von fast 4 cm; von vorgenommenen Amputationen ließ sich noch keine Spur entdecken. Im Papyrus Ebers ist die Rede von Wunden (auch Biß- und Brandwunden, Insektenstiche), Fremdkörpern, Brand, Eiteransammlungen, Pusteln, stinkenden Geschwüren, Geschwülsten (Fetttumoren, Abszessen am Halse, Drüsengeschwülsten, Mammatumoren u. a.), äußerlichen Erkrankungen des Rumpfes und der Glieder (Pusteln, Blasen, Verhärtungen, Quetschungen u. a.), Hämorrhoiden etc. Beim Verbande kamen teils Leinwand, teils Charpie (aus Flachs, Leinwand oder Baumwolle) zur Anwendung; die Salben und Pflaster bestanden namentlich aus Oel, Fettarten (Gänse-, Rinder-, Schweine-, Esel-, Katzen-, Nilpferdfett), Wachs, Honig, vermischt mit mannigfachen anderen Substanzen; in Höhlungen wurden Suppositorien oder Charpiebauschen, mit entsprechenden Mitteln bestrichen, eingeführt; zur Entfernung von Fremdkörpern (und Filaria medinensis) benützte man eitererregende Pflaster, zu operativen Eingriffen diente Lanzette oder Glüheisen. Folgende Beispiele aus Papyrus Ebers illustrieren die Untersuchungsweise (Inspektion, Palpation) und Behandlungsmethode. „Wenn du einen Eitertumor in einem beliebigen Glied einer Person triffst und findest die Spitze davon erhöht, begrenzt und mit rundlicher Form, so sag du dazu: ‚es ist ein Eitertumor, der in seinem Fleische umläuft'. Ich werde die Krankheit mit dem Messer behandeln" (Joachim, p. 191-192). — „Wenn du ein Gewächs an der Kehle eines Patienten triffst ... worin Eiter ist ... und du findest seine Spitze hoch aufgerichtet gleich einer Warze, der Eiter bewegt sich darin" ... (ibidem p. 188). — „Wenn du ein Fettgewächs in seiner Kehle triffst und findest es wie einen Abszeß des Fleisches, der unter deinen Fingern erweicht ist ... so sag du dazu: ‚er hat ein Fettgewächs in seiner Kehle'. Ich werde die Krankheit mit dem Messer behandeln, indem ich mich vor den Gefäßen in acht nehme" (ibid. p. 189). — „Wenn du einen Tumor des Fleisches in einem beliebigen Körperteil einer Person triffst und du findest ihn wie Haut an seinem Fleisch; er ist feucht, er bewegt sich unter deinen Fingern, ausgenommen, die Finger werden ruhig gehalten, denn die Bewegung entsteht durch die Finger, so sag dazu: ‚es ist ein Tumor des Fleisches‘. Ich werde die Krankheit behandeln, indem ich versuche, es mit Feuer zu heilen ...“ (ibidem p. 190).

Die Angaben aus dem Altertum, daß die Aegypter die Beschneidung von jeher geübt haben, finden ihre Bestätigung durch die Befunde an den Mumien und durch bildliche Darstellungen (so führt z. B. ein Gemälde aus der Zeit Ramses II. die Ausführung der Operation an einem Knaben vor). Die Priester und Vornehmen unterwarfen sich jedenfalls der Zirkumzision. Auch die Beschneidung der Mädchen scheint schon sehr früh in Aegypten eine weit verbreitete Sitte gewesen zu sein.

Was die Augenheilkunde der alten Aegypter anlangt, so fällt es auf, daß derselben im Papyrus Ebers ein sehr bedeutender Abschnitt eingeräumt wird, aber aus dieser Quelle kann weder über die epidemische „ägyptische“ Augenentzündung — sie gewann erst im Mittelalter jene Rolle, welche sie heute spielt — noch über die Kenntnis der Staroperation etwas entnommen werden; das Ausrupfen der Haare bei Trichiasis ist die einzige Operation, die im Papyrus vorkommt. Von Affektionen sind zu erkennen: der Bindehautkatarrh, dessen Hauptsymptome Rötung, Schwellung und Absonderung der Augen, jedes für sich abgehandelt wird, entzündliche Hornhauttrübung, Hornhautabszeß, Triefauge, Verengerung (Verschließung) der Pupille, Hagelkorn, weiße Hornhautnarbe, Blutunterlaufung der Lider, Schielen, Milium, Gerstenkorn, Chemosis, Ptosis, Trichiasis u. a. Hinsichtlich der Therapie ist es besonders bemerkenswert, daß die lokale Behandlung in den Vordergrund tritt (z. B. Einpinseln mit der Feder eines Geiers). Zu den Mitteln zählen: Schwefelblei, Spießglanz (in Schminken), Grünspan, Kupfervitriol, Kupferkarbonat, Bleivitriol, Rötel, Lapis lazuli, Salpeter, viele Harzarten, Pflanzenkohle, Myrrhe, Schöllkraut, Urin (zum Waschen der Augen), Frauenmilch, bei Trichiasis nach dem Ausrupfen der Haare das Blut von Eidechse, Fledermaus, Rind, Esel, Schwein, Windhund und Ziege (möglicherweise sind dies nur hermetische Umnennungen von Drogen). Einmal wird als Lösungsmittel für ein metallisches Präparat Honig und „Wasser aus Schweinsaugen“ empfohlen. Auf die Ohrenheilkunde beziehen sich Rezepte des Pap. Ebers (gegen Ohrenfluß und Ohrgeschwüre), in einem derselben findet sich als Bestandteil Eselsohr. Hinsichtlich der Zahnheilkunde ist zu erwähnen, daß der Papyrus einige zusammengesetzte Mittel anführt, und Mumienbefunde auf eine gewisse Technik des Ersatzes und der Konservierung hinweisen.

Auch die Geburtshilfe und Gynäkologie ist in den beiden uralten ägyptischen Handschriften vertreten, mit Schwangerschaftsdiagnosen, Rezepten zur Beförderung der Konzeption, zur Wehenbeförderung (Suppositorien), zur Vermehrung der Milchsekretion (Salben auf die Brüste appliziert), zur Anregung der Menstruation (Einspritzung von Dekokten in die Scheide), zur

Behebung der Uteruswanderungen (Hysterie), Mammaerkrankungen, Dysmennorrhöe, Fluor von verschiedenen entzündlichen Affektionen der weiblichen Genitalorgane (Irrigationen, Räucherungen, Suppositorien) etc. Beispielsweise sei aus Papyrus Brugsch angeführt, mit welchen Methoden man auf Schwangerschaft oder den Verlauf der Entbindung schloß.

„Ein anderes Rezept, um zu sehen, ob eine Frau gebiert oder ob sie nicht gebiert: Wassermelone zerstoßen, überschütten mit Milch der Mutter eines Knaben und mache es sie trinken. Wenn sie sich erbricht, wird sie gebären, wenn sie aber nur Blähungen hat, wird sie nimmermehr gebären."

„Es werde ihr ein warmer Umschlag gemacht mit Nilpferdkot. Wenn sie hierauf uriniert und ihr Urin ist unrein, oder wie vom Sturm aufgeregtes Wasser, oder von schmutzig gelbroter Farbe, dann wird sie gebären. Wenn dies nicht der Fall ist, dann wird sie nicht gebären."

„Indem sie ausgestreckt liegt, salbe du ihre Papillen, ihre Arme, ihre Schultern mit neuem Oele." Je nachdem sich dann am anderen Morgen die Muskeln infolge der Einreibung präsentierten und je nach ihrem Verhalten beim Drücken und Streichen, schloß man auf einen günstigen oder ungünstigen Verlauf der Entbindung (d. h. von der Art der Muskelerregbarkeit auf die Kontraktilität des Uterus).

Eine Methode zur Schwangerschaftsdiagnose und Geschlechtsbestimmung bestand darin, daß man Weizen und Gerste in zwei gesonderten Säcken in den Urin der Frau legte; fangen die Körner an zu keimen, so wird die Frau gebären, und zwar, im Falle der Weizen keimt, einen Knaben, im Falle die Gerste treibt, ein Mädchen.

Im Papyrus Ebers lautet ein Rezept, „um den Uterus wieder an seinen Ort eintreten zu lassen": „Einen Ibis von Wachs auf Kohle tun; den Dampf davon in ihr Geschlechtsorgan eindringen zu lassen."

Aus der Kinderheilkunde interessiert es uns besonders, daß man die Ammen Medizin einnehmen ließ, um die Säuglinge zu heilen. Bemerkenswert ist auch die Prognose für ein Kind am Tage, an dem es geboren wird: „Wenn es ni schreit, wird es leben, wenn es ba schreit, wird es sterben."

Höher als die therapeutische Polypragmasie ist die Hygiene und Krankheitsprophylaxe der Aegypter zu werten. Nicht nur im Rahmen ihrer Zeit, sondern selbst von der Warte der Gegenwart betrachtet, verdienen die meisten ihrer hygienischen Maßnahmen (namentlich unter Berücksichtigung des heißen Klimas) vollste Anerkennung, und sie lassen so recht den Ausspruch Herodots begreiflich finden: „Die Aegypter seien neben den Libyern das gesündeste Volk." Sicher auf Kosten sehr weit zurückreichender Erfahrungen, insbesondere über Seuchen aller Art, dürfte in Aegypten jener Wunderbau der Sozialhygiene errichtet worden sein, der zwar in erster Linie und voller Strenge für den König, die Priesterschaft und die obersten Kasten galt, aber doch auch die weitesten Schichten des Volkes in der ganzen Lebensführung beeinflußte; war es doch die hehrste Pflicht des Königs, die Reinheit des Volkes zu wahren.

Die Herleitung der meisten Krankheiten von Nahrungsüberschüssen und die Erkenntnis, daß es leichter ist, Krankheiten vorzubeugen, als die schon entstandenen zu heilen, rief (nach den Angaben Herodots und Diodors) den Gebrauch hervor, 3 Tage in jedem Monat hintereinander bloß aus prophylaktischen Gründen Brechmittel und Klistiere anzuwenden. In tiefer Kenntnis der Völkerpsychologie, getreu der Maxime, daß die Menschheit einer gewissen Denkstufe, autoritativ im Interesse ihres eigenen Wohles zunächst zu Handlungen getrieben und erst sekundär zum Nachdenken veranlaßt werden solle, regelten Religionsgesetze, kraft göttlicher Inspiration, die öffentliche Gesundheitspflege und die ganze Lebensweise, die Körperpflege, die Bekleidung, die Nahrung, das sexuelle Leben u. s. w., und stellten, wie viele Tempelinschriften besagen, den Frommen, d. h. den Reinen und Mäßigen, statt transzendentaler Güter ein langes Leben und Gesundheit ohne Begrenzung, sowie reiche Nachkommenschaft in Aussicht. „Die ganze Lebensweise," sagt Diodor, „war so gleichförmig geordnet, daß man glauben sollte, sie wäre nicht von einem Gesetzgeber geschrieben, sondern von einem geschickten Arzte nach Gesundheitsregeln berechnet."

Zu den öffentlichen Maßnahmen zählen z. B. das schon im alten Reiche angelegte Kanalisationssystem, das Bestattungswesen (Verhütung des Eindringens von Fäulnisstoffen in die Erde und das Grundwasser), die Räucherungen (namentlich bei Seuchen) und eine Art von Fleischbeschau, welche von sachverständigen Priestern vor und nach dem Schlachten (Schächten) in Form der äußeren Besichtigung der Tiere, der Besichtigung des Leibesinnern und der Untersuchung des Blutes durch Beriechen vorgenommen wurde. Wie die Fleischbeschau zwar als Kulthandlung erschien (Opferung; als die besten Teile galten die vorderen Extremitäten und das Herz), aber bewußt oder unbewußt hygienischen Interessen diente, da der Mensch sicherlich kein Fleisch genoß, das vom Opfer zurückgewiesen wurde, so lassen sich die meisten Lebensregeln der Aegypter von beiden Gesichtspunkten betrachten; praktisch genommen, kommt jedenfalls das hygienische Moment in Betracht, wird die religiöse Idee zum bloßen Deckmantel. In Befolgung des religiös-hygienischen Grundgesetzes richtete man vor allem große Aufmerksamkeit auf die Reinheit der Wohnung (Waschen, Räuchern), auf die Körperpflege (Bäder, Scheren der Haare, „damit weder eine Laus, noch irgend ein anderes Ungeziefer sich einnisten könnte", Nagelpflege, Salbungen, gymnastische Uebungen), auf die Kleidung und Nahrungsweise (auch Reinheit der Eßgeräte und Trinkbecher). Selbstverständlich waren die Priester die beispielgebenden Vertreter der strengsten Reinheitsgesetze, sie badeten zweimal an jedem Tage und zweimal in jeder Nacht, schoren an jedem dritten Tage die Haare auf dem ganzen Körper — in der Epoche des neuen Reiches erschienen sie regelmäßig kahlköpfig — trugen weiße Kleidung (während des Tempeldienstes nur solche aus Leinenstoff) und vermieden in sorgsamer Nahrungsauslese insbesondere Schweinefleisch, Bohnen und Zwiebeln (wegen der entstehenden Blähungen); das Wasser wurde in späterer Zeit nur abgekocht oder filtriert getrunken; das Lieblingsgetränk der Aegypter war die Gabe des Osiris, eine Art von Bier, das man aus Gerste braute. Wie die bildliche Darstellung eines ägyptischen Studentengelages anschaulich zeigt und mehrere Stellen in Texten beweisen (z. B. Ansprache an einen Studenten: „Du verläßt die Bücher, du gibst dich dem Vergnügen hin, gehst von Kneipe zu Kneipe — der Biergeruch verscheucht die Menschen von dir"), waren die Aegypter dem Trinken nicht abhold. Dem Uebermaß auf diesem Gebiete, sowie im Geschlechtsgenuß — Perversitäten bezeugt der Turiner obszöne Papyrus, die Mythe des Horus und Set verbürgt den uralten Gebrauch der Päderastie, zwei erhaltene Märchen erzählen von Ehebruchsszenen — traten Priestervorschriften und allgemein gültige Gesetze nach Möglichkeit entgegen. Den Priestern war der Besitz nur einer Ehefrau gestattet. Die Tötung der Frucht im Mutterleibe und das Aussetzen der Kinder bedrohten Gesetze mit schweren Strafen, der Verkehr während der Menstruation war untersagt — im Totenbuche wird die Selbstbefleckung als Laster genannt. Im Gegensatz zu unseren Anschauungen galten Geschwisterehen bekanntlich als empfehlenswert und herrschten in den Königshäusern vor (bis herab in die Ptolemäerzeiten). Ins Gebiet der Sexualhygiene fällt die, als Kultushandlung aufgefaßte Beschneidung, welche bei den Knaben der Priester- und Kriegerkaste zwischen dem 6. und 10., nach anderer Angabe im 14. Jahre mit einem Messer aus Feuerstein vollzogen wurde.

Der Hygiene des Kindesalters wandten die Aegypter große Sorgfalt zu. Der Säugling wurde in große weiche Tücher eingehüllt (nicht in Binden gewickelt!) umhergetragen, nach der Entwöhnung gab man anfangs nur Kuhmilch, später Pflanzenspeisen und zum Getränk Wasser; bis zum 5. Lebensjahre völlig unbekleidet (bis zum 10. unbeschuht), hielten sich die Kinder meist im Freien auf, unter munteren Spielen (Reifen, Bälle, Puppen fanden sich in Kindergräbern), um von dieser Zeit an Unterricht im Lesen, Schreiben und Rechnen (3-4 Stunden täglich) in den Schulen zu empfangen; körperliche Uebungen (bei den Kindern der Vornehmen auch Schwimmen) ergänzten die vortrefflich aber strenge geleitete (Prügel- und andere Strafen) Jugenderziehung. Bei den arbeitenden Klassen begann die schwere Berufsarbeit freilich frühe, wie ein ägyptischer Text besagt, wo es heißt: „Das Kind wird nur erzeugt, um aus den Armen der Mutter gerissen zu werden; wenn es dazu gelangt, ein Mann zu werden, so sind seine Knochen zerschlagen wie die eines Esels."

Mit der Körperpflege, teilweise auch mit der Prophylaxe hängt die bei den Aegyptern ganz besonders entwickelte Kosmetik zusammen; von dieser geben uns Gräberfunde eine lebhafte Vorstellung (z. B. der im Berliner Museum aufbewahrte Toilettenkasten der Königin Mentuhotep aus dem 3. Jahrtausend), ferner Rezeptformeln für Augenschminken (ursprünglicher Zweck: Verhütung von Bindehautaffektionen), Haarwuchsmittel (das älteste für die Königin Schesch aus der dritten Dynastie bestimmte befindet sich im Pap. Ebers), Räuchermittel (zur Parfümierung, unter anderem auch der weiblichen Genitalien), Mittel zum Glätten der Haut, Verschönerung der Gesichtsfarbe etc. Hieran reihen sich Eingriffe zur Konservierung der Zähne (Ersatz durch durchbohrte Kronen und Golddrahtgeflechte), Zahnmittel.

Die anerkanntermaßen hoch entwickelte Hygiene der Aegypter überstrahlt weitaus das, was uns bis heute die zugänglichen Texte über die medizinischen Kenntnisse dieses Volkes zu sagen wissen. Das Mißverhältnis ist anscheinend ein so bedeutendes, daß sich fast die Vermutung regt, es könnten noch verborgene oder unerschlossene Literaturdenkmäler möglicherweise einmal die bestehende Kluft überbrücken.

Vielleicht aber beweist gerade dieses Mißverhältnis, daß eine hochstehende Hygiene auch aus dem Boden einer bloß scharf beobachtenden, und namentlich durch Theorien unbeirrten Empirie hervorwachsen kann!

Eines aber liegt schon heute klar zu Tage: Aegypten hat zum mindesten auf die Anfänge der Medizin in Hellas[11] und auf die Sozialhygiene Judas einen mächtigen, bahnbrechenden Einfluß ausgeübt und damit auf die Entwicklung der Menschheit.

Keilschrift- und Hieroglyphenmedizin wirkten über die Grenzen ihrer Heimat hinaus, und manche Spur läßt vermuten, daß sich an den Brennpunkten des Verkehrs allmählich auch neue, wenn auch minder bedeutende Pflegestätten der orientalischen Kulturmedizin entwickelten. Ein solches Zentrum dürfte z. B. die Hauptstadt Lydiens gewesen sein, Sardes, auf dessen Bedeutung in diesem Sinne manche griechische Quelle hinweist.

Dort, wo die politischen und allgemein kulturellen Einflüsse des Pharaonen- und des Zweistromlandes am heftigsten aufeinander prallten, also in Syrien und Palästina, wäre von vornherein auch eine Durchkreuzung der babylonischen und der ägyptischen Heilkunst anzunehmen. Für die Prüfung dieser Konjektur reicht aber das zugängliche Forschungsmaterial umsoweniger aus, als es uns bisher nicht einmal einen genügenden Einblick in die medizinischen Kenntnisse der einstigen Bewohner dieser Länder gewährt.

Von den Phönikern[12] ist es bekannt, daß sie nicht nur Drogen in den internationalen Verkehr brachten, medizinische Erfahrungen und

Erfindungen vermittelten, sondern auch eine eigene, von der ägyptischen zum Teil abweichende Pharmakotherapie besaßen — im Papyrus Ebers sind phönizische Rezepte angeführt. In jüngster Zeit wurde der Tempel des phönizischen Heilgottes, Eshmun in Sidon, ausgegraben, wobei man auch Weihgeschenke auffand[13]. — Hinsichtlich der Aramäer ist es bemerkenswert, daß zahlreiche Pflanzennamen in der Sprache dieses Volkes vorhanden sind, welche vielleicht auch einen Rückschluß auf einschlägige Kenntnisse gestatten. — Den meisten Aufschluß, wenigstens über die medizinischen Einrichtungen bei den alten Israeliten, gibt die Bibel; dort spiegelt der „Elohist" und der „Jahwist" den Wettstreit der hämatischen (mesopotamischen) und pneumatischen (ägyptischen) Lebenstheorie mit ihren praktischen Konsequenzen wider.

Die Medizin der alten Perser.

Der Sieg des großen Kyros verlöschte den Namen Babels in den Annalen der Staatengeschichte und berief das jugendfrische Volk der Perser zur Herrschaft über ganz Vorderasien, zu einer Großmachtstellung, welche die vorausgegangene semitische noch übertraf. Vom Indus bis zum Mittelländischen Meere erstreckte sich das Reich der Achämeniden, ja zuletzt schloß es sogar das Land der Pharaonen mit ein.

Die kulturelle Geschichtsentwicklung Babylons dauerte aber im Wesen auch unter den geänderten politischen Verhältnissen fort; was Sumerer und Semiten in jahrtausendelanger Arbeit auf dem Boden Mesopotamiens geschaffen, blieb unangetastet bestehen, auch nachdem das Zepter in die Hände der Iranier, der Indogermanen, übergegangen war. In dem weiten, aber völkergemischten Reiche der Perser wurde jedem der vielen Stämme seine angeerbte Religion, Sitte und Sprache belassen — die Texte der Inschriften in drei Sprachen legen unter anderem davon Zeugnis ab. Und mit großzügiger Politik strebten die Herrscher sogar dahin, die nationale Eigenart des Zendvolkes mit den fremden Elementen zu einem Ganzen zu verschmelzen — eine Absicht, welche namentlich die Baukunst und Skulptur, mit ihrer starken Anlehnung an die assyrischen, ägyptischen, ionischen Vorbilder, trotz zur Schau getragener Selbständigkeit, durchblicken läßt.

Große Erfolge waren allerdings der eklektischen Tendenz nicht beschieden, das Völkerkonglomerat wuchs zu keinem Organismus zusammen, weil es dem aus kleinlichen patriarchalischen Verhältnissen plötzlich zur Weltherrschaft gelangten Zendvolke an der nötigen Energie gebrach, den ausgeprägten Formen uralter Kulturen Aequivalente gegenüberzustellen. Abgesehen von den großen religiösen Ideen, nimmt sich das, was die Iranier aus Eigenem zurücklassen konnten, verschwindend aus. Ganz besonders gilt dies von der Heilkunde, wenn man, wie billig, von der Medizin im Perserreiche die nationale Medizin der Perser unterscheidet und damit nicht jenes babylonische Lehngut zusammenwirft, welches fälschlich unter der Flagge des Zendvolkes später dem Abendland überliefert worden ist.

Ueber die Medizin der alten Perser können wir uns bei dem fast völligen Schweigen aller sonstigen Quellen nur aus den noch heute von den Parsen gehüteten Religionsschriften, dem Zend-Avesta und seinen literarischen Ausläufern ganz allgemeine Vorstellungen bilden, wobei aber zu berücksichtigen ist, daß, genau genommen, manche der darin enthaltenen Angaben bloß für die strengen Anhänger des Zoroaster (Zarathuschtra) maßgebend waren.

In Iran besaßen eigentlich drei Religionen Geltung: 1. Der alte medische Magismus, welcher sich durch Vergötterung der Elemente, Sterndienst sowie Zauberei charakterisiert und durch Babylon stark beeinflußt war. 2. Die polytheistische Naturreligion des alten Perservolkes. 3. Die daraus entstandene reformatorische Lehre des Zoroaster (Verehrung des Ahuramazda, dessen Abglanz das Feuer ist). Letztere, das Produkt gesteigerter Abstraktion und sittlicher Vertiefung, eine Buchreligion, war wegen mangelnder Sinnlichkeit nicht in der Masse des Volkes verbreitet oder wurde wenigstens in voller Tiefe und Reinheit nur von einem relativ kleinen Kreise befolgt. Beweise dafür bieten unter anderem: die Inkongruenz, welche zwischen dem Avesta und dem religiösen Inhalt der achämenidischen Keilinschriften besteht, oder der später für den Westen so bedeutungsvolle Kult des Mithra. Daß man jedenfalls im Reiche der Achämeniden die Vorschriften Zoroasters nur sehr lax ausübte, zeigt schon allein die Tatsache, daß die alten Perser ihre Toten zumeist begruben oder verbrannten, während das Avesta dies doch verpönt und dafür die noch heute von den Parsen geübte Aussetzung der Leichen an einsamen Stätten, zum Fraß für die Raubvögel anbefiehlt, und daß man im Gegensatz zum Avesta Ungläubige, Aegypter und Griechen als Aerzte heranzog. Die Achämenidenkönige erwiesen sich national und religiös sehr tolerant — schon Cyrus wurde von der babylonischen Priesterschaft geradezu als Befreier begrüßt, Gott Marduk „hieß ihn nach Babel ziehen". Eigentliche Staatskirche scheint der Zoroastrismus erst unter den Sasaniden geworden zu sein. Nach der Tradition der Parsen wurden die auf Zoroaster zurückgeführten religiösen Schriften auf Befehl Alexanders des Großen zum größten Teile vernichtet; die schon unter den letzten Arsakiden begonnene, zumeist auf Grund mündlicher Ueberlieferung vorgenommene Sammlung führte im 3. Jahrhundert n. Chr. zu einer neuen Redaktion des Avesta, von dem aber heute nur etwa der vierte Teil noch vorhanden sei. — Neben dem Avesta bieten auch die in der Pehlevisprache abgefaßten Werke Dinkart (aus dem 9. Jahrhundert n. Chr.) und Bundehesch (eine Kosmologie aus dem 13. Jahrhundert n. Ch.) einige für die Medizin interessante Stellen.

Die altpersische Medizin ging, wie die indische, aus der gemeinsamen **arischen Urmedizin** hervor und dankt ihre Eigenart den Einflüssen des nationalen Religionssystems.

Die meisten der im Avesta vorkommenden Namen für Körperbestandteile wurden nicht erst von den Iraniern erfunden, sondern sind arischen Ursprungs. Es gibt eigene Bezeichnungen für Haut, Fleisch und Knochen, Blut, Mark und Fett. Von den Körperteilen sind benannt: das Haupt (Haupthaar und Bart), Angesicht und Stirne, Auge, Augenbraue, Nase, Mund mit Zähnen und Zunge, Kinnlade oder Wange und Ohr; Nacken, Rücken, Schulter, Achselgrube, Brust (die weibliche führt einen besonderen Namen),

Rippen; Körpermitte, Bauchhöhle, Nabel, Hüfte, Schenkel, männliche und weibliche Scham; Arm, Ellbogen, Hand, Finger, Faust; Oberschenkel, Knie, Wade und Schienbein, Fuß, Vorfuß, Ballen und Ferse. Von inneren Organen sind im Avesta erwähnt: Herz und Lunge.

Die bedeutende Rolle, welche die Heilkunde im Leben und Denken der Verehrer des (Ormuzd) Ahuramazda spielte, kommt deutlich im Avesta zur Geltung; das Gesetzbuch desselben, der Vendidād, widmet ihr sogar fast ausschließlich die drei letzten Kapitel; dort wird auch über ihre Entstehung berichtet. Thrita, so heißt es, war der erste „der helfenden, einsichtigen, mächtigen, verständigen, reichen, zum Geschlechte der Paradhāta gehörigen Menschen", welcher Krankheit und Tod bekämpfte. Sowohl die arzneiliche wie die chirurgische Behandlungsweise vermochte er, dank göttlicher Gnade, auszuüben; Ahuramazda ließ nämlich auf sein Gebot die unzählige Menge der Heilpflanzen wachsen und schenkte ihm ein metallenes Operationsmesser.

Der Name Thrita erinnert an den griechischen Τρίτων. Die Mythe bringt dadurch vielleicht die Grundanschauung zum Ausdruck, daß das Wasser die erste Heilpotenz darstellt.

Entsprechend der streng dualistischen Weltanschauung galten die Krankheiten in ihren unzähligen Formen als Wirkung des bösen Prinzips, des Teufels, des Angra Manju (Ahriman), welcher die Anhänger Gottes auf jede Art zu schädigen trachtet. Krankheit war also stets etwas Dämonisches, der Kranke ein Besessener. Zu den stärksten Landplagen zählten die mannigfachen Fieber (die Avestasprache enthält mehrere Bezeichnungen, von denen einige auf Hitze und Frost hindeuten) und Hautkrankheiten (Krätze, Aussatz). Erwähnung finden ferner: Kopfschmerz, Schwindsucht, Geschlechtsaffektionen, Mißbildungen, Vergiftungen (durch Schlangenbiß oder giftige Pflanzen), Frauenkrankheiten (Puerperalfieber, Menstruationsstörungen, eine über 9 Tage dauernde Menstruation wurde als krankhaft betrachtet). Was der Glaube mit dem Geist des Bösen und den Dämonen (Daevas) in Verbindung setzte, sah man als unrein an, also die Krankheit, die Ausscheidungen des Körpers, die Leiche. Bemerkenswert ist es, daß auch die menstruierenden Frauen und Wöchnerinnen zu den „Unreinen" gehörten, deshalb isoliert wurden und sich genau fixierten Reinigungsvorschriften unterwerfen mußten.

Nach der Legende war es Dschahi, die Dämonin der Unzucht, bei welcher zuerst die Menstruation erschien, als Angra Manju sie auf das Haupt küßte. Die menstruierende Frau ist unrein und wirkt verunreinigend, daher wurde sie (durchschnittlich 4 Tage) isoliert, in einem mit trockenem Staube beschütteten, vom übrigen Hause getrennten Raume, 15 Schritte von Feuer und Wasser, den reinen Elementen, entfernt, untergebracht.

Selbstverständlich untersagt das Avesta für diese Zeit jeden Geschlechtsverkehr und erst nach entsprechenden Reinigungen war es der Frau gestattet, wieder mit Menschen zu verkehren. Ebenso galten Wöchnerinnen als unrein und durften sich erst nach Ablauf einer bestimmten Frist (40 Tage) und nach vorgenommener Reinigung dem Manne hingeben. Sehr strenge Verhaltungsmaßregeln wachten über die Isolierung jener Frauen, die eine Fehlgeburt gehabt hatten, weil das Abnorme den Einfluß des Bösen in höchstem Grade manifestiert. Bei den Reinigungen legte man namentlich Wert auf die Waschung der neun Pforten oder Oeffnungen des Körpers, der Augen, Ohren und Nasenlöcher, des Mundes, der Scham und des Afters. — Konsequenterweise hielt man die Berührung der Leiche für ganz besonders verunreinigend — eine Anschauung, welche von vornherein den Aufschwung der Medizin lähmte. Der Leib des Verstorbenen fällt nach der Schilderung des Avesta den bösen Mächten anheim, das Leichengespenst bemächtigt sich seiner Beute in Gestalt der Fliegen; von dem Leichnam verbreitet sich die Unreinheit auf das Haus, in welchem er liegt, und auf alles, was darinnen ist, sie überträgt sich auf die Angehörigen und zwar umsomehr, je näher sie dem Toten standen. Die Aussetzung des Toten besorgten (die gewerbsmäßig diesen Beruf ausübenden, aufs tiefste verabscheuten) Leichenträger. Die Anverwandten mußten sich eine Zeitlang des Verkehrs mit den Menschen enthalten. — Wie ungemein tief der Dämonenglaube im iranischen Volke wurzelte, geht auch aus dem großen Nationalepos Schahname hervor.

An dieser Stelle sei darauf hingewiesen, daß nach der Meinung der Zoroastrier, welche den Unsterblichkeitsglauben und die Auferstehung nachdrücklich betonten, der Tod die Trennung des Leibes von der Seele bedeutet. Die persische Psychologie kannte jedoch als unterste seelische Kraft die Lebenskraft, welche die körperlichen Funktionen leitet, erst mit dem Körper entsteht und mit der Materie zu Grunde geht. Neben der Lebenskraft sind mit dem Leib noch verbunden, ohne mit ihm auch zu schwinden: das Gewissen, der Geist, die Seele im engeren Sinne (die Willenskraft), die Fravaschi (Schutzgeist, Genius).

Die Behandlung der Krankheiten bestand, vom zoroastrischen Standpunkt betrachtet, in der Vertreibung der Krankheitsdämonen, in der Reinigung (sowohl im religiösen als im hygienischen Sinne genommen) und lag in der Hand der Priester. Als Mittel kamen in Betracht vor allem Gebet und Sprüche (das heilige Wort). „**Viele Kuren geschehen durch Kräuter und Bäume, andere durch Wasser und noch andere durch Worte: denn durch das göttliche Wort werden die Kranken am sichersten geheilt.**“ Wie aus diesem Satze zu ersehen, stand der eigentlichen Theurgie die „Heilung durch Pflanzen“ am nächsten, hatte doch Ahuramazda, um den Einwirkungen der Dämonen Schranken zu ziehen, in die Pflanzen (z. B. Lauch, Aloe,

Cannabis)[14], namentlich in die giftigen, heilsame Kräfte gelegt[15]. Gleich den Indern schätzten die Perser auch das Wasser — das ja zur Entsühnung und Reinigung diente — als Heilmittel. (Ueber Wasser und Pflanzen gebieten die Genien eines langen und eines gesunden Lebens.) Gewisse Leiden nahmen endlich die Heilung durch das „Messer" in Anspruch, doch scheinen es die alten Perser in der Chirurgie nicht weit gebracht zu haben — sonst wäre z. B. der König Darius I. nicht genötigt gewesen, einen griechischen Arzt für die Behandlung einer Sprunggelenksluxation in Anspruch zu nehmen. In den Vorschriften über die Erlaubnis zur Ausübung ärztlicher Praxis wurde freilich gerade auf die operative Befähigung großes Gewicht gelegt, denn nur derjenige, dem drei Operationen (an Ungläubigen!) gelangen, durfte an den Verehrern des Ahuramazda die Kunst ausüben. Der Lohn für die ärztliche Bemühung war nach den Vermögensverhältnissen in einer bestimmten Taxe normiert und wurde pauschaliter in Naturalien entrichtet.

Bezüglich des theurgischen Heilverfahrens wäre zu bemerken, daß das Avesta die „Zauberei" — wie sie z. B. Babylonier, Turanier, Meder betrieben — verpönte; gerade die Irrgläubigen sollten (mit Hilfe des Ahriman) im Besitze der Fähigkeit sein, behexen zu können. Gegen die Bosheit der Dämonen bildete das Gebet den vornehmsten Schutz. Es ist aber sicher, daß auch beim Zendvolke in gewissen Fällen und namentlich bei Krankheiten, nicht das heilige Wort überhaupt, sondern ganz bestimmte Sprüche **als Gegenzauber** geschätzt wurden. Außerdem bediente man sich auch der **Amulette** (Federn und Knochen des Vogels Varadschan, des Raben?). Man fand eben wahrscheinlich einen Unterschied in der Zauberei, je nachdem die guten oder bösen Dämonen angerufen wurden, so wie im Mittelalter die weiße Magie von der verbotenen „schwarzen" Magie differenziert wurde.

Ueber die Ausübung der Heilkunde und das Honorar sagt das Gesetzbuch: „Schöpfer! wenn die Mazdajasnas (Gläubigen) sich zu Aerzten ausbilden wollen, an wem sollen sie sich zuerst versuchen, an den Daivajasnas (Ungläubigen) oder den Mazdajasnas. Wenn einer zum ersten Male an einem Daivajasna schneidet, und dieser stirbt, wenn er zum zweiten Male an einem Daivajasna schneidet, und dieser stirbt, wenn er zum dritten Male an einem Daivajasna schneidet, und dieser stirbt, so ist er unfähig zur Heilkunde für immerdar."

Wagte es jemand trotz des mißlungenen Befähigungsnachweises die Praxis auszuüben und starb ihm sodann ein Patient an den Folgen unrichtiger Behandlung, so wurde dies wie ein vorsätzlicher Mord betrachtet.

„... Wenn einer zum ersten Male an einem Daivajasna schneidet, und dieser kommt davon, wenn einer zum zweiten Male an einem Daivajasna schneidet, und dieser kommt davon, wenn einer zum dritten Male an einem Daivajasna schneidet, und dieser kommt davon, so ist er fähig für immerdar; nach Belieben soll er an den Mazdajasnas Versuche ärztlicher Behandlung machen, nach Belieben schneide er an Mazdajasnas, nach Belieben heile er durch Schneiden. Einen Priester heile er für ein frommes Gebet, den Hausherrn für den Preis eines kleinen Zugtieres, den Herrn des Geschlechtes für den Preis eines mittleren Zugtieres, den Herrn des Stammes für den Preis eines vorzüglichen Zugtieres, den Herrn der Provinz heile er für den Preis eines vierspännigen Wagens; wenn er zum ersten Male die Frau des Hauses heilt, so ist eine Eselin sein Lohn, wenn er die Frau des Herrn des Geschlechtes heilt, so ist eine Kuh sein Lohn, wenn er die Frau des Herrn des Stammes heilt, so ist eine Stute sein Lohn, wenn er die Frau des Herrn der Provinz heilt, so ist eine Kamelin sein Lohn; einen Knaben aus dem Geschlechte heile er für den Preis eines großen Zugtieres, ein großes Zugtier heile er für den Preis eines mittleren Zugtieres, ein mittleres Zugtier heile er für den Preis eines kleinen Zugtieres, ein kleines Zugtier heile er für den Preis eines Stückes Kleinvieh, ein Stück Kleinvieh um den Preis von Futter." — Wie sich aus den letzten Sätzen ergibt, behandelten die persischen Aerzte so wie die ägyptischen auch Tiere. Speziell gab es Vorschriften über die Heilungsversuche, welche bei toll gewordenen Hunden gemacht werden mußten. Man sollte ihnen Arznei beizubringen suchen, erst wenn das nichts fruchte, Gewalt anwenden. — Die Taxen brauchten wohl nur bei gelungenen Kuren erlegt zu werden.

Der Vendidād verpflichtete zwar die Aerzte zu rascher Hilfeleistung, warnte jedoch vor jeder Uebereilung in der Behandlung, diese sollte offenbar erst nach sorgfältiger Beobachtung der Symptome bestimmt werden. Einen gewissen Schematismus verrät die Vorschrift: „Ist eine Krankheit am Morgen ausgebrochen, so soll man am Tage zur Behandlung schreiten; wenn am Tage, soll es in der Nacht geschehen; wenn in der Nacht, so muß der ärztliche Eingriff mit Tagesanbruch erfolgen."

Die tief einschneidende religiöse Bevormundung verhinderte die persische Medizin, die theurgisch-empirische Entwicklungsphase mit einer höheren zu vertauschen. Aber der priesterliche Symbolismus barg, beabsichtigt oder auch, ohne daß seine Schöpfer sich dessen vollbewußt waren, einen hygienischen Kern in seinem Innern, der sicherlich der Volksgesundheit sehr zu statten kam. Die mit Waschungen verbundenen religiösen Zeremonien, die aus Priestermund stammenden und daher stark **suggestiv** wirkenden Vorschriften über körperliche Reinheit, diätetisches Verhalten, die Regelung des Geschlechtslebens, die strengen Verbote sexueller Exzesse oder Perversitäten und vieles andere mußten bei dem Fernstehenden einen Eindruck erwecken, welchem Plinius durch die Worte Ausdruck verlieh, die Lehre Zoroasters sei von der Heilkunde ausgegangen.

Zoroasters Lehre war ein Kultus der seelischen und körperlichen Reinheit (symbolisiert in der Verehrung des läuternden Feuers, dem Abglanz des Ahuramazda) und wandte sich gegen alles Unreine, sei es in Gedanken, Worten und Handlungen, sei es im physischen Leben des Menschen oder in der Natur (repräsentiert durch den bösen Geist Angra Manju, symbolisiert namentlich durch das Gewürm und die Schlange). In der praktischen Konsequenz wurde der physischen Reinigung, allerdings unter dem Gesichtspunkt der seelischen Läuterung, in höchstem Ausmaß Rechnung getragen — im Gegensatz zu den Ungläubigen, besonders den unreinen Reitervölkern der Steppen (Szythen, Turaniern). Als verdienstvoll galt z. B. die Tötung gewisser schädlicher unreiner Tiere und die Ablieferung derselben an den Priester; verboten war es, in einen Fluß zu spucken, zu harnen, ja sogar sich darin zu waschen; neben Gebeten, religiösen Zeremonien gingen bei den verschiedensten Ereignissen Reinigungen (Räucherungen, Einreibung mit Erde), Waschungen einher; Körperschmutz, Verunreinigung von Kleidern, Gefäßen, Gerätschaften etc. zu beseitigen, war religiöse Pflicht, wobei der Grad der Verunreinigung minutiös festgestellt und gegen die Uebertragung oder weitere Verbreitung der Unreinigkeit (z. B. von Kranken, Verstorbenen) Vorsorge getroffen war. Mit den härtesten Strafen im Diesseits und ewiger Verdammnis im Jenseits bedroht das Avesta die sexuellen Laster: Ehebruch, Prostitution, Masturbation, Päderastie und verbrecherischen Abortus. Vom Päderasten heißt es, er ist vor dem Tode schon ein Teufel und nach dem Tode ein unsichtbarer Unhold. „Nachdem er sich zum vierten Male hat mißbrauchen lassen, dörren wir ihm aus die Zunge und das Fett." Den religiös-nationalen Bestrebungen entsprach die Empfehlung der Inzucht, ja sogar die Verwandtenehe nächsten Grades (Brüder und Schwestern!). Schon hieraus ergibt sich, daß jedenfalls in der Beurteilung religiös-hygienischer Maßnahmen der alten Orientalen vom modernen Standpunkte eine gewisse Vorsicht am Platze ist; vieles, was wir als hygienisch vorteilhaft beurteilen, war dies wahrscheinlich nur sekundär und leitete sich keinesfalls aus anderen, als religiösen Motiven her. Finden wir beispielsweise die Reinigungen, Waschungen, die Krankenisolierung etc., so dürfen wir bei der Beurteilung nicht außer acht lassen, daß der Dämonenglaube an diesen Maßnahmen eher mehr Anteil hat als die Vorahnung der Antiseptik. Sonst wäre es wohl schwer verständlich, weshalb die zoroastrischen Priester bei den feierlichen „Reinigungen" und Waschungen fast ausschließlich Besprengungen mit — Kuhurin vorzunehmen pflegten. Die Kuh galt den Persern sowie den Indern eben als heiliges Tier (Symbol der Seßhaftigkeit) — eine Anschauung, die sich aus arischen Urzeiten herleitete. — Eine harte Konsequenz der Lehre von der „Unreinheit" der Krankheiten war die Isolierung Unheilbarer.

Die Bedeutung Persiens für die Weltmedizin liegt am wenigsten in seiner nationalen Heilkunst — ägyptische, griechische und indische Aerzte liefen den einheimischen weitaus den Rang ab —, sondern eher in der Rolle, die es als Verkehrsland zwischen Ost und West (Ideenaustausch, Drogenhandel) spielte. Das dauerndste, ja ein unschätzbares Verdienst haben sich späterhin die Sassanidenfürsten erworben, als sie trotz ihres flammenden Nationalgefühls, zu einer Zeit, als die europäische Kultur ihrem Verfall zueilte, mit der klassischen Bildung auch der griechischen Heilkunst eine Heimstätte boten, dieselbe hüteten und endlich den siegreichen Arabern überlieferten.

Die Medizin im Alten Testament.

Ueber die Heilkunde der alten Israeliten zur Zeit ihrer politischen Selbständigkeit gibt keine ärztliche Schrift Aufschluß, sondern die Bibel, welche die medizinischen Verhältnisse begreiflicherweise nur so weit beleuchtet, als kultuelle Vorschriften, religiöse Gesetze davon berührt werden. Mag dieses Material auch durch gelegentlich in die Geschichtserzählung eingestreute Hinweise, durch Gleichnisse der religiösen Dichtung u. a. erweitert, ein ansehnliches sein, niemals darf doch außer acht gelassen werden, daß wir streng genommen, nicht über die Medizin der Juden, sondern eben nur über die Medizin in der Bibel unterrichtet sind.

Den Glanzpunkt der Medizin im Alten Testament bildet die Sozialhygiene, deren Verwirklichung das Wohl und die Erhaltung des Volkes befördern mußte, welche Leitideen auch immer ursprünglich zu Grunde lagen; wahrscheinlich gipfelte übrigens die mosaische Gesetzgebung, wie die anderen orientalischen Religionssysteme in dem Gedanken, daß entsprechend der Doppelnatur des Menschen physische und ethische Reinheit zumeist zueinander in Wechselbeziehung stehen.

Die Vorschriften betreffen die Prophylaxe und Bekämpfung der Seuchen, die Bekämpfung venerischer Krankheiten und der Prostitution, die Hautpflege, Bäder, Nahrung, Wohnung und Kleidung, die Regelung der Arbeit, das Geschlechtsleben, die Züchtung der Rasse u. a. Viele dieser Vorschriften, wie die Sabbatruhe, die Beschneidung, die Speisegesetze (Verbot des Blutgenusses, des Schweinefleisches etc.), die Maßnahmen bei Menstruierenden, Wöchnerinnen, Gonorrhoikern, die Isolierung der an Aussatz Leidenden, die Lagerhygiene u. a., besitzen namentlich unter Würdigung der Zeitumstände und klimatischen Verhältnisse einen überraschend hohen Grad von Rationalität und lassen selbst angesichts der modernen Wissenschaft das Wort zur Wahrheit werden: „Diese Gebote werden eure Weisheit und Vernunft sein in den Augen der Völker" (Exodus IV, 6). Es unterliegt keinem Zweifel, daß die Hygiene des Pentateuchs ihr Vorbild vorzugsweise in der ägyptischen Priesterhygiene hatte (vergl. S. 51). — Dazu gesellten sich bei der späteren Redaktion der Bibel (in den Einzelheiten des Reinigungsverfahrens) wahrscheinlich auch babylonische und parsische Ideen, mit denen die Juden während der babylonischen Gefangenschaft vertraut werden konnten. — Die charakteristische Leistung der mosaischen Gesetzgebung ist aber darin zu suchen, daß sie sich nicht auf eine besondere Kaste, sondern auf das ganze Volk erstreckt: „Ihr werdet mir sein ein Reich von Priestern und eine heilige Nation" (Exodus XIX, 6).

Auf die ägyptische Herkunft der mosaischen Gesetzgebung weist das Neue Testament mit den Worten: „Und Moses ward gelehret in aller Weisheit der Aegypter" (Apostelgeschichte VII, 22); Philo erzählt auf Grund der altjüdischen Tradition, daß Moses am Pharaonenhofe von ägyptischen und chaldäischen Weisen erzogen wurde (also auch babylonische Einflüsse!); Clemens Alexandrinus läßt Moses bei ägyptischen Aerzten Medizin und nebstdem auch chemische Künste erlernen. — Der Parsismus hat auf die Religionsvorstellungen (z. B. Engellehre, Glaube an den Satan, Auferstehungsglaube) der Juden mächtigen Einfluß geübt, und damit wurde auch gewiß manches von den parsischen Kultgebräuchen, insbesondere Reinigungsverfahren, herübergenommen. Wie aber das Judentum den babylonischen Sagen die polytheistische Spitze abbrach und ihnen einen ethischen Gehalt gab, so prägte es auch den Begriff der sittlichen Reinheit, der bei Zoroaster noch ganz mit dem Begriff der körperlichen Reinheit zusammengeworfen wird, zu voller Schärfe aus. Außer den Aegyptern, Babyloniern und Parsen wurde von einigen auch den Sabäern, welche ungemein strenge Gesetze gegen jede „Verunreinigung" besaßen und bekanntlich zur Zeit Salomos zu den Hebräern in Beziehung traten, ein Einfluß auf die jüdischen Reinigungsgesetze zugeschrieben. — Bezüglich der Hygiene des Geschlechtslebens ist unter anderem erwähnenswert die Vorschrift des Badens nach dem Koitus, Verbot der Kohabitation mit einer Menstruierenden und mit einer Wöchnerin (40 Tage nach der Geburt). —

Um die Verbreitung ansteckender Krankheiten, namentlich Zaraath („Aussatz"), zu verhüten, schrieb das Gesetz nach Feststellung der Diagnose nicht nur strenge Isolierung und Reinigung des Geheilten vor, sondern ordnete auch Desinfektion der Kleider (Waschung, eventuell Verbrennung) und der Wohnung (eventuell sogar Abtragung des Hauses) an. Ein Desinfektionsmittel nach Berührung toter Körper war die Reinigung durch die „Asche der roten Kuh". Eine junge makellose Kuh mußte in einem Feuer von Zedernholz, Ysop und Karmesin verbrannt werden; die so gewonnene Asche wurde an einem reinen Orte aufbewahrt und stets vorrätig gehalten; bei Bedarf schüttete man einen Teil dieser Asche in ein Gefäß und goß darüber „lebendiges" Wasser; jemand, der von keiner Krankheit behaftet war, nahm einen Ysopzweig, tauchte ihn in das Wasser ein und besprengte mit diesem Wasser alle, die den toten Körper berührt hatten.

Medizinisches im engeren Sinne findet sich zwar nicht wenig im Alten Testament — so werden z. B. Seuchen (Pest?), „Aussatz", Lähmungs- und Krampfzustände, Geisteskrankheiten, Geschlechtsaffektionen, Geburtsanomalien, Hautkrankheiten, Mißbildungen erwähnt — doch sind die Krankheitsschilderungen so fragmentarisch, daß die sichere Deutung der Affektionen nur selten möglich wird. Dies gilt sogar für den biblischen „Aussatz", der bei Berücksichtigung **aller** einschlägigen Stellen nicht einwandfrei mit der Lepra identifiziert werden kann, sondern wahrscheinlich neben dieser eine ganze Reihe von Hautaffektionen in sich schließt, und dabei ist der „Aussatz“ gerade jene Krankheit, deren differentialdiagnostische Eigentümlichkeiten wegen der nötigen Isolierungsmaßregeln noch die eingehendste Darstellung erfahren (Leviticus XIII).

Was die Krankheitsauffassung anlangt, so galten besonders die, das ganze Volk befallenden Seuchen als Schickungen, bezw. Strafen Jahwes, vereinzelt lassen sich aber auch Spuren einer nüchternen Krankheitsätiologie verfolgen.

Es ist eine natürliche Folge des strengen Monotheismus, daß der Glaube an krankmachende Dämonen im Alten Testament verpönt ist. Dies gilt aber durchaus nicht für das jüdische Volk, wie aus dem Neuen Testament und dem Talmud erhellt. Mit götzendienerischen Anwandlungen schimmern z. B. im „Elohisten“ des Pentateuch auch volksmedizinische Reste durch.

Die Heilung der Krankheiten erhoffte man von Gebeten und Opfern, außerdem aber wurden, anscheinend spärlich, auch diätetische und medikamentöse Mittel verwendet; zu letzteren zählten z. B. Bäder (im Jordan, in Heilquellen, Oelbäder), Wein, Feigen (als Pflasterbestandteil), Oel, Fischgalle (als Augenmittel), Pflaster, Salben, Räucherungen; daß man die günstige Einwirkung der Musik auf die Melancholie kannte, beweist das Harfenspiel Davids vor dem König Saul. — Von chirurgischen Operationen ist nur die Ausführung der Beschneidung erwiesen, von Eunuchen (Zerstoßene und Verschnittene) ist zwar im Alten Testamente die Rede, doch erscheint es sehr zweifelhaft, ob die Kastration von den Juden selbst ausgeführt wurde. Zum Wundverband dienten Oel, Wein, Balsam, bei Knochenbrüchen legte man einen Verband an. Den Kreißenden standen Hebammen zur Seite, die sich jedoch hauptsächlich nur auf tröstenden Zuspruch beschränkten; der Gebärstuhl scheint früh bekannt gewesen zu sein.

Der untrennbare Zusammenhang, welcher zwischen der Sanitätspolizei und der Religion bestand, brachte es mit sich, daß die Priester, die Leviten, als Gesundheitsbeamte fungierten; ihr praktisches Können beruhte wohl auf einem esoterischen Wissen, das sich wahrscheinlich auf dem Wege mündlicher Tradition fortpflanzte, nirgends aber ist es erweisbar, daß sie außer den sanitätspolizeilichen Obliegenheiten die Heilkunst berufsmäßig ausübten. Daß den Propheten die ärztliche Kunst nicht ferne lag, schon deshalb, weil gerade medizinische Wundertaten zu allen Zeiten am meisten begehrt wurden — geht aus den glücklichen Heilungen, welche manche unter ihnen — Elisa, Elia, Jesaia — vollzogen, hervor, sowie aus gewissen Redewendungen; in den Prophetenschulen dürfte auch die Heilkunst in den Bereich des Unterrichts gezogen worden sein!

Nach einer Ueberlieferung waren insbesondere Esra und Nehemia über die Wirkungsweise gewisser **Drogen** eingehend unterrichtet. Interessant ist es, daß noch bei byzantinischen und salernitanischen Autoren eine Rezeptformel unter dem Namen des Esdra = Esra (?) angeführt wird. Der Einfluß der babylonischen Medizin machte sich gewiß zur Zeit des Exils in pharmakologischer Hinsicht geltend.

Eines ganz besonderen Rufes als Arzneikundiger erfreute sich in der jüdischen Tradition der weise König **Salomo**, unter dessen Regierung sich bekanntlich lebhafte Kulturbeziehungen zu den Nachbarvölkern auf verschiedenen Gebieten geltend machten. Ihm schreibt die Legende sogar die Abfassung eines Werkes über Krankheiten und deren Heilung zu, welches jedoch von dem frommen König Hiskia beiseite geschafft worden sein soll. Wahrscheinlich war es ein Kräuterbuch mit magischen Formeln. Bekanntlich spielt Salomo in der Magie noch lange eine bedeutende Rolle[16].

Irrtümlicherweise hat sich lange die Annahme erhalten, daß es im biblischen Zeitalter keine Berufsärzte gegeben habe, sondern daß die Heilkunst ausschließlich in den Händen der Priester lag. Diese Annahme entbehrt jeder Stütze, gerade das Gegenteil läßt sich aus den Quellen entnehmen. Vor allem muß es auffallen, daß in der Bibel dort, wo vom Heilen im nichtfigürlichen Sinne gesprochen wird, niemals die Priester genannt werden — wobei noch in Anschlag zu bringen ist, daß diese doch selbst die Schrift redigierten. Aber auch positive Gründe sprechen dafür, daß es mindestens zur Zeit der Propheten eigentliche Aerzte gab. Der Ausdruck für den Berufsarzt „rophe“ ist in dieser Epoche schon ganz geläufig. Von König Asa wird ausdrücklich erwähnt, er habe nicht bei Jahwe, sondern bei den Aerzten Hilfe gesucht, Jeremia hält es für unglaublich, daß in Gilead kein Arzt sein sollte, Hiob nennt seine Freunde nichtige Aerzte. Aus späteren Angaben wissen wir, daß für die Priester, welche durch die kalten Bäder, die leichten Kleider, das Barfußgehen auf den kalten Steinen häufig Unterleibserkrankungen ausgesetzt waren, eigene Tempelärzte angestellt waren.

Wie hoch das Ansehen des ärztlichen Standes gewesen, beweisen die schönen Worte Jesus, des Sohnes Sirachs (um 180 v. Chr.): „Halte den Arzt in Ehren, so wie es ihm zukommt, damit er dir zur Verfügung stehe — seine Kunst als Arzt erhöht sein Haupt und angesichts der Großen wird er bewundert. Der Herr schafft aus der Erde Heilmittel, und der verständige Mann wird sie nicht verschmähen.“

Daß die Aerzte Honorar für ihre Bemühungen empfingen, ließe sich schon aus Exodus XXI, 18-20 folgern, wo es heißt: Wenn sich Männer miteinander streiten, und einer schlägt den andern mit einem Stein oder mit der Faust ...

kommt er auf, so daß er ausgehet an seinem Stabe, so soll, der ihn schlug, straflos sein, aber ihm bezahlen, was er versäumt hat und das Arztgeld geben.

Auch aus der nachbiblischen Zeit der jüdischen Medizin ist keine Fachliteratur auf uns gekommen, immerhin läßt sich ein Einblick durch den Talmud gewinnen, wo nicht selten medizinische Fragen zur Erörterung gelangen. Die starke Beeinflussung der talmudischen Medizin durch die spätgriechische weist ihrer Darstellung einen Platz an späterer Stelle zu.

Die Medizin der Inder.

Die Medizin der Inder reiht sich den besten Leistungen dieses Volkes, wenn auch nicht gleichwertig, so doch würdig an und nimmt durch den Reichtum der Kenntnisse, durch die Tiefe der Spekulation und den systematischen Aufbau einen hervorragenden Platz in der Geschichte der orientalischen Heilkunde ein. Dank den reichlich sprudelnden Quellen der Sanskritliteratur läßt sich ihre Entwicklung von den Uranfängen primitiver Empirie und Theurgie bis zur Höhe eines abgeschlossenen Lehrsystems, wenigstens in großen Zügen, überblicken.

Diese Entwicklung ist in doppelter Hinsicht interessant. Einerseits weist sie zur Heilkunst der Griechen manche Parallele auf — entsprechend den sonstigen großen wissenschaftlichen Errungenschaften der Inder (in der Philosophie, Astronomie, Mathematik, Geometrie, Sprachwissenschaft) und ihrer blühenden Dichtkunst (Lyrik, Epos, erzählende Dichtung — von allen orientalischen Völkern sind die Inder die einzigen, welche selbständig das Drama schufen!); anderseits ergibt sich deutlich, welchen bestimmenden Einfluß der Orient und die seinem Boden entsprießenden allgemeinen kulturellen Verhältnisse auf den Verlauf des medizinischen Denkens ausübten; denn ebenso wie bei den Semiten, Hamiten und Mongolen und trotz einer, der hellenischen gewiß kaum nachstehenden Begabung erlahmte auch bei dem arischen Hinduvolke die geistige Triebkraft, und unter dem Drucke des Dogmatismus machte die individuelle Entfaltung allzu früh einem Beharrungszustande Platz, welcher in grübelnder Spekulation, in subtilem Formalismus und in bizarrer Phantastik gipfelte — Züge, die sich auch in der grotesk-phantastischen, von Harmonie und Schönheit oft weit entfernten Kunst (Architektur, Plastik) aussprechen.

In der Geschichte der indischen Medizin, wie in der indischen Kultur überhaupt, werden allgemein drei Epochen unterschieden: 1. die vedische, welche von der Einwanderung der Hindu in Pendschab bis ungefähr 800 v. Chr. reicht; 2. die brahmanische, welche, durch die Vorherrschaft der Priesterkaste gekennzeichnet, das indische Mittelalter repräsentiert, und 3. die ungefähr um 1000 n. Chr. beginnende arabische Epoche.

Die vedische Epoche führt ihren Namen daher, weil sich ihr Kulturzustand, inklusive der Medizin, in den vier Vedas, d. h. den uralten (vorzugsweise aus religiösen Hymnen und dogmatisch-wissenschaftlicher Exegese bestehenden) heiligen Schriften der Inder widerspiegelt.

Die vedische Epoche besitzt keinen einheitlichen Charakter, sondern bedeutet eine wandlungsreiche, über viele Jahrhunderte gedehnte Evolution, welche das Hinduvolk von den arischen Uranfängen zu seiner spezifischen Eigenart geleitet. Dieser ganze Kulturprozeß — eine Folge der fortschreitenden Landeseroberung, der staatlichen und wirtschaftlichen Umwälzung, der Einflüsse von seiten der Natur — spiegelt insbesondere seine religiösen und sozialen Phasen in der Vedenliteratur (Rigveda, Sâmaveda, Yajurveda, Atharvaveda) deutlich wieder. Im Beginn der Epoche — repräsentiert durch den Rigveda — leuchtet noch echt indogermanische, von Priestersatzungen ungebeugte, kraftstolze, weltfreudige Sinnesart hervor, verbunden mit einem naiven, naturwüchsigen, farbenprächtigen Polytheismus. Das Ende der Epoche nähert sich zunehmend jenen Wesenszügen, die gemeinhin als national-indisch gelten. Dahin gehören: phantastische Romantik, weltfremde, leidgeborene, zur Askese hinneigende Verinnerlichung, ein in sublimer Theosophie verblassender Götterglaube, starre ständische Gliederung (Brâhmana, Kshatriya, Vâiçya, Çûdra, d. h. Priester, Krieger, Volk, Nichtarier) unter Führung einer vergötterten Priesterkaste, ein höchst kompliziertes Ritual, dessen massenhafte Zeremonien das ganze Leben von der Empfängnis bis zum Tode regeln und denen eine ungeheure symbolische Wichtigkeit beigelegt wird, ein die gesamte Kultur beherrschender theologischer Dogmatismus. All dies mehr oder weniger im Sâmaveda und Yajurveda mit ihren Unterabteilungen entwickelt, erstarrt sodann in der zweiten Hauptperiode der indischen Kultur, der brahmanischen, welche dem Mittelalter entspricht. Der vierte Veda, der Atharvaveda, steht zu dem Sâmaveda und Yajurveda in einem gewissen Gegensatz. Mehr dem häuslichen Kultus dienend, eher der Weisheit des Volkes als der Wissenschaft der Priestergeschlechter entsprungen, enthält er zumeist Beschwörungen, Besprechungen, Besegnungen (gegen verderbliche Wirkungen der Götter, Dämonen, Feinde, Krankheiten u. a.), welche bisweilen der Urzeit entstammen. Ebenso, wie der Rigveda, ist auch der Atharvaveda eine Hauptquelle des indischen Volkstums, nur zeigt uns der erstere Lebensfreude, starkes Selbstbewußtsein, warme Liebe zur Natur, der letztere aber scheue Furcht vor den dämonischen Naturkräften und Zaubergewalten — ein Ausdruck des hierarchischen Druckes und des Aberglaubens, der am Ende der vedischen Epoche über dem Volke lastete. Bezeichnenderweise wurde der Atharvaveda, der eine Art von Reaktion gegen das offizielle Priestertum darstellt, am spätesten und niemals unbestritten kanonisiert!

Für die Medizin haben der Rigveda (1500 v. Chr.) und der Atharvaveda die Hauptbedeutung. Man ersieht aus diesen Literaturdenkmälern, daß die älteste indische Heilkunde, empirische Kenntnisse in den Rahmen des Götterglaubens und der dämonistischen Naturauffassung einfügend, den Schwerpunkt auf die **Theurgie** legt. Die Empirie erstreckt sich auf einige anatomische Grundtatsachen und Krankheiten (auch Vergiftungen), auf die Wirkung gewisser Heilkräuter, des kalten Wassers, auf die Kenntnis von der luftreinigenden Eigenschaft der Winde etc. und gebietet über primitive chirurgische Hilfeleistungen. Die Spuren physiologischer Spekulation, welche hie und da auftreten, beziehen sich auf die Vorgänge der Befruchtung und verraten, daß man vorwiegend in der Luft (Atem) den Träger der Lebenskraft erblickte. Die Theurgie ist (entsprechend der Entwicklung des religiösen Bewußtseins) verschieden in der älteren und jüngeren vedischen Epoche. Im Rigveda herrschen Gebete und Anrufungen der Götter vor (Krankheiten sind Folge von Verfehlungen); im Atharvaveda dominiere Magie und Bannformeln, welche gegen die Krankheitsdämonen selbst, oder gegen die vermeintlichen Urheber des Krankheitszaubers (böse Menschen) gerichtet sind. Unter den Krankheiten, deren nicht wenige genannt werden, spielt der Takman (= bösartiges Fieber) die wichtigste Rolle. Hinsichtlich der magischen Handlungen, zu denen neben Gebeten und Opfern, der Amulettgebrauch und verschiedenartige Abwehrversuche der Dämonen (z. B. durch Beschwören, durch Lärmmachen) zählen, wäre besonders hervorzuheben, daß man Krankheiten durch Zauber in Menschen oder Tiere (z. B. das kalte Fieber in den Frosch, Gelbsucht in Papageien) zu bannen (= übertragen) suchte. Die Heilkräuter, an ihrer Spitze die heilige (zum Kult verwendete) Somapflanze (vielleicht Asklepias Syriaca), stehen unter dem Einfluß höherer Mächte und wurden, dämonisch personifiziert, gegen die Krankheiten angerufen. Interessant ist es, daß die älteste indische Medizin (wie die primitive Heilkunst überhaupt) bisweilen gewissermaßen vom iso- oder homöopathischen Prinzip Gebrauch macht, indem man gelbe Pflanzen gegen Gelbsucht, vergiftete Pfeile gegen Gift u. a. anwendete. Lag ursprünglich die Zaubermedizin in der Hand der Priester, so scheinen die Aerzte wenigstens in der jüngeren vedischen Zeit einen selbständigen Stand gebildet zu haben, der sich in einem gewissen Gegensatz zu den Brahmanen befand. In einem Kästchen führte der altindische Heilkünstler seine Arzneimittel mit sich, und seine Kuren unternahm er, wie angedeutet wird, weniger aus Menschenliebe als unter dem Gesichtspunkte des Erwerbs.

Während es später Gottheiten mit besonderer ärztlichen Funktion (z. B. Dhanvantari der Götterarzt) oder Seuchengötter (z. B. die Pockengöttin Sitalā) gab, findet sich in der älteren vedischen Epoche noch keine derartige Spezialisierung, sondern es wurden nur gewisse allgemeine Gottheiten (Naturmächte) mehr als andere mit der Heilkunst und den Krankheiten in Beziehung gebracht. Dahin gehören namentlich die Asvins, die Verkünder der Morgenröte (Dioskuren), „die roßgestaltigen Himmelsärzte", welche Götter und Menschen heilen, insbesondere chirurgisch tüchtig sind, Rudra, der Vater der schnellen Winde mit seinem Hauptmittel, dem Kuhurin, Agni, der Gott des Feuers (die Erzeugung des Feuers mit den Reibhölzern galt als Symbol der Entstehung des Lebens), Sarasvati, Savitar, der Gott aller Bewegung, Dhātar, der „Setzer", „Bildner", „Ordner" (heilt namentlich Frakturen etc.). Krankheitsbringer sind der erwähnte Rudra, noch mehr die bösen Dämonen (Rākṣasas). Personifiziert und daher beschworen bezw. angerufen werden Krankheiten, z. B. das Fieber, der Takman, die Heilkraft der Wässer (in Indien wurden schon in sehr früher Zeit Bade- und Trinkkuren gebraucht, die Wirkung gewisser Quellen entdeckt, Bäder in Ganges etc.), die Heilkraft gewisser Pflanzen (namentlich die Somapflanze, aus welcher wie bei den Persern ein berauschender Opfertrank bereitet wurde).

Im Rigveda wird die heilsame Wirkung der Seewinde und des kalten Wassers gepriesen:

„Zwei Winde wehen eilend her, vom Ozean, vom fernen Ort,

Kraft wehe dir der eine zu, der andere dein Leiden fort."

„Heilkräftig ist des Wassers Schwall, das Wasser kühlet Fiebers Glut,

Heilkräftig gegen alle Sucht, Heil bringe dir des Wassers Flut!"

Die Zauberformeln des Atharvaveda erinnern lebhaft an jene der übrigen Völker (z. B. Babylonier, Aegypter, nordamerikanischen Indianer etc.), namentlich aber stimmen sie mit den Besprechungen und Beschwörungsformeln der Germanen überein — mehr in uralter Volks- als in der Priestermedizin ist ihr Ursprung zu suchen. Ein Beispiel, wie man Krankheiten durch schmeichelnde Verehrung in fremde feindliche oder verachtete Völker zu bannen suchte, ist folgendes: „Dem Takman, der glühende Waffen hat, sei Verneigung! O, Takman, zu den Mudschavant gehe oder weiter. Das Çudraweib falle an, das strotzende; dieses schüttle etwas, o Takman" u. s. w. Gegenzauber enthalten z. B. die Sprüche: „Ein Adler fand dich auf, ein wilder Eber grub dich mit der Schnauze; suche zu schaden, o Kraut, den Schädiger, schlage zurück den Hexenmeister." „Die Zauber sollen auf den Zauberer zurückfallen, der Fluch auf den Fluchenden; wie ein Wagen mit guter Nabe rolle der Zauber wieder zu dem Zauberer zurück." „Wenn du von göttlichen Wesen (sic!) angetan bist, oder von Menschen angetan, mit Indra als Genossen führen wir dich dem wieder zu." Als Rest urarischer Medizin ist der Spruch zu betrachten, welcher bei Verrenkungen, Verletzungen etc. üblich war und vollkommen mit dem berühmten sogenannten „Merseburger Segen" übereinstimmt, welcher die europäische Volksmedizin später auch in christianisierter Form durchwandert hat. Nach dem Atharvaveda heißt es:

„Zusammen sei mit Mark dein Mark, zusammen sei mit Glied dein Glied!

Zusammen wachs' dein altes Fleisch und auch der Knochen wachs' dazu!

Zusammen füg' sich Mark mit Mark und mit der Haut verwachs' die Haut!

So wachs' dein Blut und auch das Bein, das Fleisch verwachse mit dem Fleisch!

Das Haar verein' sich mit dem Haar, die Haut verein' sich mit der Haut!

So wachs' dein Blut und auch das Bein, zusammenleg' Zerbrochnes, Kraut!"

Der Schluß des „Merseburger Segens", wo Wodan spricht, lautet:

„So Beinrenkung,

So Blutrenkung,

So Gliedrenkung:

Bein zu Beine,

Blut zu Blute,

Glied zu Gliedern,

Als ob sie geleimet seien."

Neben den Zaubersprüchen werden bei Behandlung chirurgischer Fälle auch Heilkräuter erwähnt, und es wirft ein helles Licht auf die altindische Wundarzneikunst, daß die Vedas der Extraktion von Pfeilen mit nachfolgendem Verband, künstlicher Glieder, der Kastration etc. gedenken. Die empirischen Kenntnisse waren überhaupt nicht unansehnlich, man unterschied eine Menge von Krankheiten, darunter Skropheln, Schwindsucht, Hydrops, Epilepsie, Gicht, Herzkrankheit, Gelbsucht, Hemiplegie, Haut- und Geschlechtsaffektionen, hereditäre Krankheit, Lepra, Wurmleiden u. a. Unter den Heilmitteln der Vedas befinden sich auch Abortiv- oder konzeptionsbefördernde Mittel und, was für indische Medizin charakteristisch, Aphrodisiaka.

Im Rigveda sagt der Arzt:

„Vom Kraut, das aus der Urzeit stammt, drei Alter vor den Göttern selbst,

In hundertsiebenfacher Art, vom Grünenden will dichten ich.

Wenn ich, Ihr Arzneien, euch in meine Hände drohend fass',

So macht das Siechtum sich davon, es bangt ihm vor des Häschers Griff."

Auf die Gewinnsucht des Arztes — aber auch aller übrigen Stände — wird mit den Worten angespielt: „Die Wünsche der Menschen sind verschieden, der Fuhrmann verlangt nach Holz, der Arzt nach Krankheiten, der Priester nach Libationen.“ Ein im Rigveda erwähnter Arzt hofft durch seine Kuren „Roß, Rind und ein Gewand“ zu erlangen.

Gänzlich überwunden wurde die Theurgie niemals, und, wie die Theologie das indische Geistesleben beständig im Banne hielt, so bezieht sich die spätere wissenschaftliche Literatur der Aerzte fortwährend auf den Atharvaveda, zu dem sie geradezu als Anhang (upaveda) betrachtet wird, ja sie stimmt mit der religiös-philosophischen Exegese (z. B. den Upanișads) in der Nomenklatur, in den physiologischen oder hygienischen Anschauungen nahezu vollkommen überein. Neben der rationellen Therapie dauern auch die religiösen Zeremonien, abergläubischen Gebräuche, Beschwörungen (z. B. Schlangenzauber) unangetastet weiter fort, besonders auf dem Gebiete der Geburtshilfe und Kinderheilkunde, sowie in der Behandlung der Geisteskrankheiten.

Die brahmanische Epoche, welche als Typus und Glanzzeit der indischen Medizin ausschließliches Interesse verdient, da die weitere Entwicklung unter arabischem Einfluß teils wenig Neues bringt, teils des nationalen Gepräges entbehrt, charakterisiert sich durch einen vom Priestertum losgetrennten hochangesehenen Aerztestand, durch eine reiche wissenschaftliche Literatur, durch hochentwickelte medizinische Unterrichtsweise und Deontologie.

Die Aehnlichkeit der indischen und hellenischen Heilkunde während dieses Stadiums ist in den allgemeinen Grundanschauungen und gewissen Einzelheiten so auffallend, daß es nicht wundernimmt, wenn von mancher Seite die Originalität der ersteren bezweifelt oder gar in Abrede gestellt wurde, umsomehr, als die Datierung der maßgebenden indischen Werke mit großen Schwierigkeiten verknüpft ist und vor den neuesten Handschriftfunden gänzlich haltlos hin- und herschwankte. Im Hinblick auf die hervorragenden selbständigen indischen Leistungen in den meisten Wissens- und Kunstzweigen, die Abneigung gegen fremdartige Einflüsse und unter Berücksichtigung der neueren Forschungsergebnisse, herrscht heute die Ansicht, daß die indische Medizin im wesentlichen Originalität besitzt — autochthon ist namentlich die Anatomie, Materia medica, Diätetik, Hygiene — und wenn sie vorübergehend theoretisches und praktisches Gut von den Griechen aufnahm, dieses doch in ganz eigenartiger Weise verarbeitete und assimilierte. Aehnliches war, wie sicher erwiesen, auch der Fall z. B. auf dem Gebiete der Astronomie oder in der Novellendichtung (möglicherweise vielleicht auch in der dramatischen Dichtung), und wie dort stießen die griechischen Einwirkungen auf eine jahrtausendalte, in der Hauptsache festgestaltete, in sich abgeschlossene Kulturwelt, so daß das Wesen des Ganzen kaum mehr tiefgehend umzumodeln war. Die griechische Beeinflussung erfolgte hauptsächlich nach dem Zuge Alexanders des Großen, als in Indien zunächst eine bald wieder verschwindende mazedonische Satrapie bestand, sodann als lebhafte Beziehungen mit dem mächtigen, damals Medien und Persien einschließenden Seleukidenreiche gepflegt wurden, und die Herrscher des griechisch-baktrischen Reiches von weiten Landstrecken Nordindiens Besitz ergriffen, insbesondere aber in den ersten nachchristlichen Jahrhunderten, als griechische Schulen in Syrien und Persien entstanden. Der Buddhismus, welcher seinem Prinzip nach, die Schranken der Nationalität durchbrach, arbeitete den fremden Einflüssen kaum entgegen.

Die Medizin lag nur so lange in der Hand der Brahmanen, als die Empirie, namentlich die Chirurgie hinter der Theurgie zurückstand. Nunmehr gehörten die wissenschaftlich gebildeten Aerzte der hochstehenden Mischkaste der Ambaṣtha (Vaidya) an, welche väterlicherseits ihre Herkunft von den Brahmanen herleiteten; neben ihnen wirkte eine untergeordnete Gattung von Empirikern, Heilgehilfen, die in der weniger angesehenen Kaste der Vaisya vereinigt waren.

Es ist nämlich zu beachten, daß nur die zwei ersten Kasten, Brahmanen und Krieger, wirkliche Stände bildeten. Die dritte Kaste (Vâiçya) umfaßte im Gegensatz zu den nichtarischen Çûdra das ganze arisch-indische Volk (soweit es nicht Priester oder Richter waren), d. h. die Ackerbauer, Viehzüchter, Hirten u. s. w. In dem Maße, als sich (durch das verpönte Connubium) die ursprünglichen Kasten untereinander vermengten, tauchten eine ganze Menge von neuen Mischkasten auf, die sich dem Range nach abstuften und denen eine bestimmte Lebensweise und ein bestimmter Beruf vorgeschrieben waren. Die Rangstellung dieser „unreinen" Mischkasten richtete sich nach der Kaste, welcher der Vater angehörte; daher stand z. B. ein Ambaṣtha, d. h. der Sohn eines Brahmanen von einem Vâiçyamädchen, relativ hoch. — Natürlich hatten auch die höheren Mitglieder höherer Klassen Zutritt zum ärztlichen Stand, während die Çûdra ausgeschlossen blieben, bis der Buddhismus auch da seine nivellierenden Einflüsse äußerte.

Spuren von der priesterlichen Herkunft des Aerztestandes (welche bei den Indern anfangs sogar mit der natürlichen Abstammung seiner Vertreter von den Brahmanen zusammenfiel) zeigen sich in der ganzen Unterrichtsweise und Standesethik. Erstere war der Erziehung des Brahmanenschülers geradezu nachgeahmt. Bei der ärztlichen Berufswahl bildeten gute Abkunft (am besten aus einer ärztlichen Familie), manuelle Befähigung und gewisse körperliche, wie sittliche und intellektuelle Eigenschaften die Voraussetzung; die Lebensweise und Studienordnung des Schülers unterlagen genauen Bestimmungen; Ehrfurcht gegen die Brahmanen, die Lehrer und Vorgänger wurde beständig eingeflößt. Die Aufnahme des Jüngers erfolgte im Winter, bei zunehmendem Monde, an einem glückverheißenden Tage in Gegenwart von Brahmanen, und der Unterricht leitete sich durch eine feierliche Einweihungszeremonie ein, an deren Schlusse der Adept das Gelöbnis ablegen mußte, daß er alle Vorschriften der Standesordnung und die religiösen Pflichten getreu beobachten werde. Ein Lehrer durfte nur 4-6 Schüler gleichzeitig unterweisen. Der Unterricht, welcher 6 Jahre währte, basierte auf einem erprobten und anerkannten Lehrbuche, und bestand einerseits aus dem Auswendiglernen der vom Lehrer erklärten Lehrsätze, anderseits in der praktischen Ausbildung (Krankenbesuch und besonders chirurgischen Uebungen). **„Wer nur theoretisch gebildet ist, aber unerfahren in der Praxis, weiß nicht, was er tun soll, wenn er einen Patienten bekommt, und benimmt sich so töricht, wie ein Jüngling auf dem Schlachtfelde. Anderseits wird ein Arzt, der nur praktisch, nicht aber theoretisch ausgebildet ist, nicht die Achtung der besseren Männer erringen.“** Medizin und Chirurgie mußte in gleichem Maße beherrscht werden, denn „der Arzt, dem die Kenntnis des einen dieser Zweige abgeht, gleicht einem Vogel mit nur einem Flügel“. Nach Vollendung der Studien war die Erlaubnis des Königs zur Ausübung der ärztlichen Praxis zu erwirken. Stets von wissenschaftlichem Eifer erfüllt, wurde dem Arzte nahegelegt, seine Kenntnisse im Verkehr mit Fachgenossen zu erweitern und hierbei Bescheidenheit an den Tag zu legen. Bis in alle Details war das äußere Auftreten, das Verhalten gegenüber dem Patienten und den Angehörigen, die Honorarfrage geregelt; Jäger, Vogelsteller, aus der Kaste Verstoßene, Verbrecher — aber auch Unheilbare sollten nicht in Behandlung genommen werden. Mehr von ärztlicher Politik als von Ethik eingegeben, war der Rat, Leuten, welche beim König oder beim Volk mißliebig sind, keine Arznei zu verordnen. Welchen Eindruck die indischen Aerzte im Volksbewußtsein hinterließen, beweist der Spruch: „Ist man krank, so ist der Arzt ein Vater; ist man genesen, so ist er ein Freund; ist die Gesundheit wiederhergestellt, so ist er ein Hüter.“ Unrichtiges Verfahren wurde nach den Gesetzen bestraft, gute Aerzte durften nach dem Tode den Himmel Indras zum Lohne erwarten! Das Zentrum der medizinischen Wissenschaft lag in dem hochheiligen Benares am Ganges, der uralten Stadt (der glänzenden „Kasi“), wo auch der Sitz brahmanischer Gelehrsamkeit war.

Ueber die Beschaffenheit des zur Medizin tauglichen Schülers und des richtigen Lehrers waren unter anderem folgende Ansichten verbreitet: „Der Schüler muß eine feine Zunge, schmale Lippen, regelmäßige Zähne, ein edles Antlitz, wohlgeformte Nase und Augen, ein heiteres Gemüt und feinen Anstand haben und fähig sein, Mühen und Schmerzen zu ertragen.“ „Der Lehrer soll das heilige Buch Schritt für Schritt, Vers für Vers vorlesen, er soll deutlich, aber ohne Anstrengung reden, ohne zu stocken, weder zu schnell, noch zu langsam, ohne zu näseln und ohne ein Zeichen der Ungeduld zu verraten“ u. s. w. — Am Schlusse der Aufnahmszeremonie wurde der Adept ermahnt, keusch und enthaltsam zu sein, einen Bart zu tragen, die Wahrheit zu reden, kein Fleisch zu essen, dem Lehrer in allen Dingen Gehorsam zu leisten, als Arzt die Brahmanen, die Lehrer, die Armen, die Freunde und Nachbarn, die Frommen, die Waisen unentgeltlich zu behandeln u. s. w.

„Gegen die Götter, das Feuer, die Brahmanen, den Guru (Lehrer), die Alten und die seligen Lehrer mußt du alle Pflichten beobachten. Tust du es, so mögen dir dieses Feuer, alle Säfte, alle Düfte, Schätze und Körner und die genannten Götter alle günstig sein! Wo nicht — so seien sie dir ungünstig!" Auf diese Worte des Lehrers spricht der Schüler: „So geschehe es." An bestimmten Tagen, in der Dämmerung, bei Donner und Blitz, zur Zeit der Krankheit des Königs, bei großen Festen, Naturereignissen etc. durfte nicht studiert werden, damit das Studium nicht mit halber Aufmerksamkeit betrieben werde. Nicht nur mit dem Ohr, sondern mit dem Verstande ist dem Unterricht zu folgen, sonst „gleicht der Schüler dem Esel, der eine Ladung Sandelholz trägt, und nur deren Gewicht, nicht aber deren Wert kennt". Die Einübung von chirurgischen Operationen geschah in der Weise, daß man dem Schüler die Schnitte an Früchten, Punktionen an gefüllten Schläuchen, Harnblasen (von Tieren) oder Taschen zeigte, das Skarifizieren an gestreckten, noch behaarten Tierfellen, den Aderlaß an den Blutgefäßen toter Tiere oder an Lotusstengeln, das Sondieren an wurmstichigem Holz, röhrenförmigen Gegenständen, das Herausziehen an den Zähnen toter Tiere, das Oeffnen von Abszessen an einem Wachsklumpen, welcher auf Holz aufgestrichen war, das Nähen an dicken Kleidern, das Anlegen von Verbänden an Figuren, das Aetzen und Brennen an Fleischteilen u. s. w. lehrte. Unter den Vorschriften, die dem Arzt beim Eintritt in die Praxis gegeben werden, heißt es: „Laß dir die Haare und die Nägel kurz schneiden, halte deinen Körper rein, trage weiße Kleider, ziehe Schuhe an und nimm einen Stock oder Schirm in die Hand. Dein Aeußeres sei demütig und dein Gemüt rein und ohne Arglist." Wenn der Arzt die Wohnung des Kranken betritt, soll er wohl gekleidet, gesenkten Hauptes, nachdenklich, in fester Haltung und mit Beobachtung aller möglichen Rücksichten auftreten. Ist er drinnen, so darf Wort, Gedanke und Sinn auf nichts anderes gerichtet sein, als auf die Behandlung des Patienten. Die Vorgänge im Hause dürfen nicht ausgeplaudert, auch darf von dem bevorstehenden Ende nichts mitgeteilt werden, wo es dem Kranken oder sonst jemand Nachteil bringen kann. Besonders wird auch von jeder Vertraulichkeit mit Frauen abgeraten und gewarnt, mit ihnen zu klatschen oder zu scherzen und Geschenke außer etwa Speisen anzunehmen. — Das Honorar des Arztes richtete sich nach den Verhältnissen des Patienten und war unter Umständen sehr hoch. Als höchstes Ziel für den Arzt erschien es, Hofarzt zu werden. Im Kriege wurden die Truppen von Aerzten begleitet.

Die berühmtesten Vertreter der medizinischen Literatur Indiens sind Caraka, Suśruta und Vāgbhaṭa — die „alte Trias". Das vielumstrittene Problem der chronologischen Fixierung dieser Aerzte oder der unter ihrem Namen überlieferten Schriften hat erst in der neuesten Forschung einige sichere Anhaltspunkte gefunden. Darnach fällt die Lebenszeit des Caraka wahrscheinlich in den Beginn der christlichen Zeitrechnung; Suśruta wurde

beiden Asvins, und diese dem Satakratu (Indra)." In der weiteren Darstellung der Ueberlieferung des Ayurveda an die Menschen weichen die Autoren voneinander ab. Während nach Susruta Indra den Ayurveda an den Wundarzt der Götter Dhanvantari (d. h. Kenner der Chirurgie), verkörpert als König Divodāsa von Benares (Kāsirāja), übergibt, der dann Susruta nebst sechs Genossen darin unterrichtet, mit Voranstellung der Chirurgie, ist nach Caraka Bharadvāja der erste Sterbliche, dem Indra den Ayurveda offenbart. Von den Weisen, die ihn umgeben, teilt einer, nämlich Atreya, die von Bharadvāja empfangene Lehre sechs Schülern, Agnivesa, Bhela, Jatukarna, Parāsàra, Hārīta, Ksārapāni, mit. Jeder derselben verfaßte ein Lehrbuch; dasjenige, welches von Agnivesa herrührte, wurde von Caraka, wie er selbst wiederholt versichert, revidiert und bearbeitet. Nahe verwandt mit Caraka, vielleicht nur eine andere Rezension der Vorlage des Caraka, ist die noch ungedruckte Bhelasamhitā; über das Alter des unter dem Namen des Hārīta gehenden Werkes ist die Untersuchung noch nicht abgeschlossen.

Alles weitere Schrifttum der Hindu knüpft an die alten Meister an und bescheidet sich damit, die grundlegenden Werke zu kommentieren, durch etwaige frische Erfahrungen zu ergänzen, zu verbessern, ohne das theoretische Fundament oder die altertümlichen Rezepte auch nur im leisesten anzutasten.

Nicht nur die mittelalterliche, sondern sogar die sehr emsige schriftstellerische Produktion der indischen Aerzte der Gegenwart bewegt sich wesentlich im alten Geleise, so daß die neuesten ihrer Lehrbücher ebensogut vor 1000 Jahren abgefaßt sein könnten. Die berühmtesten Schriften des Mittelalters sind die Diagnostik (nidāna) des Mādhava (beschreibt die Pocken), die nosologischen Handbücher des Vangasèna, Cakradatta und Sārngadhara; dem 16. Jahrhundert, welches der indischen Kultur aber leider keine Renaissance brachte, entstammt das noch jetzt allgemein geschätzte umfassende Handbuch (des Bhāvamisra) Bhāvaprakāsa, worin die Syphilis (Frankenkrankheit, „phiranga roga") beschrieben ist, und zuerst ausländische Arzneimittel Erwähnung finden.

Das Haupthindernis für einen wahrhaft wissenschaftlichen Aufbau der Heilkunde ist in dem religiösen Verbot zu suchen, welches die Beschäftigung mit Leichen aufs strengste untersagte und daher die Pflege der Anatomie unmöglich machte. Freilich wurde, da die Chirurgie doch eine gewisse Kenntnis derselben voraussetzte, das Verbot im Interesse derselben hie und da in der Weise übertreten, daß man Leichen 7 Tage im Wasser liegen ließ, nach der Mazeration die äußeren Teile mit Pflanzenrinde abschabte und die freigelegten inneren Teile besichtigte. Ein solches Verfahren konnte natürlich keine wirkliche Kenntnis des Sachverhalts vermitteln und eröffnete der Spekulation auf einem Gebiete, wo sie am wenigsten angemessen ist, die Pforten.

Die indische Anatomie ist keine Beschreibung, sondern eine bloße Aufzählung und Klassifikation der Bestandteile des Körpers; sie charakterisiert sich durch Zahlenspielerei, wobei namentlich die **Fünf- und die Siebenzahl** hervortritt. Die oft ungeheuerlichen numerischen Angaben erklären sich zum Teil aus der Zerfaserung der Leichen durch das oben angegebene Verfahren.

Der Körper besteht aus 6 Haupt- und 56 Nebengliedern, die Haut zerfällt in 6 (oder 7) Schichten, es gibt 5 Sinnesorgane, 5 „Werkzeuge der Tat" (Hände, Füße, After, Genitalien, Zunge), 7 Behälter (z. B. für Luft, Galle, Schleim, Blut, Harn, unverdaute und verdaute Speisen, bei Frauen noch einen achten Behälter für den Fötus), 15 innere Organe, 9 Oeffnungen, 10 Hauptsitze des Lebens, 7 Grundstoffe, 7 Unreinigkeiten (zu denen auch die Haare und Nägelränder gehören), 107 Stellen, deren Verletzung gefährlich oder tödlich ist (z. B. Leistengegend, Hohlhand, Fußsohle), 360 Knochen, 210 Gelenke, 900 „Bänder", 500 Muskeln, 16 Sehnen, 16 „Netze", 6 „Ballen" (an Händen, Füßen, am Hals), 4 „Stricke" am Rückgrat, 7 Nähte (am Kopf, ferner je eine an der Zunge und am Penis), 14 Knochengruppen mit „Scheidelinien"; in Bezug auf die Gefäße oder das Röhrensystem schwanken die Angaben, einerseits ist von 700 Adern mit dem Nabel als Ausgangspunkt die Rede[17] (je 175 Adern enthalten Luft, bezw. Galle, Schleim, Blut), anderseits wird von 10 aus dem Herzen entspringenden Grundadern (Leiter der Lebenskraft) gesprochen, davon zu unterscheiden sind 24 Röhren (Nerven), die vom Nabel ausgehen, ferner jene Kanäle, von denen je 2 für den Atem, die Speisen, das Wasser, den Chylus, das Blut, Fleisch, Fett, den Harn, Kot, Samen, das Menstrualblut bestimmt sind. Wie bei den Aegyptern werden also Gefäße, Nerven und Hohlgänge aller Art zusammengeworfen. — Den mangelhaften anatomischen Kenntnissen entspricht es auch, daß in der indischen Plastik Knochenbau und Muskulatur wenig erkennbar sind.

Nach der medizinischen Theorie der Inder durchdringen drei Elementarstoffe, Luft, Schleim und Galle, den Körper und leiten, abgesehen von der Seele, die Lebensvorgänge[18]. Die Luft vermittelt die Bewegung und ist vornehmlich unterhalb des Nabels lokalisiert, die wärmespendende Galle hat ihren Hauptsitz zwischen Nabel und Herz, der Schleim, welcher die Tätigkeit der Organe ermöglicht, oberhalb des Herzens. Die drei Elementarstoffe bewirken die Entstehung der sieben Grundbestandteile: Chylus, Blut, Fleisch, Fett, Knochen, Mark und Samen. Den sieben Grundbestandteilen entsprechen sieben Unreinigkeiten (Sekrete, Exkrete). Der Chylus geht aus der gehörig verdauten Nahrung (Verdauung erfolgt durch das innere Feuer) hervor, strömt vom Herzen aus durch 24 Röhren durch den ganzen Körper und verwandelt sich in je 5 Tagen sukzessive in die sechs anderen Grundbestandteile, so daß also in einem einmonatlichen Bildungsprozesse zunächst Blut, sodann aus dem Blute Fleisch, aus dem

Fleische Fett, aus dem Fett Knochen, aus den Knochen Mark, aus dem Mark Samen erzeugt wird. Die Quintessenz aller sieben Substanzen stellt die Lebenskraft dar, welche, als sehr feiner, öliger, weißer, kalter Stoff gedacht, durch den ganzen Körper verbreitet ist und die Funktionen regelt.

Die Luft (der Wind) herrscht im späteren Lebensalter, die Galle im mittleren, der Schleim in der Kindheit vor; das gleiche Verhältnis hinsichtlich des Vorherrschens eines der Elementarstoffe besteht in Bezug auf Ende, Mitte und Anfang des Tages, der Nacht und der Verdauung, ebenso beruht der Charakter, das Temperament auf der Präponderanz des einen oder anderen Urstoffs. Von jedem derselben werden Unterarten mit spezifischen Eigentümlichkeiten und Funktionen unterschieden, also 5 Arten der Luft, 5 Arten der Galle, 5 Arten des Schleims. Sehr bemerkenswert ist es, daß manche Autoren — analog zur griechischen Humoraltheorie — das Blut wegen seiner hervorstechenden Wichtigkeit unter den Elementarstoffen als vierten aufzählen. Hier sei übrigens erwähnt, daß die Lehre von vier Elementen schon in den Reden Buddhas vorkommt.

Gesundheit ist der Ausdruck der normalen Beschaffenheit und des normalen quantitativen Verhältnisses der Elementarsubstanzen; sind diese oder die Grundbestandteile verdorben, abnorm vermehrt oder vermindert, so entstehen Krankheiten.

In der Klassifikation der Krankheiten, von denen überaus zahlreiche Arten supponiert werden, kommt zwar hauptsächlich die Lehre von den Elementarsubstanzen und Grundbestandteilen zur Geltung — aber nicht ausschließlich, indem noch andere, teils religiös-spekulative, teils empirische Momente als Einteilungsprinzipien fungieren, nämlich ätiologische Momente (natürliche Krankheitsursachen, wie Fehler in der Ernährung und Lebensweise, Klima und Wetter, psychische Affekte, Vererbung, Gifte, Seuchen oder übernatürliche Einwirkungen, Zorn der Götter, Dämonen und, der indischen Wiedergeburtslehre entsprechend, „Karma“, d. h. Verfehlungen im früheren Leben), der Krankheitssitz (äußere, innere, lokale, allgemeine, körperliche, geistige Leiden), die Heilbarkeit (heilbare, nur zu lindernde, unheilbare Affektionen). Im Grunde aber bilden stets Luft, Schleim, Galle, das Blut oder einer der übrigen Stoffe den Angriffspunkt, und je nachdem nur eine oder aber mehrere der Elementarsubstanzen beteiligt sind, werden die mannigfachen, leichteren oder schwereren Krankheitsformen hervorgebracht.

Nach Susruta gibt es 1120, nach Caraka unzählige Krankheiten; letzterer nennt 80 Wind-, 40 Gallen-, 20 Schleimkrankheiten (womit aber die Aufzählung schon deshalb nicht erschöpft sei, weil eine Menge von Affektionen vorkomme infolge von zufälligen oder äußeren Ursachen, z. B. Verletzungen aller Art, Blitzschlag, dämonischen Einflüssen etc.). Er unterscheidet im wesentlichen drei Gruppen: natürliche, geistige, dämonische Krankheiten. Susruta teilt die Krankheiten in „körperliche" (d. h. Abnormitäten der Grundstoffe), von Verletzung herrührende, durch Gemütsaffekte bedingte und „natürliche" Leiden (Alterskrankheiten, Inanition, angeborene). Vāgbhata klassifiziert „natürliche" und geistige, dämonische Krankheiten, wobei bei den ersteren die Störung der Grundsäfte das Primäre, bei den letzteren das Sekundäre ist. Welcher Krankheitsstoff (d. h. Abnormität des Windes, des Schleims, der Galle, des Blutes, des Chylus, des Marks, des Samens u. s. w.) vorliegt, ist aus den Symptomen zu ersehen. Neben der erwähnten findet sich bei Susruta noch eine andere Einteilung in 7 Klassen: 1. vererbte, 2. im Mutterleib erworbene, 3. von den Grundsäften herrührende, 4. durch Verletzung, 5. durch Witterungseinflüsse, 6. durch dämonische Einwirkungen oder ansteckende Berührung, 7. durch Hunger, Durst, Alter etc. entstandene Krankheiten. — Gewisse Krankheiten beruhen auf Karma, d. h. Verfehlungen in einem früheren Leben (z. B. der Mörder eines Brahmanen leidet an Anämie, der Ehebrecher an Gonorrhoe, ein Brandstifter an Erysipel, ein Spion verliert das Auge, die Elephantiasis ist die Strafe für Unkeuschheit). Solche Kranke haben sich Sühnezeremonien und Bußen zu unterziehen; wo aus geringfügigen Anlässen schwere Leiden entstehen, da liegt ein Zusammenwirken der gestörten Grundstoffe mit Karma vor. Medizinisch läßt sich als Kern dieses Mystizismus die Erkenntnis herausschälen, daß die gewöhnliche Aetiologie an manchen Affektionen scheitert. — Seuchen wurden auf anhaltende Dürre, Regengüsse, Einfluß der Gestirne, Ausdünstungen etc. zurückgeführt oder als von den Göttern verhängte Strafen aufgefaßt.

Die Diagnostik der Krankheiten bewegte sich zwar in den Grenzen des wissenschaftlichen Dogmatismus, basierte aber auf sorgsam geübter Sinnestätigkeit.

Der indische Arzt bediente sich nicht allein der Inspektion, Palpation, Auskultation, sondern stellte sogar den Geruch- und Geschmacksinn in den Dienst der Medizin. So nahm man mit dem Auge Zu- und Abnahme des Körpers, das Aussehen der Haut, der Zunge, der Exkrete, die Gestalt, den Umfang von Schwellungen u. a. wahr; mit dem Ohre achtete man auf Veränderungen der Stimme, auf das Geräusch beim Atmen, auf das Krachen der Gelenke, Krepitation frakturierter Knochen, Kollern der Gedärme u. a.; mit dem Tastsinn untersuchte man die Temperatur, die Glätte, Rauhigkeit, Härte oder Weichheit der Haut u. a.; der Geschmack belehrte z. B. über die Beschaffenheit des Urins (süßer Geschmack des diabetischen Harns), der Geruch über die Ausdünstungen. All diese Untersuchungsweisen ergänzten die Anamnese, welche man durch sorgfältiges Befragen in Betreff der Herkunft, Lebensweise, Krankheitsdauer, subjektiven Symptome des Patienten etc. erhoben hatte.

In den späteren Werken erscheint die Diagnostik noch subtiler, aber dafür auch dogmatischer, indem z. B. aus der Beschaffenheit der Augen, der Zunge, des Urins weitreichende und spekulative Schlüsse auf die krankmachende Ursache und den Krankheitssitz gezogen werden. Wahrscheinlich infolge fremder Einflüsse legte die indische Medizin der späteren Epochen auf die Pulsuntersuchung ein Hauptgewicht. Frauen ist der Puls auf der linken, Männern auf der rechten Seite zu fühlen, der Arzt hat hierbei die drei mittleren Finger der rechten Hand aufzulegen und die Kompressibilität, Frequenz, Regelmäßigkeit, Größe zu beachten. Affektionen, die von der Luft verursacht sind, verraten sich durch einen dahinschleichenden Puls (wie eine Schlange oder ein Blutegel); der wie ein Frosch, eine Krähe oder Wachtel hüpfende Puls kündigt die Prävalenz der Galle an, der langsam gegen die Finger schlagende (wie ein Schwan, Pfau oder Tauben) weist auf den Schleim. Für die meisten Krankheiten sind charakteristische Pulsarten aufgestellt.

Außerordentlich fein wurde die Prognostik ausgebildet, und **diese zeigt in ihrer Eigenart noch ganz deutlich den Zusammenhang, welcher historisch unleugbar zwischen der priesterlichen Omenlehre und der ärztlichen Vorhersage besteht**. Deshalb liefert die indische Prognostik einerseits Zeugnisse von bewundernswertem Scharfblick und praktischer Beobachtungsgabe, während sie anderseits von uraltem Aberglauben geradezu strotzt. In dieser Hinsicht genügt der Hinweis, daß man nicht bloß auf die Träume achtete, sondern sogar ganz zufälligen Begegnungen vor dem Krankenbesuche ominöse Bedeutung zuschrieb.

Die ärztliche Politik erforderte schon von vornherein eine Orientierung über den wahrscheinlichen Verlauf im allgemeinen und demgemäß war festzustellen, ob die Krankheit heilbar oder unheilbar ist (letzterer Fall, ebenso alljährliche Verschlimmerungen, geboten Ablehnung der Behandlung), ferner ob die Qualität des Patienten an sich, die Behandlung erleichtert oder den Erfolg in Frage stellt (z. B. bei Herrschern oder Brahmanen, Greisen, Frauen und Kindern entfallen heroische Mittel, die unter Umständen oft allein heilend wirken; durch Nichtbefolgung der Vorschriften infolge von Geiz, Armut, Stupidität wird die ärztliche Tätigkeit und damit die ganze Kur lahmgelegt). Als sehr wichtig galt es, noch vor Uebernahme der Behandlung ein Urteil über die Lebenskraft des Kranken zu gewinnen; die Langlebigkeit wurde aus gewissen Merkmalen geschlossen, z. B. aus den großen Dimensionen der Hände, Füße, der Zähne, der Stirne, der Ohren, der Schultern, der Brustwarzen, aus dem tiefliegenden Nabel u. s. w. Kurze Finger und langes Sexualorgan galten als Zeichen der Kurzlebigkeit. Eingehend schildern die indischen Autoren die Vorboten des Todes und die prognostischen Symptome sowohl im allgemeinen, wie bei jedem einzelnen Leiden, wobei auffallende körperliche oder geistige Veränderungen des

Patienten, z. B. Sinnestäuschungen, Delirien, Insomnie oder Sopor, Anästhesie, plötzliche Lähmungszustände, plötzliche Temperaturabfälle, Schweißausbrüche, Hervortreten der Adern, Dyspnoe, Schwerbeweglichkeit und Trockenheit der Zunge u. a., in ihrer Bedeutung erkannt wurden.

Als günstiges Omen galt es, wenn der Bote, der zu dem Arzt gesendet wird, weiß gekleidet, rein, von angenehmem Aeußeren, von gleicher Kaste wie der Kranke ist, in einem von Rindern gezogenen Wagen sitzt u. a. Ungünstig dagegen war es, wenn der Bote einer höheren Kaste als der Kranke angehört, ein Eunuch oder eine Frau oder selbst krank, traurig, furchtsam oder erschreckt ist, oder wenn läuft, ein abgetragenes, schmutziges Gewand trägt, kahl geschoren ist, auf einem Esel oder Büffel reitet, um Mitternacht, zu Mittag, zur Zeit einer Mondsfinsternis etc. oder dann eintrifft, wenn der Arzt schläft, nackt auf dem Boden liegt, das Haar offen trägt, den Göttern opfert u. a. Günstige Vorzeichen waren es, wenn der Arzt auf dem Wege zum Patienten zufällig einer Jungfrau, einer Frau mit Säugling, zwei Brahmanen, einem rennenden Pferd u. a. begegnete. Ungünstig dagegen: Schlange, Oel, Feind, streitendes Volk, Bettler, Asket, Einäugiger u. a. m.

Bezüglich der Prognose bei einzelnen Affektionen wäre z. B. anzuführen, daß man Harnruhr für tödlich erklärte, wenn gefährliche Geschwüre entstanden, ebenso die „Hämorrhoiden“, wenn Schwellung des Mundes, der Hände, Füße, der Hoden, des Nabels, des Afters auftrat, der Ausfluß von Blut sehr stark war, Durst, Appetitlosigkeit, Kolik und Fieber hinzukam u. s. w. Als besonders schwere Krankheiten mit ungünstiger Prognose wurden Ascites, Aussatz, Gonorrhoe, Hämorrhoiden, Mastdarmfisteln, abnorme Kindslage, Lithiasis, Tetanus betrachtet.

In der Behandlung der Krankheiten schrieb man der Hygiene und Diät zum mindesten eine ebenso große Bedeutung zu wie dem Arzneischatz und den eigentlichen therapeutischen Eingriffen.

Es hängt dies damit zusammen, daß die Inder, im Banne einer Religion, welche durch sozialhygienische Vorschriften die ganze Lebensweise bis auf die kleinsten Einzelheiten pedantisch regelte, schon in gesunden Tagen die körperliche Reinheit mehr als alle übrigen Völker pflegten und auf richtige Ernährungsweise bedacht waren. Religion und Medizin fallen hinsichtlich der Hygiene und Prophylaxe vollkommen zusammen, was in der Uebereinstimmung der einschlägigen Angaben seinen Ausdruck findet; eine Ausnahme ist nur darin zu erblicken, daß die medizinischen Autoren den durch die Religion verpönten Genuß von Fleisch und geistigen Getränken nicht prinzipiell untersagten. Die Vorschriften beziehen sich auf folgendes: a) Die tägliche Reinigung, Sorge für den Stuhlgang, Reinigung der Zähne mittels frischer Zahnstöckchen (die von gewissen Baumzweigen mit zusammenziehendem, bitterem Geschmack, genommen sein müssen), zweimaliges Bürsten der Zähne, Abschaben der Zunge, Ausspülen des Mundes, Waschen des Gesichtes, Bestreichung der Augen mit Salben, Einreiben des Körpers mit wohlriechenden Oelen, Einölen des Kopfes, der Ohren, der Fußsohlen, Mundpflege (mittels Betelblättern, Kampfer, Kardamomen und anderen Gewürzen), Haar-, Bart-, Nägelpflege (alle fünf Tage zu schneiden). b) Die Mahlzeiten und Ernährungsweise — täglich zwei Mahlzeiten zwischen 9 und 12 Uhr Vormittags, 7 und 10 Uhr Abends, vorher Anregung des Appetits durch etwas Salz und Ingwer, Vorschriften über das Speisegerät, über das Sitzen beim Speisen, über die Ordnung der Gerichte, mäßiges Trinken während der Mahlzeit (Wassertrinken am Anfang der Mahlzeit verzögere die Verdauung, mache mager, reichliches Trinken am Ende derselben mache fettleibig etc.), nach dem Speisen sorgfältige Mundpflege, kleiner Spaziergang; wichtigste Nahrungs- und Genußmittel: die verschiedenen Getreidearten, besonders Reis, Früchte, Gemüse, Knollenfrüchte, Ingwer, Knoblauch, Salze, Wasser (das beste sei Regenwasser), Milch, Oel, zerlassene Butter, Honig, Zuckerrohr, vom Fleisch am ehesten Wildbret, Vögel, Büffelfleisch; als wenig gesundheitsförderlich galten Schweine-, Rindfleisch und Fische; die Quantität der Nahrung ist der Verdauungskraft anzupassen. c) Bewegung und Ruhe, Massage, Bäder und Kleidung — Gymnastik, Schlaf (am Tage nur nach großen Anstrengungen, in der Nacht bis eine Stunde vor Sonnenaufgang), warme und kalte Bäder (die heiligsten im Ganges), täglich ein Bad (nach dem Essen sei es schädlich, ebenso bei Erkältung, bei kaltem Fieber, Diarrhöe, Ohren-, Augenkrankheit), warme Bäder oder Waschungen seien nur für die untere Körperhälfte zuträglich, für die obere schädlich, Seebäder, Heilquellen; Kleidung muß sauber sein (schmutzige rufe Hautkrankheiten hervor), Schirm, Stock und Schuhe zu tragen sei ratsam, **das Tragen von Kränzen, Schmuck, Kleinodien erhöhe die Lebenskraft und wende böse Geister ab**. d) Regelung des Coitus (nachher soll man Milch trinken; Verbot desselben am 8., 14. und 15. Monatstage und am Morgen etc.). e) Prophylaktische Maßnahmen: einmal in der Woche ein Vomitiv, einmal im Monat ein Laxans, zweimal im Jahre Venäsektion. — Die diätetisch-hygienischen Maßnahmen erlitten natürlich vielfache Modifikationen je nach den Jahreszeiten (das indische Jahr zerfiel in sechs Abschnitte), und nicht geringe Aufmerksamkeit wurde auch der klimatischen Beschaffenheit zugewendet (sumpfige, trockene und Gegenden mit gemischtem Charakter).

Die zweckmäßige Regelung der Ernährung und Verdauung hat dem Heilverfahren im engeren Sinne stets vorauszugehen, und auch bei diesem spielen Mastkuren oder Entziehungskuren keine geringe Rolle; äußerliche Applikationen (Bäder, Einreibungen, Pflaster, Fomentationen, Räucherungen, Inhalationen, Gargarismen, Niesemittel, Einträufelungen, Klysmen, Suppositorien, Injektionen in die Harnröhre und Scheide,

Blutentziehung u. a.) erfreuten sich besonderer Vorliebe. Unter dem Namen „die fünf Verfahrungsarten“ wurden die wichtigsten Kurmethoden zusammengefaßt, nämlich Brechmittel, Purgiermittel, Klistiere, ölige Klistiere und Niesemittel; denselben wurden zumeist Fett- und Schwitzmittel vorangeschickt. Die Indikationen waren zahlreich und genau umschrieben.

Zur Unterstützung der Brechwirkung steckte sich der Kranke einen Rizinusstengel in den Hals, während ein Diener ihm den Kopf und die Seiten hielt, das Erbrochene mußte der Arzt untersuchen. — Der Apparat zur Vornahme von Klysmen bestand aus dem Klistierbeutel (eine Tierblase oder Lederbeutel) und einer spitz zulaufenden, metallenen, hörnernen oder elfenbeinernen Röhre. Unfälle scheinen bei Klistieren nicht selten vorgekommen zu sein. — Die für Kopf- und Halsleiden besonders geeignet befundenen Nasenmittel dienten teils zur Purgation des Kopfes, teils zur Stärkung, es wurde dabei eine Arznei oder ein mit Arznei vermischtes Oel in die Nasenlöcher gebracht oder tropfenweise aufgesogen. — Fette und Oele, unvermischt oder mit Zusätzen, kamen äußerlich und innerlich zur Anwendung. — Das Schwitzen erzeugte man durch Auflegen von (in einem Tuch erhitzten) Kuhmist, Sand etc., durch Dampfbäder (in einer Tonne, in einer Schwitzstube, die durch einen Ofen mit vielen Löchern geheizt wurde, Liegen auf einer erhitzten Steinplatte, Eingraben eines mit Arzneien und glühenden Steinen gefüllten Kruges unter dem Bett des Patienten, Applikation von Röhren, deren eines Ende im Kochtopf steckte, während das andere dem kranken Körperteil genähert wurde u. s. w.). — Für Inhalationen war folgendes Verfahren üblich: Man pulverisierte die Arzneistoffe, knetete die Masse zu einem Teig, der über einen Rohrhalm geklebt wurde. War der Teig trocken, so zog man den Halm heraus, steckte die so erhaltene Teigröhre in ein Rohr von Metall, Holz oder Elfenbein, zündete sie an und brachte das andere Ende des Rohres in den Mund oder die Nase. — Blutegel, Schröpfen, Skarifikationen und Aderlaß waren die Mittel zur Blutentziehung. Für die Aufbewahrung und Applikation der Blutegel sind detaillierte Vorschriften überliefert; beim Schröpfen kam ein Kuhhorn, an dessen Spitze ein Stückchen Tuch festgebunden war, oder ein hohler Flaschenkürbis, in welchen ein brennender Docht gesetzt wurde, zur Anwendung; die Venäsektion, für welche sehr sorgfältige Indikationen und Kontraindikationen, auch bezüglich der Wahl der Stelle (je nach dem Sitz des Leidens, Adern der Stirn, der Nase, am Augenwinkel, am Ohr, an der Brust u. s. w.) existierten, nahm man mit der Lanzette vor; der Patient wurde vorher eingesalbt, und während der Operation hielt ihn ein Diener an einem Tuche fest, das um den Hals gelegt worden war.

Der Arzneischatz ist, entsprechend der fruchtbaren Natur des Landes, überaus reichhaltig und verleiht der indischen Medizin eine charakteristische Signatur; nichts spricht mehr für die Originalität desselben, als daß unter den zahlreichen Pflanzenmitteln kein einziges europäische Herkunft besitzt. Die überwiegende Mehrheit der Arzneisubstanzen war vegetabilisch; Caraka kennt 500, Susruta 760 Heilpflanzen (wobei Wurzeln, Rinden, Säfte, Harz, Stengel, Früchte, Blüten, Asche, Oele, Dornen, Blätter etc. zur Anwendung kamen); nicht gering aber ist nebstdem die Zahl der tierischen und, was ganz besonders bemerkenswert, auch die Zahl der mineralischen Heilmittel. Früh wurden die mineralischen Mittel bei den Indern nicht nur äußerlich, sondern auch innerlich gebraucht, und gerade ihnen maß man die kräftigste Wirkung bei.

Von Indien aus kamen viele Arzneipflanzen oder Drogen nach dem Westen, wie Narde, Zimt, Pfeffer, Sesamum orientale, Kardamonum, der Saft des Zuckerrohres u. a. — Von den animalischen Stoffen wären zu erwähnen: Blut (als Stärkungsmittel), Galle, Milch (menschliche, Kuh-, Elefanten-, Kamel-, Schaf-, Stutenmilch), Butter (ein sehr beliebtes Mittel), Molken, Honig, Fett, Mark, Fleisch, Haut, Samen, Knochen (Ziegenknochen für Salben), Zähne (von Elefanten), Sehnen, Hörner, Klauen, Nägel (Räucherungen gegen Wechselfieber), Haare (verbrannte gegen Hautwunden), Gallensteine (des Rindes), **Harn (von der Kuh)**, Fäces (Kuhmist gegen Entzündungen, Elefantenmist gegen Aussatz). — Außerordentliches Ansehen genossen die mineralischen Stoffe (Metalle, darunter auch Gold, Kupfersulfat, Eisensulfat, Bleioxyd, Bleisulfat, Bleiglätte, Schwefel, Arsenik, Borax, Alaun, Pottasche, Kochsalz, Chlorammonium, Edelsteine u. a.). Die Zubereitungen mineralischer Art setzen erstaunliche chemische Fertigkeiten (Reinigung, Oxydation, Sublimation u. s. w.) voraus. Gold wurde gereinigt, indem man es in dünne Blättchen schlug, siebenmal glühte und mit verschiedenen Flüssigkeiten abschreckte; oxydiert, wurde es als Stimulans, Aphrodisiakum oder Lebenselixir empfohlen! Aehnlich wie mit dem Gold verfuhr man mit den übrigen Metallen. Was das Quecksilber anlangt, so wird es in der älteren Literatur nur einige Male erwähnt (in der Bowerhandschrift kommt es nicht vor, wohl aber bei Susruta), und vor der mohammedanischen Epoche kannte man kaum die zu seiner pharmazeutischen Verwendung nötigen metallurgischen Prozesse; späterhin wurde es eines der beliebtesten Mittel (bei Hautleiden, Fieber, Nerven-, Lungenleiden, Syphilis, zur Lebensverlängerung), „der König der Metalle“, und ein Sprichwort lautete: „Der Arzt, welcher die Heilkräfte der Wurzeln und Kräuter kennt, ist ein Mensch; der, welcher die des Wassers und Feuers kennt, ein Dämon; wer die Kraft des Gebetes kennt, ein Prophet, wer die Kraft des Quecksilbers kennt, ein Gott.“ Da die Inder in der chemischen Technik Hervorragendes leisteten, so erlangte auch die pharmazeutische Hantierung bei ihnen eine hohe Stufe, und zahlreich sind daher die Arzneiformen. Bekannt waren Auszüge von Pflanzensäften durch Mazeration, Infusa, Dekokta, Latwergen (aus eingedickten Abkochungen mit Oel, Butter, Honig und dergl.), Mixturen,

Sirupe, Pillen, Pasten, Suppositorien, Pulver, Tropfen, Kollyrien, Salben, Räuchermittel, gegorene mit verschiedenen Arzneistoffen versetzte Tränke u. a. m. Die Dosen waren nach einheimischen Gewichten (Samenkörner von Abrus precatorius) bestimmt.

Die meisten Rezepte waren hoch zusammengesetzt und mit volltönenden Titeln geschmückt, wie das „Ambrosia von zerlassener Butter", „Zitronenpillen der Asvins" (Dioskuren, siehe oben). Die Aerzte sollten selbst die Arzneien aufsuchen, sich von Hirten, Asketen, Jägern belehren lassen. Sie führten in einem Kästchen eine Art Reise- oder Hausapotheke mit sich. Bei Susruta finden sich Angaben über die besten Standorte, über Zeit und Art des Einsammelns der Pflanzen und Vorschriften über die Räumlichkeit, wo die Arzneien bereitet werden — geschützte Lage gegen Rauch, Regen, Wind, Feuchtigkeit. Der Mystizismus ging natürlich nicht leer aus, ebensowenig die bisweilen in seinem Gewande auftretende Scharlatanerie. Gebete, Beschwörungen mußten auch die pharmazeutischen Prozeduren einleiten; von Laien gesammelte und zubereitete Arzneisubstanzen galten als wirkungslos etc.

Klassifiziert wurden die Arzneimittel nach den Krankheiten, gegen welche sie helfen, und nach der Wirkung (z. B. Brech-, Purgier-, Beruhigungsmittel, Tonika, Aphrodisiaka u. s. w.). In dieser Weise stellt Caraka 50 Gruppen auf. Andere Einteilungsgründe waren allgemeine Eigenschaften, nämlich die elementare Beschaffenheit, der Geschmack (süß, sauer, salzig, scharf, bitter, zusammenziehend), die Umwandlungsfähigkeit (durch den Verdauungsprozeß), die Qualität erhitzende (heiße), abkühlende (kalte), aufweichende, austrocknende (trockene), reinigende, schlüpfrig machende (feuchte, ölige) Mittel u. a.

In der indischen Kosmologie werden vorherrschend fünf Elemente: Luft oder leerer Raum, Wind, Feuer, Wasser, Erde unterschieden. Abführmittel z. B. haben die Eigenschaft von Erde und Wasser, sind daher schwer und gehen unter, sie müssen einem Boden entnommen werden, in welchem Erde und Wasser vorherrschen. Brechmittel haben die Qualität von Feuer, Luft und Wind etc.

Ein grelles Streiflicht auf die indische Kultur wirft es, daß Kosmetika (namentlich Haarfärbemittel), Lebenselixire (Kraft und körperliche Schönheit spendend), Aphrodisiaka, Gifte und Gegengifte (auch Universalantidota) im Vordergrund standen.

In einem Lande, wo Kinderlosigkeit als größtes Unglück galt, wo Lingam und Yoni göttlich verehrt wurden, wo Impotenz erbunfähig machte, waren Liebesmittel, neben diätetischen und suggestiven Maßnahmen (Gesang, Musik, Blumen) natürlich sehr gesucht. In der Literatur sind sie sehr zahlreich angeführt, von einem aus Sesam, Bohnen, Zucker etc. bestehenden sagt

Susruta: Vir hac pulte comesa centum mulieres inire potest. Auch künstliche Vergrößerung des Penis suchte man (z. B. durch Biß oder durch Insektenstich) zu erzielen. — Einen noch größeren Raum nehmen die Gifte und Gegengifte ein; der Arzt muß dieselben wegen des häufigen Vorkommens von Vergiftungen genau kennen; tatsächlich waren die indischen Aerzte wegen ihrer Kunst in der Behandlung des Schlangenbisses sehr berühmt. — Namentlich war es Aufgabe der Hofärzte, den König vor Vergiftung zu schützen, weshalb auch die Inspektion der Küche zu seinem Beruf gehörte. Durch den Tierversuch (z. B. an verschiedenen Vögeln, an Affen, an Fliegen) stellte man fest, ob eine Speise vergiftet oder unschädlich ist. Einen Giftmischer soll man an seinen Reden und Gebärden zu erkennen suchen. In der eingehendsten Weise sind in der Literatur die Symptome beschrieben, welche bei Vergiftung durch pflanzliche und mineralische Stoffe oder nach dem Biß oder Stich giftiger Tiere (Schlangen, Tiger, Affen, wütende Hunde, Ratten, Mäuse, Fische, Eidechsen, Skorpionen, Stechfliegen, Spinnen u. a. m.) hervortreten; ebenso wird darauf aufmerksam gemacht, welche Zeichen auf leichtere und schwerere Fälle, auf das Stadium der Vergiftung hindeuten. In der Behandlung kommen neben Zaubersprüchen, Gebeten, Musik zum Teil recht rationelle Eingriffe zur Anwendung (kaltes Wasser, Niesemittel, Brechmittel, Aderlaß, bei Wunden Umschnürung der oberhalb gelegenen Teile, Aussaugen der Wunde mit den durch eine Blase geschützten Lippen, Ausschneiden, Schröpfen, Kauterisation).

Die beliebtesten Antidota waren unter anderen: Convolvulus Turpethum, Curcuma longa, Nymphaea odorata, Brassica latifolia, Aconitum ferox, ferner verschiedene zusammengesetzte Spezifika, wie das aus den fünf Salzen, langem und schwarzem Pfeffer, Ingwer und Honig bestehende, innerlich oder als Niesemittel gebrauchte Antidot. Noch ungeklärt ist das Wesen der indischen „Giftmädchen“, deren Umgang tötete.

Die Fülle der Arzneimittel, welche die Empirie zusammengetragen hatte, verlockte umsomehr zur Polypharmazie, als die herrschende Doktrin eine Unzahl von selbständigen Krankheitsformen hypostasierte. So beschrieb man 26 Fieberarten (wovon 7 auf Störung eines, 13 auf der Störung mehrerer Grundsäfte, 1 auf Verletzung oder anderen äußeren Ursachen beruhten, 5 in die Gruppe des Wechselfiebers gehörten), 13 Arten von Unterleibsanschwellung, 20 Wurmkrankheiten, 20 Formen von Harnleiden (darunter der von den Indern zuerst beschriebene Diabetes mellitus, auf den man dadurch aufmerksam wurde, weil Fliegen und Insekten den süßen Harn aufsuchen), 8 Formen der Strangurie, 5 Arten der Gelbsucht — Bleichsucht (mit Eisenpräparaten behandelt), je 5 Arten von Husten, Asthma und Schlucken, 18 Formen des „Aussatzes“ (worunter sehr verschiedene Hautaffektionen zusammengeworfen sind), 6 Arten von Eiterbeulen, 4-7

Arten der Impotenz, 5 Arten der Mastdarmfistel, 15 Geschwürsformen, 76 Augenkrankheiten, 28 Ohrenleiden, 65 Mundaffektionen, 31 Nasenleiden, 18 Krankheiten der Kehle, eine Menge von Geisteskrankheiten u. s. w. Es ist hierbei zu berücksichtigen, daß diese Krankheitstypen nichts anderes als vage Symptomenkomplexe waren, welche natürlich bei der geringsten Abweichung vom fingierten Typus in eine Anzahl neuer Kategorien aufgelöst werden konnten. Bei mancher der genannten Krankheitsformen läßt sich aber nicht verkennen, daß neben der Aetiologie und den Symptomen, die mit bewundernswerter Sorgfalt beobachtet wurden, neben der doktrinären Herleitung von Grundsätzen, auch das anatomische Moment hie und da durchschimmert. So heißt z. B. eine Form der Unterleibsschwellung, weil sie auf einem Herabsinken und einer Vergrößerung der Milz beruhe („die hart wie Stein und gewölbt wie der Rücken einer Schildkröte die linke Seite ausfülle"), der „Milzbauch"; die gleichen Symptome auf der rechten Seite heißen „Leberanschwellung".

Die natürliche Konsequenz einer solchen lokalpathologischen Auffassung war eine vorherrschende — Lokaltherapie.

Von Genauigkeit der Beobachtung zeugen insbesondere die Schilderung der verschiedenen Beschaffenheit der Fäces und des Harns, die Beschreibung der Schwindsucht, der Hautkrankheiten, der venerischen Affektionen, der Apoplexie, Epilepsie, Hemikranie, des Tetanus, Rheumatismus, des Irrsinns u. a. Bei der Cholera verordnete man Brechmittel, Erwärmung des Körpers, Cauterium (an den inneren Knöcheln), sodann Asa foetida mit Adstringentien oder Opium mit weißem Pfeffer. Die Pocken sind wohl bei Susruta (nicht aber bei Caraka und im Bowermanuskript) angedeutet, finden aber erst später angemessene Darstellung — auch der Kult einer Pockengöttin und der „sieben Pockenschwestern" ist späteren Ursprungs; von irgendwelcher Impfung läßt sich in der älteren Literatur keine Spur entdecken[19].

„Fieber" wird mit den schwersten Elementarereignissen auf gleiche Stufe gestellt und auf die verschiedenartigsten Ursachen zurückgeführt. Im Beginne (bis zu 7 Tagen) hat der Patient eine sehr strenge Diät (dünne Abkochungen, gewärmtes Wasser) einzuhalten oder zu fasten; besonders zu fürchten ist jenes Fieber, das aus einer Störung aller drei Grundstoffe hervorgeht; am 7., 10. oder 12. Tage nimmt es einen gefährlichen Charakter an, worauf es entweder aufhört oder zum Tode führt. Die Typen der Malaria (Therapie Brech- und Abführmittel) werden daraus erklärt, daß bei der Quotidiana das Fleisch, bei der Tertiana das Fett, bei der Quartana das Mark und die Knochen ergriffen sind. Den sieben Grundbestandteilen des Körpers entsprechen ebensoviele Fieberarten; todbringend ist das Fieber im Samen. Wie bei anderen Krankheiten (z. B. Geschwülsten) werden auch bei den Fiebern verschiedene Stadien (das rohe, reifende und reife Stadium), je nach dem Vorwalten charakteristischer Symptome, unterschieden. — Unter den „Würmern" sind teils Spulwürmer, vielleicht auch Tänien, in der großen Mehrheit aber allerlei falsch gedeutete Dinge zu verstehen, die man in Krankheitsprodukten sah oder zu sehen glaubte. Wie die babylonische und ägyptische, so machte auch die indische Medizin „Würmer" für sehr viele Leiden (namentlich solche, die mit stechenden, bohrenden Schmerzen, Jucken etc. verbunden oder geweblichem Zerfall verknüpft sind) verantwortlich, und glaubte demgemäß z. B. an Augen-, Zahn-, Ohr-, Kopf-, Herz- und andere „Würmer". In der vedischen Medizin kommen verschiedene „Wurmsegen" vor (namentlich bei Kinderkrankheiten). — Einen Schwindsüchtigen, der die sechs Symptome: Husten, Durchfall, Seitenschmerzen, Heiserkeit, Appetitlosigkeit und Fieber hat oder mit den dreien: Fieber, Husten und Blutsturz behaftet ist, soll ein nach Ruhm strebender Arzt nicht behandeln. Besteht die „Schwindsucht" bereits ein Jahr, so kann das Leiden nur noch gelindert werden. — Die „Lepra" wird, abgesehen von vielen anderen Ursachen, auch auf den häufigen Genuß von Milch mit Fischen zurückgeführt. — In den indischen Schriften seit dem 16. Jahrhundert n. Chr. findet man die Syphilis als „Frankenkrankheit" beschrieben, wobei eine äußere, innere (Schmerzen wie bei Rheuma) und gemischte Form erwähnt wird. Therapie: Quecksilber innerlich in einer Pille mit Weizen, als Räucherungsmittel oder Verreibung mit den Händen; Sarsaparille. — Die Behandlung der Irrsinnigen war teils somatisch (Purgier-, Brechmittel, Aderlaß etc.), teils psychisch. Zwar ist auch von Aufheiterung des Kranken durch freundliche Zusprache die Rede, zumeist aber bediente man sich barbarischer Mittel (Hungernlassen, Brennen, Peitschen, Einsperren in einem dunklen Raum, Erschrecken durch Schlangen, Löwen, Elefanten, Todesandrohungen etc.). Die schlimmeren Formen des Irrsinnes sah man als Besessenheit an und suchte aus der Art des Benehmens der Kranken zu schließen, welcher der zahlreichen Dämonen von ihm Besitz ergriffen hat.

Den Glanzpunkt bildet die Chirurgie, die zwar als ultimum refugiens angewendet wurde, aber über eine ausgezeichnete Technik verfügte und naturgemäß der Spekulation entrückt war. Die Sorgfalt und Reinlichkeit, welche schon im allgemeinen den indischen Arzt auszeichnete, kam gerade diesem Zweige besonders zu gute und sicherte auf manchen Gebieten Erfolge, welche der medizinischen Kunst anderer Völker lange Zeit unerreichbar blieben.

Die chirurgischen Operationen zerfallen in acht Arten: Ausschneiden (z. B. Tumoren, Fremdkörper), Einschneiden (z. B. Abszesse), Skarifizieren (z. B. bei Halsentzündung), Punktieren (z. B. Hydrocele, Ascites), Sondieren (z. B. Fisteln), Ausziehen (z. B. Fremdkörper), Ausdrücken (z. B. Abszesse), Nähen (mit Fäden aus Flachs, Hanf, Sehnen oder Schweifhaaren). Das

Instrumentarium zerfällt nach Susruta in 101 stumpfe und 20 scharfe Instrumente. Zu den ersteren gehören verschiedenartige Pinzetten, Zangen, Haken, Tuben, Sonden, Katheter, Bougies etc., ferner vielerlei Hilfsinstrumente, wie der Magnet (zum Herausziehen von Fremdkörpern), Schröpfhörner, Klistierbeutel u. a. „Das wichtigste Hilfsinstrument aber ist die Hand, da man ohne dieselbe keine Operation ausführen kann." Unter den scharfen Instrumenten sind Messer, Bisturis, Lanzetten, Sägen, Scheren, Trokare, Nadeln etc. aufgezählt. Die Instrumente waren aus Stahl — den die Inder schon in sehr früher Zeit herzustellen verstanden — verfertigt, und wurden in hölzernen Büchsen verwahrt. Noch lieber als das Schneiden wandte man das Aetzen (besonders mit Pottasche) und Brennen (mit Brenneisen verschiedener Form, siedenden Flüssigkeiten etc.) an. „Das Brennen ist noch wirksamer als das Aetzen, insofern als es Leiden heilt, die durch Arzneien, Instrumente und Aetzmittel nicht heilbar sind, und weil die damit geheilten Leiden nie wiederkehren." Bei Milzschwellungen pflegte man glühende Nadeln ins Milzparenchym einzustoßen. — Von Verbänden gab es vierzehn nach ihrer Form benannte Arten, als Verbandstoffe dienten Baumwolle, Wolle, Seide, Leinwand, die Schienen waren aus Baststreifen und Holzstückchen von Bambus und anderen Bäumen hergestellt. — Die Blutstillung erfolgte durch Heilkräuter, Kälte, Kompression, heißes Oel. Die der allgemeinen Bezeichnung nach mit den Geschwüren zusammengeworfenen Wunden (Schnitt-, Stich-, Hieb-, Quetschwunden etc.) wurden zum Teil genäht (z. B. jene des Kopfes, Gesichts, der Luftröhre). — Die Operationen durften nur unter glücklichen Konstellationen stattfinden, wurden unter religiösen Zeremonien begonnen und beendigt; der Chirurg muß gegen Westen, der Patient gegen Osten gewendet sein. Die Narkose bewirkte man durch Berauschung.

Die chirurgische Therapie stützte sich auf reiche Erfahrung, die in der Kühnheit der Eingriffe, in der Treffsicherheit der Prognose, nicht zum mindesten auch in der bedächtigen Nachbehandlung hervortritt. Die Behandlung der Frakturen (unter den Symptomen ist auch der Krepitation gedacht), der Luxationen, der Tumoren (Exstirpation), der Fisteln (Spaltung oder Aetzung), die Entfernung der Fremdkörper (15 Verfahrungsarten), die Vornahme der Paracentese, bei Wassersucht u. a. beruhte auf durchwegs rationellen Erwägungen und gefestigten Kenntnissen. Das Ueberraschendste aber leisteten die indischen Chirurgen auf dem Gebiete der Laparotomie (Darmnaht), des Steinschnitts und der plastischen Operationen (Oto-, Cheilo-, Rhinoplastik).

Die Darmnaht wurde folgendermaßen hergestellt: Nach Vornahme des Eingriffes soll der Arzt die verletzten und gereinigten Stellen der Gedärme „von schwarzen Ameisen beißen lassen, worauf er ihre Körper abreißt, die Köpfe aber innen stecken läßt"[20]. — Blasensteine wurden durch die Sectio lateralis entfernt: „Wenn der Stein bis unterhalb des Nabels gebracht ist, führe der Arzt den Zeigefinger und Mittelfinger der linken Hand eingeölt und mit beschnittenen Nägeln in den After des Kranken ein, dem Mittelfleisch entlang, bis er den Stein fühlt, bringe ihn zwischen After und Harnröhre und drücke so lange darauf, bis er wie ein Knoten hervorragt. Nunmehr erfolgt mit einem Messer der Einschnitt auf der linken Seite, ein Gerstenkorn weit von der Rhaphe, unter Umständen auch auf der rechten Seite, der Größe des Steines entsprechend." — Den Hauptanlaß für die plastische Chirurgie bildete der Umstand, daß Ohren- oder Nasenabschneiden als ein gesetzlich fixiertes Strafmittel im Schwange stand. Bezüglich der Rhinoplastik heißt es bei Susruta: „Wenn jemand die Nase abgeschnitten ist, schneide der Arzt ein Blatt von gleicher Größe von einem Baume ab, lege es auf die Wange und schneide aus derselben ein ebenso großes Stück Haut und Fleisch heraus, vernähe die Wange mit Nadel und Faden, skarifiziere das noch vorhandene Stück der Nase, stülpe rasch aber sorgsam die abgeschnittene Haut darüber, füge sie gut an mit einem tüchtigen Verband und nähe die neue Nase fest. Dann stecke er sorgfältig zwei Röhren hinein, um die Atmung zu erleichtern, und nachdem sie dadurch erhöht ist, benetze er sie mit Oel und bestreue sie mit rotem Sandel und anderen blutstillenden Pulvern; hierauf ist sorgsam weiße Baumwolle darauf zu legen und öfter mit Sesamöl zu besprengen."

Was die Augenheilkunde anbetrifft, so war auch hier die Therapie ziemlich zweckmäßig — als Ort des Sehens galt die Linse —, aber die bei Susruta vorkommende Beschreibung der Staroperation leidet an großer Unklarheit.

Von geburtshilflichen Methoden wurden der Kaiserschnitt (an der Toten) und die Embryotomie ausgeführt, die kombinierte Wendung war unbekannt.

Höchst anerkennenswert sind die Vorschriften über die Diätetik der Schwangeren, die Pflege der Wöchnerin und des Neugeborenen.

Der Embryo ist das Produkt aus dem Samen und dem Menstrualblut, welche beide aus dem Chylus hervorgehen. Im dritten Monat entstehen die Ansätze zu allen Körperteilen, Beine, Arme, Kopf, im vierten erfolgt die deutliche Ausbildung der Körperteile und des Herzens, im fünften nehmen Fleisch und Blut zu, im sechsten kommen die Haare, die Nägel, Knochen, Sehnen, Adern u. s. w. zur Ausbildung, im siebenten ist der Embryo mit allen Existenzbedingungen ausgestattet, im achten wird die Lebenskraft bald aus der Mutter in das Kind, bald aus dem Kind in die Mutter geleitet, wegen dieses Hin- und Herschwankens ist ein in diesem Monat geborenes Kind nicht lebensfähig. Von der Mutter stammen die weichen, vom Vater die harten Körperteile. Die Ernährung geschieht auf dem Wege der Gefäße, welche Chylus von der Mutter zur Frucht führen. Während der Schwangerschaft befindet sich der Fötus in der Gebärmutter, dem Rücken der Mutter zugekehrt, den Kopf nach oben, die Hände über der Stirn gefaltet, auf der rechten Seite der Mutter liegend, wenn er männlichen, auf der linken, wenn er weiblichen Geschlechtes ist; vor der Geburt erfolgte die Culbute.

Der Uterus hat die Gestalt eines Fischmaules. Die geeignetste Zeit für die Konzeption ist in den zwölf Nächten nach dem Eintritt der Menses. Da das Geschlecht des Kindes vom Ueberwiegen des Samens oder des Menstrualblutes abhängt und letzteres an den ungeraden Tagen an Quantität zunimmt, so wird das Kind männlich, wenn die Empfängnis an einem geraden, weiblich, wenn die Empfängnis an einem ungeraden Tage (nach Eintritt der Menses) zu stande kommt. Während der in der Regel zehn Monate währenden Gravidität ist eine sehr sorgfältige Diät zu beachten und namentlich das Versehen zu vermeiden. Im neunten Monat begibt sich die Schwangere unter religiösen Zeremonien in die mit allen nötigen Gegenständen eingerichtete Gebärhütte. **Bei der Geburt assistieren vier Frauen**, wobei allerlei religiöse und suggestive Gebräuche zur Beschleunigung zu Hilfe genommen werden. Die zögernde Nachgeburt wird durch äußeren Druck, Schütteln, Brechmittel zu entfernen gesucht. Die Wöchnerin steht am zehnten Tage auf, hat aber sechs Wochen stramme Diät zu halten. Das Kind wird erst am dritten Tage an die Mutterbrust gelegt (vorher erhält es Honig und Butter). Tritt an Stelle der Mutter die Amme, so wird dieselbe vom Arzt erst genau untersucht und sehr zweckmäßigen diätetischen Vorschriften unterworfen. Mit außerordentlicher Sorgfalt ist die Pflege des Säuglings bis in alle Einzelheiten (z. B. Nahrung, Liegen, Sitzen, Schlaf, Spiele etc.) geregelt und namentlich bezieht sich eine Unmenge von Gebräuchen auf die Abwehr der dem Kindesalter so gefährlichen Dämonen. Vom sechsten Monat an wird die Abgewöhnung eingeleitet, indem man mit der Ernährung durch Reis beginnt. — Die Behandlung der Dystokien stand nicht auf der Höhe der übrigen Medizin. Magische Prozeduren spielten auch hier ihre Rolle. Man kannte das enge Becken nicht, ebensowenig die kombinierte Wendung auf den Kopf oder die Wendung auf die Füße. Bei unvollkommener Fuß- und Steißlage holte man den zweiten Fuß, bezw. beide Füße hervor. Ebenso mangelhaft war die Gynäkologie.

Die indische Medizin gebietet über einen imponierenden Schatz von empirischen Kenntnissen und technischen Fertigkeiten, sie erklomm die Höhe systematischen, theoretisierenden Denkens; aber um in die Bahnen echter Wissenschaft einzulenken, dazu fehlte es an der erforderlichen individuellen Schaffensfreiheit, an der voraussetzungslosen Unbefangenheit, an der Möglichkeit einer Kritik, die auch vor ehrwürdigen Doktrinen nicht halt zu machen braucht. In den seltsamen, drückenden Kulturverhältnissen wurzelt das Geschick, welches den Werdeprozeß abschnitt und zur scholastischen Versteinerung brachte. Keine Neuzeit dämmerte für dieses Mittelalter heran! **Wie in längst verrauschter Vergangenheit ragt noch**

heute das Bollwerk der indischen Heilkunst empor, unzerstört, aber einsam entrückt, fern vom stetig flutenden Strom der Entwicklung. Dennoch ist das Sammeln, Denken und Schaffen der indischen Aerzte für die Weltmedizin nicht spurlos dahingegangen. Gleich den Zahlzeichen, den Fabeln und Märchen, philosophisch-religiösen Ideen wanderte auch die Medizin der Inder nach West und Ost auf den Straßen des Handels. Wenn auch nicht immer offen zu Tage liegend, bestehen Zusammenhänge zwischen der indischen Heilkunde und ihrer glücklicheren griechischen Schwester; bis ins Abendland trug die Vermittlungskunst der Araber so manche der indischen Leistungen, und soweit der Buddhismus seine Kreise zog, dankt Asien gerade indischen Einflüssen einen größeren oder kleineren Teil seiner medizinischen Kultur.

Daß die griechische Medizin indische Arzneistoffe und einzelne Heilmethoden aufgenommen hat, geht aus der Literatur (Hippokrates, Dioskurides, Galenos u. a.) deutlich hervor. Die Berührungen zwischen beiden Kulturkreisen wurden allerdings erst durch den Alexanderzug inniger und dauerten von da an ununterbrochen fort während der Diadochenherrschaft, während der römischen und byzantinischen Epoche. Hauptknotenpunkte des Verkehrs bildeten Alexandrien, Syrien, später Persien (besonders zur Zeit der Sassaniden). Indische Aerzte, Heilmittel und Heilverfahren finden bei griechisch-römischen und byzantinischen Autoren öfters Erwähnung, ebenso manche in Indien endemische, vorher unbekannte Krankheiten. Während der Regierung der Abbasiden erlangten die indischen Aerzte noch höheres Ansehen in Persien, wodurch die indische Heilkunst in die arabische Medizin verpflanzt wurde — ein Effekt, der kaum noch in der Zeit arabischer Herrschaft über Indien verstärkt werden konnte. Im Gewande der arabischen Heilkunst drangen indische Elemente neuerdings nach dem Abendland vor. Die im 15. Jahrhundert in Sizilien anscheinend unvermittelt auftauchende Rhinoplastik spricht für eine lange Nachwirkung indisch-arabischer Einflüsse.

Die plastische Chirurgie des 19. Jahrhunderts ist direkt durch das Vorbild der indischen Methode angeregt worden; den ersten Anlaß hierzu gab die 1794 aus Indien nach Europa gedrungene Kunde, daß ein Mann aus der Ziegelmacherkaste einem Eingeborenen mit Hilfe eines Stirnhautlappens die abgeschnittene Nase ersetzt habe. — **Auch auf die Verbreitung des Hypnotismus dürfte Indien, wo die empirische Praxis der Suggestion mehr als irgendwo ausgebildet worden ist, zum mindesten indirekt Einfluß genommen haben.** Um nur eine Tatsache anzuführen, war es wohl kein Zufall, daß gerade in Kalkutta der englische Arzt Esdaile auf die Idee kam, zahlreiche Operationen in der Weise auszuführen, daß er die Anästhesierung mit Hilfe des Hypnotismus vornahm (1852).

Durch die Buddhisten, welche gleich den abendländischen Mönchen, weniger aus wissenschaftlichem Interesse, als geleitet von Nächstenliebe, die Medizin pflegten (Lieblingsmittel Kuhurin), wurde in der Heimat die Krankenpflege mächtig gefördert (Errichtung von Hospitälern oder Anstalten für ärztliche Konsultation und Verabreichung von Arzneien), und nach außen unter der Flagge religiöser Propaganda auch die indische Heilkunde verbreitet. (Uebersetzung von medizinischen Werken, z. B. ins Tamulische.) Die älteste Pflanzstätte war Ceylon, am stärksten machte sich der indische Einfluß in der Medizin Tibets geltend (von wo aus weitere Verbreitung, z. B. nach Südsibirien, stattfand), ebenso blieben der indische Archipel (namentlich Java), Hinterindien (Kamboja, Birma) und selbst China nicht unberührt.

Die Bowerhandschrift stammt von Buddhisten her, buddhistische Spuren finden sich auch bei Vagbhata. Nach den Angaben des chinesischen Buddhisten I-tsing (Ende des 7. Jahrhunderts n. Chr.) stimmt die buddhistische Heilkunst mit Caraka und Susruta völlig überein. Die altbuddhistische Schrift des Mahavagga (4. Jahrhundert v. Chr.?) kennt bereits die drei Grundstoffe. Der buddhistische König Asoka (3. Jahrhundert v. Chr.) errichtete, wie aus Inschriften hervorgeht, Spitäler (für Menschen und Tiere); in Ceylon gab es schon seit dem 5. Jahrhundert v. Chr. Krankenhäuser; Buddhadas, König von Ceylon (4. Jahrhundert n. Chr.), schrieb selbst ein medizinisches Werk, stellte Truppenärzte an und gab seinem Lande eine Sanitätsorganisation, der zufolge Asyle für Unheilbare und Verlassene, ferner Hospitäler errichtet wurden und Distriktsärzte (für je zehn Dörfer) ein fixes Einkommen zugewiesen erhielten. Die modernen singhalesischen Drucke beruhen durchaus auf Sanskritvorlagen. Schon um 900 n. Chr. war die Geschicklichkeit Susrutas in Kamboja sprichwörtlich; die Nomenklatur der Medizin in Birma stammt aus dem Sanskrit, desgleichen viele Kenntnisse der Siamesen. Die neuerdings erschlossene Heilkunde Tibets stützt sich größtenteils auf Uebersetzungen medizinischer Sanskrittexte ins Tibetische und zeigt daher in vielen Dingen die eklatanteste Uebereinstimmung mit der indischen, wie aus den Lehrsätzen über Anatomie, Embryologie und Pathologie (drei Grundstoffe, Würmer, Dämonologie), aus der Terminologie und aus den verwandten Drogen hervorgeht[21]. Von Tibet aus verbreiteten sich indische Grundsätze und Kenntnisse weiter, einerseits zu den Himalayavölkern, anderseits zu den Burjäten, Dsungaren, Tanguten und Wolga-Kalmücken. Selbstredend erreichte oder bewahrte diese verpflanzte indische Medizin keineswegs die Höhe, welche sie im Heimatlande einnahm, das gilt namentlich hinsichtlich der Chirurgie, welche in Hinterindien und auf den Inseln des indischen Archipels (z. B. Java) auf sehr primitiver Stufe steht; hingegen fiel die medizinische Dämonologie der Inder überall auf sehr fruchtbaren Boden und vermischte sich mit den autochthonen Gebräuchen und mystischen Vorstellungen (z. B. der Malayen!).

Die Medizin der Chinesen und der Japaner.

Unabhängig von historisch erweisbaren äußeren Einflüssen, ein seltsames Produkt der versteinernden Zeit, bietet die Medizin der Chinesen noch heute das gleiche Bild wie vor Jahrtausenden. Entrückt dem Strome fortschreitender Entwicklung, ergänzt sie noch in aktueller Gegenwart durch lebendige Anschauung unsere lückenhaften Vorstellungen über die altorientalische Heilkunde, mit welcher sie in den wesentlichsten Gesichtspunkten übereinstimmt.

Die mit dem Menschentypus harmonisch verwachsene, aus der Eigentümlichkeit geographisch-geschichtlicher Verhältnisse entsprungene eigenartige Kultur verleiht auch der Medizin jene Züge, die wir gleichförmig auf allen übrigen Gebieten des chinesischen Geisteslebens finden. Solche sind die Abgeschlossenheit nach außen, mit dem Dünkel der Superiorität, der blinde Autoritätsglaube und die übertriebene Altertumsverehrung, die kindische Pedanterie und der subtilste Formalismus mit der geistigen Erstarrung als notwendige Konsequenz, die bizarre Mischung von größter Nüchternheit im Denken mit verworrenster Phantastik, von praktischem Beobachtungstalent und hellem Erfindersinn mit dem Mangel an Fähigkeit zur höheren Abstraktion.

Bei der in ihrer Art trotzdem höchst anerkennenswerten Kultur der Chinesen ist zu berücksichtigen, daß ihr jener Vorteil gänzlich fehlte, welcher der mesopotamischen, ägyptischen, arischen Kultur und der darauf gebauten europäischen zu gute gekommen ist, nämlich der fortwährende Wechselverkehr der Nationen, die beständige Anregung und Läuterung durch fremde Ideen, die reiche Differenzierung. Die Anfänge der Gesittung und Bildung (Kalenderwesen, Schrift[?] u. a.) dürften die Chinesen in vorhistorischen Zeiten allerdings vom Westen erhalten haben, wenn die Hypothese richtig ist, daß sie die Ursitze mit Ariern und Sumerern teilten; nachdem sie sich einmal in ihrem ungeheuren Reiche festgesetzt hatten, blieben sie jedenfalls Jahrtausende fast ganz isoliert vom Kulturstrom Westasiens und trafen auf ihren Wegen nur Völker niedrigerer Entwicklungsstufe, mit denen ihre Geschichte verschmolz. Mußte dadurch nicht der Dünkel der Superiorität der eigenen Leistungen über alles Fremde entstehen? Und als sie endlich mit höheren Kulturvölkern in Berührung kamen, da war ihre eigene Entwicklung schon so abgeschlossen, und in so eigenartigen Formen erstarrt, daß neue Elemente nur aufgenommen werden konnten, wenn sie dem Organismus des chinesischen Lebens und Denkens nicht widersprachen. Die Umgestaltung, welche der Buddhismus in China erfuhr, beweist, daß selbst die kräftigsten fremden Einflüsse, wenn sie überhaupt zur Geltung gelangten, sich dem Grundcharakter des Chinesentums anpassen mußten, statt dieses zu modifizieren. — Gelehrsamkeit, Industrie, Technik haben in überraschend früher Zeit eine erstaunliche Reife erreicht, es sei nur hingewiesen auf die mathematischen und astronomischen Leistungen, auf die vielverzweigte Literatur aller Wissensgebiete, auf die Erfindung des Kompasses (schon um 1100 v. Chr.), die Entdeckung des Porzellans, Erfindung der Buchdruckerkunst, auf die Seidenraupenzucht, Glasbereitung, Papierverfertigung, Purpurfärberei, Goldstickerei, Metallbearbeitung, Darstellung künstlicher Schmucksteine und Emaillen, der Tusche u. s. w. Und besonders rühmenswert ist es, daß der Gelehrte wohl in keinem Lande der Welt so geschätzt wird, wie in China, was sich in seinem hohen sozialen Rang deutlich genug ausdrückt.

Die medizinische Literatur ist außerordentlich reich. Eine Reihe von grundlegenden Werken besitzt unzweifelhaft ein sehr hohes Alter, wenn auch nicht ein solches, wie es ihnen die Tradition zuspricht; ungeheurer Fleiß und subtiler Scharfsinn zeichnet wohl die meisten der medizinischen Schriften aus, Originalität ist aber nur in denjenigen vorhanden, welche bis zum 10. Jahrhundert n. Chr. reichen, von dieser Zeit an begnügen sich die Autoren mit der Rolle des kritischen Sammlers und Kommentators. Die Mehrzahl der Werke behandelt die gesamte Medizin, leitet sich mit einem historischen Ueberblick ein und widmet den größten Teil der Darstellung einerseits der Pulsbeschaffenheit bei den verschiedenen Krankheiten, anderseits der Therapie; der Umfang besonders der Enzyklopädien ist erstaunlich groß. Neben diesen gibt es aber auch Spezialschriften, z. B. über die Pulslehre oder über eine bestimmte Gruppe von Krankheiten (Frauen-, Kinder-, Augenkrankheiten etc.) oder über eine einzelne Affektion, z. B. Lepra. Zum Zwecke der leichteren Einprägung bringen Lehrbücher den Gegenstand auch in Versen.

Die einheimische Ueberlieferung verlegt den Beginn der medizinischen Literatur in die sagenumsponnene Epoche der halbmythischen Kaiser und bringt dieselben mit der Entstehung der wissenschaftlichen Heilkunde in Zusammenhang. Das erste medizinische Kräuterbuch pen-tsao, auf dem die heute noch geltende Pharmakopöe basiert, soll der Kaiser Schin-nung (angeblich 2838-2699 v. Chr.) verfaßt haben; es ist dies jener Herrscher, der sich auch sonst um das Wohl seiner Untertanen durch kulturelle Großtaten (Einführung der Feldfrüchte, Erfindung der Ackergerätschaften, Errichtung der Märkte) verdient machte. Schin-nung lehrte die Menschen, von welchen Brunnen sie trinken sollten und untersuchte alle Pflanzen seines weiten Reiches auf ihre Heilwirkung; wie die Legende erzählt, besaß er eine so dünne Magenwand, daß er durch dieselbe hindurchschauen konnte — eine Eigenschaft, die es ihm gestattete, an sich selbst mit zahlreichen Giften und Gegengiften Versuche anzustellen. Noch größere Förderung empfing die

Medizin angeblich von dem „gelben" Kaiser Hoang-ti (2698-2599 v. Chr.), welcher auch als Erfinder der Rechenkunst und Musik, als Ordner des Kalenderwesens gefeiert wird. Auf ihn führen die Chinesen das noch heute im Gebrauch stehende Werk über innere Krankheiten Noi-king zurück — ein Werk, das gewiß viel jüngeren Ursprungs ist, die Lehre vom Bau des Menschen und die systematische Darstellung der Medizin nach den Prinzipien der Naturphilosophie enthält. Der Epoche des Hoang-ti soll auch ein medizinisches Kräuterbuch, die Aufstellung der ersten Pulslehre und die Erfindung der Heilgymnastik zu danken sein. Unter der Tscheu-Dynastie (1125-255 v. Chr.) wurde das Buch Sai-Shi verfaßt, worin die Lehre von den sechs Lebensgeistern dargestellt ist, und schrieb Hen-jaku mehrere bedeutende Werke, von denen namentlich das Nan-king (über schwierige Probleme) betitelte, hohes Ansehen erlangte. Die berühmte Pulslehre Min-king des Leibarztes Wang-schu-scho, ein kanonisches Werk, das wiederholt neu aufgelegt worden ist, stammt aus dem 3. Jahrhundert v. Chr. Von ganz besonderer Bedeutung für die Weiterentwicklung war die schriftstellerische Tätigkeit des Cho-Chiyu-kei, der um 200 n. Chr. lebte und zwei außerordentlich wichtige Bücher hinterließ; das eine derselben führt den Titel Schang-han-lun (Lehre von den fieberhaften Krankheiten), das andere heißt Kin-kwéi (goldener Kasten) — nach japanischer Aussprache zitiert Scho-kan-ron bezw. Kin-ki. Bemerkenswert ist es, daß sich der Verfasser, im Gegensatz zu Späteren, von mystischen Heilweisen möglichst fern hält und vorzugsweise die empirisch-rationalistische Richtung vertritt; als interessantes Faktum verdient hervorgehoben zu werden, daß nach seiner Anschauung die fieberhaften Krankheiten durch Giftstoffe entstehen, die Stärke des Fiebers von der Art und von der Verbreitungsweise des Giftes (durch Verdauungswege, Blutgefäße oder Atmungswege) abhänge, die Therapie im wesentlichen auf Entgiftung beruhen müsse. Den Höhepunkt des Klassizismus erreichte Tschang-ki, der zur Zeit der Nach-Han-Dynastie im 10. Jahrhundert lebte; seine Schriften, welche das Gesamtgebiet der Medizin (z. B. Pulslehre) betreffen, sind in dem Sammelwerke „Der goldene Spiegel der ärztlichen Stammhäuser" (I-tsung-kin-kien) aufgenommen und vielfach kommentiert worden. Weiterhin behandelt die sehr reiche Literatur die verschiedensten Gebiete der Heilkunde, bescheidet sich aber trotz ihrer Vielseitigkeit damit, als Supplement und Kommentar der vorhergehenden klassischen zu dienen. Eines der beliebtesten neueren Werke ist „Der bewährte Führer im ärztlichen Fache" (Ching-che-chun-ching); von den 40 Bänden desselben enthalten sieben die Nosologie, acht die Pharmakologie, fünf die Pathologie, sechs die Chirurgie, der Rest Kinder- und Frauenkrankheiten.

Das altehrwürdige medizinische Lehrgebäude der Chinesen ist geradezu das Paradigma eines streng einheitlichen geschlossenen Systems, welches die empirischen Errungenschaften zu einem Ganzen harmonisch verbindet, frei von allen inneren Widersprüchen, durchweht von strammer Denkmethodik. Ein Wunderwerk des Formalismus, ein Zerrbild echter Wissenschaft, verdankt es solche Vorzüge jedoch nicht der objektiven Wahrheit seines Inhalts, sondern dem Umstand, daß seine Prämissen der herrschenden Weltanschauung entstammen und deshalb jedweder Kritik entzogen die Bürgschaft der dauernden Anerkennung in sich tragen, ja die Bedeutung unerschütterlicher Axiome besitzen. Im Lichte der abendländischen Weltanschauung verbleicht freilich diese Blume wissenschaftlicher Romantik sehr rasch, und es steht zu befürchten, daß selbst einer unbefangenen historischen Analyse der Schmelz ihrer Farbenpracht entschwindet.

Der leitende Gedanke des Systems ist der bizarr-phantastischen, großzügigen chinesischen Naturphilosophie entnommen, welche seit Jahrtausenden das gesamte Geistesleben in ehernen Banden festhält und die empirische Forschung dazu zwingt, in den Sklavendienst einer geistreich blendenden, hochthronenden Spekulation zu treten; er gipfelt in dem Satze, daß der menschliche Leib mit seinen Kräften bis in die kleinsten Einzelheiten das Abbild des Naturgeschehens im Weltall darstelle, daß zahlreiche Analogien (z. B. hinsichtlich der Zahlenverhältnisse, Elementarbeschaffenheit) zwischen Makrokosmus und Mikrokosmus und zwischen den einzelnen Körperteilen untereinander bestehen, deren Ineinandergreifen die vielverschlungenen Wechselbeziehungen (die Korrespondenz) erkläre. Im Banne dieser Idee und in der sicheren Ueberzeugung, daß die Aufdeckung der Analogien das Verständnis der normalen wie krankhaften Lebensvorgänge jedes Einzelfalles vermittle, schwebte den ärztlichen Denkern nur die spekulative Erforschung der geheimnisvollen Zusammenhänge als erstrebenswertes Ziel vor, während der Empirie die Aufgabe zufiel, die durch Tradition erstarrten Doktrinen womöglich zu befestigen, keineswegs aber zu korrigieren.

Unter derartigen Umständen konnte vor allem jener Wissenszweig nicht emporkommen, dessen Entwicklung ganz besonders an die Freiheit und Voraussetzungslosigkeit der Untersuchung geknüpft ist — die Anatomie; denn wie sollte diese gedeihen, wenn jeder Schritt — abgesehen von religiösen Anschauungen, welche die Zergliederung menschlicher Leichen verpönten — durch die Voraussetzungen der Spekulation gehemmt wurde? Eine Anatomie, welche, statt ein Korrektiv zu sein, nur willkürliche Annahmen stützen soll, kann nur ein Zerrbild werden, und ein solches stellt tatsächlich die chinesische Lehre vom Körperbau dar: einen Wust von Phantasmen, der kaum mehr, als einige wenige grobe Tatsachen, wie sie der Zufall offenbart, in sich schließt.

Nach der religiösen Anschauung ist demjenigen, welcher mit verstümmeltem Körper das Totenreich betritt, eine Vereinigung mit den Vorfahren nicht möglich. Aus diesem Grunde werden sogar von den Operierten die amputierten Körperteile (z. B. von den Eunuchen die Geschlechtsorgane) aufbewahrt und nach dem Tode ins Grab mitgenommen. Eine Leichensektion widerspräche der Pietät und wäre geradezu eine Beleidigung des Toten, eine Unzukömmlichkeit gegenüber den Lebenden. Nur in ganz vereinzelten Fällen dürfte mit Verbrecherleichen eine Ausnahme gemacht worden sein. Vielleicht bildeten solche gelegentliche Uebertretungen des religiösen Verbots in älterer Zeit, hauptsächlich aber wohl die Beobachtungen an gemarterten Verbrechern oder bei zufälligen schweren Verletzungen Quellen für die oberflächliche Kenntnis der Gestalt und Lage der Eingeweide; die Osteologie konnte auch dadurch gewinnen, daß man alle Ueberreste der Toten sorgsam aufbewahrte. Zergliederungen von Tieren scheinen nicht zum Vergleich herangezogen worden zu sein.

Die anatomischen Beschreibungen der Chinesen sind infolge ihrer schwülstigen Nomenklatur oft schwer zu deuten; sie beziehen sich, da die Zwecke der praktischen Medizin allein in Betracht kommen, vorwiegend auf die Lehre von den Eingeweiden (wobei Maße und Gewichte angegeben werden) und auf das Gefäßsystem. Einen Vorzug der einschlägigen Literatur würden die beigefügten anatomischen Abbildungen ausmachen, wenn sie durch ihren groben Schematismus von der Naturwahrheit nicht zu weit entfernt wären. Nach chinesischer Darstellung beträgt die Zahl der Knochen 365; dabei gelten der Schädel, der Vorderarm, der Unterschenkel, das Becken als je ein Knochen. Ueber das Muskel- und Nervensystem, desgleichen über die Sinnesorgane scheinen keine näheren Kenntnisse vorhanden zu sein. Merkwürdigerweise wird vom Gehirn behauptet, daß es nur einen kleinen Raum in der Schädelhöhle einnehme; das Rückenmark soll in den Testikeln enden. Das Herz, in welches man den Larynx münden läßt, wird mit der Blüte einer Wasserlilie verglichen; es besitzt 7 Löcher und 3 Spalten und stützt sich gegen den 5. Wirbel; die Lunge ist am 3. Wirbel angeheftet, hat 8 Lappen und ist von 80 kleinen Löchern durchbohrt; die Leber besteht aus 7 Lappen und stützt sich gegen den 9. Wirbel; die Gallenblase ähnelt einem Weingefäß; die Milz ist am 11. Wirbel befestigt; der Dünndarm, ebenso wie der Dickdarm, macht 16 Krümmungen; die bohnenförmigen Nieren sind am 14. Wirbel aufgehängt. Außer den erwähnten Organen, an welche sich die Beschreibungen des Magens, der Blase mit den Harnleitern anreihen, kennt die chinesische Anatomie noch ein aus drei Abschnitten bestehendes Hohlorgan, ohne welches die Eingeweide ihre Funktionen nicht auszuüben vermöchten, es ist dies das San-tsiao, das vielleicht mit dem Brust- und Bauchfell zu identifizieren sein dürfte. Der Verlauf der Gefäße wird ganz phantastisch geschildert.

Der Versuch des Kaisers Kang-hi (1662-1723), der chinesischen Medizin die abendländische Anatomie aufzupflanzen — er veranlaßte eine Uebersetzung der Anatomie des Pierre Dionis durch den Jesuiten P. Perennin —, scheiterte an dem Widerstande der einheimischen Aerzte. Seit dem 19. Jahrhundert sind in China zwar Kopien europäischer anatomischer Abbildungen verfertigt worden, von einem tieferen Einfluß auf die Anschauungen ist jedoch bisher nichts zu merken.

Was die Entwicklungsgeschichte anlangt, so findet sich darüber folgende Ansicht verbreitet: Im ersten Monate gleicht der Fötus einem Wassertropfen; im zweiten einem Pfirsichblatte; im dritten differenziert sich das Geschlecht; im vierten nimmt die Frucht menschliche Gestalt an; im fünften lassen sich Knochen und Gelenke, im sechsten die Haare erkennen. Wenn es ein Knabe ist, so bewegt sich am Ende des siebenten Monats die rechte Hand links im Mutterleibe, ist es ein Mädchen, so bewegt sich am Ende des achten Monats die linke Hand rechts im Mutterleibe; am Ende des neunten Monats bemerkt man beim Palpieren des Unterleibs drei Veränderungen in der Lage der Frucht; am Anfang des zehnten Monats ist die Entwicklung beendigt. Die Dauer der Schwangerschaft beträgt 270 Tage. Das Geschlecht der Kinder läßt sich aus dem Pulse der Mutter erkennen: ist der rechte Puls derselben erhoben, so deutet dies auf einen Knaben, ist es der linke, so deutet es auf ein Mädchen. Knaben entstehen auf der linken, Mädchen auf der rechten Seite der Gebärmutter.

Die Physiologie ist geradezu ein Teilgebiet der allgemeinen Naturphilosophie, ohne die sie gar nicht verstanden werden kann; es sind dieselben Prinzipien, welche im Weltall, wie im menschlichen Organismus, der nur eine Manifestation des universellen Lebens darstellt, zur Geltung gelangen.

Der Kosmos ist nach chinesischer Anschauung aus dem Zusammenwirken zweier heterogener Urkräfte (Polaritäten) hervorgegangen, der männlichen, Yâng, und der weiblichen, Yin — sein Gleichgewicht beruht auf der harmonischen Tätigkeit beider.

Yang (das aktive, positive Prinzip, Urwärme, Licht) ist vorwiegend repräsentiert durch den Himmel, Yin (das passive, negative Prinzip, Urfeuchtigkeit, Finsternis) durch die Erde. Vermöge beständiger, gegenseitiger, graduell verschiedener Einwirkung der männlichen (zeugenden, entwickelnden) auf die weiblichen (rückgängigen, auflösenden) Kräfte entsteht die große Mannigfaltigkeit der Dinge; die Verschiedenheit der Geschlechter, Charaktere, der hervorstechenden Eigenschaften und Formen ist im letzten Grunde die Folge des Ueberwiegens des Yang oder des Yin. Ersteres ist wirksam in der Sonne, im Licht, im Frühling und Sommer, in der Jugend, als Stärke, als Hitze, Trockenheit, Härte etc. ... letzteres im Mond, im Schatten, im Herbst und Winter, im Greisenalter, als Schwäche, Kälte, Feuchtigkeit, Weichheit etc. ... (die Analogie stellt also gemäß den beiden heterogenen Prinzipien dualistische Reihen auf). —

Die Materie besteht aus 5 (Urgrundstoffen) Elementen, nämlich Holz, Feuer, Erde, Metall und Wasser; jedes Ding ist aus ihnen (in mannigfachen Verhältnissen) zusammengesetzt.

Wie beim Schöpfungsakt aus dem Wasser das Holz (die Pflanzen), aus dem Holz (Reibung) das Feuer, aus dem Feuer die Erde (Asche) hervorging und die Erde das Metall aus sich entstehen ließ, so setzt sich im Weltgeschehen der Kreislauf des Stoffwechsels in gleicher Richtung fort. Daraus leitet die chinesische Naturphilosophie die Beziehungen der Elemente zueinander ab, nämlich: Deszendenz, Freundschaft, Feindschaft. So hat z. B. das Feuer das Holz zur Mutter (weil es aus dem Holz hervorgeht), Erde zum Sohne (Asche ist das Produkt des Feuers), Wasser zum Feinde (weil dieses das Feuer auslöscht), das Metall zum Freunde (weil das Metall keine Wirkung auf das Feuer ausübt). Die gleichen Beziehungen werden bei jedem Grundstoff angegeben, wobei immer die Freundschaft mit Feindschaft erwidert wird (Feuer ist der Freund des Wassers [d. h. es kann diesem nichts anhaben], hingegen ist Wasser Feind des Feuers; Feuer ist der Feind des Metalls [weil es dieses zerstört], hingegen ist das Metall der Freund des Feuers).

Mit den 5 Elementen stehen in Wechselbeziehung (Sympathie, Korrespondenz), die 5 Planeten (Jupiter, Mars, Saturn, Venus, Merkur), die 5 Luftarten (Wind, Hitze, Feuchtigkeit, Dürre, Kälte), die 5 Weltgegenden (Osten, Süden, Mittag, Westen, Norden), die 5 Jahresabschnitte (neben unseren 4 Jahreszeiten werden die letzten 18 Tage des Frühlings, Sommers, Herbst und Winters als eigene Jahreszeit unterschieden), die 5 Tageszeiten, die 5 Farben (grün-blau, rot, gelb, weiß, schwarz), die 5 Töne u. s. w.[22].

Die Zahlensymbolik spielt in der chinesischen Naturphilosophie — so, wie überhaupt in der orientalischen und der durch sie beeinflußten Spekulation — eine große Rolle; die Fünfzahlentheorie ist besonders charakteristisch.

Wie im Kosmos, so sind auch im Menschen die beiden Urkräfte Yâng und Yin Grundbedingungen aller Vorgänge; wie die Materie überhaupt, so ist auch der menschliche Leib aus den 5 Elementen gebildet, und diese finden in bestimmten Organen ihre vornehmste Vertretung; auf dem Gleichgewicht des männlichen und weiblichen Prinzips, auf dem richtigen quantitativen Verhältnis der Grundstoffe beruht die Gesundheit.

Das männliche Prinzip — die Lebenswärme — regiert, entsprechend seiner Tendenz zur Expansion, namentlich die kontraktilen Hohlorgane, „Kammern“ (wie Dick- und Dünndarm, Harnblase, Gallenblase, Magen); das weibliche Prinzip — die Grundfeuchtigkeit — sitzt in den solideren „Eingeweiden“ (Leber, Herz, Lunge, Milz, Niere); jedes der Prinzipien besitzt ein Sammelbecken, und beide zusammen zirkulieren mit dem Blut und der Lebensluft, die ihnen als Vehikel dienen, im Gefäßsystem; durch dieses werden sie den Organen und sodann allen Körperteilen zugeführt; gestörte Zirkulation (durch Schwere, Reibung etc.) bedingt Krankheit.

Das Gefäßsystem besteht aus 12 Hauptadern (king), von diesen enthalten 6 den positiven Urstoff (yang), 6 andere den negativen Urstoff (yin); teils beginnen, teils enden sie an den Händen oder Füßen. Vervollständigt werden die 12 Adern noch durch 2 Hauptsammelkanäle, von denen der eine, an der Rückseite des Körpers verlaufend, den positiven, der andere, an der Vorderseite verlaufend, den negativen Urstoff führt. Die 14 Adern haben 23 Aeste; außerdem werden noch eine Reihe anderer kleiner Gefäße beschrieben.

Interessant ist es, daß die chinesische Physiologie eine Zirkulation des Blutes und der Lebensluft annimmt, und behauptet, daß in 24 Stunden 50 Umläufe stattfinden, während eines Atemzuges legen Luft und Blut 6 Zoll zurück. Die Bewegung äußert sich im Puls, welcher in 24 Stunden 54000-67000mal schlage.

Die 5 Elemente sind im menschlichen Körper durch 5 Hauptorgane (Eingeweide) repräsentiert, denen 5 andere (Hohlorgane, „Kammern") als Gehilfen (Brüder) zur Seite stehen resp. eine verwandte Funktion besitzen. Dem Holz entspricht der Qualität nach — die Leber; dem Feuer — das Herz; der Erde — die Milz; dem Metall — die Lungen; dem Wasser — die Nieren. Die Leber hat zum Gehilfen die Gallenblase, und beide dienen zur Filtration der Säfte; das Herz empfängt den Chylus und verwandelt ihn in Blut, sein Gehilfe, der Dünndarm, verwandelt die Nahrung in Chylus; Milz und Magen besorgen die Verdauung; die Lunge läßt das Blut laufen und reinigt es vom Schleim, ihr Gehilfe, der Dickdarm, hat die Aufgabe, die groben und unreinen Stoffe zu entleeren; die Niere mit dem Ureter teilt sich in die Sekretion des Harns, der in die Blase gelangt. Im besonderen wird der rechten Niere, der „Pforte des Lebens", die Rolle zugewiesen, den Samen zu bilden (Sitz der Kraft), während die Leber als Sitz der Seele, die Galle als Sitz des Mutes gilt, und die Lungen die Stimmung regulieren sollen.

Gemäß der Elementarbeschaffenheit läßt die chinesische Physiologie jedes der 5 Hauptorgane mit einer kosmisch-tellurischen Erscheinung (Gestirn, Himmelsgegend, Luftart, Jahres-, Tageszeit etc.), und ebenso mit einem der 5 Töne, Gerüche, mit einer der 5 Farben, Geschmacksarten u. s. w., korrespondieren; außerdem beeinflußt jedes Organ neben der Hauptfunktion noch ein entferntes Körpergebiet (z. B. einen bestimmten Gesichtsteil, eine bestimmte Gewebsart) und steht zu anderen Organen im Verhältnis der Sympathie oder Antipathie (Deszendenz, Freundschaft, Feindschaft). Das wichtigste Charakteristikum findet es aber in einer nur ihm eigentümlichen Pulsgattung. Diese bis ins Maßlose gezogenen Analogien sind nach chinesischer Anschauung auch von größter praktischer Bedeutung, weil sich jede krankhafte Störung durch eine Abweichung von dem als Norm geltenden Korrespondenzsystem bemerkbar macht.

Die Diagnostik und Prognostik legt relativ wenig Wert auf die Anamnese und basiert vorwiegend auf sorgfältiger objektiver Untersuchung des ganzen Körpers; jedoch handelt es sich — obwohl einzelne erfahrungsgemäß erworbene gute Beobachtungen unterlaufen — hauptsächlich um allerlei ausgeklügelte Subtilitäten, die den Irrgängen der mystischen Korrespondenzlehre entstammen. Der chinesische Arzt nimmt Kenntnis vom Habitus und Allgemeinbefinden, von der Gemütsbeschaffenheit, von den Geruch- und Geschmacksempfindungen, ja sogar von der Appetitrichtung und den Träumen des Patienten, er verfolgt die Atmung und die Schalläußerungen (Stimme, Weinen, Lachen, Seufzen etc.), er prüft die Temperatur (durch Palpation) und die Art der Ausscheidungen (Menge, Farbe, Konsistenz des Nasenschleims, Sputums, Harns, der Fäces), er achtet auf die Farbe gewisser Venen und läßt selbst die Beschaffenheit der Behaarung nicht aus dem Auge. All dies, wobei auf die Uebereinstimmung oder Dissonanz der Zeichen, sowie auf den Einfluß der Atmosphäre, der Jahreszeit, Tagesstunde u. s. w. Rücksicht genommen wird, bildet aber nur die Ergänzung der Untersuchungsergebnisse, welche durch die beiden wichtigsten diagnostischen Methoden gewonnen werden, durch die Prüfung des Pulses und die Inspektion des Gesichtes und der Zunge.

Die chinesische Pulslehre ist ungemein kompliziert und erfordert in der Praxis ein äußerst umständliches Verfahren, das schon im einfachsten Falle 10 Minuten, bisweilen aber selbst einige Stunden in Anspruch nimmt.

Man kennt 11 Stellen, an denen der Puls gefühlt werden kann, jede derselben hat ihren eigenen Namen.

Gewöhnlich wird die Betastung an der Radialis vorgenommen und zwar in der Weise, daß man zuerst den Mittelfinger auf das Köpfchen des Radius, sodann neben ihn den Zeige- und Ringfinger anlegt, während der Daumen sich auf das Dorsum des Carpus stützt. Die Untersuchung findet auf beiden Seiten statt, wobei der Arzt mit seiner rechten Hand die linke Radialis, mit seiner linken die rechte prüft. Die jederseits ermittelten 3 Stellen werden als 3 Pulse aufgefaßt und mit den Namen „Zoll", tsuen, „Engpaß", kouan, und „Schuh", tché, bezeichnet, von denen der erste unter dem Ringfinger, der zweite unter dem Mittelfinger, der dritte unter dem Zeigefinger fühlbar ist. Auf beiden Seiten untersucht, ergeben sich somit 6 Pulse, von denen jeder einzelne mit einem bestimmten Organe korrespondiert und dessen normalen oder pathologischen Zustand verrät. So entspricht z. B. der „Engpaß", kouan, rechts palpiert dem Magen und der Milz, links der Leber und Gallenblase. Jeder Puls muß 3mal für sich allein, zuerst mit schwachem, dann mittlerem, endlich starkem Drucke während der Dauer von 9 Atemzügen untersucht werden, wobei auf Qualität, Frequenz und etwaige Intermissionen zu achten ist. Die Zahl der Pulsvarietäten ist eine kaum übersehbare.

Da nach der chinesischen Sphygmologie jedes Organ neben seinem natürlichen noch einen entgegengesetzten, mit den Jahreszeiten wechselnden Puls besitzt, die Pulse schon unter normalen Verhältnissen je nach dem Einfluß der Gestirne, Jahres- und Tageszeiten, je nach Alter, Konstitution und Geschlecht differieren, in krankhaften Zuständen aber störend ineinander eingreifen, so kommt bei der verwirrenden Fülle von Kombinationen eine Unzahl von Varietäten zu stande, deren — uns illusorisch erscheinende — Kenntnis ein stupendes Gedächtnis, einen erstaunlichen Tastsinn voraussetzt. Eine Vorstellung davon gibt schon die eine Tatsache, daß nicht weniger als 51 Haupttypen, nämlich 7 „äußere“ Pulse (entsprechend dem positiven Urprinzip), 8 innere (entsprechend dem negativen Urprinzip), 9 „Weg“-Pulse (entsprechend den großen Kommunikationskanälen) und 27 Pulse, welche letalen Ausgang anzeigen, die elementare Grundlage der Untersuchung bilden.

Bezüglich der Frequenz wäre zu erwähnen, daß 4-5 Schläge während eines Atemzuges als normal gelten, 3 Schläge deuten auf eine, durch das Vorwalten des weiblichen Prinzips (Kälte), 6-7 Schläge auf eine, durch das Vorwalten des männlichen Prinzips (Hitze) entstandene Krankheit, 1-2 oder 8-9 Pulse geben eine letale Prognose. Was den aussetzenden Puls anlangt, so ist ein einmaliges Aussetzen nach 50 Schlägen mit der Gesundheit vereinbar, ein Aussetzen nach 40, 30, 20, 10 Schlägen weist darauf hin, daß 1, 2, 3, 4 Eingeweide ohne Lebensluft sind und der Tod binnen 4, 3, 2, 1 Jahr erfolgen wird.

Die Pulslehre ist übrigens von den einzelnen Autoren verschiedenartig bearbeitet worden und sogar hinsichtlich der vermeintlichen Beziehungen der Organe zu den drei Handgelenkspulsen links und rechts herrschen bedeutende Differenzen in den Angaben.

Aus dem Pulse allein glaubt man die Art und den Sitz der Krankheit diagnostizieren zu können. Nach einem beliebten Gleichnis stellt der menschliche Körper ein Saiteninstrument dar, dessen einzelne Teile ihre bestimmte Klangfarbe (Organpulse) besitzen und dessen Töne (Pulse) die Harmonie (Gesundheit) oder Disharmonie (Krankheit) zum Ausdruck bringen.

Mit der Pulsuntersuchung wetteifert an Bedeutung die Inspektion des Gesichtes und der Zunge, wobei vornehmlich auf die Farbe geachtet wird. Die Glossosemiotik verfügt über 37 Typen.

Wie aus folgender Tabelle hervorgeht, entspricht jedem der Organe eine bestimmte Farbe, wobei das zugrundeliegende Element wohl den Ausschlag gibt. Im menschlichen Körper entstehen die Farben durch die in die Eingeweide eindringende Luft. Für diagnostische Zwecke wird es verwertet, daß die Organfarben aufsteigend auf dem Antlitz erscheinen. Bei krankhaften Störungen zeigt die prävalierende Farbe den Sitz der Krankheit an. Die Prognose richtet sich danach, ob der dominierende Organpuls mit der dominierenden Farbe im Einklang ist oder nicht. Im ersteren Falle steht die Prognose günstig, im letzteren hängt es davon ab, ob die Farbe einem freundlichen oder feindlichen Organ entspricht. Vergl. die Tabelle zu folgendem Beispiel: Es sei der dominierende Puls der Milzpuls, die vorherrschende Farbe gelb — Prognose günstig. Wird die Farbe rot oder schwarz, so besteht keine große Gefahr, denn dies bedeutet, daß das Herz oder die Niere prävaliert, d. h. die „Mutter" oder der „Freund" der Milz; wird die Farbe aber weiß oder grün, so ist die Prognose letal, denn dies bedeutet, daß Lunge oder Leber, der „Sohn" oder der „Feind", die Oberherrschaft erlangt hat. Das Eintreten der „Mutter" (also hier des Herzens für die Milz) gilt nämlich als natürlicher Vorgang, hingegen das Prävalieren des „Sohnes" (also hier der Lunge) als widernatürliches Vorkommnis. Bezüglich der Erklärung der „Freundschaft" und „Feindschaft" der Organe vergl. S. 97. Die Inspektion der Farbe erfolgt hauptsächlich in jenem Teil des Kopfes und Gesichts, welcher mit dem betreffenden Organ in Korrespondenz steht. Ein solcher ist z. B. für das Herz — die Zunge. Beobachtet man also bei einer Erkrankung des Herzens, daß die normalerweise rote Zunge schwarz wird (Farbe der Niere), so bedeutet dies, daß die Niere, d. h. der Feind des Herzens, die Oberhand erlangt hat, weshalb die Prognose auf Destruktion des Herzens, also letal zu stellen ist.

Krankheit ist eine Disharmonie, eine Gleichgewichtsstörung, bedingt durch das Vorherrschen des männlichen oder weiblichen Urprinzips (der Stärke oder Schwäche, Hitze oder Kälte, Trockenheit oder Feuchtigkeit). Sie äußert sich in Störungen der Zirkulation der Lebensluft und des Blutes, worunter die Organe leiden.

Eine Folge ist das Mißverhältnis der Elemente, so z. B. entsteht Schiefwerden des Mundes durch fehlerhaften Ueberschuß des Holzinhalts über den Metallinhalt, wodurch die Muskeln sich zusammenziehen.

Das Verständnis der chinesischen Physiologie und Diagnostik wird durch folgende Uebersichtstabelle wesentlich erleichtert.

Element	Holz	Feuer	Erde	Metall	Wasser
Planet	Jupiter	Mars	Saturn	Venus	Merkur

Himmelsrichtung	Osten	Süden	Mitte	Westen	Norden
Atmosphäre	Wind	Hitze	Feuchtigkeit	Dürre	Kälte
Jahreszeit	Frühling	Sommer	Die letzten 18 Tage jeder Jahreszeit	Herbst	Winter
Tageszeit	Morgen	Mittag	Die Zwischenzeiten	Abend	Nacht
Hauptorgan	Leber	Herz	Milz	Lunge	Niere
Beherrschendes Organ Mutter	Niere	Leber	Herz	Milz	Lunge
Abhängiges Organ Sohn	Herz	Milz	Lunge	Niere	Leber
Gehilfe (Bruder)	Gallenblase	Dünndarm	Magen	Dickdarm	Ureter und Harnblase
Hat zum Freund	Milz	Leber	Niere	Leber	Herz
Hat zum Feind	Lunge	Niere	Leber	Herz	Milz
Einflußsphäre	Sehnen Gefäße Nägel Augen	Palma Stirne Zunge	Fleisch Arm Bein Mund	Haut Haare Schultern Nase	Knochen Zähne Bart Ohr

Korrespondierender Gesichtsteil	Augen	Zunge	Lippen	Nase	Ohr
Korrespondierende Farbe	grün	rot	gelb	weiß	schwarz
Puls	Kouān links	Tsuén links	Kouān rechts	Tsuén rechts	Tché beiderseits
Abhängig	Farben	Gerüche	Geschmacksarten	Töne und Stimme	Fluida
Schallãußerungen	Seufzer	Lachen	Singen	Weinen	Schluchzen
Sekrete	Tränen	Schweiß	Speichel	Schleim Sputum	Harn
Geschmack	sauer	bitter	süß	scharf	salzig
Geruch	ranzig	brenzlig	wohlriechend	nach frischem Fleisch	nach faulem Fleisch
Appetit auf	Hirse Hammelfleisch	Reis Pferdefleisch	Hülsenfrüchte Schweinefleisch	Leinsamen Geflügel	Weizen Rindfleisch

Die Pathologie betrachtet Wind, Kälte, Trockenheit, Feuchtigkeit, Affekte und Leidenschaften, Gifte, aber auch böse Geister und imaginäre Tiere (Fuchssagen!) als Krankheitsursachen. Die Klassifikation ist nach verschiedenen Gesichtspunkten durchgeführt (z. B. je nach dem Pulse), am rationellsten ist die Einteilung in innere und äußere Affektionen oder nach den Körperregionen oder nach den Organen. Da die einzelnen Typen nur (oft vagen) Symptomenkomplexen entsprechen, und bei der oberflächlichen Beschreibung ganz verschiedenartige Prozesse zusammengeworfen werden, kann es nicht wundernehmen, daß die chinesische Pedanterie eine Menge von Unterarten, z. B. von der Dysenterie 14 Formen, unterscheidet.

Immerhin finden sich in der Literatur vortreffliche Beschreibungen, besonders der Infektionskrankheiten.

Das am meisten ausgebaute Gebiet der chinesischen Medizin — die Therapie, verfügt über nicht wenige Hilfsmittel, ja der gewaltige Arzneischatz überragt an Menge den jedes anderen Volkes. Die Ueberzeugung, daß in der Natur ein Heilmittel für jedes Leiden vorhanden sein müsse, das wirksam sei, wofern nicht das menschliche Schicksal es verwehre, führte dahin, alle erdenklichen Substanzen, sowohl pflanzlicher als tierischer, in geringerem Ausmaß auch mineralischer Art, zu erproben. Mag die jahrtausendalte emsige Empirie neben wirklich heilkräftigen einen Wust von nutzlosen Dingen aufgespeichert haben, vieles bedarf noch der Nachprüfung, um richtig bewertet werden zu können, und als sicher ist anzunehmen, daß eine solche Nachprüfung für die Weltmedizin von Nutzen sein wird. Nicht gar so gering ist die Zahl jener Arzneistoffe, in deren Verwendung bei gleicher Indikation die europäische Medizin mit der chinesischen übereinstimmt; zu diesen gehören z. B. Rhabarber, Granatwurzel (gegen Würmer), Kampfer, Akonit, Cannabis, Eisen (gegen Blutarmut), Arsenik (gegen Malaria und Hautleiden), Quecksilber (gegen Hautkrankheiten), Schwefel (gegen Hautleiden), Natrium- und Kupfersulfat (Brechmittel), Alaun, Salmiak, Moschus (Nervenmittel).

Den Rhabarber dankt die Heilkunde des Westens unzweifelhaft der chinesischen, er wurde durch den zentralasiatischen Handel zugeführt. Abgesehen vom Opium, nahm die chinesische Pharmakopöe nur die sehr geschätzte Asa foetida, Muskatnüsse, Zimt und Pfeffer vom Ausland auf.

Das höchste Ansehen von allen Arzneisubstanzen genießt die Ginsengwurzel (Panax Ginseng Nees), welche wegen ihrer tonikoexzitierenden Wirkung geradezu als Panacee betrachtet und mit dem dreifachen Gewichte Goldes aufgewogen wird.

Der Name Ginseng bedeutet menschliche Kraft oder Weltwunder. Es gibt eine Menge von Ginsengpräparaten, die gewöhnlich mit Zusatz von Ingwer etc. verabreicht werden. Beim Einsammeln müssen eine Reihe von Vorschriften eingehalten werden, die teils der Erfahrung, teils dem Aberglauben entspringen. Dasselbe ist übrigens bei den meisten pflanzlichen Mitteln der Fall, da nach verbreiteter Ansicht ihre Wirksamkeit den Einflüssen des Bodens, der Sammelzeit (Jahreszeit und Tagesstunde), der Art und Weise des Trocknens (in der Sonne oder im Schatten) unterliegt. Ueber die wunderbaren Heilwirkungen der Ginsengwurzel (z. B. als Verjüngungsmittel) existiert eine ganze Literatur.

Besonderer Beliebtheit erfreuen sich auch, wie aus den Rezeptformeln hervorgeht, Pachyderma cocos, Magnolia hypoleuca, Auszug von Minzblättern (po-hô), Arumknollen, Radix Tang-kui (gegen

Dysmennorrhöe), Süßholz, Bärengalle, veraschtes Haar, Realgar, Zinnober u. a. Der Zinnober, welcher in der chinesischen Alchemie die Rolle des Steins der Weisen spielte, dient zur Bereitung merkurieller Präparate und wird für die Räucherungstherapie der Syphilis benützt (man steckt eine mit Zinnober gefüllte Papierrolle in ein Nasenloch, brennt dieselbe an und läßt die Quecksilberdämpfe einatmen). Wie bei uns, ist die merkurielle Behandlung der Syphilis seit Jahrhunderten in China üblich, doch wird sie milder gehandhabt (statt mit grauer Salbe Einreibungen mit roter Quecksilberoxydsalbe; innerlich Kalomel, Sublimat, gemischt mit Kalksulfat), auch bildet sie nicht die einzige Behandlungsmethode (unter anderem werden als innere Mittel Smilax, Perlen- und Perlmutterpulver verwendet). Einer Menge von Stoffen wird eine erwärmende, kühlende, zerteilende oder blutverbessernde Wirkung beigemessen, zahlreich sind die Purgativa, Emetika, Expektorantia, und neben ihnen kommen schweiß- und harntreibende Medikamente in Betracht. Außerdem besitzt die chinesische Medizin sehr viele Emenagoga, Galaktogoga, Abortiva und Aphrodisiaka, welch letztere den Hauptbestandteil der außerordentlich verbreiteten und öffentlich angepriesenen Geheimmittel ausmachen.

Die Lehre von den Arzneimitteln ist namentlich in den zumeist illustrierten Kräuterbüchern niedergelegt, von denen das älteste, wie schon erwähnt, von dem sagenhaften Schin-nung herrühren soll. Zweifellos ist die reiche Erfahrung vieler Generationen auf diesen mythischen Urheber zurückgeführt. Ein mehrere Jahrhunderte v. Chr. verfaßtes Wörterbuch über Kräuterkunde, Rha ya, enthält zur Hälfte naturgeschichtliche Tatsachen. Von den 40 Bänden des bewährten „Führers zur ärztlichen Praxis", Ching-che-chun-ching, behandeln acht die Pharmakologie (Luy-fang). Als maßgebendstes Werk aber wird jenes betrachtet, welches der Stadtpräfekt Li-schi-tschin um die Mitte des 16. Jahrhunderts n. Chr. unter dem Titel Pen-tsao-kang-mu abzufassen begann. Dieses aus 52 Bänden bestehende Monumentalwerk beruht auf Exzerpten aus der vorausgehenden Literatur und beschreibt über 1800 vorwiegend pflanzliche Heilstoffe hinsichtlich des Fundorts, der Zubereitung, Aufbewahrung, Anwendungs- und Wirkungsweise.

Eine der merkwürdigsten Eigentümlichkeiten der chinesischen Arzneikunst liegt in ihrem Reichtum an Substanzen animalischen Ursprungs. Mystizismus, doch auch das unklare Vorgefühl jener Ideen, die bei uns in neuerer Zeit zur organotherapeutischen geleitet haben, bilden höchstwahrscheinlich das Leitmotiv, wenn z. B. Präparate aus der Leber, Lunge, Niere verschiedener Tiere gegen Leber- bezw. Lungen- und Nierenleiden verordnet werden, oder wenn man z. B. den Samen junger Männer oder Nervensubstanzen von Tieren gegen Schwächezustände, Hühnermagen gegen Magenleiden, Hoden verschiedener Tiere gegen

Impotenz, Placenta zur Erleichterung der Geburt u. s. w. anwendet. Neben Substanzen solcher Art finden sich — ähnlich wie in der Pharmakopöe anderer Völker und in der europäischen Medizin verflossener Jahrhunderte — ganz absonderliche und widerwärtige Dinge (Auswurfstoffe).

Aus der Tierwelt werden unter vielem anderen verwendet: Eidechsen, Kröten, Salamander, Schlangen, Schildkröten, Skorpione, Regenwürmer, Blutegel, Seidenraupen, Tausendfüßer; Haut, Fleisch, Fett, Blut, Milch, Galle, Eingeweide, Exkremente, Knochen, Zähne etc. verschiedener Tiere. So benützt man pulverisierte Tiger- und Elefantenknochen gegen Abmagerung, Elefantenzähne gegen Epilepsie, Fischotterleber gegen Anämie, gepulverte Tieraugen mit Frauenmilch gegen Augenentzündungen, die Spitzen der Hirschhörner gegen Schwächezustände, Darmkonkremente von Antilopen als Expektorantia, Bärengalle als Purgans u. s. w.

Auch der Mensch selbst wird als Heilkörper herangezogen: die Milch junger Frauen als Verjüngungsmittel, die Placenta gegen Chlorose, der Harn 3-4jähriger Kinder gegen Ohnmachten, menschliche Exkremente, Abortreste u. s. w. Das Volk schreibt dem Blute Enthaupteter eine besonders kräftigende Wirkung zu.

Zur animalischen Therapie ist auch die (wahrscheinlich aus Indien stammende) prophylaktische Inokulation der Blattern zu rechnen, welche, angeblich von einem Philosophen erfunden, mindestens seit dem 11. Jahrhundert in China geübt wird und als Vorläuferin der Serumtherapie angesehen werden kann. Man führt zu diesem Zwecke einen mit dem Inhalt einer frischen Pockenpustel getränkten Baumwollenbausch in die Nase des Impflings ein (bei Knaben ins linke, bei Mädchen ins rechte Nasenloch) oder benützt Pulver von einer getrockneten Pustel, das eingerieben oder durch eine Röhre in die Nase eingeblasen wird. Aus gewissen spekulativen Gründen darf am 11. und 15. des Monats nicht geimpft werden. (Die Vaccination wurde im letzten Jahrhundert eingeführt.) Die Klassifikation der Arzneisubstanzen, denen spezifische Beziehung zu den Organen und Krankheiten zugeschrieben wird, ist sehr subtil im Geiste des naturphilosophischen Systems durchgeführt, und namentlich spielen hierbei die Spekulationen über die Analogien zwischen der Elementarbeschaffenheit, der Farbe, dem Geschmack und der spezifischen Wirkungsweise der Mittel eine wichtige Rolle.

So sollen die grünen Mittel und die sauer schmeckenden Arzneien vorzugsweise die Leber beeinflussen wegen des Holzes, das ihren Hauptbestandteil bilde; nach dem gleichen Prinzip wirken die roten und bitteren Mittel (Feuer) besonders auf das Herz, die gelben und süßen (Erde) auf die Milz (Magen), die weißen und scharfen (Metall) auf die Lungen, die schwarzen und salzigen (Wasser) auf die Nieren. Alle erwärmenden oder kühlenden, stark wirkenden Stoffe besitzen mehr die Eigenschaften des männlichen Urprinzips, des Yang, während die schwach schmeckenden, mit ausgesprochenem saueren, bitteren, süßen, würzigen oder salzigen Geschmacke mehr die Eigenschaften des Yin haben sollen; den Leiden der oberen Körperhälfte, wo das Yang überwiege, entsprechen die aus den oberen Pflanzenteilen (Knospen, Blüten) hergestellten Arzneien, den Krankheiten der unteren Körperhälfte hingegen die aus den Wurzeln bereiteten Mittel, weil in ihnen das Yin vorherrsche. Schließlich werden die Heilmittel sogar mit den Jahreszeiten in Analogie gesetzt, beispielsweise gleichen die mehr nach oben wirkenden den treibenden Kräften des Frühlings, die schweren, wässerigen, mehr nach unten wirkenden, dem sinkenden Streben des Herbstes u. s. w. Bei der Verordnung kommen neben der höchst anerkennenswerten jahrtausendalten Empirie die Stellung des Mittels im naturphilosophischen System, die Berücksichtigung der Jahreszeit und des Wetters, das Geschlecht des Patienten in Betracht.

Bisweilen ist für die Wahl des Arzneimittels auch die Signatur bestimmend (d. h. die Berücksichtigung der Form oder Farbe etc., welche symbolisch auf die Wirkung hindeuten sollen). Beispielsweise werden deshalb die roten Blüten von Hibiscus als Emenagogum, der Safran wegen der gelben Farbe gegen Icterus, Bohnen wegen ihrer Gestalt als Nierenmittel, Leuchtkäfer als Bestandteil von Augenwässern verwendet.

Die Quantität der einzelnen Arzneimischungen, welche dem Patienten zugemutet wird, ist sehr bedeutend; äußerlich sind die Präparate oft recht gefällig ausgestattet, anlockend, und die Namen, die sie führen, (z. B. das Pulver der drei Höchstweisen, das Pulver des fünffachen Ursprungs) sind geeignet, auf die Phantasie zu wirken, den Nimbus zu verstärken. Manche Aerzte bereiten die Arzneien selbst, gewöhnlich aber wandern die (auf rotes Papier geschriebenen) Rezepte in die meist luxuriös ausgestatteten, sauber gehaltenen Apotheken. Das Rezept ist in der Regel aus einer Anzahl von Drogen (selten weniger als 9 oder 10), zusammengesetzt; die Mittel werden nach ihrer Wirksamkeit in Herrscher, Minister und Subalterne — entsprechend unserem Remedium principale, R. adjuvans, R. constituens et corrigens — eingeteilt. Sowohl bei der Komposition der Rezepte wie bei der Bestimmung der Einzelgaben kommt der Zahlenglaube in Betracht; so stellt die Zahl der verordneten Substanzen häufig ein Multiplum von 5 dar, und man gibt gewöhnlich 5 Einzelgaben etc.

Gegen jede einzelne Affektion gibt es eine ganze Reihe von Mitteln, die Auswahl derselben unterliegt jedoch genau präzisierten Indikationen, welche auf den pathogenetischen Anschauungen basieren. So kommen z. B. bei Bronchialkatarrh, je nachdem eine exzitierende, sedative oder expektorierende Wirkung beabsichtigt ist, folgende Arzneisubstanzen zur Anwendung: Sellerie, Ingwer, Akonit, Enzian, Zimt, Opium, Thuja, Bambus,

Huflattich, Veilchen, verbrannte Schildkrötenschuppen, Krötenspeichel, Pillen aus altem Lehm u. a. Unter den Heilmitteln gegen chronische Bronchitis fällt insbesondere die Schweinslunge auf, unter jenen gegen Lungenentzündung (neben Clematis und Aristolochia) mit Ammoniak versetztes Süßholz; dieses Medikament wird in der Weise bereitet, daß man Süßholz in Bambusrohre stopft, dieselben mit Wachs verschließt und eine Zeitlang in Abortgruben liegen läßt. Die Phthisis wird mit Lungensubstanz oder mit kompliziert zubereiteten Orangenrinden behandelt, oder man verwendet eine Gelatine von in Arrak gekochter Eselshaut. Gegen Herzaffektionen sollen, je nach der vermeintlichen Ursache, Anaphrodisiaka, kleine Dosen von Mennig, ein Infusum von Clematis, die Wurzel von Chelidonium majus, pulverisiertes Steinbockshorn gute Dienste leisten. Oedeme hofft man durch Präparate aus Wasserwegerich, Smilax, Convolvulus, schwarze Bohnen u. a. zu beseitigen, Hämmorrhagien durch Enzian, Akonit, Ingwer, Nelombo, Gips, Borax, Haarasche, Knoblauch, pulverisiertes Rhinozeroshorn oder pulverisierte „Drachenknochen" (Reste fossiler Tierarten?); bei Gebärmutterblutungen macht man Irrigationen mit Brennesselabsud. Bei Leberkongestionen empfiehlt die chinesische Therapie neben Basilienkraut, Bambusknospen und Elefantenhaut besonders ein Extrakt von Schweinsleber, Ochsengalle oder Bärengalle mit Arrak; bei Nierenkrankheiten auch Schweinenieren. Sehr ansehnlich ist die Zahl der Arzneisubstanzen gegen Magendarmleiden, hier kommen in Betracht als Stomachika z. B. Pfeffer, Gewürznelken, grüne Orangenrinde, Koriander, Magnolia hypoleuca, Kropf von jungen Hühnern u. a., als Brechmittel z. B. Betonia, als Abführmittel: Pflaumen, Tamarinden, schwefelsaures Natron, Rhabarber, Schweinegalle, Crotonharz u. a.; als Styptika z. B. Enzian oder brauner Ocker — das souveräne Mittel aber bleibt die Ginsengwurzel. Außer den einfachen Stoffen stehen aber noch vielerlei Mixturen in Gebrauch und keinesfalls wird das diätetische Regime vernachlässigt.

Gegen Dysenterie (von der eine akute und chronische, nebstdem aber noch mehrere Arten unterschieden werden) sind zahlreiche Medikamente empfohlen, neben rationellen (Aloe, Rhabarber, Granatwurzel, Zimt, Muskat, Ginseng etc.) Fledermausexkremente, Schlangenhaut u. a. Die Fettleibigkeit, welche in China nicht selten vorkommt, sucht man durch kein Mittel zu bekämpfen. Den Affektionen des Nervensystems steht ein reicher Heilschatz gegenüber, wovon nur einiges angedeutet sein möge. Ein Lieblingsmittel gegen Migräne ist Menthaöl; gegen Kopfschmerz wird unter vielen anderen Substanzen auch das Hirn und Mark des Hirsches (bei Gehstörungen ebenfalls) verwendet; gegen Schwächezustände, die auf sexuelle Exzesse zurückgeführt werden, wirken pulverisiertes Hirschhorn und zahlreiche Aphrodisiaka; Epilepsie wird mit Seidenwürmern und Rhemaniawurzel behandelt. Lähmungszustände (von denen verschiedene Formen unterschieden sind) mit Ahornwurzeln, Strychnos, Zinnober,

Tigerknochen, Moschus, Grillenbälgen u. a.; Konvulsionen mit einer Valerianaart; bei Psychosen verabreicht man mit Vorliebe das Kinthiap, d. h. Menschenkot, welcher 3 Jahre lang in einem Gefäß vergraben gelegen hat. — Die gebräuchlichsten Mittel gegen Gelenkrheumatismus sind: Schilfrohr, Smilax, Aristolochia, kohlensaurer Kalk; gegen Wechselfieber: Magnolia hippoleuca, gekochte Schildkrötenköpfe, Büffelkäse, Eisensuperoxyd, Potensilla. Sehr umfangreich und durch eine Fülle von Indikationen geregelt ist die Therapie der Blattern (interne und externe Behandlung), die Cholera sucht man mit den oben erwähnten Darmmitteln zu bekämpfen, die Diphtherie durch Revulsion (künstliche Erzeugung von Ekchymosen am Halse) und Insufflation von adstringierenden Pulvern zu beheben, bei der Pest verwendet man Purganzen, Diuretika, Sudorifera u. s. w. — Die Therapie der Hautkrankheiten — **Krätze wird auf einen Parasiten zurückgeführt** — zählt unter ihren Mitteln z. B. Schwefel, Alaun, Arsenik, Quecksilber, welche äußerlich appliziert werden, doch vergißt man dabei auch die interne Medikation (besonders Abführmittel) keineswegs. Was die Frauenkrankheiten anlangt, so unterscheiden die chinesischen (wie alle orientalischen) Aerzte eine ganze Reihe von Menstruationsstörungen als selbständige Affektionen, je nach dem abnormen Eintritt, der Dauer, nach der Farbe der Menstrualflüssigkeit, nach den ätiologischen Momenten; insbesondere die Farbe gibt dem chinesischen Arzte entsprechend dem pathologischen System die Handhabe bei der Wahl des Medikaments. Die Anzahl der verwendeten Heilmittel, insbesondere der Emenagoga, ist Legion, natürlich auch der Abortiva. Der Behandlung der Kinderkrankheiten, wovon mindestens 57 verschiedene Arten differenziert werden, ist — natürlich im Geiste des spekulativen Systems — große Sorgfalt zugewendet. Die Dosierung unterliegt der folgenden Vorschrift: Ein Mittel, das Erwachsenen in der Gewichtsmenge von 12-20 g verabreicht wird, ist bis zum 7. Jahre in der Dosis von 4-6 g, in der Zeit vom 8.-13. Jahre in der Dosis von 6-8 g und in der Zeit vom 13.-18. Jahre in der Dosis von 8-12 g zu geben. Merkwürdigerweise benützt man bei Kinderkrankheiten als wichtigstes diagnostisches Zeichen die wechselnde (rote, gelbe, weiße, blaue oder schwarze) Farbe eines am Zeigefinger sichtbaren Blutgefäßes (bei Knaben an der linken, bei Mädchen an der rechten Hand).

Mit der Arzneitherapie rivalisieren die bei allen möglichen Zuständen verwendeten Behandlungsmethoden der Moxibustion und Akupunktur.

Zu den Moxen benützt man kleine Röllchen oder Kegel, die am häufigsten aus der wolligen, zunderähnlichen Masse der Artemisiablätter (aber auch aus Schwefel, ölgetränktem Binsenmark) geknetet werden; man klebt dieselben mit Speichel auf oder setzt sie mittels einer Metallplatte auf die Körperoberfläche und zündet sie an. Für die Wahl der Applikationsstelle, die Zahl und Anordnung (bei starken Personen bis 50) der Moxen, welche der gestockten Krankheitsmaterie einen Ausweg verschaffen oder sie ableiten sollen, gibt es genaue Vorschriften; bei Brustkrankheiten werden sie auf dem Rücken, bei Magenkrankheiten auf den Schultern, bei venerischen Leiden auf der Wirbelsäule appliziert. Bemerkenswerterweise dient die Moxibustion auch als vorbeugendes Mittel. Die Akupunktur, welche eine chinesische Erfindung zu sein scheint, besteht darin, daß man feine (5-22 cm lange) Nadeln aus gehärtetem Stahl, Silber oder Gold (während der Kranke hustet) durch die gespannte Haut mehr oder minder tief einsticht (oder durch einen Schlag mit einem kleinen Hammer auf den spiralig gekehlten Kopf der Nadel eintreibt) und rotierend in die Tiefe weiterführt. Nach der Entfernung der Nadel wird auf die Einstichstelle mit der Hand ein Druck ausgeübt oder eine Moxe gesetzt. Die Zahl der Nadeln, welche zur Anwendung kommen, die Richtung der Rotationsbewegung (nach links oder rechts), die Tiefe der Einführung (gewöhnlich 3-3,5 cm), die Dauer des Liegenlassens (einige Minuten) hängt von der Art und Schwere des Einzelfalles, bezw. von den Vorstellungen, welche die chinesische Krankheitstheorie damit verbindet, ab. Mit dieser im Zusammenhang steht es, daß der Wahl der Einstichstelle eine geradezu peinliche Sorgfalt zugewendet ist, wenn dabei gewiß auch die Vermeidung von Verletzungen, z. B. der Nerven, im Auge behalten wird. Es sind am ganzen Körper 388 mit Namen versehene Stellen bestimmt, wo die Akupunktur vorgenommen zu werden pflegt; die genaue Kenntnis derselben bildet für den chinesischen Arzt eine Voraussetzung und wird an mit Papier überklebten durchlöcherten Phantomen eingeübt. Der Akupunktur liegt die Idee zu Grunde, daß der Körper von einem Röhrensystem durchzogen ist, und daß durch das Verfahren schädliche Stoffe nach außen befördert, Bewegungshindernisse in der Säftezirkulation behoben, frische Lebensgeister zugeführt werden. Wenn auch vorzugsweise bei schmerzhaften oder entzündlichen Zuständen angewendet, spielt die Methode bei den mannigfachsten Leiden (namentlich Unterleibsaffektionen, Steinbeschwerden, aber auch bei Frakturen) eine Hauptrolle.

Die Vorliebe für die Moxibustion und Akupunktur erklärt es, daß die ohnedies blutscheuen chinesischen Aerzte vom Aderlaß nur sehr selten Gebrauch machen; hingegen zählt das Schröpfen (trockenes, mit kupfernen Schröpfköpfen) zu den üblichen ableitenden Methoden und kommt bei einigen Krankheiten in Betracht. Mit großer Geschicklichkeit wird die Massage (Klopfen, Kneten etc.) zumeist von Blinden oder alten Frauen gehandhabt, und die seit uralten Zeiten bekannte Heilgymnastik — die Erfindung wird dem mythischen Tschi-sung-tin um die Mitte des 3. Jahrtausends v. Chr. zugeschrieben — ist zu einem ganzen System ausgebildet, bestehend aus rhythmisch geordneter Ein- und Ausatmung in bestimmten Körperstellungen, Reibung des Unterleibs, Schlagen der Brust und des Rückens (mittels eines mit Kieseln gefüllten Sackes), planmäßigen Muskelübungen, Widerstandsbewegungen u. s. w. Die ganze, über Monate sich hinziehende, mit diätetischem Regime verknüpfte Kur bezweckt, die Zirkulation der Lebensluft und der Säfte zu regulieren. — Endlich wäre auch der Bäder zu gedenken, die als Mittel zur Erhaltung der Gesundheit sehr geschätzt sind, und der **suggestiven** Therapie, welche in den mannigfachen Formen der Theurgie versteckt auftritt.

Hauptvertreter des therapeutischen Mystizismus sind die Taoistenpriester, welche infolge des weitverbreiteten Geisterglaubens sehr häufig in Krankheitsfällen zu Hilfe gerufen werden. Sie halten im Krankenzimmer Gebete ab, bringen Opfer dar, suchen durch Tücher, die mit magischen Zeichen versehen sind, die Geister zu verscheuchen, machen einen großen Lärm mit Feuerwerk etc. Die abergläubischen Gebräuche der Volksmedizin (Amulette, Beschwörungen etc.) finden besonders während der Schwangerschaft, bei Kreißenden und bei Kinderkrankheiten ausgedehnte Anwendung. Epidemien führt der Volksglaube auf den Einfluß des großen Drachens zurück, der in Gestalt irgendwelcher harmlos aussehender Tiere erscheinen könne; Prozessionen, Feuerwerke u. a. sollen die erzürnten Götter versöhnen. Um den Krankheitsdämonen den Eintritt in das Haus zu verwehren, bringt man zauberkräftige Gegenstände, wie Tigeraugen, Kalmusstengel etc., vor der Türe an; auch mit List sucht man sich bisweilen zu helfen, so wird z. B., um Kinder vor Pocken zu bewahren, ein ausgehöhlter Flaschenkürbis neben der Schlafstätte aufgehängt, in der Erwartung, daß der Dämon hineinfährt (statt in den Körper des Kindes)[23].

Die Chirurgie hat sich bei dem Mangel an anatomischen Kenntnissen und der nationalen Blutscheu nicht über die primitivste Stufe erhoben; die Geburtshilfe blieb nahezu ausschließlich den Hebammen vorbehalten.

Das chirurgische Instrumentarium der chinesischen Aerzte besteht aus schlecht angefertigten, rohen Werkzeugen, welche eher für einen Schuhflicker als für einen Wundarzt passen. — Die Behandlung der Frakturen und Luxationen steht, entsprechend den anatomischen Kenntnissen, auf primitiver Stufe; schwierigere Lagekorrektionen werden unterlassen, die Hauptsache des Heilverfahrens bildet ein klebendes Pflaster und die Immobilisierung durch Bambusschienen und Binde; bei den mit offenen Wunden komplizierten Knochenbrüchen streut man nach versuchter Reposition auf die Wunde ein heilendes Pulver und bedeckt sie mit einem frisch geschlachteten Hühnchen, aus dem vorher alle Knochen entfernt worden sind. Zur Stillung von Blutungen benützt man Styptika und Bandagen. Oberflächliche Abszesse werden (unzureichend) inzidiert, aber erst nachdem viel Zeit mit der beabsichtigten Reifung (durch Auflegen eines Präparates von getrockneten Kröten oder Bleiglätte etc.) verloren gegangen ist. Da die Ansicht vorherrscht, es werde bei allen Verletzungen auch die Leber in einen krankhaften Zustand versetzt, so kommt außer dem äußeren, zumeist auch ein inneres Heilverfahren zur Anwendung (bei Frakturen z. B.

interner Gebrauch von Knabenurin). Zur Heilung von Geschwüren dienen Salben; die Kauterisierung mit dem Glüheisen zieht man bei alten Geschwüren (sowie gegen den Biß toller Hunde) heran. Bemerkenswert ist es, daß die Chinesen einerseits bei dem Mangel größerer Industrieanlagen weniger Unfällen ausgesetzt sind, anderseits eine größere Toleranz gegen Verletzungen und Operationen als die Europäer besitzen, wie dies namentlich bei komplizierten Frakturen hervortritt.

Ueber die Methode, mit welcher die Kastration vorgenommen wird, gibt es zwei verschiedene Berichte. Nach dem einen Bericht macht man die Geschlechtsteile durch Kneten im heißen Bade oder bestimmte Mittel unempfindlich, wickelt sodann Penis und Skrotum sehr fest wurstförmig ein und schneidet die Organe dicht vor dem Schambogen mit einem Schnitte ab, während auf die Wunde eine Handvoll styptischen Pulvers gedrückt wird. Nach der mittels Kompression bewirkten Blutstillung und Einführung eines nagelförmigen Stöpsels in die Harnröhre legt der Operateur den Verband an und läßt denselben 3 Tage lang liegen, während welcher Zeit der Operierte nichts trinken darf. Eine andere Angabe schildert die unblutige Methode, die darin besteht, daß man durch allmählich verstärkte Torsionen und Ligaturen (mittels Seidenfäden) Gangrän der unempfindlich gemachten Genitalorgane herbeiführt; die Abstoßung erfolgt nach 15-20 Tagen, die Heilung nach 2 Monaten. — Die künstliche Verkrüppelung der Füße der Chinesinnen kommt dadurch zu stande, daß etwa vom 7. Lebensjahre an, durch sehr fest angelegte Binden die vier äußeren Zehen untergebogen und das Fersenbein senkrecht gestellt wird.

Die Zahnheilkunde liegt im argen; reizende Pasten, Moxe und Akupunktur bilden die Hauptmittel, höchstens locker gewordene Zähne werden mit hebelartigen Instrumenten extrahiert. Die Augenheilkunde kennt einige Operationsmethoden (z. B. Paracentese der vorderen Kammer) und verfügt über viele oft höchst absonderliche Heilsubstanzen (z. B. Chelidonium mit Bocksgalle oder Frauenmilch, Moskitoaugen mit Fledermausexkrementen gegen entzündliche Prozesse); die Behandlung der Refraktionsanomalien mit korrigierenden Gläsern wird seit Jahrhunderten geübt.

Die **allgemeine Anästhesie** ist den Chinesen bekannt und wird erzeugt durch Eingeben eines narkotischen Absuds, z. B. von Akonit. Angeblich soll man die künstliche Herbeiführung von Schmerzlosigkeit durch einschläfernde Arzneitränke (Ma-yo, vielleicht Hanfpräparat) schon in alten Zeiten gekannt haben, und von dem im 3. Jahrhundert n. Chr. lebenden Arzte Hoa-tho (Chua-to) wird — freilich wenig glaubwürdig — erzählt, daß er mit Hilfe der Narkose Amputationen, Trepanationen und andere große Operationen ausgeführt habe.

Der Mangel an anatomisch-physiologischen Kenntnissen tritt auch in der Geburtshilfe deutlich zu Tage, welche zwar über manche zweckmäßige Maßnahmen und Handgriffe verfügt, im wesentlichen aber auf haltlosen Vorurteilen aufgebaut ist. Die Tätigkeit der Aerzte wird nur selten in Anspruch genommen und erstreckt sich bloß auf die Verordnung innerer Mittel (gegen Krämpfe, Schmerzen, ja sogar zur Verbesserung der Kindeslage!); die Erleichterung des Geburtsaktes sollen verschiedene Arzneitränke bewirken, zu deren Bestandteilen neben rationellen Ingredienzien (z. B. Mutterkorn) auch ganz merkwürdige Substanzen, wie Fledermausexkremente mit Kinderurin, gewählt werden. Gerade die eingreifenden Handgriffe bei schwierigen Entbindungen sind den Hebammen zugewiesen: Prozeduren zur Verbesserung der Kindeslage, Reposition des vorgefallenen Armes, Extraktion, Entfernung des abgestorbenen Kindes mittels eines eisernen Doppelhakens nach eventuell vorgenommener Zerstückelung. — Der Schwangeren ist eine bestimmte Diät (kühle und ölhaltige Speisen) vorgeschrieben; der Kreißenden wird angeraten, von Zeit zu Zeit langsam im Zimmer herumzugehen, damit die Wendung der Frucht erleichtert werde (nach chinesischer Ansicht stellt sich die Frucht erst zuletzt mit dem Kopfe nach unten!); mit Beginn der stärkeren, austreibenden Wehen sucht man die Kreißende in einer halbgebeugten Stellung zu erhalten und bringt unter sie ein hölzernes Becken, um das Kind aufzufangen; die Wöchnerin muß mindestens 3 Tage im Bette in erhöhter Lage zubringen, ihre Nahrung besteht aus Hirse und Reiswasser, 14 Tage darf sie sich nicht waschen und kämmen, innerlich wird ihr zur Beseitigung des schlechten Blutes eine Tasse von Urin eines 3-4jährigen Kindes, zur Bekämpfung der Anämie getrocknete Placenta verabreicht; dem Neugeborenen setzt man auf das Nabelschnurende am 4. Tage eine Moxe oder kauterisiert mit Meerrettich, das Stillen dauert bis zum 3. Lebensjahr des Kindes; außer diesen und anderen Maßnahmen ist die Pflege der Wöchnerin und des Neugeborenen noch einer Unmenge von Vorschriften unterworfen, die dem traditionell geheiligten Mystizismus der Hebammen entspringen. — Trotz gesetzlicher Verbote ist der künstliche Abortus sehr verbreitet und wird durch vielerlei Mittel (z. B. Aufstreuen pulverisierter Rindsläuse oder Applikation von Blutegeln auf den Gebärmutterhals) angestrebt. — Ueber die Kindeslagen und die Krankheiten der Säuglinge handeln eigene Spezialwerke.

Obzwar schon die älteste chinesische Literatur zum Teil sehr vernünftige Lebensregeln, z. B. hinsichtlich der richtigen Verteilung von Arbeit und Ruhe, der angemessenen Regulierung von Speise, Trank und Kleidung, je nach der Jahreszeit u. a., enthält — ist die öffentliche Hygiene ein unbekannter Begriff. Der Unrat in den Straßen der Hauptstädte illustriert die mangelnde Vorsorge hinlänglich.

In dem Werke Tschang-Seng = langes Leben (von dem Jesuitenpater D'Embrecolles ins Französische übertragen) wird unter anderem empfohlen: immer früh aufzustehen, vor dem Verlassen der Wohnung zu frühstücken, vor dem Essen ein wenig Tee zu trinken, zur Mittagsmahlzeit gut gekochte, nicht zu salzige Speisen zu nehmen, langsam zu essen, nachher 2 Stunden lang schlafend auszuruhen, Abends nur wenig zu genießen, vor dem Schlafengehen den Mund mit Teeaufguß auszuspülen und die Fußsohlen sich durch Reiben erwärmen zu lassen.

Die gerichtliche Medizin der Chinesen sieht auf ein hohes Alter herab und ist durch einen offiziellen Kodex geregelt, welcher aus dem Jahre 1248 n. Chr. stammt, also aus einer Zeit, da es in Europa noch kein entsprechendes Werk gab.

Der Titel desselben lautet Si-yuen-luh, d. h. Sammlung der Verfahren, mit deren Hilfe man ein Unrecht rächt. Das Werk zeichnet sich zwar durch Präzision der Angaben aus, ist aber anderseits wegen des bindenden Charakters seiner dogmatisch festgehaltenen Thesen dazu geschaffen, zu Mißgriffen der Rechtspflege zu führen, Justizmorde zu decken. Es zerfällt in 5 Bücher, von denen das erste über die tödlichen Verletzungen, Leichenbesichtigungen, den kriminellen Abortus und Kindsmord handelt, das zweite den Selbstmord, den Tod durch Erhängen, Ertrinken und Verbrennen bespricht, während das dritte und vierte die Kennzeichen der Vergiftungen angeben und das letzte Buch eine allgemeine Darstellung über gerichtliche Untersuchungen enthält.

Wie alles übrige in China, kennzeichnet sich auch die gerichtliche Medizin durch ein pedantisches, an nebensächlichen Details haftendes, gelehrt schillerndes Wesen, wobei die wahrhaft gründliche Untersuchung der scholastischen Spiegelfechterei nachsteht. Richtiges praktisches Denken und phantastische Spekulation sind — gerade auf diesem Gebiete in gemeingefährlicher Weise — dicht durcheinander gemischt. Die gerichtliche Leichenbeschau ist bei zweifelhaften Todesursachen obligatorisch; das Regulativ der Leichenbeschauer ist peinlichst genau festgesetzt, aber — Sektionen gibt es nicht, und die schwerwiegendsten Folgerungen stützen sich auf äußere Besichtigung oder auf solche Versuche, welche oft sehr zweideutig oder gar rein phantastisch zu nennen sind.

Einige Proben sind folgende. Nicht deutlich sichtbare Wunden können am Leichnam sichtbar gemacht werden durch Aufgießen von Essig und durch Betrachtung im Sonnenlicht, das man auf ein Stück mit Oel getränkter Seide fallen läßt. Von einem Messer entfernte Blutspuren erscheinen wieder, wenn man das Eisen bis zur Rotglut erhitzt und Essig aufgießt. Die Verwandtschaft zweier Personen ist erwiesen, wenn die ihnen entnommenen Blutproben im Wasser zusammenfließen; zur Agnoszierung des Skeletts ihrer Eltern lassen die Kinder auf dasselbe ihr Blut tropfen, dringt dieses in die Knochen ein, so sind es die elterlichen. Ein Schlag auf das Seil, an welchem ein Erhängter baumelt, spricht bei Erzittern des Seils für Selbstmord, andernfalls für Mord. Um Vergiftungen zu konstatieren, bringt man eine (vorher in einem Aufguß von Mimosa saponaria gewaschene) silberne Nadel in den Mund der Leiche und stopft mit Papier zu; wird die Nadel nach einiger Zeit blauschwarz und bleibt es auch beim Abwaschen, so ist die Vergiftung erwiesen; dasselbe ist der Fall, wenn ein Huhn zu Grunde geht, dem man von Reis, der 24 Stunden im Munde der Leiche gelegen hat, zu fressen gibt. Als Zeichen, daß im Wasser tot aufgefundene Personen lebend hineingekommen sind, werden angesehen: stark aufgetriebener Leib, am Kopfe klebendes Haar, Schaum vor dem Munde, steife Hände und Füße, weiße Fußsohlen, Sand unter den Nägeln.

Die Stabilität der chinesischen Medizin ist gewiß nur dadurch vorgetäuscht, daß wir über die Phasen ihres Werdeprozesses ungenügend orientiert sind. Zur Fixierung der medizinischen Theorie mit dem Charakter vollkommener Geschlossenheit konnte es nur auf dem Wege einer sehr langen Entwicklung kommen, deren Endresultate von der nationalen Tradition freilich sehr weit zurückdatiert wurden. Hie und da aber verrät die bekannt gewordene Literatur (z. B. hinsichtlich der Pathogenese, Krankheitsklassifikation oder Pulslehre) das Bestehen abweichender Lehrmeinungen und läßt die Reste überwundener Doktrinen hindurchleuchten. Der gegenwärtige Zustand ist jedenfalls als Decadence zu bezeichnen, wie von chinesischen Autoren selbst zugestanden wird.

Der Verfall findet seinen deutlichsten Ausdruck in den traurigen Unterrichtsverhältnissen, die höchstens den Schatten einer einst blühenden Organisation darstellen. Während es zur Zeit der Tang-Dynastie (618-907 n. Chr.) im ganzen Reiche stark frequentierte, von Forschern geleitete Schulen gab, und während das Prüfungswesen seit dem 13. Jahrhundert festen Normen unterworfen war, existiert heute nur ein kaiserlicher Medizinalhof in Peking, mit der Bestimmung, durch theoretischen Unterricht Amts-, Hof- und Leibärzte heranzubilden, und die ärztliche Praxis gilt als freies Gewerbe, ohne Prüfungszwang, das jeder — oft nur als Nebenbeschäftigung oder aus Liebhaberei — ausüben kann. Um den Unterricht und den Befähigungsnachweis kümmert sich die Regierung nicht; die Fortentwicklung der Wissenschaft aber unterbinden der Medizinalhof (welcher als Hüter der alten medizinischen Klassiker für die Einhaltung der Lehren der Schulmedizin sorgt) und das Strafgesetz, welches jede Abweichung von dem Kanon aufs strengste bedroht. Mit Ausnahme der Mitglieder des Medizinalhofes, die den Rang von Mandarinen (7.-4. Klasse) besitzen, gehören die Aerzte (I-scheng = Herr Arzt) zum Volke und stehen sozial zwar über den wenig angesehenen Priestern, aber unter den

Geomanten und Schullehrern. Die reguläre Ausbildung erfordert es, daß sich der Kandidat zuerst hinreichende theoretische Kenntnisse aus den medizinischen Klassikern erwirbt, sodann unter Leitung eines erfahrenen Praktikers die Krankenuntersuchung (namentlich das Pulsfühlen) und die Behandlungsweise erlernt; 2 Jahre sind hierzu mindestens erforderlich. Am meisten Vertrauen bringt man jenen entgegen, die aus Aerztefamilien stammen, die väterliche Unterweisung genossen haben und auf die größte Zahl von Berufsahnen hinweisen können. Zu den Nachkommen aus Aerztefamilien, deren es viele gibt, gesellt sich eine Unmenge von Literaten, die im Staatsdienst keine Versorgung finden und daher zu einem anderen Erwerb greifen müssen, abgesehen von Autodidakten und Scharlatanen aller Art. Das Spezialistentum ist in China sehr entwickelt, es gibt Aerzte für innere, äußere und Kinderkrankheiten, daneben solche für Frauen-, Augen-, Zahnkrankheiten, Ausschläge etc. Offiziell waren unter der Ming-Dynastie 13 Zweige der Heilkunst anerkannt, später wurden dieselben auf 11, gegenwärtig auf 9 reduziert: 1. Krankheiten der großen, 2. Krankheiten der kleinen Blutgefäße, 3. Fieber, 4. Frauenkrankheiten, 5. Hautkrankheiten, 6. Fälle von Akupunktur, 7. Augenleiden, 8. Hals-, Mund-, Zahnleiden, 9. Knochenleiden.

Ständige Hausärzte haben nur die Mandschu. Im allgemeinen ist das Honorar sehr gering und wird oft pauschaliter oder für die verabreichten Medikamente entrichtet. Die Literaten behandeln sich meistens selbst nach den Büchern, außer in schweren Fällen. Das Volk, welches dem Stande hohe Achtung entgegenbringt (man spricht von dem „Meister der Medizin", dem „erhabenen Heilkünstler" etc.), sucht ärztliche Hilfe häufig auf. Ständige Hausärzte haben aber nur die Mandschu, sonst besuchen die Aerzte die Kranken nicht fortlaufend, sondern nur auf wiederholte Einladung — eine Sitte, die natürlich eine wirkliche Beobachtung des Krankheitsprozesses und der Arzneiwirkung unmöglich macht. Den wichtigsten Teil des Krankenbesuchs, der gewöhnlich Morgens abgestattet wird, bildet, abgesehen von den einleitenden Zeremonien der Etikette, die Pulsuntersuchung, während der Anamnese weit weniger Aufmerksamkeit zugewendet wird.

Was die ärztliche Ethik anlangt, so heißt es in einem zur Zeit der Ming-Dynastie verfaßten Werke: Der Arzt soll stets folgendes beherzigen: „Wenn jemand schwer krank ist, so behandle ihn, wie du selbst behandelt sein möchtest. Wenn dich jemand zur Konsultation ruft, so gehe unverzüglich zu ihm und säume nicht. Bittet er dich um Medizin, so gib sie ihm sofort und frage nicht erst, ob er reich oder arm ist. Brauche immer dein Herz, um Menschenleben zu retten und alle zu befriedigen, so wird dein eigenes Glücksgefühl gehoben. Mitten im Dunkel der Welt gibt es sicher einen, der dich beschützt. Wenn du Gelegenheit hast, zu einem akut Erkrankten gerufen zu werden und du nur mit aller Gewalt darauf bedacht bist, viel Geld herauszuschlagen, wenn du also dein Herz nicht in Nächstenliebe schlagen läßt, so gibt es im Dunkel der Welt sicher einen, der dich bestraft. Ich kannte einen ausgezeichneten Arzt, Chön-in-ming mit Namen. Die Buddhisten und Taoisten, arme Bücherleser und Soldaten, Mandarine, Beamte und alle Klassen von Armen kamen zu ihm, um sich von ihm heilen zu lassen. Von keinem nahm er Honorar an. Ja, er gab ihnen sogar eine Geldunterstützung und Reis. Auch zu den ärmsten Patienten ging er, wenn er gerufen wurde. Gaben ihm reiche Leute ein Honorar für seine Medikamente, so fragte er nicht, ob viel oder wenig. Er versah sie reichlich mit Heilmitteln, um sie sicher zu kurieren. Auch kalkulierte er nicht in seinem Herzen, daß sie noch einmal kommen sollten, um ihn für eine neue Gabe Medizin noch einmal zu bezahlen. Schwerkranken, von denen er wußte, daß sie nicht mehr gerettet werden konnten, gab er doch gute Mittel, um ihr Herz zu trösten, und nahm dafür keinen Lohn. So kann man mit Recht sagen, daß er unter allen Aerzten an erster Stelle steht. Als eines Tages mitten in der Stadt eine große Feuersbrunst ausbrach, welche alles verzehrte, da war sein Haus das einzige, welches inmitten der Verwüstung verschont blieb. Einst brach eine große Rinderpest aus. Da blieben von allen Wasserkühen nur die auf seinem Lande am Leben. Die Geister schützten ihn und waren seine Hilfe, das ist klar erwiesen. Sein Sohn war ein Bücherleser und war stets der erste, den man weiter empfehlen konnte. Er hatte auch zwei oder drei Enkel, groß und stark, strotzend von Gesundheit, prächtige Burschen. Der Himmel segnet die Tugendhaften, das steht fest. Würde er stets nach Geld getrachtet und nicht sein Herz gefragt haben, so hätte er alles verloren. Was er zusammengescharrt hätte, würde nicht genügen, seinen Verlust zu decken. Wie sollten sich die Kollegen da nicht warnen lassen? Wenn sie immer mit ganzem Herzen ihrem Beruf nachgehen, so werden sie einst an den reinen Ort kommen und werden ein Leben erster Klasse führen. Falls jemand krank ist oder einen Kummer hat und von seinem Arzt ermahnt wird, an den Ort der Seligen zu denken, so wird er ihm gewiß Glauben schenken. Der Kranke wird ein großes Gelübde ablegen, gutes zu tun oder zu verbreiten, um seine früheren Sünden so wieder gut zu machen. So hofft er, daß er von seiner Krankheit wieder genesen wird. Sicher wird sich dann erfüllen, um was er gebeten hat. Wenn ihm aber doch bestimmt ist, zu sterben, so wird sein Wunsch auch erfüllt werden, denn er geht heim und lebt am Orte der Seligen. Wenn du, selbst gut, immer die Menschen ermahnst, sich zu bessern, so wirst du nach diesem Leben in der Metamorphose nicht nur zur ersten Klasse der Menschen gehören, nein, es werden auch die Menschen auf der Welt dich ehren und preisen. So wird Glück ohne Ende dich begleiten.“

Der Einfluß der chinesischen Medizin erstreckt sich über die Grenzen, welche das Reich der Mitte umschließen. Er läßt sich z. B. in der Heilkunst der Annamiten und Siamesen nachweisen, deren Kenntnisse allerdings im allgemeinen die Höhe ihrer Lehrmeister nicht zu erreichen vermochten.

In Annam werden chinesische Aerzte den einheimischen vorgezogen, die medizinischen Werke sind Kompilationen aus der chinesischen Literatur; in dem Hauptwerke der siamesischen Medizin heißt es, daß die Frau fünf Blutarten besitze, von denen eine jede zu Krankheiten führen könne. Die Heilkunde beider Völker enthält übrigens — da die Buddhisten Vermittler waren — viel Indisches neben der autochthonen Empirie und Theurgie. Gleich den Malaien schreiben die Siamesen die meisten Krankheiten dem Winde oder dem Ueberwiegen eines der den Körper konstituierenden Elementarstoffe (Luft, Feuer, Wasser, Erde) zu.

Im Norden bildete Korea, welches die beste Sorte der Ginsengwurzel liefert, eine Hauptkolonie für die chinesische Heilkunst, zugleich aber das Vermittlungszentrum zur Verbreitung nach Japan.

Bevor nämlich die europäische Kultur im Lande des Mikado Einlaß fand, bedeutete China für Japan das, was Hellas einst für Rom gewesen: die Quelle aller höheren Gesittung und Bildung. Lange Zeit empfing „das Land der aufgehenden Sonne" die Keime chinesischer Wissenschaft und Religion, Kunst und Technik nur auf dem Umweg über Korea, mit dem es in nächster Beziehung stand; erst der Umschwung der politischen Verhältnisse bahnte den direkten Verkehr zwischen den beiden bedeutendsten Völkern Ostasiens. Dieser Verkehr gab auch der chinesischen Heilkunst eine neue Heimstätte in Japan, wo sie im 9. Jahrhundert die einheimische Medizin völlig verdrängte und nicht ohne eigenartige Weiterentwicklung bis in das letzte Drittel des verflossenen Jahrhunderts herrschend blieb.

Was die europäische Medizin in neuester Zeit in Japan überwunden hat, ist im wesentlichen nichts anderes als chinesische Medizin. Vor und eine Zeitlang neben dieser gab es eine uralte autochthone, altjapanische Heilkunde, welche frei von Spekulationen, gestützt auf primitive Beobachtung, eine ansehnliche Zahl von Affektionen unterschied und über einen umfangreichen, meist aus einheimischen Arzneipflanzen bestehenden, Heilschatz gebot. Nach der Legende waren es zwei Götter, welche viele Jahrhunderte vor unserer Zeitrechnung die Heilkunde einführten, indem sie die Bereitung von Arzneien lehrten; in dieser mythischen Epoche sollen sogar Tierversuche mit Medizinalpflanzen und anatomische Zergliederungen an Affen vorgenommen worden sein. Die altjapanischen Aerzte kannten vier Pulsarten, stellten ihre Diagnosen auf Grund von Beobachtung, Befragen und Befühlen, beherrschten die einfachsten chirurgischen Methoden (Schnitt, Verband) und verordneten bittere, adstringierende Substanzen gegen Durchfall, diuretische gegen Harnleiden, kalte Bäder gegen Fieber, Schwitzmittel gegen Erkältungskrankheiten. —

Die Invasion der chinesischen Medizin begann (abgesehen von vereinzelten Versuchen, deren Beginn bis auf das 2. vorchristliche Jahrhundert zurückdatiert wird) im 3. Jahrhundert n. Chr. Von dieser Zeit an entwickelte sich nämlich ein sehr lebhafter Verkehr mit Korea, der als bedeutungsvollste Frucht chinesische Kultur und damit auch die chinesische Heilkunst (wenn auch aus zweiter Hand) nach Japan brachte. Berief anfangs zwar nur der Hof die fremden Heilkünstler, so kamen doch unter seinem Schutze immer häufiger, immer zahlreicher, koreanische Aerzte ins Land, um als Instruktoren zu wirken und junge Talente mit der chinesischen Wissenschaft vertraut zu machen — ein Bestreben, das durch die einwandernden chinesischen Buddhisten gewiß sehr gefördert wurde. Ende des 7. Jahrhunderts fing man bereits an, in der Hauptstadt und in den Provinzen Medizinschulen unter koreanischer Leitung zu errichten und mit staatlicher Unterstützung strebsame junge Leute nach China zu Studienzwecken an Ort und Stelle zu entsenden. Hierdurch erhielt die chinesische Medizin in Japan einen offiziellen Charakter, während die einheimische zunehmend an Geltung verlor, in die kulturfremden Dörfer, in das Dunkel der Schintotempel flüchtete und zur — Volksmedizin herabsank. Zeitweilig mag es zwar nicht an nationalen Reaktionsbewegungen gefehlt haben, und eine solche kam z. B. darin zum Ausdruck, daß im Beginn des 9. Jahrhunderts auf kaiserlichen Befehl eine Sammlung der altjapanischen Heilvorschriften und Rezepte veranstaltet wurde. Doch es war zu spät, das mit vieler Mühe herausgegebene Werk Daido-rui-schiu-ho (nach Klassen geordnete Rezeptsammlung aus der Periode Daido) blieb ein literarisches Denkmal ohne realen Einfluß und geriet überdies bald in Vergessenheit (erst im 19. Jahrhundert wurde es angeblich aufgefunden und ans Licht gezogen). Die chinesische Heilwissenschaft bürgerte sich vom 9. Jahrhundert an vollkommen ein; ein blühendes Unterrichtswesen (an dem sich auch die Frauen beteiligten) sorgte für ihren Bestand, und auch für ihre Beliebtheit im Volke wirkten die neu errichteten Hospitäler und Anstalten, wo Arzneien an Arme verteilt wurden. Während der schrecklichen Bürgerkriege, welche vom 12. bis zum 16. Jahrhundert das Land zerwühlten, verfiel die Medizin zwar sehr, ohne aber würdiger Vertreter ganz zu entbehren. Im Beginn des 16. Jahrhunderts erwachte sie aus ihrer Erstarrung und wiewohl im allgemeinen die Richtung der chinesischen Lehrmeister noch lange Zeit maßgebend blieb, so erkühnten sich doch bereits einige ärztliche Denker, an den Doktrinen kritisch zu rütteln und neben der eigenen Erfahrung so manche Ueberbleibsel aus der altjapanischen Medizin wieder zur Geltung zu bringen.

In der älteren Zeit widmeten sich dem ärztlichen Berufe in Japan fast nur die Angehörigen der vornehmsten Kreise, aus dem niederen Stande höchstens alte Leute. Das im Anfang des 17. Jahrhunderts eingeführte Feudalsystem, das erst 1868 sein Ende fand, unterschied Fürstenärzte und Volksärzte. Die ersteren, streng hierarchisch gegliedert (Aerzte des Mikado, des Shogun, der

Daimio), gingen aus der Adelskaste hervor und setzten sich aus den zum Kriegsdienst untauglichen Mitgliedern derselben zusammen; letztere gehörten dem gemeinen Volke an. Beide besaßen dieselbe (langärmlige) Amtstracht, die Fürstenärzte trugen aber das auszeichnende Schwert, später eine Scheinwaffe. Während die Fürstenärzte je nach dem Range feste Bezüge hatten und mit allerlei Titeln dekoriert wurden, lieferte man die Volksärzte der Großmut der Patienten aus, indem man die Bestimmung des Honorars diesen gesetzlich überließ. „Wenn die Jünger der Heilkunde auch," so hieß es, „die Krankheiten geschickt heilen und Erfolge haben, so dürft Ihr ihnen doch keine großen Einkünfte verleihen, denn sie würden dann ihren Bedarf vernachlässigen." Das durchschnittliche Honorar betrug das 2-4fache des Medikamentenpreises, der den Aerzten außerdem für die stets selbstbereiteten Arzneien erstattet wurde. Um zu seinem Rechte zu gelangen, konnte sich der bedrückte schutzlose Arzt nur einer Waffe bedienen — der Schmeichelei. Diese konnten schon die Jünger der Heilkunde erlernen, wenn sie ihren Meister bei seinen Krankenbesuchen — wie es üblich war — begleiteten.

Wenig begabt, eine selbständige Kultur zu schaffen, hingegen ungewöhnlich befähigt für die Assimilation fremder Bildungselemente, eigneten sich die Japaner sehr rasch das Wesentlichste der chinesischen Medizin aus den Hauptwerken an und produzierten eine umfangreiche wissenschaftliche Literatur, welche vollkommen den Vorbildern entspricht. In der Theorie konnte die japanische Geisteseigentümlichkeit, abgesehen von textkritischen Erörterungen oder erklärenden Zusätzen, wenig zur Geltung kommen — denn die Fesseln des chinesischen Systems machen eine weitere Entwicklung der Spekulation unmöglich —; die Praxis aber, welcher die japanischen Aerzte bei ihrer realistischen Veranlagung ohnedies gewiß das meiste Interesse entgegenbrachten, scheint wenigstens hie und da eine eigene, lokale Färbung angenommen zu haben, wobei die Traditionen der verblaßten autochthonen Heilkunde den Hintergrund bildeten. Dahin zählten z. B. die häufige Anwendung von schweißtreibenden Mitteln bei Katarrhen und der Gebrauch von heißen Bädern, wobei namentlich die heißen Mineralquellen des Landes in Betracht kommen.

Die Moxibustion (mit Artemisia vulgaris auch zu prophylaktischen Zwecken vorgenommen) und die Akupunktur (Drehnadeln oder mit Kanüle versehene Schlagnadeln) sind auch in China die beliebtesten therapeutischen Methoden, desgleichen die Massage (Streichen, Drücken, Kneifen, Zupfen), welche mit großer Geschicklichkeit und nach gewissen theoretischen Grundsätzen ausgeführt wird; für die Akupunktur gibt es eigene Spezialisten, die Moxen werden nicht von Aerzten gesetzt, sondern von niedrigen Leuten (besonders alten Weibern), die Massage besorgen am besten blinde Kneter. Der Arzneischatz ist nach dem Muster des chinesischen zusammengestellt;

die Chirurgie blieb auf primitiver Stufe (plumpe Verbände, Salben- und Pflasterbehandlung, keine blutigen Operationen), bevor die europäische einwirkte; eigenartig ist die japanische Zahnextraktion (zuerst Lockerung mittels eines hölzernen Stöckchens und eines Hammers, dann Extraktion mit den Fingern).

Seit dem 16. Jahrhundert begannen allmählich Emanzipationsbestrebungen hervorzutreten, und zunächst zeigt sich wenigstens bei einzelnen guten Beobachtern oder in einzelnen Gebieten der Medizin eine gewisse Unabhängigkeit vom Dogmatismus der Chinesen. Repräsentanten der neuen Richtung waren Manase Shokei und sein Schüler Tamba (welche Hitze und Feuchtigkeit als wichtigste Krankheitsursachen betrachteten, die Kuren mit Schwitzmitteln eröffneten und auf die Untersuchung des Harns sowie der Fäces den größten Wert legten), ganz besonders aber der große Nagata Tokuhon. Dieser treffliche Beobachter — dem man geradezu das Ehrenprädikat eines japanischen Hippokrates beilegen sollte — betrachtete die Natur als den größten Arzt und vereinfachte die komplizierte Therapie, ausgehend vom Gedanken, daß es im Wesen nur darauf ankomme, die Naturheilkraft (riyō-no) zu unterstützen. Bei dieser freien Auffassung kam er natürlich mit dem chinesischen Formelzwang häufig in Konflikt und erkühnte sich beispielsweise, Fieberkranken den Genuß von kaltem Wasser zu gestatten. Tiefe Menschenkenntnis verrät es auch, daß Nagata Tokuhon Nervenkranke nicht mit Arzneien plagte, sondern durch die psychische Beeinflussung zu heilen suchte, nachdem er die Ursache des Leidens ergründet hatte: zum Landmann sprach er vom fruchtbaren Regen, zum Mädchen von zukünftiger Heirat, zur Frau von der baldigen Rückkehr des abwesenden Gatten.

Hier sei erwähnt, daß die von den Priestern des Shintoismus und des Buddhismus vertretene theurgische Behandlungsweise zwar in der älteren Epoche und späterhin bei den unteren Volksschichten eine Rolle spielt, ohne aber jene Bedeutung wie in China zu erreichen.

Eine von der chinesischen ganz unabhängige, selbständige Ausbildung erfuhr im 18. Jahrhundert die Geburtshilfe, hauptsächlich deshalb, weil sie der allgemeinen Praxis entzogen, in den Händen von eigenen Spezialisten lag, die zum Teil auf rationellen Gebräuchen der altjapanischen Medizin weiterbauten.

Schon in Altjapan wandte man der Behandlung Schwangerer größte Sorgfalt zu. Es gab ein besonderes Geburtszimmer, in dem die Frau 3 Wochen vor und 3 Wochen nach der Geburt verweilte. In der zweiten Hälfte der Schwangerschaft (und 5 Wochen nach der Entbindung) wurde eine zweckmäßige Leibbinde getragen, und durch Reibungen des Unterleibs auf die richtige Lage des Kindes einzuwirken versucht. Während der Geburt und in den ersten 8 Tagen nach derselben kam ein besonderer Geburtsstuhl zur Anwendung. Seit der Mitte des 18. Jahrhunderts nahm die Geburtshilfe bedeutenden Aufschwung durch den ehemaligen Kneter und Akupunkturisten Kagawa Shigen. Derselbe veröffentlichte 1765 ein grundlegendes Spezialwerk San-ron (Abhandlung über die Geburt), in welchem er viele falsche Anschauungen der Chinesen bekämpfte und manche gute Beobachtungen, untermischt mit Vorurteilen, zusammenfaßt. Durch die Nachkommen des Kagawa Shigen fanden die rationellen Bestrebungen eine würdige Fortsetzung. Zu erwähnen wären folgende Einzelheiten: Geburtsstellung: Knieellenbogenlage; Dammschutz; doppelte Ligatur der Nabelschnur, Durchschneidung mit der Schere; Styptikum: Galläpfelpulver; Entfernung der zögernden Nachgeburt durch Reiben des Unterleibs und Ziehen am Nabelstrang, eventuell instrumentelle Extraktion; Stillen erst vom 4. Tage an. Operationen: Extraktion bei Fußlage, Wendung auf den Kopf durch äußere und innere Handgriffe, Wendung auf den Fuß durch äußere und innere Handgriffe, Perforation und Dekapitation (mit einem scharfen Schlüsselhaken). Seit dem Anfang des 19. Jahrhunderts verwendeten die japanischen Geburtshelfer zur Extraktion die Fischbeinschlinge. Ob das geburtshilfliche Instrumentarium auf europäischen Einfluß zurückzuführen ist — wiewohl derselbe erst seit der Mitte des 19. Jahrhunderts von Hindernissen aller Art befreit wurde — oder unabhängig davon erfunden worden ist, bildet noch eine Streitfrage.

Derart vorbereitet, wurde Japan bald ein empfänglicher Boden für die europäische Medizin, und wenn diese auch infolge außerordentlicher Hindernisse nicht vor den drei letzten Dezennien des 19. Jahrhunderts zur Herrschaft gelangte, so lassen sich doch weit früher die Etappen ihres allmählichen Vordringens, das mit der Missionstätigkeit der Portugiesen begann und mit der Gründung der medizinisch-chirurgischen Akademie in Tokio (1871), nach deutschem Muster, die Höhe erreichte, deutlich erkennen. Heute hat die japanische Medizin ihre Sonderstellung aufgegeben, sie ist ein würdiges Mitglied im Bunde der Weltmedizin geworden.

Die Japaner nahmen einstens die chinesische Kultur zwar mit virtuoser Rezeptivität äußerlich an, in Ermangelung einer besseren und geblendet von ihrer Superiorität, aber im Innersten widerstrebte die bewegliche, leidenschaftliche Volksseele der „Franzosen des Ostens“ dem starren Formalismus, dem stetigen Festhalten an vererbten Traditionen, der kalten, nüchternen Selbstzufriedenheit. Der mit feiner Beobachtungsgabe gepaarte Realismus, der regsame Forschungssinn, das schaffenslüsterne Erfindungstalent ließ die chinesische Unempfänglichkeit für äußere Einflüsse niemals ganz zur integrierenden Eigenschaft der Nation werden, wiewohl politische Motive lange Zeit die Abschließung gegen das Abendland als Notwendigkeit vorspiegelten. Die chinesische Kultur war nur ein

Gewand, das die Japaner in Ermangelung eines besseren angenommen hatten und das sie ablegten, als die reiche Mannigfaltigkeit der europäischen Zivilisation ihren Nachahmungstrieb reizte. Sobald sie die Superiorität derselben erfaßt hatten, warfen sie sich ihr in die Arme mit einer Anpassungsfähigkeit, die das Erstaunen der ganzen Welt erregt! Gerade die europäische Medizin war es, welche durch Taten des Geistes und der Menschenliebe vielleicht zuerst die Bewunderung im fernen Osten erregte und den Weg zur Annäherung bahnte.

Portugiesischen Aerzten, welche mit Missionären im Laufe des 16. Jahrhunderts ins Land kamen, danken die Japaner die Anfänge operativer Chirurgie: Eröffnung von Abszessen, Aufschneiden von Mastdarmfisteln u. a. Seit dem Anfang des 17. Jahrhunderts wurde der Einfluß der Holländer maßgebend. Die Aerzte der holländischen Faktorei bei Nagasaki wirkten unausgesetzt unter den größten Schwierigkeiten als Pioniere, indem sie teils wißbegierige Jünger heranbildeten, teils Kranke behandelten. Um die Mitte des 19. Jahrhunderts wurde in Nagasaki die erste offizielle Medizinschule in europäischem Stile gestiftet. Längst vorher aber hatte die Saat, welche die Holländer ausgestreut, reiche Früchte getragen. Im Jahre 1775 erschien zum ersten Male ein anatomisches Werk in japanischer Sprache (Uebersetzung der holländischen Ausgabe der Anatomie des Joh. Ad. Kulmus); der Uebersetzer Sugita Gempaku hatte sich bei der Sektion einer Verbrecherin von der Richtigkeit der europäischen Anatomie und von der Unrichtigkeit der chinesischen Angaben überzeugt, durch Verbreitung der gewonnenen Kenntnisse wurde er gleichsam der Vesal seiner Heimat. Zu Anfang des 18. Jahrhunderts machte Hanaoka Shin Amputationen, Geschwulstexstirpationen und andere größere Operationen, wobei er sich der Narkose (intern Dekokt von fünf narkotischen Kräutern) bediente; sein Schüler Honma Gencho führte zuerst die Ligatur der Arterien aus.

Anhang.

Mit der orientalischen Medizin teilt die Heilkunde der alten amerikanischen Kulturvölker manche Aehnlichkeit, und zwar erstreckt sich dieselbe nicht nur auf einzelne Encheiresen, sondern sogar auf die leitenden Systemgedanken.

Diese merkwürdige Erscheinung steht insofern nicht isoliert da, als die gesamte Kultur der Maya, Azteken, Quiché und Inka zahlreiche Analogien zur orientalischen Welt darbietet - es sei nur beispielsweise an die Kultgebräuche, an das Kalenderwesen und die Astrologie, an die Schrift (peruanische Knotenschrift, aztekische Bilderschrift), an den Kunststil (Pyramiden, Hakenkreuz als Ornament) und an die staatlichen Einrichtungen (Kastenwesen im Inkareiche) erinnert.

Relativ am besten bekannt ist bis jetzt die Medizin der Azteken, welche jedenfalls zur Zeit der Eroberung Mexikos auf eine sehr lange Entwicklung zurückblickte. Die altmexikanische Heilkunst lag damals in den Händen eines selbständigen, Aerztestandes, der in Mediziner engeren Sinnes und Chirurgen zerfiel, von denen die Aderlasser eine niedrigere Kategorie bildeten; die Geburtshilfe übten die, in besonderem Ansehen stehenden Hebammen aus, das Sammeln der Simplicia besorgten Arzneikrämer, welche auf dem Markte ihre Heilkräuter, Salben und Wässerchen feilboten. Wo das empirische Können versagte, traten eigene Zauberärzte auf den Plan, welche Meister in der Technik des Suggestivverfahrens waren. Besonders hervorzuheben ist es, daß die alten Mexikaner Hospitäler (speziell für invalide Krieger) und Pflegestätten für Unheilbare besaßen.

Der erste theoretische Unterricht dürfte in den Kollegien der Priesterschaft erteilt worden sein, welche als Trägerin des Kultus und der Wissenschaft (Himmelskunde, Astrologie, Geschichte, Naturkenntnis u. a.) die Erziehung leitete; die praktische Ausbildung, welche der Jünger meist vom Vater empfing, bezog sich auf die Krankheitslehre, Heilmittelzubereitung und Tätigkeit am Krankenbette. Besonders bemerkenswert ist es, daß die Mexikaner, bei denen die beschreibenden Naturwissenschaften zu bedeutender Blüte gelangten (die botanischen und zoologischen Klassifikationen sind höchst anerkennenswert, zur Förderung der Studien dienten unter anderem Menagerien), botanische Gärten besaßen, welche sich durch die Mannigfaltigkeit der Medizinalpflanzen auszeichneten; dieselben dienten den Aerzten zu Studienzwecken, und wie ernst man dabei verfuhr, beweist die Tatsache, daß man sogar kolorierte Pflanzenatlanten zusammenstellte. Wohl eher auf Kuriositätenliebhaberei als auf wissenschaftliche Bestrebungen ist es zurückzuführen, daß Montezuma sich in seinem Palast eine lebende pathologische Sammlung hielt, in Gestalt von Mißgeburten, Lahmen, Buckligen, Zwergen u. s. w. Ueber das Ausmaß der anatomischen Kenntnisse der Azteken läßt sich heute noch kein Urteil abgeben, da der als Quelle allein in Betracht kommende vorhandene anatomische Text eben erst bearbeitet wird.

Die Mythologie der alten Mexikaner hatte einen stark medizinischen Anstrich, die Medizin wurde auf göttlichen Ursprung zurückgeführt, es gab eine eigene Göttin der Heilkunst, Personifikationen von Krankheiten oder Heilmitteln, Gottheiten, die bestimmte Krankheiten über die Menschheit brachten oder dieselben heilten. Feste zu Ehren der Götter, Gebete, Opfer, Sühnungen, Kasteiungen, Weihgeschenke dienten dazu, den Schutz der höheren Mächte zu erflehen oder ihren Zorn zu besänftigen. Eigentümlich war den Azteken die rituelle Blutentziehung aus den Ohren, den Augenlidern, der Nase, den Lippen, den Armen. — Substitution der Menschenopfer, welche freilich zur Behebung von Seuchen auch in toto ausgeführt wurden. Die Ueberzeugung, daß die Krankheiten Strafen der Götter oder Wirkungen von feindseligen Zauberern (z. B. der „Wadenfresser", der „Herzfresser") sind, stützte natürlich die Theurgie und medizinische Magie, ganz besonders aber war — wie bei den Orientalen — die Geburtshilfe und Kinderheilkunde von mystischen Gebräuchen aller Art durchsetzt. Von Rationalismus zeugt anderseits die Lehre, daß gewisse Krankheiten durch Kälte und Feuchtigkeit, schädlichen Einfluß des Windes, Potus, durch das Trinken von über Nacht gestandenem Wasser, durch übermäßigen Koitus oder Ansteckung entstünden.

Am Beginne der Kur gab man zumeist dem Patienten eine aus einer Nieswurzart bereitete Arznei, um Ausscheidung zu bewirken, woran sich, begleitet von Götteranrufung und allerlei religiösen Zeremonien, die eigentliche Behandlung reihte. Um zu entscheiden, ob die Krankheit heilbar oder unheilbar ist, ließ man den Patienten Nieswurzpulver aufschnupfen; trat Niesen ein, so galt dies als günstiges Zeichen (Prüfung auf die Erregbarkeit!). Der Arzt diagnostizierte wohl aus der Beobachtung der Symptome das Leiden und verfügte über eine erfahrungsmäßig erworbene Arzneikenntnis, den Hauptanhaltspunkt für Prognose und therapeutische Eingriffe bildete aber die Astrologie, d. h. der Kalender, der bei den alten Mexikanern als höchstes Orakel galt. Ganz wie bei den alten Kulturvölkern wurden Gestirne, bestimmte Tage, Körperteile und Heilmittel durch das System der Korrespondenzlehre in Zusammenhang gebracht; die unseren Tierkreisbildern vergleichbaren Tageszeichen regierten die einzelnen Körperteile, je nach dem Zeitpunkt der Entstehung beurteilte man den Krankheitsverlauf, je nach dem Tageszeichen wählte man die Heilmittel, an den fünf letzten Tagen des Jahres (dies nefasti) durfte kein Eingriff vorgenommen werden. Die magische Heilkunst prognostizierte das Schicksal des Kranken auch aus dem Vogelflug, aus Tierstimmen oder durch gewisse symbolische Handlungen (Loswerfen mit Maiskörnern, Fadenknüpfen und Knotenlösen[24] etc.); in dieses Gebiet gehörte auch das Heraussaugen der Krankheit (der „Würmer", Fremdkörper), die mystische Transplantation von fieberhaften oder kontagiösen Krankheiten auf andere Personen u. s. w. Ein Mittel, um zur Diagnose zu gelangen, bestand in schwierigen Fällen auch darin, daß man den Patienten durch gewisse Arzneistoffe in den Zustand der somnambulen Ekstase versetzte, in der Erwartung, daß das Medium dann selbst seine Krankheit und deren Sitz bezeichne.

Die Azteken unterschieden eine beträchtliche Zahl von Symptomenkomplexen als selbständige Affektionen, worunter namentlich verschiedene Harnleiden, venerische Affektionen (höchstwahrscheinlich kannten sie nicht allein Gonorrhoe und Schanker, sondern auch Syphilis) und Hautkrankheiten auffallen. In der Therapie spielten Aderlässe, Skarifikationen, Bäder und Diät die Hauptrolle neben der ungemein reichhaltigen medikamentösen Behandlungsweise. Die Menge der pflanzlichen Mittel — die mexikanische Botanik beschrieb ungefähr 1200 Pflanzen — ist nur der indischen oder chinesischen vergleichbar und bildete das Hauptmaterial, aus welchem die mannigfachen Arzneiformen bereitet wurden; die mineralischen Stoffe traten in den Hintergrund, zu den animalischen zählten z. B. Bestandteile der Viper, des Chamäleons, der Eidechse, der Schwanz eines Beuteltiers, das Fleisch des Jaguars, Würmer, Insekten. Für die oft aus zahlreichen Stoffen zusammengesetzten Arzneikompositionen gab es Magistralformeln. Von äußeren Applikationen kannten die alten Mexikaner auch Suppositorien, das Klysma, Einspritzungen (in die Harnröhre), die Inhalation, Schnupf- und Riechmittel. Viele Arzneipflanzen trugen einen Namen, welcher die spezifische Heilwirkung bezeichnete, z. B. hieß das Spezifikum gegen nanauatl (Bubonen) nanauapatli. Der Heilschatz umfaßte Brech-, Abführ-, Schwitzmittel, Narkotika, Sedativa, Adstringentia, Antipyretika, sehr zahlreiche Abortiva, Aphrodisiaka, Diuretika und Hämostatika. Man applizierte auch entfernt vom Locus dolens Revulsiva. Reich war die Erfahrung über Gifte und Gegengifte, eines der beliebtesten Antidota war die Dorstenia contrayerba, welche auch gemäß der Identifizierung von Krankheitsagens und Gift als antitoxisches Prophylaktikum bei Epidemien diente (dasselbe Mittel stand späterhin auch in Europa lange Zeit in gleichem Sinne in Verwendung!). Das Prinzip der Isopathie kam in einem Universalgegengift zum Ausdruck, welches aus der Mischung von allerlei animalischen Giften (Asche von giftigen Tieren) bestand.

Außerordentliches Lob spenden die spanischen Zeitgenossen — sogar der große Eroberer Cortez — der chirurgischen Gewandtheit der mexikanischen Heilkünstler. Abgesehen von der Behandlung der Wunden, Geschwüre, Verbrennungen, für welche sie zahlreiche Topika besaßen (z. B. Balsamarten, Tabak-, Agavenblätter), verstanden es die Azteken, den Aderlaß, Skarifikationen (mit den Stacheln der Agave) vorzunehmen, und kannten die Naht (mit reinen Haaren). In Ermangelung des Eisens waren die Instrumente aus Obsidian verfertigt. Abszesse inzidierte man mittels Kreuzschnitt, ödematöse Schwellungen wurden skarifiziert. Die größte Sorgfalt aber wandte man der Behandlung von Knochenbrüchen zu. Nach Adaption der Teile legten die aztekischen Aerzte starre Verbände an, welche gewöhnlich 20 Tage liegen bleiben; diese Verbände bestanden zunächst aus einem zähen, sehr fest anhaftenden Pflaster, darüber kamen Federn zur Deckung, sodann vier parallel gestellte Täfelchen (Schienen), die mit Riemen befestigt wurden. Vor größeren Eingriffen gab man dem Patienten ein Narkotikum, hingegen wurde die Blutstillung nur durch intern gegebene oder äußerlich applizierte Hämostatika versucht; die Anwendung des Glüheisens und der Blutegel war unbekannt, bei der Reinigung der Wundhöhlen spielte als Spülflüssigkeit auch der Urin eine große Rolle. Bemerkenswerterweise ergänzte man auch in chirurgischen Fällen die Lokaltherapie durch die Allgemeinbehandlung, so wurde z. B. jeder Patient, der einen Knochenbruch erlitten hatte, auch venäseziert.

Die der Obsorge von Hebammen anvertraute Geburtshilfe, ebenso wie die Kinderpflege war durchsetzt von religiös-abergläubischen Maßnahmen, hinter denen sich aber mancher hygienisch-medikamentöser Gedanke verbarg. Schon die Lebensweise der Schwangeren, ihre Nahrung, Beschäftigung, Geschlechtsfunktion (Enthaltung vom Koitus) wurde, wenigstens bei den Vornehmen, peinlich geregelt; beim Eintritt der Wehen untersucht man wiederholt die Kindeslage, nahm eventuell durch äußere Handgriffe eine Korrektion vor, gab Medikamente, welche die Wehen verstärken, die Schmerzen vermindern, Knochenbrüche des Kindes verhüten sollten, und nebstdem wirkte ermunternder Zuspruch suggestiv. Erfolgte die Geburt in normaler Weise, so durchtrennte man die Nabelschnur, brachte den Neugeborenen unter religiösen Zeremonien ins Bad, skarifizierte ihn an den Genitalien — die Skarifikation hatte überhaupt bei den Azteken eine religiös-hygienische Bedeutung — und unterwarf die Mutter einem strengen Regime, zu welchem auch wiederholte Ausspülung der Scheide, Räucherungen, Bäder gehörten; mit noch größerer Vorsicht wurde der Säugling umgeben, die vollständige Entwöhnung erfolgte erst nach zwei Jahren. In den Fällen, wo die Geburt nicht normal von statten ging, suchte man durch Gebete, Suggestion, Emmenagoga, äußere Wendung, Erschütterung (Stöße zwischen die Schulterblätter) den günstigen Ausgang herbeizuführen. Half dies alles nichts, so brachte man die Gebärende in einen abgeschlossenen Raum, verdoppelte den Eifer in den angegebenen Bemühungen und entschloß sich nach langem Warten, wenn schon Anzeichen des Fruchttodes vorlagen, zur Embryotomie, welche die Hebamme mit dem Steinmesser in der primitivsten Weise ausführte. Zur Vornahme der Operation gehörte aber die Einwilligung der Eltern; wurde sie verweigert, so konnte nur der Tod die Unglückliche erlösen. Der Volksglaube stellte den Tod im Wochenbette dem Tod auf dem Schlachtfelde als gleichwertig an die Seite und erwies den Verstorbenen göttliche Verehrung, auch weil man fürchtete, daß sie als Gespenster den Neugeborenen Schaden zu bringen suchen.

Auf verhältnismäßig hoher Stufe stand die Hygiene, welche sich auf das öffentliche und private Leben erstreckte und wenigstens theoretisch waren strenge Gesetze gegen sexuelle Ausschweifungen und Trunksucht erlassen. Die erstaunliche Entwicklung der Aztekenmedizin frappiert umsomehr, da es bisher trotz der vielfachen Analogien mit der orientalischen Heilkunde nicht gelungen ist, einen Zusammenhang mit dieser nachzuweisen.

Weit weniger sind wir über die Medizin der anderen Kultur- oder Halbkulturvölker Altamerikas unterrichtet, doch scheint die aztekische Heilkunst den Höhepunkt bedeutet zu haben. Die Quiché in Guatemala besaßen anerkennenswerte Erfahrungen in der Zahnheilkunde, Augenheilkunde, Psycho- und Hydrotherapie; andere Stämme Zentral- und Südamerikas waren mit der Diagnostik der Hautkrankheiten so vertraut, daß sie bereits mehrere Arten von Dermatosen kannten und mit bestimmten Namen belegten. Auf diesem Gebiete zeichneten sich namentlich die alten Peruaner aus, deren realistische Darstellungen von Hautaffektionen (auch Lepra und Syphilis) auf Tongefäßen das größte Interesse erweckt. (Es bildet eine merkwürdige Erscheinung, daß die peruanischen Plastiker, wenn sie menschliche Figuren darstellten, stets häßliche pathologische Objekte wählten, was sich daraus erklärt, daß ihnen alles vom Typus Abweichende, Abnorme, Verzerrte umsomehr der Anbetung würdig zu sein schien, je garstiger es war.) Unter den Inkaperuanern herrschte die Sitte, dem Kopfe des Neugeborenen durch verschiedene Hilfsmittel (Brettchen, Binden, Schnüre etc.) eine gewisse vorgeschriebene Form zu erteilen. Von dieser künstlichen Schädeldeformation gab es 4 Arten: es waren dies: der Rundkopf, Breitkopf, der schmale, lange Schädel, der Spitzkopf. Die Sitte dieser Kopfpressung soll deshalb eingeführt worden sein, damit die Kinder (durch Beschränkung der intellektuellen Fähigkeiten) gehorsam werden. (?) Was die Medizin im Inkareiche anlangt, so scheint dieselbe weit weniger als in Mexiko entwickelt gewesen zu sein, weil trotz schimmernder Außenseite das tyrannische Regierungssystem und der Priesterdruck jede Selbständigkeit unterdrückte und den herrschenden Wunderglauben geradezu züchtete; die Azteken waren jedenfalls ein kräftigeres und geistig gesünderes Volk als die Inkaperuaner. Damit steht nicht im Widerspruch, daß bei ihnen die Baukunst, das Kunstgewerbe (Weberei, Wirkerei, Keramik), die Technik zu hoher Blüte gelangten. Die Mythologie kannte medizinische Gottheiten (z. B. wurde dem Mondgott von den Frauen in Geburtsnöten geopfert), die Priesterärzte kurierten teils durch Beschwörungen, Massage, Reiben, Aderlassen, teils durch Vegetabilien in Abkochungen und Aufgüssen. Der Aderlaß wurde gewöhnlich an den Venen der Nasenwurzel vorgenommen mittels eines zugespitzten, scharfen Steinsplitters, der in ein gespaltenes Hölzchen eingeklemmt und festgebunden war. Das gemeine Volk schenkte in der Regel den alten Weibern Vertrauen oder eines gab dem anderen irgend einen Rat oder ein Heilmittel, so daß die Epidemien schrankenlos wüteten. Bei jeder ärztlichen Behandlung spielten die Opfer eine große Rolle. Die Priesterärzte, sowie auch die Hebammen gaben bei ihrem ersten Auftreten stets vor, daß sie durch eine Erscheinung im träumenden Wachen zu diesem Geschäfte bestimmt worden seien. Die Hebammen ließen ein etwa fingerlanges Stück Nabelschnur am Kinde zurück; wenn dieser Rest abfiel, wurde er sorgfältig getrocknet, aufgehoben und dem Kinde, wenn es erkrankte, als sicherstes Heilmittel zum Saugen gegeben. — Mißbildungen (Polydaktylie, Hasenscharte, Wolfsrachen u. a.), Zwillingsgeburten etc. gaben zu abergläubischen Vorstellungen (Omenlehre) Anlaß; Epileptiker wurden gerne in den Priesterstand aufgenommen.

---

[1] Auf Abwehr z. B. der Parasiten sind ursprünglich vielleicht manche Reflexvorgänge zurückzuführen, wie das Wischen, das noch beim dekapitierten Frosch beobachtet wird.

[2] Vergl. z. B. die altbabylonische Izdubarsage, die äygptische Horusmythe, die Argonautensage u. a. Die Erkenntnis, daß das vorhandene medizinische Wissen nicht das Werk eines gewöhnlichen Sterblichen oder einer Generation sein könne, fand in der Herleitung der Medizin von Göttern (z. B. bei den Aegyptern und Indern) oder von mythischen Herrschern (z. B. bei den Chinesen) ihren Ausdruck.

[3] Darauf weisen auch die ältesten Krankheitsnamen.

[4] Dahin gehört auch z. B. die kultische Blutentziehung, ja sogar das rituelle Erbrechen bei manchen Indianerstämmen.

[5] Burjätische Schamanen glauben die bösen Geister durch Pfeilschüsse töten zu können.
Es mangelt der Raum, von diesem Standpunkte hier alle Typen oder gar die Einzelheiten der Volksmedizin und der Heilkunst der Naturvölker zu analysieren, es genüge die bloße Anregung zur Nachprüfung.

[6] Es ist merkwürdig, wie sich die modernsten Ideen (Organ- und Serumtherapie) mit dieser ältesten Form der Prophylaxe im Prinzip berühren. — Das Gegenstück zum Amulett bildet jene Form des sympathetischen Zaubers, wo man sich in den Besitz von einzelnen Körperteilen einer Person (z. B. der Haare, der Zähne, des Harns, der Exkremente etc.) setzt und durch symbolische Manipulationen mit dem Objekt eine Erkrankung bei dem ursprünglichen Besitzer hervorzurufen beabsichtigt.

[7] Der aus der Astronomie und Astrologie abgeleitete Glaube, daß alles an bestimmte Zeiten und Zahlen gebunden sei, wurde zum Gemeingut der Völker.

[8] Nach der Erzählung des Jamblichus gingen die babylonischen Frauen in den Tempel der Göttin Zarpanitu schlafen, um im Traume Offenbarungen zu empfangen.

[9] Dies zeigt sich besonders in der Geometrie, welche stets nur auf die Lösung einzelner Probleme gerichtet war, ohne sich zu allgemeinen Sätzen zu erheben. Ebenso blieb den Aegyptern der Gedanke einer Erdkarte fremd, und man beschränkte sich nur auf die geographische Wiedergabe einzelner Bezirke u. s. w.

[10] Wie die demotischen Texte zeigen, wurde Aegypten späterhin, namentlich in nachchristlicher Zeit die Hauptstätte der magischen Therapie. Die Sitte des Tempelschlafes dürfte schon früh in den Heiligtümern des Isis und des Serapis gepflegt worden sein (Diodor, Strabo) vergl. S. 32.

[11] Gewährsmänner sind Herodot, Aristoteles, Diodor, Strabo, Plutarch, Ammianus Marcellinus, Lactantius, Eusebius, Clemens Alexandrinus, Jamblichus u. a.

[12] Ihre Kunst stand ganz unter ägyptischem Einfluß.

[13] Aus der Bibel (Könige II, 1) erfahren wir, daß Ahasja während seiner Krankheit Boten zu dem phönikischen Gotte Baal-Sebub in Ekron sandte, um zu fragen, ob er genesen werde.

[14] Kultischer Verehrung erfreute sich die bei den Indern berauschend wirkende Somapflanze (Haoma).

[15] Die persischen Aerzte waren wegen ihrer Giftkenntnis berühmt.

[16] Nach einer Legende habe schon Noah auf Grund göttlicher Eingebung und Belehrung durch die Engel ein Buch geschrieben, in welchem pflanzliche Heilmittel gegen die Krankheiten und gegen die Verführungskünste der Dämonen aufgezeichnet gewesen wären. Also auch hier, wie bei den meisten Völkern Anspielung auf den göttlichen Ursprung der Heilkunde.

[17] Vergl. oben die Medizin der Aegypter.

[18] Vergl. die Medizin in Mesopotamien.

[19] Die Inokulation wurde in Indien späterhin in der Weise vorgenommen, daß man Einschnitte in die Haut machte und ein Jahr alten Pockenschorf auf die entblößten Stellen brachte.

[20] Vergl. hierzu das Kapitel über primitive Medizin.

[21] Nebstdem kommt in Tibet aber auch der chinesische Einfluß als gleichwertig in Betracht.

[22] Unverkennbar besitzt die babylonische Kosmologie viel Aehnlichkeit mit der chinesischen, nur daß bei dieser einerseits die Pedanterie auf die Spitze getrieben ist, anderseits die astrologische Grundlage stark verdeckt wird. In dieser Hinsicht beschränken wir uns auf den Hinweis, daß in der chinesischen Geomantie und Wahrsagerei aus dem Panzer der Schildkröte Astrologisches noch immer durchschlägt (Himmelsregionen, Planeteneinfluß). Was die Ausbildung der Analogien zwischen Gestirn, Farbe etc. anlangt, so ist es interessant, daß auch bei den Babyloniern jedes Gestirn mit einer bestimmten Farbe in Verbindung gesetzt wurde. Die Ausgrabungen von Tempeltürmen (Birs Nimrud) zeigten, daß ihre einzelnen Stockwerke mit verschiedenfarbigen Backsteinen oder Metallplatten überzogen waren, je nach den Gottheiten-Gestirnen, welchen der Turm geweiht war, Schwarz-Saturn, Orange-Jupiter, Rot-Mars, Gold-Sonne, Weiß-Venus, Dunkelblau-Merkur, Silber-Mond.

[23] Die Oneiroskopie dient auch zu medizinischen Zwecken; auch die Sitte des Tempelschlafs ist den Chinesen bekannt.

[24] Vergl. hierzu namentlich die Medizin in Mesopotamien.

Die Medizin im klassischen Altertum.

Einleitung.

Die vergleichende Rundschau über die Heilkunde der orientalischen Völker bietet, abgesehen von nationaler Färbung, ein einförmiges Bild, mag der Blick auch über Jahrtausende hinwegschweifen.

Nach vielversprechender Anhäufung von Einzelkenntnissen und Heilverfahren zwängt eine straff organisierte, meist priesterliche Gelehrtenkaste die zerstreuten Tatsachen in groß angelegte Synthesen, welche der herrschenden unantastbaren Weltanschauung ihre Leitideen danken und gleich dieser zu unverrückbar festgelegten Traditionen erstarren. Die Entwicklung vollzieht sich, wenn von einer solchen gesprochen werden kann, in einer Welle, die so lange ist, daß sie flach erscheint. Ohne den belebenden Pulsschlag einer kritischen, die Grundlagen stets aufs neue prüfenden Methode wird die Wissenschaft zur dogmatisch-phantastischen Gelehrsamkeit, die ursprünglichen Gedanken verblassen, es bleibt nur die formbildende Hülle, und unter dem Druck des Konventionalismus, der die selbständige Schaffenslust des einzelnen mit toten Regeln eindämmt, sinkt die Kunst zu einem, vom Nimbus des Mystizismus verhüllten Handwerk herab. Der reine Trieb nach tiefgründender Erkenntnis versandet im Utilitarismus, und demgemäß dämmert, wie die gesamte Kultur, auch die Medizin dahin, unberührt von jenem prometheischen Ringen, das dem Westen zum Fluch und zum Segen gereicht.

Was an Gedanken und Erfahrungen vom Morgenland aufgespeichert worden, mußte, um fortwirken zu können, in neue biegsame Formen gebracht werden. Dies geschah auf dem Boden des freien, durch Traditionen nicht gebundenen Griechenlands. Jahrtausende später als die orientalische Heilkunde tritt die Medizin der Griechen in die historische Perspektive, als Erbin uralter mesopotamisch-ägyptischer Ueberlieferung und dennoch durch eine Welt des Geistes von ihr geschieden — ein Organismus mit reichster Differenzierung, dessen Lebensäußerungen bis in die Gegenwart fortwirken. Unvermittelt durch klärende Zwischenglieder reiht sie an die Literaturreste des Morgenlandes jene unvergleichliche Schriftensammlung, welche den Namen des größten aller Aerzte, des Hippokrates, tragend auf einem Teilgebiet die ganze Schönheit, die ganze Freiheit des Griechentums, wie ein Gegenstück zum finsteren Denkzwang des Orients enthüllt. Hier erscheint die Heilkunst auf einer Höhe, die nur vollwertigen Individualitäten zu vertreten gegönnt ist, hier findet die schöpferische Spekulation nur in den Argumenten der Kritik, nicht in Dogmen, in Tatsachen, nicht in Satzungen ihr Gegengewicht.

Lange galt die hippokratische Schriftensammlung, dieses überragende Denkmal, weil es allein über den Fluß der Zeiten hinübergerettet zu sein schien, als Anfang des wissenschaftlichen Denkens in der Medizin, während es doch nur einen Gipfel der griechischen Heilwissenschaft bezeichnet, welche unablässig nach dem Ideal strebend, alle spätere Entwicklung schon im Keime vorbildet, alle kommenden Richtungen andeutet. Der Jahrhunderte lang währende historische Prozeß, der zu solchem Ergebnis führte, liegt unseren Blicken noch mehr verhüllt als die stufenförmige Entwicklung von orientalischen Vorbildern zu den Blüten der hellenischen Kunst und Philosophie. Bisher sind nur wenige Schrittsteine ermittelt, welche den Weg der orientalischen Tradition durch die Anfangsstadien der griechischen Medizin bis Hippokrates verraten.

Wie die Eigenart der griechischen Kultur nicht allein auf Stammesvorzügen beruht, sondern vorwiegend aus einer merkwürdigen Verkettung glücklichster Umstände, begünstigt von Zeit und Oertlichkeit, hervorging, so leitet sich auch die überraschende Sonderstellung der griechischen Heilkunde in letzter Linie von jenen großen Momenten her, welche das gesamte Kulturleben mit dem Richtzug zur Schönheit und Freiheit erfüllten. Die griechische Kultur floß aus verschiedenen Rinnsalen zusammen. Gerade die Mischung und Durchdringung von Gegensätzen jeder Art erzeugte die außerordentliche Plastizität, welche der Volksanlage und erworbenen Geistesart der Hellenen den weitesten Spielraum für ihre verstandesklaren, formsicheren Schöpfungen gestattete. Durch neuere Forschungen, welche die Entstehung einzelner Sagen (Kadmos, Danaos) und Traditionen, die Herkunft mancher Kulte (Kabiren, Aphrodite, Adonis, Kybele) und die Etymologie gewisser Ortsbezeichnungen ins volle Licht setzen, ist es zweifellos sichergestellt, daß die Griechen schon während ihrer Wanderung nach Kleinasien und Hellas sowie später nach ihrer dauernden Niederlassung unter den kulturellen Einflüssen der mächtigen Nachbarvölker standen, daß ihnen zu Lande die Chetiter, auf den Inseln die Karer (Zypern, Kreta), zur See die Phönizier Naturprodukte, Erzeugnisse des Kunstfleißes und manche geistige Errungenschaften Aegyptens und Mesopotamiens übermittelten[1]. Mit sidonischen Mischkrügen, kyprischen Metallpanzern, mit linnenen Gewändern, Kulturpflanzen und Haustieren fanden in friedlichem Handelsverkehr orientalische Maße, Gewichte, orientalische Kunststile, die Schrift und selbst so manche der Kulte und Götter des Morgenlandes Eingang in die griechische Welt.

Das Zeitalter der homerischen Helden entspricht nicht der Kindheit, sondern blickt schon auf eine lange Epoche der Mykenäkultur zurück, in welcher indogermanische Urkraft mit den Einwirkungen Aegyptens und Babylons nach versöhnendem Ausgleich rang, in welcher das von außen

Ueberkommene, entsprechend den lokalen Verhältnissen, unter Anpassung an die eigene Stammestradition selbständig umgestaltet wurde.

Schon frühzeitig macht sich veredelnder Schönheitssinn, Weitblick und Klarheit der Vorstellungen, ja sogar eine tiefe Ahnung der unerschütterlichen Gesetzmäßigkeit des Weltgeschehens bemerklich — Geisteszüge, welche den heiteren Himmel, die helle Luft, die weiten und doch scharfumrissenen Horizonte, die mannigfache und doch stets das Ebenmaß einhaltende Natur Griechenlands widerspiegeln. Darum fallen die Tierköpfe ab von den Göttergestalten, die Kunst beginnt mehr in der harmonischen Gliederung ihr Ideal zu suchen, als das Erhabene durch überschwengliche Phantastik oder gigantische Kolossalität der Massen anzudeuten, und die Mythologie der homerischen Gesänge stellt, frei von Mystizismus und düsterem Grauen, sogar die Allmächtigen unter das unverbrüchliche Gebot der schicksalbringenden Moira.

Nach dem Vordringen der Dorer und Ionier, denen die Führerrolle zufallen sollte, machte die ursprüngliche Gleichförmigkeit der Achäerkultur jener vielgestaltigen Eigenentwicklung der hellenischen Bruderstämme Platz, welche die Zerrissenheit des Landes in zahlreiche Bergkantone als Stätten ausgeprägten Sonderlebens gleichsam von vornherein vorgezeichnet hatte. Einerseits ungestört durch gewaltsame äußere Eingriffe — denn die relative Unergiebigkeit des Landes mit seinen natürlichen Schutzwällen lockte nicht zum Angriff — anderseits vor Erstarrung bewahrt durch das allseitig eindringende Meer mit seinen wechselnden Eindrücken, mit seinem Ansporn zum Handel und Seeverkehr, vollzog sich die Entwicklung in stetigem Flusse und zugleich mit reich abgestufter Individualität, unter zunehmender Arbeitsteilung, unter fortwährender Steigerung der Begabung infolge der Kreuzung von Familien der Schiffer, der Handwerker und Jäger, der Ackerbauer und Hirten.

Doch die angehäuften Spannkräfte bedurften eines größeren Wirkungskreises, als das kleine Land ihnen bot; Griechenland mußte entsprechend der zunehmenden Volksmenge und ihrer steigenden Bedürfnisse schon sehr frühzeitig über seine Grenzen hinauswachsen durch Gründung von Pflanzstätten. Schon im 8. Jahrhundert hatte das hochstrebende Milet eine befestigte Faktorei am Nil, und im gleichen Zeitraum wurden an der Ostküste des Schwarzen Meeres und in Sizilien die ersten Niederlassungen gegründet; in der Mitte des 7. Jahrhunderts legten Ansiedler von Thera die Stadt Kyrene an der Nordküste Afrikas an. In rascher Folge entsteht ein Kranz von Kolonien, der sich vom äußersten Osten zu den Säulen des Herkules erstreckt.

So bedeutungsvoll die zahlreichen Pflanzstätten für die materielle Kultur wurden, als Stützpunkte des Seehandels, als neu erschlossene Absatzquellen des Gewerbefleißes, wichtiger noch war ihre Rückwirkung auf das politische und Geistesleben des Mutterlandes. Im befruchtenden Wechselverkehr, ja durch einzelne der heimkehrenden Kaufleute, Kolonisten und Abenteurer wurden so manche Kenntnisse von fernen Völkern, manche umgestaltende Anschauungen verbreitet, die sich im harten Kampfe ums Dasein, unter neuen Verhältnissen, unter dem Eindrucke der kritischen Vergleichung fremder Sitten und Staatseinrichtungen und nicht am wenigsten infolge der bunten Rassenkreuzung herausgebildet hatten. Die größere Freiheit im Urteil regte Neuerungen auf allen Gebieten an oder erschütterte doch die engherzigen Traditionen; politisch äußerte sich dies durch den Uebergang des Königtums auf dem Wege der Adelsherrschaft und Tyrannis in Demokratie.

Da der neugewonnene Boden am raschesten Fortschritt gestattete, so erreichte die Kultur gerade an den Brennpunkten des Verkehrs den ersten Höhepunkt. Dies gilt namentlich für das ionische Kleinasien, welches die kommerzielle Verbindung mit Aegypten und dem Orient herstellte. Die aus den verschiedensten griechischen Stämmen zusammengesetzte, mit Karern und Phöniziern gemischte Bevölkerung des kleinasiatischen Küstensaumes stand räumlich der orientalischen Kultur am nächsten durch die Vorländer Lydien und Phrygien, sie empfing babylonische Maße, Gewichte, astronomische Beobachtungsmittel am frühesten und übertrug anderseits wieder griechische Sitte nach dem Osten. In Ionien erblühte zuerst das Epos, die elegische Dichtung, die Lyrik, hier nahm durch phrygische Einflüsse die Musik einen bedeutenden Aufschwung, und gleich der Prägung der Münzen, wurde am Berührungspunkte von Orient und Okzident auch im Reich des Gedankens ein neuer Wertmesser geschaffen: die Kritik. Diese reinigte den Mythenkreis von wucherndem Unkraut (vergleichende Sagenkritik des Hekatäus), eröffnete die rationelle Geschichtschreibung der Logographen und ging bis zu den letzten Quellen des Wissens, zur Lehre von der Erkenntnis.

Die ionische Naturphilosophie, unter Führung des Thales, in dessen Adern griechisches und phönizisches Blut floß, der babylonische Gestirnkenntnis und ägyptische Geometrie vermittelte, erhob das Panier der freien Forschung gerade zu rechter Zeit. Denn mit den fremden Kultureinflüssen, mit dem Aufkommen des Bürger- und Bauernstandes in den demokratischen Staaten machten sich Strömungen geltend, welche dem Mystizismus unleugbar zutrieben. Hesiods Theogonie hatte der homerischen Mythologie einen ernsteren, mehr sittlichen Anstrich verliehen und manchen abergläubischen Ueberlieferungen der niederen Stände Geltung verschafft; die zahlreichen künstlerischen Tempelbauten seit dem 7. Jahrhundert hoben unzweifelhaft den religiösen Sinn, auch fanden orientalische Kulte Eingang; der Subjektivismus, welcher in der politischen Stellung des Bürgers, in der

Dichtung und darstellenden Kunst immer mehr hervortrat, fühlte lebhafter das metaphysische Bedürfnis nach Göttern, die nicht nur dem Großen, dem Staat oder der Gemeinde zugewandt bleiben, sondern auch der religiösen Inbrunst des einzelnen Individuums zugänglich sind. Opferschau, Sühnopfer, Totenkult nehmen zu; die Orakelsprüche steigen an Ansehen; in der thrazischen Orphik, die im 6. Jahrhundert emporkommt und durch symbolistische Umdeutung der Sagen im Geiste des Ostens Ansätze zu einer Offenbarungstheologie bildet, in orientalischen Kulten mit geheimnisvollen Mysterien, die den Unsterblichkeitsglauben allegorisieren, findet der tiefere religiöse Drang wachsende Befriedigung. Dem Zuge von Osten kommt ein ähnlicher vom Westen entgegen in Form des Pythagoreismus, einer philosophischen Richtung, die mit der mathematisch-physikalischen Weltanschauung die Lehre von der Seelenwanderung, die autochthone und morgenländische Mystik im Zeitalter des Buddha und Zarathustra wundersam zu einem festen Bunde verknüpft. So wurde allenthalben der Keim des Wunderglaubens ausgestreut und auch für Hellas der Grund gelegt zur Zwingburg des freien Gedankens — es fehlte nur an den richtigen Baumeistern!

Daß die ionische und ihre Nachfolgerin, die eleatische Philosophie mit ihrer auf freiester kosmogonischer Spekulation oder schrankenloser Erkenntniskritik beruhenden Weltanschauung dem wachsenden Mystizismus, den Ansätzen einer Theologie wirksam zu begegnen und die Wissenschaft, als eigene Kulturtätigkeit, mit eigenen Prinzipien und eigener Methode von religiösen Ueberlieferungen frei zu machen vermochte — diese tief einschneidende Cäsur zwischen Orient und Okzident ist darauf zurückzuführen, daß es in Griechenland zur Entwicklung einer organisierten, das gesamte geistige Leben beherrschenden Priesterkaste nicht gekommen ist. Die griechische Wissenschaft verdankt ihren gewaltigen Vorsprung zum Teil dem glücklichen Umstande, daß die Griechen die Weltanschauung, die hochstehenden Leistungen der babylonisch-ägyptischen Priesterkaste auf dem Gebiete der Mathematik, Geometrie, Astronomie, Naturkunde etc. mit Wahlfreiheit benutzen konnten, ohne die Schranken beachten zu müssen, welche die Herrschaft des Dogmatismus dem fessellosen Fortschritt entgegenstellte; nur so konnten die Widersprüche der zunehmenden Erfahrungserkenntnis mit ehrwürdigen Traditionen offen zu Tage treten, nur so konnten sie auch auf positiv-wissenschaftlichem Wege beseitigt werden. Mangels starrer politischer Konzentration entstand bei den Hellenen keine Hierarchie — nach Verstaatlichung der Kulte einzelner Geschlechter wurden die Priester staatliche, der Volkswahl unterworfene Funktionäre —, die Religion selbst erwuchs nicht von einem Punkte aus zum geschlossenen System, sondern durch freien Zusammenschluß der Stammeskulte, ohne unantastbare Dogmatik, ohne allgemein anerkannte geschriebene Urkunde und bildete sich zum größten Teile außerhalb der Priestergeschlechter weiter auf den Schwingen der Kunst und Poesie.

Waren schon die gottesdienstlichen Verrichtungen nicht ausschließlich an einen bestimmten Stand gebunden, so fehlten auch alle Grundbedingungen zur politischen Machtstellung des Priestertums und damit zu seiner Führerrolle auf geistigem Gebiete. Rhapsoden, Dichter, später Philosophen waren Träger der Geisteskultur. Am Ausgang des 6. und im Beginne des 5. Jahrhunderts schien es allerdings, als ob, vorbereitet durch den Mystizismus zahlreicher Wanderpropheten, Weissager und Zeichendeuter, das Orakel von Delphi die Führerschaft der hellenischen Welt erobern werde — schon hoffte der Perserkönig, daß die delphische Priesterschaft ihm in Hellas dieselben politischen Dienste werde leisten können wie die geistliche Autorität in Aegypten und Juda — aber die Schlachten von Salamis und Platää erfochten auch auf geistigem Gebiet die volle Freiheit des Griechentums und verhinderten, daß die Wissenschaft wie im Orient völlig im religiösen Dogmatismus aufging[2].

Von all diesen kulturellen Faktoren wurde am bedeutungsvollsten für den Aufschwung der Medizin: die frühzeitige und dauernde Berührung mit den älteren Kulturen des Ostens, ohne daß dieser Vorteil auf Kosten der selbständigen Entwicklung erkauft werden mußte (auf solchem Wege kamen Arzneimittel, Heilmethoden und manche theoretischen Grundideen aus Mesopotamien und Aegypten in die griechische Medizin), — der rivalisierende Wetteifer zahlreicher Bildungszentren, in welchen der überpflanzte oder selbst erworbene Erfahrungsstoff mit individueller Eigentümlichkeit verarbeitet wurde, und namentlich — der Mangel einer geschlossenen gelehrten Priesterkaste, welche, wie überall, die Wissenschaft durch Verquickung mit den religiösen Anschauungen zur Stabilität gezwungen hätte. So wird es verständlich, warum die Heilkunst zuerst an der Peripherie von Hellas, besonders an Orten, wo sie an vorgriechische Kulturen angeknüpft werden konnte oder an Brennpunkten des Verkehrs zu jener Denkstufe gelangte, die sie gleicherweise über die Empirie wie über den dogmatischen Formalismus erhob, und warum sich die griechische Medizin so erstaunlich früh vom Tempelkult loszulösen vermochte, um unter Führung der Philosophie, im freiwaltenden Widerstreit empirischer, spekulativer, methodischer Gegensätze Synthesen des medizinischen Wissens gleichsam organisch aufzubauen.

Wo so viel Licht, dort konnte es auch an Schatten nicht fehlen! Die Freiheit mit Maß zu gebrauchen, die Grenzen des Erkennbaren zu erfassen und mit weiser Selbstbeschränkung darüber nicht hinauszustreben — das war nur der Ausnahmsgestalt eines Hippokrates gegeben, welcher nicht nur den Dogmatismus einer Kaste, sondern auch das Element willkürlicher Spekulation ausschaltete. Den vorherrschenden Zug empfing die griechische

Wissenschaft weniger durch nüchterne Tatsachenforschung und unbefangene Einzelbeobachtung als durch geniale Intuition, welche dem herrschenden Ideal umso näher kam, je weniger ihr vom Staub der Empirie anzuhaften schien. Denn jener Künstlersinn, welcher den Schweiß der Arbeit hinter seinen Schöpfungen verbirgt, belebt im Grunde auch das wissenschaftliche Streben der Griechen. Und ebenso wie die Plastik der Blüteepoche die vollendetsten Typen edler Menschlichkeit, keineswegs aber einzelne Individuen darstellt, so sucht auch der Forscherdrang das Wesen der Dinge mittels plastischer Konzeption zu ergründen, bevor noch eine annähernd genügende Menge kritisch geprüfter Einzelfakten ein grundlegendes Gesetz durchschimmern läßt.

In der sicheren Erwartung, daß aus einer befriedigenden Gesamtansicht von selbst die Kenntnis der Einzelheiten hervorgehen müsse, tragen, im Hinblick auf Mathematik und Astronomie, philosophische Denker intuitiv erfaßte Ideen, aprioristische Prinzipien und späterhin physiologisch-pathologische Verallgemeinerungen als Prämissen in die Medizin hinein und teilen ihr, die noch lange im Stadium der Empirie zu verharren hatte, vorschnell die Deduktion als souveräne Methode zu.

Verdanken wir auch der klassischen Antike eine ansehnliche Reihe mustergültiger Heilmethoden, eine erstaunliche Menge von Erfahrungen, eine große Zahl von meisterhaften Krankheitsschilderungen, wurde auch der Untersuchungstechnik die gebührende Aufmerksamkeit nicht versagt; das Hauptziel, das den Gang der griechischen Medizin bestimmt, bildet doch weniger die Erforschung der einzelnen Krankheiten als die Spekulation über das Wesen der Krankheit. Katastrophenartig, durch den Subjektivismus unterbrochen, nicht in allmählicher ruhiger Evolution verläuft daher ihre Geschichte, mit wechselndem Schauplatze (Hellas, Alexandria, Rom), um schließlich in dem großen Sammelbecken Galens pomphaft zu enden, und wenn auch nicht selten die Unerfahrenheit Mutter der Weisheit ward, viele der herrlichsten Geisteskräfte zersplitterten sich in grotesken Verirrungen, die manche wertvolle Teilwahrheit verdunkelten.

Das große Ziel, das all den Denkern vorschwebte, die hippokratische Kunst in eine systematische Wissenschaft umzuwandeln, schien freilich in dem Monumentalwerke eines Galen erreicht zu sein, und viele Jahrhunderte glaubten, daß die Entwicklung der Medizin in dem großen Arzte von Pergamon schon ihren Schlußpunkt gesetzt habe. Die nagende Zeit mit ihren Fortschritten hat auch diesen Gedankenbau zerbröckelt und nur so viel davon stehen gelassen, als tatsächlich auf Erfahrung, auf wirklich biologischen Kenntnissen beruhte. Alles andere aber, was seine Größe und Schönheit ausmachte, die rationelle Verknüpfung durch philosophische Prinzipien und dialektischen Scharfsinn, die ganze Syllogismentektonik ist dahingeschwunden. Unanfechtbar bleibt immerhin der methodologische

Wert! Nie wurde erhabener, nie wurde mit dem Aufwand eines größeren Ideenschatzes der indirekte Beweis erbracht, daß gerade die glänzendste spekulative Systematik dem Fortschritt den Weg verbaut, daß die aprioristische Deduktion, soweit sie nicht erfahrungsgemäß rektifizierbar ist, gefährliche medizinische Irrwege eröffnet. Und so bleibt denn die Nachwelt nicht nur wegen der positiven Errungenschaften, sondern auch wegen der Aufdeckung der Fehlerquellen ewige Schuldnerin der Griechen.

Homerische Heilkunst und priesterliche Medizin.

Von der vorhistorischen Heilkunde der Hellenen ist anzunehmen, daß sie aus der indogermanischen Urmedizin hervorgegangen, späterhin den Charakter der Mykenäepoche trug, d. h. aus den benachbarten Kulturländern Drogen und Heilverfahren aufnahm, welche namentlich das seegewaltige Handelsvolk der Phönizier übermittelte. Empirie und Theurgie sind die Elemente, aus denen sich überall die Anfänge zusammensetzen, denn wenn Heilmittel im Stiche lassen, treten Gebete, Besprechung, Opfer und sonstige Kulthandlungen an ihre Stelle. Auch bei den Griechen entfaltet sich die Theurgie allmählich zu einem System von mystischer Tempelmedizin, ohne aber die Entwicklung der Erfahrungsheilkunst zu hemmen oder gar zu überwuchern.

Durch Homer erhalten wir den ersten Einblick in die griechische Medizin. In den zahlreichen Schlachtenbildern findet der Dichter Gelegenheit, Verletzungen der verschiedenen Körperteile realistisch zu schildern und bei deren kunstmäßiger Behandlung (Ausziehen von Pfeil- oder Lanzenspitzen, Blutstillung, Anwendung von schmerzstillenden Arzneien, Verbänden, kräftigenden Heiltränken) zu verweilen. Es sind zwar vornehmlich die tapferen Helden, gleichwie in der Sangeskunst auch in der Heilkunst wohlerfahren, doch gedenkt die Ilias andeutungsweise auch anderer Heilkundiger, welche mit dem Prädikate πολυφαρμάκος ausgezeichnet werden, und die Odyssee kennt sogar bereits Berufsärzte, die man gegen Entgelt, so wie die anderen Demiurgen (die Sänger, Seher und Baumeister) von weither ins Haus ruft. Welches hohe Ansehen die ärztliche Kunst genoß, erhellt aus dem berühmten Verse: ἰητρὸς γὰρ ἀνὴρ πολλῶν ἀντάξιος ἄλλων = denn ein Arzt wiegt viele andere Männer auf.

Die homerische Heilkunst repräsentiert im wesentlichen noch volkstümliches Wissen und Können. Schärfe der Beobachtung und Klarheit des ursächlichen Denkens geben ihr das charakteristische Gepräge — soweit nicht mythische Erklärungsgründe die breiten Lücken des damaligen Wissens ausfüllen mußten. Letzteres war namentlich bei den spärlich erwähnten inneren Krankheiten der Fall, die vorwiegend auf den Götterzorn zurückgeführt werden (Seuchen, Melancholie). In der homerischen Chirurgie überrascht die Exaktheit, mit der die Folgen bestimmter Verletzungen vorher erkannt wurden.

Die Entfernung der Geschosse wurde, wenn das einfache Ausziehen mit Schwierigkeiten verbunden war, durch Erweiterung der Wunde oder

Ausschneiden bewerkstelligt; von chirurgischen Instrumenten ist bloß das gewöhnliche Messer genannt; die schmerzstillenden Substanzen, z. B. Wurzeln, streute man entweder in Pulverform auf oder wendete sie in Form von Umschlägen an; als Stärkungsmittel diente für die Verwundeten eine Mischung von Pramnischem Wein mit Zwiebeln, Honig, geschabtem Ziegenkäse und Mehl. — Die anatomischen Kenntnisse des homerischen Zeitalters — die Nomenklatur zählt 150 Worte — beruhten nebst der Opferschau (in ältester Zeit auch Menschenopfer) zum großen Teile auf den Beobachtungen bei der Pflege Verwundeter (namentlich solcher mit Frakturen, Verrenkungen etc.); ebenso war es ein allerdings unvollkommener Erfahrungsschluß, wenn man das Leben, den Lebensgeist (θυμὸς, ψυχὴ) als Hauch auffaßte und in das Zwerchfell (φρὲνες) verlegte, dessen Verletzung als tödlich erkannt wurde. — Als Heilkundige erscheinen in den homerischen Gesängen vor allem die tapferen Helden, welche sich gegenseitig Hilfe leisten: Achilleus, der seine Kunst dem weisen Kentauren Cheiron verdankt, Patroklos, Nestor, namentlich aber Machaon und Podaleirios, die beiden Söhne des thessalischen Fürsten Asklepios; neben ihnen sind auch Frauen erfahren in der Heilkunde, wie in der Krankenpflege: die Zauberin Kirke, die Kräuterkennerin Agamede und Helene, welche bezeichnenderweise der Aegypterin Polydamna so manches Arzneimittel verdankt, besonders das φάρμακον νηπένθες, den Heiltrank, der jedes Leid vergessen macht (wahrscheinlich Opium). — Nicht zu übersehen ist es, daß Homer mit seinem übrigen Bildungsschatz auch das hoch entwickelte volkstümliche medizinische Wissen allen späteren Zeiten übermittelte!

Es bildet eine überraschende Tatsache, daß in der Ilias zwar vom Zorn des Pest sendenden Apollon, von Entsühnung die Rede ist, keineswegs aber ein Heilverfahren mit abergläubischen Sprüchen oder Beschwörungen verbunden wird, — selbst der Götterarzt Paieon heilt nur mit Balsam die Wunde des Ares; erst in dem jüngeren Heldengedicht, in der Odyssee, welche einer schon vorgerückteren Kulturepoche entspricht und die Anfänge des städtischen Lebens schildert, kommt die Besprechung (ἐπῳδαί) als Hilfsmittel bei der Wundbehandlung vor (Episode von der Eberjagd auf dem Parnaß). Dies zeigt schlagend, daß der Mystizismus, als erste Form der Theoriebildung, der Empirie im historischen Werdegang erst nachfolgt und anfangs gerade mit dem Aufschwung der Kultur zunimmt.

Blickt man durch den Schleier hindurch, so bergen auch die meisten griechischen Mythen, soweit sie auf Medizin Bezug nehmen, einen ganz rationellen empirischen Inhalt, der nur phantastisch verhüllt ist. Der sagenhafte Melampus heilt z. B. den impotenten Iphiklus mit Eisenrost, die drei wahnsinnigen Töchter des Proetus mit Nieswurz, Bädern, Bewegung; des Herakles Hautleiden wird durch Schwefelbäder vertrieben, des Minos ansteckende venerische Krankheit wird durch ein Ziegenblasenkondom unschädlich gemacht u. s. w. Die Unwissenheit erkennt nicht den Zusammenhang der einfachen, nüchternen Tatsachen, glaubt vielmehr in Nebenumständen die Ursachen des „Wunders" zu erblicken und stattet dieselben phantastisch aus.

Deshalb finden in der nachhomerischen Literatur, von Hesiod angefangen, immer häufiger abergläubische Heilgebräuche, Besprechungen, Amulette, heilbringende Träume, krankmachende Dämonen u. s. w. Erwähnung, um sich besonders in der Orphik des 6. Jahrhunderts mit ihrer Beobachtung der Vorzeichen, peinlichen Tagwählerei und mystischen Formeln zu einem ganzen System zu vereinigen. Diese Zunahme des Mystizismus erklärt sich freilich aus den wachsenden Einflüssen des Orients und aus dem Aufkommen der religiösen Anschauungen der niederen Volksschichten: Dämonenglaube und Zauber mit Kräutern, Steinen, Worten (ephesische Buchstaben), Amulette (zum Teil Reste vorgriechischer Fetische), die den bösen Blick und Krankheiten bannen, Zauberringe gegen Schlangenbiß etc. sind Projektionen dieser Denkrichtung, welche bis ins Zeitalter des Peloponnesischen Krieges fortdauerte.

Unter den verschiedenen Formen, in welchen die Mystik zu Tage trat, nehmen die Traumorakel die erste Stelle ein; sie befanden sich zumeist in solchen Gegenden, wo die Götter durch auffallende Naturerscheinungen ihre Macht vor Augen führten, z. B. in der Nähe von Höhlen mit schädlichen, betäubenden Ausdünstungen, auf Inseln, die häufig von Erdbeben betroffen wurden, in der Umgebung von heißen Quellen u. s. w. Manche dieser Orakel erlangten auch Bedeutung im medizinischen Sinne, insofern die Gottheit durch Traumoffenbarung Heilung gewährte, wie das Plutonische Heiligtum bei Acharaka in Lydien, wo die Priester auch statt der Kranken träumten, die Wundergrotte des Trophonius zu Lebadea in Böotien, namentlich aber das uralte Traumorakel des chthonischen Gottes Amphiaraos zu Oropos, bei dessen Besuch sich die Kranken 3 Tage des Weines und 24 Stunden aller Speisen enthalten mußten. Nahe bei dem letztgenannten Heiligtum befand sich eine Quelle, welche zu Reinigungen oder Opfern nur dann benutzt werden durfte, wenn jemand durch einen Orakelspruch geheilt wurde; in diesem Falle war es üblich, eine silberne oder goldene Münze in das heilige Wasser zu werfen und dem Gotte Nachbildungen der geheilten Körperteile als Votivgaben zu weihen.

Die genannten und andere Kultstätten wurden aber nur nebenbei, keineswegs ausschließlich, von Kranken aufgesucht, so wie man sich auch mit Gebeten um Heilung an jeden der Hauptgötter, namentlich an Apollo, Artemis und Athene wenden durfte. Erst in nachhomerischer Zeit entstand der Kult eines besonderen Heilgottes, dem keine andere Funktion oblag, als Krankheiten zu heilen und die Gesundheit zu erhalten, nämlich der Kult des Asklepios (Σωτήϱ, Ἰατϱός, Ὄϱθιος, Παιάν), dessen Tempel die wichtigste, späterhin die einzige Stätte der theurgischen Medizin bildeten und sich solchen Ansehens erfreuten, daß sie sogar den Sturz der Olympier überdauern konnten.

Wie die gesamte Mythologie der Griechen trotz der systemisierenden Weisheit Hesiods in stetem Flusse begriffen ist und in ihrem fortwährenden Ausbau den historischen Zusammenschluß der Stämme, die Aufnahme fremder Kulturelemente deutlich widerspiegelt, so zeigt auch der Glaube an Heilgottheiten und sein Kult ein beständiges Werden, immer weitere Ausgestaltung. Die medizinische Mythologie läuft auch zur feineren Krankheitsunterscheidung und differenzierenden Berufsteilung parallel. In der ältesten Zeit wird ohne Unterschied allen Göttern die Macht zu heilen, die Krankheiten oder den Tod zu senden zugeschrieben. Erst später treten einzelne Gottheiten in nähere Beziehung zu Heilkunde oder nur zu bestimmten, scharfumgrenzten Teilen derselben. Unter diesen ragen die drei obersten Heilgötter Τρισσοὶ ἀλεξίμοροι hervor: Apollon, Erfinder der Heilkunst, aber auch durch ferntreffende Geschosse (Sonnenstrahlen) Seuchen und Tod bringend, frühzeitig mit dem Götterarzt Paieon identifiziert, Artemis als Schützerin der Frauen und Kinder, späterhin auch mit der dem Orient entstammenden Geburtsgöttin Eileithya zusammengeworfen, und Pallas Athene, die Heilende (Hygieia), unter dem Namen ὀφθαλμιτις als Schützerin des Augenlichts verehrt. Neben ihnen sind besonders bemerkenswert: Aphrodite (Geschlechtsleben), Poseidon, in beschränkterem Sinne auch Hekate, Pan, Dionysos, Persephone u. a. An bestimmte Orte geknüpft oder nur von gewissen Ständen gepflegt, war die Verehrung des Herakles (Schutzgott der Athleten), des Hektor (in Theben), der Helene (Geburtsgöttin der Lakedämonierinnen), des Amphiaraos (Rhamnos und Oropos), des Aristomachos (Marathon), des Polydamas (Olympia), des heroisierten Skythen Toxaris (Athen), des Amynos (Athen), der Heroen im allgemeinen. — Auf fremde Kultureinflüsse weisen wahrscheinlich zum Teile die sagenhaften Gestalten der Medeia, Gattin des Jason aus dem giftreichen Kolchis, des „hyperboreischen" Olen, des thrakischen Orpheus (mit seinem Schüler Musäus) und des Zamolxis, des Abaris, des nordischen Aristeas, der Skythen Toxaris und Anacharsis (vielleicht Apotheosen historischer Personen). Als Hauptgründer der Heilkunst galt der „gerechteste" aller Kentauren, der thessalische Cheiron, der Lehrer der vornehmsten hellenischen Helden in der Jagdkunst und Arzneikunst. (Pflanzennamen Chironium und Centaurea; Chironisches Geschwür!) Schüler des Cheiron war nach der herkömmlichen Darstellung auch der zum Heilgott erhobene Sohn Apollons: Asklepios.

Die Asklepiosmythe zeigt eine außerordentliche Vielgestaltigkeit, welche sich nicht nur durch raffinierte Priesterfabeln zu Gunsten bestimmter Heiligtümer, sondern auch als natürliches Produkt jahrhundertelanger

Sagenwanderung entwickelte; fortwährende Zutaten haben sich zu einem dichten Schleier verwoben, durch den schon zur Zeit eines Strabon oder Cicero nur schwer hindurchzublicken war. Wahrscheinlich ist Asklepios ursprünglich ein chthonischer Stammesgott (Erddämon) Thessaliens, der gleich anderen Lokalgottheiten (wie z. B. Herakles) beim Zusammenschluß der Mythen zur griechischen Gesamtreligion zunächst nur als Heros verehrt wurde — bei Homer, Hesiod und Pindar ist er noch nicht als Gott bezeichnet, — um dann mit zunehmender Kultverbreitung und entsprechend der universellen Bedeutung der ärztlichen Wundertaten von neuem zum Rang einer Gottheit als Sohn Apollons aufzusteigen (ähnlich wie der ägyptische Imhotep [Imuthes] vom Sondergott zum Sohne des Ptah avanciert). Auf den chthonischen Ursprung weisen das Attribut der Schlange und das mit seinen Tempeln verknüpfte Traumorakel. In der Sage über Geburt und Verwandtschaft, Leben und Taten des Asklepios, sowie in seinem, mit orientalischem Mystizismus verbrämten Kult sind ganz disparate Elemente vereinigt, einerseits Anknüpfungen an den phönizischen Heilgott Eshmun, anderseits phantastisch aufgeputzte Reminiszenzen an wirkliche Personen, endlich Allegorien der ärztlichen Kunst und der Naturheilkräfte. Nach der ältesten Darstellung gelten als Eltern des Asklepios Ischys, der Elatide, und Koronis, die Tochter des Herakliden Phlegyas. Bei Homer wird er als schlichter Heros genannt, als thessalischer König und Vater der heilkundigen Helden Machaon und Podaleirios, welche an der Spitze der Streiter von Ithome, Trikka und Oichalia vor Troja zogen. Die spätere Sage erhebt dagegen Asklepios zum Halbgott. Sein Vater ist Apollon, welcher ihn entweder selbst mit der Heilkunst vertraut macht oder aber auf dem Berge Pelion durch den Kentauren Cheiron darin unterweisen läßt. Bezüglich des Namens der gottgeschwängerten Mutter und der Geburt entstanden zugleich mit der Wanderung des Asklepioskultes nach der Peloponnesos verschiedene Versionen. Bald wird Koronis als Mutter genannt, bald Arsinoë, die Tochter des Inachus (in Arkadien), bald Arsinoë, die Tochter des Leukippos (in Messenien). Die einen erzählen, Apollon selbst oder Hermes habe den Asklepios aus dem Leib der toten Mutter herausgeschnitten, andere wieder berichten, Koronis habe heimlich den Neugeborenen auf einem Berge bei Epidauros ausgesetzt (eine der auf dem Berge weidenden Ziegen gab dem Kinde Milch, und der Hund, der die Herde schützte, bewachte es).

An der Verschiedenheit der Erzählung haben die Priester den Hauptanteil, da es in ihrem Interesse lag, die Kultstätten mit der Geburtssage des Heilgotts in Zusammenhang zu bringen. (Die Hauptredaktion erfolgte in Epidaurus, welches seit dem 5. Jahrhundert die Oberherrschaft über alle anderen Asklepiostempel an sich riß.) Asklepios soll eine Reihe von wunderbaren Kuren (z. B. Blindenheilungen) vollzogen und zuerst die therapeutische Anwendung der Musik und Gymnastik (spätere Zutat der Mythe!) in die Medizin eingeführt haben. Hauptsächlich bestand seine Therapie in chirurgischen Eingriffen, Pflanzenmitteln, Bädern, Einreibungen und Theurgie. Wegen der häufigen Todeserweckungen, worüber Pluton Klage führte, wurde er von Zeus mit dem strafenden Blitzstrahl getötet; nach anderer Ueberlieferung zog er sich den Groll des Götterkönigs wegen seiner Gier nach Gold (Bezahlung der ärztlichen Hilfe) zu oder starb eines natürlichen Todes. Je nach Geburt, Leistungen und Tod unterschied schon Cicero drei verschiedene Aeskulape. Nach seinem Tode wurde Asklepios in den Olymp erhoben oder als Schlangenträger unter die Sterne versetzt. In seinen Tempeln waren neben seiner (Zeus ähnlichen) Bildsäule stets mehrere andere Statuen anzutreffen, die sich als Verkörperung von Heilfaktoren, wie Wärme, Luft, Licht etc., erweisen. Schon die Namen der Gattinnen und Kinder des Asklepios deuten auf stilisierte Mythe. Als Gattin erscheint neben Xanthe Lampetie oder Epione; als Kinder werden erwähnt: Hygieia, Euamerion, Aigle, Panakeia, Jaso, Akeso, Janiskos, Telesphoros (Knabengestalt mit Kapuze; wahrscheinlich orientalische Entlehnung oder identisch mit dem ägyptischen Harpokrates) neben den homerischen Helden Machaon und Podaleirios. In der Aethiopis des Dichters Arktinos gilt Machaon als Chirurg, Podaleirios als Vertreter der inneren Medizin, mit der Fähigkeit: „Unsichtbares zu kennen und Unheilbares zu heilen". Beide (vielleicht historische Personen) verbreiteten den Kult des Asklepios; Machaon im Peloponnes, Podaleirios in Kleinasien. Neben den in der Asklepiosmythe vorkommenden Tieren: Schlange, Hund, Ziege, werden als Attribute des Gottes erwähnt oder bei Darstellungen (Standbilder und Münzen) am häufigsten benützt: Stab (Schlangenstab) und Lorbeerkranz. Mit Vorliebe wurden ihm Hähne oder Hennen geopfert.

Das älteste Heiligtum des Asklepios bestand im thessalischen Trikka; dieses, sowie die Tempel in Epidauros und Kos (in viel späterer Zeit Pergamon) waren die besuchtesten. Der Kult des jungen Gottes — erst 420 v. Chr. (durch den Dichter Sophokles) in Athen eingeführt, wo früher allein Amynos als Heilgott verehrt wurde — wanderte ziemlich rasch über ganz Hellas, vorwiegend unter Leitung der Priesterschaft von Epidauros, welche bei neuen Tempelgründungen die Schlange, das Symbol des Gottes, des Heilenden, verschickte; ungiftige, gezähmte und abgerichtete Schlangen wurden in den meisten Heiligtümern gehalten und oft zu allerlei Gaukeleien verwendet. (Hinsichtlich der Frage des ägyptischen Ursprungs des Asklepiosdienstes ist daran zu erinnern, daß die Schlange, der Wurm, in der ägyptischen Krankheitsauffassung eine Hauptrolle spielte.) Als Kultstätten kommen neben den schon erwähnten noch in Betracht: Titane (die älteste im Peloponnes), Gerenia, Argos, Pharai, Messene, Leuktra, Sparte, Epidauros — Limera, Tithorea, Acharnai, Peiraieus, Eleusis, Sikyon, Kyrene, Balagrai, Rhodos, Thasos, Melos, Paros, Kalymna, Knidos, Syrna, Samos; auf italischem Boden: Kroton, Tarent, Rom (auf der Tiberinsel 293 v. Chr. errichtet) u. a.

Der Asklepioskult fand bemerkenswerterweise seine Stätte in solchen Gegenden, welche mit ihren klimatischen und hygienischen Vorzügen den Charakter von Luftkurorten besaßen. Der Aufenthalt in den Gnadenorten, die sich auf Bergen oder Hügeln, in der windgeschützten Nähe von Wäldern, an Flüssen oder Quellen befanden, bot die geeignetste Grundlage für die Heilung; wohlschmeckendes Trinkwasser stand zur Verfügung. Die erquickende Luft verfehlte nicht ihre Wirkung, wohlgepflegte Gärten in der Umgebung des Heiligtums erheiterten das Gemüt, prachtvolle Aussicht in die Ferne erfüllte die bekümmerten Herzen mit neuer Hoffnung auf Genesung. Manche der Asklepieien dankten ihren großen Ruf auch dem Besitz von Mineralquellen oder Thermen. An schlichte Altäre, die ursprünglich bei heiligen Brunnen (z.B. Burinnaquelle auf Kos), in der Nähe heilspendender Quellen errichtet wurden, schlossen sich später prächtige Tempelbauten, Anlagen für Festspiele, Gymnasien (Ringschulen), in denen chronische Leiden durch Leibesbewegung, Bäder, Salben behandelt wurden, und, wie die Ausgrabungen zeigen, auch Wohnräume (Krankenzimmer) für Patienten. Strenge Vorschriften hygienischen Inhaltes wachten darüber, daß die gesundheitsförderlichen Zustände intakt erhalten blieben und bereiteten die frommen Pilger für die mystische Kur durch Regelung der Lebensweise in rationeller Weise vor. Unreinen und Ungeweihten war der Zutritt zum Heiligtum unmöglich gemacht, Gebärende, moribunde Personen wurden ferngehalten, kein Toter durfte im Gebiete des heiligen Bezirks bestattet werden, für Unterkunft und Verpflegung der Kranken sorgten Herbergen und Kosthäuser in der Nähe des Tempels. Die Hilfesuchenden mußten sich einer sorgfältigen Reinigung unterziehen, im Meere, im Flusse oder in der Quelle baden, eine vorgeschriebene Zeit hindurch fasten, sich vom Wein oder gewissen Speisen enthalten und durften den Tempel erst betreten, wenn sie durch Waschungen, Einreibungen, Räucherungen etc. genügend vorbereitet waren. An diese mehrtägige, teils diätetisch, teils suggestiv und ermüdend wirkende Vorkur reihten sich Gebete, Opfer, fromme Gesänge, ein durch Symbole die Phantasie tief ergreifender Gottesdienst mit feierlichem Gepränge — Eindrücke, die noch vertieft wurden durch den Anblick kostbarer Weihgeschenke der Genesenen, durch die Erzählungen der ehrfurchtgebietenden Priester, welche den Kranken die Inschriften in den Tempelhallen erklärten und durch Hinweis auf die zahlreichen Wundertaten die frohesten Hoffnungen zu erregen verstanden.

So vorbereitet, in die höchste Spannung versetzt, verbrachten die Pilger sodann eine oder mehrere Nächte im Hieron, zu Füßen der Statue des mildstrengen Asklepios, in Erwartung der heilbringenden, vom Gotte inspirierten Träume, in denen die mächtig erregte Phantasie die ungewohnten Eindrücke der letztverlebten Tage seltsam verwob. Denn wie im Amphiaraion, so wurde auch in den Asklepieien den Kranken die göttliche

Hilfe oder die Offenbarung von wunderbaren Heilmitteln im Traume zu teil während des Tempelschlafes (ἐγκοίμησις, lateinisch incubatio).

Aus Inschriften des Tempels zu Epidauros (welche mit der burlesken Darstellung des Dichters Aristophanes in seinem Lustspiel Plutos übereinstimmen) ist zu schließen, daß in älterer Zeit der Gott direkte Heilung spendete, d. h. daß der Priester Nachts in der Maske des Gottes (begleitet von den Priesterinnen, die als Hygieia, Jaso, Panakeia figurierten) erschien und, wahrscheinlich unterstützt von den ursprünglich mit der Priesterschaft wohl zusammenhängenden angeblichen Nachkommen des Asklepios (den Asklepiaden, ὑιοί τοῦ θεοῦ) wirkliche Kuren vollzog, die den schlaftrunkenen oder halbschlafenden Kranken nur erträumt zu sein schienen (Verbinden, Auftragen von Salben, Verabfolgung oder Eingeben von Arzneien, mündlich formulierte Ordinationen). In späterer Zeit dagegen beschränkte sich Asklepios, ohne selbst manuell einzugreifen, darauf, den Inkubanten oder deren Stellvertretern (denn auch solche waren zulässig) nur Weisungen und Vorschriften im Traume zu erteilen, bisweilen deutlich, oft nur symbolisch. Die Asklepiaden, von der Priesterschaft oder mindestens vom Mystizismus derselben losgelöst, haben an dem Tempelspuke in dieser Periode keinen Anteil mehr, sie sind selbständige Aerzte geworden, welche nebenbei höchstens die inspirierten Ratschläge des Gottes auf Wunsch der Kranken zur tatsächlichen Ausführung bringen.

In den Traumgesichten, welche erst von den kundigen Priestern gedeutet werden mußten (d. h. nämlich mit ihrem ärztlichen Plan in Uebereinstimmung zu bringen waren!), ordnete Asklepios zumeist rationelle Kuren (Diät, Bewegungen in Form von Reiten, Jagen, Waffenübungen, psychische Mittel, z. B. Anhören eines Liedes, eines Lustspiels u. s. w., seltener Aderlässe, Abführmittel u. s. w.) an oder scheinbar Widersinniges mit suggestivem Endzwecke. Der Erfolg war stets ein neues Wunder des Gottes, der Mißerfolg wurde von den schlauen Priestern sehr leicht auf ein oder das andere Versehen des Patienten geschoben. Die Genesenen mußten sich dem Heilpersonal und dem Gotte erkenntlich zeigen. (In Epidauros fordert Asklepios einmal selbst den Lohn mit den Worten: „Geheilt bist du, nun mußt du aber das Honorar zahlen.“)

Nach uralter Sitte widmete man „Anathemata“, bildliche Darstellungen der geheilten Körperteile in Gold, Silber, Elfenbein, Marmor u. s. w. oder klebte Münzen mit Wachs an die Schenkel der Götterstatuen oder warf dieselben in die heilige Quelle als Weihgeschenk; in manchen Heiligtümern wurden die Krankengeschichten und die verwendeten Mittel auf die Tempelsäulen eingezeichnet oder auf Votivtafeln aus Metall oder Stein (πίνακες) niedergeschrieben, die man an den Säulen und Pfosten anbrachte. Dem Gotte zu Ehren feierte man auch Feste Asklepieia, welche in musischen Wettspielen bestanden.

Der Heilbetrieb in den einzelnen Asklepieien scheint sehr verschieden gewesen zu sein, je nachdem man bei den Kuren den Schwerpunkt auf den Mystizismus oder auf ein rationelles Heilverfahren legte — ein Unterschied, der in letzter Linie damit zusammenhing, ob die Priesterschaft den angeblichen Nachkommen des Gottes, den Asklepiaden, welche als Tempelärzte fungierten, einen größeren oder geringeren Einfluß gönnte.

In dieser Hinsicht können Epidauros mit seiner ausgesprochenen Thaumaturgie und Kos mit seiner Hinneigung zum Rationalismus als Repräsentanten gelten. Als Kultort behielt das erstere stets den Vorrang und suchte seit dem 5. Jahrhundert die Oberherrschaft über alle übrigen Asklepieien zu erlangen; die Hegemonie drückte sich symbolisch darin aus, daß die ehrgeizige epidaurische Priesterschaft zur Einweihung heilige Schlangen nach dem abhängigen Heiligtum schickte. Die Mythe erzählt, daß die Sendung nach Kos erfolglos blieb, d. h. die dortige Priesterschaft erklärte sich mit den Umtrieben der Epidaurier nicht einverstanden und huldigte in der Therapie Grundsätzen, welche im Sinne des Rationalismus von den wissenschaftlich forschenden koischen Asklepiaden ausgebildet wurden. Die koischen Tafeln, πίνακες, dürften darum im Inhalt ihrer Heilberichte wesentlich verschieden gewesen sein von den epidaurischen und verwandten, die, soweit sie jetzt bekannt sind, nur Zeugnis vom absurdesten Aberglauben liefern.

In welchem Geiste aber auch immer die therapeutischen Vorschriften von der Priesterschaft gegeben wurden, so handelte es sich formell doch immer um Theurgie — es war Asklepios selbst, der durch den Mund seiner Diener Vorschriften verkündete. Mochten dieselben von der anwachsenden Erfahrung noch so viel Nutzen ziehen, offiziell konnte die Priesterschaft vom Bestande einer Sammlung kritischer Beobachtungen — die ihre Richtschnur gewiß im geheimen bildete — keinen Gebrauch machen; die göttliche Offenbarung tat in jedem einzelnen Falle ein Wunder. Um den Schein des Supranaturalismus zu wahren, mußten die Priester anderen Männern die Begründung der wissenschaftlichen Heilkunst überlassen, nämlich solchen, die dem Kultus fernstanden. So wirkte, abgesehen von dem Mangel eines geschlossenen religiösen Dogmatismus, gerade die strenge Gebundenheit der Priester an den Kultus als Faktor für die freie Bearbeitung der griechischen Medizin neben und außerhalb der Tempel.

Die Aerzte.

Asklepiaden, Gymnasten, Rhizotomen.

Der Asklepioskult bildet nur eine Form der medizinischen Entwicklung; verhältnismäßig spät auftauchend, stößt er sehr bald auf Gegenströmungen älteren Ursprungs, und infolge der fehlenden Möglichkeit, sich an bestehende universelle Priestersysteme anzuschließen gewinnt er wenigstens in den höheren Schichten des Volkes kaum vorübergehend jene geistige Macht, welche der Theurgie in der Heilkunde des Ostens die Oberherrschaft sicherte. Tiefer als der Obskurantismus wurzelt bei den Griechen die freie ärztliche Kunst.

Seit Homer erwähnen Dichter und Historiker nichtpriesterliche Aerzte, welche, ungehindert von der Tempelmedizin, in vollster Freizügigkeit ihren Beruf ausüben, ihre Erfahrung nach selbsterworbenen Gesichtspunkten verwerten konnten, und schon frühzeitig entstand die Sitte, daß politische Gemeinwesen Amtsärzte anstellten, mit der Obliegenheit, gegen fixen Gehalt die Armen unentgeltlich zu behandeln, bei Seuchen die entsprechenden Anordnungen zu treffen, vor Gericht als Sachverständige auszusagen; ebenso ist es sicher verbürgt, daß Aerzte Heer und Flotte begleiteten (bereits Lykurg führte Feldärzte ein!) oder, daß sie als Hof- und Leibärzte, wie z. B. Demokedes im 6. Jahrhundert v. Chr., dem Rufe von fremden Fürsten Folge leisteten.

Die ärztliche Praxis, die zu den Gewerben zählte, war jedem gestattet, der das erforderliche Wissen zu besitzen glaubte (Frauen war der Beruf allerdings verschlossen und Unfreie durften nur Sklaven behandeln); diese Freiheit brachte es mit sich, daß sehr verschiedenartige Elemente, Männer von höchster Bildung (Philosophen), tüchtig ausgebildete Praktiker, aber auch rohe Empiriker, nichtswürdige Scharlatane und armselige Dilettanten ihr Kontingent stellen durften.

Drei Typen sind es namentlich, die unter den Aerzten hervortreten: der einfache Praktiker (δημιουργός), der regelrecht gebildete, mit seinem Assistenten arbeitende Meister (ἀρχιτεκτονικός) und der dilettantische Kenner (πεπαιδευμένος), welch letzterem (entsprechend dem spekulativen hellenischen Wissenschaftsbegriff) ebenso wie den beiden vorgenannten ein maßgebendes Urteil über Kunstfehler zukam.

Im engeren Sinne galten als eigentlich gebildete Aerzte (τεχνῖται, χειροτέχναι) nur solche, welche bei einem anerkannten Meister entsprechenden theoretisch-praktischen Unterricht genossen hatten. Dieser Nachweis war namentlich für Amtsärzte (δημοσιεύοντες) erforderlich, z. B. in Athen, wo sie nach Vorstellung der Kandidaten von der Volksversammlung gewählt wurden.

Die Aerzte übten ihre Praxis (sowohl innere Medizin als Chirurgie) teils an ihrem ständigen Wohnsitz aus, teils zogen sie umher als Periodeuten. Die Kranken wurden entweder zu Hause behandelt oder in den ärztlichen Werkstätten (ἰατρεῖα, ἰατρικὰ ἐργαστήρια), die auch mit Krankenzimmern zur vorübergehenden Verpflegung verbunden waren. Solche Iatreien errichteten größere Aerzte, welche von Gehilfen und Schülern umgeben waren, auf eigene Kosten, oder dieselben wurden für die Amtsärzte von den Gemeinden (besondere Steuern sind inschriftlich nachgewiesen) erhalten. Vornehmlich dienten sie zur Ausführung von Operationen und enthielten in ihren lichten Räumen alle nötigen Instrumente, Schüsseln, Schwämme, Verbandmaterial, Badewannen, Spritzen, Schröpfköpfe, Arznei- und Salbenbüchsen etc. Schüler und Gehilfen, welche hier ihre Kenntnisse erwerben oder vervollkommnen konnten, standen den Aerzten zur Seite und nahmen auch leichtere Fälle (namentlich unbemittelte Patienten!) selbständig in Behandlung; zuweilen begleiteten sie ihren Lehrer bei Krankenbesuchen in Privatwohnungen. Auf ärztlichen Reisen nahm man einen Handapparat mit, der aus den unentbehrlichsten Instrumenten, Verbandzeug, Salben, Pflastern, Brechmitteln und Purganzen bestand. (Solche Kästchen sind aufgefunden worden.) Außergewöhnliche Leistungen wurden mit Dotationen, Steuerfreiheit, Bürgerrecht, Ehrendekreten, goldenen Kränzen, Statuen u. s. w. belohnt. Beispielsweise berichten Inschriften von derartigen Ehrungen, welche die dankbaren Mitbürger dem Onasilos, Euenor und Menokritos erwiesen haben.

Die berühmtesten Pflegestätten fand die rationelle Medizin charakteristischerweise zuerst in den Kolonien, wo die intensivste Befruchtung durch asiatisch-ägyptische Einflüsse stattfand, an Orten, wo die Philosophie blühte oder Asklepiostempel bestanden. Zu den ersteren zählten Kyrene und Kroton, zu den letzteren die Schulen von Rhodos, Knidos und Kos.

Zur Zeit Herodots erfreuten sich die Aerzte von Kroton und nach ihnen die kyrenaischen des höchsten Ruhmes. Kyrene, Hauptstadt der Landschaft Kyrenaia, eine Kolonie von Thera, dankte ihren Reichtum dem Silphium (Gewürz- und Arzneipflanze, eine Art Narthex. L.), das sie im Wappen führte und zeichnete sich durch Pflege der Philosophie schon sehr frühzeitig aus. Kroton war Sitz der Pythagoreer und besaß eine Aerzteschule. Die Aerzte von Rhodos, Knidos und Kos waren Asklepiaden. Die Geschichte der rhodischen Schule, welche bald unterging, ist in Dunkel gehüllt.

Auf den ersten Blick erscheint es schwer verständlich, wie sich eine rationelle Heilkunde und freie Heilkunst auch im Schatten der Tempel von Knidos und Kos entwickeln konnte, ungehindert durch die Theurgie der Asklepiospriester. Das Befremdende der Tatsache schwindet aber, wenn man erwägt, daß nicht die Priester Träger des Fortschrittes waren, sondern die Tempelärzte, die sogenannten Asklepiaden, welche in historischer Zeit nur eine lose oder gar keine Beziehung zum Kultus hatten und nach freiem Ermessen außerhalb des Heiligtums, ja sogar in der Fremde ihren Beruf ausüben konnten. Jedenfalls in dem Jahrhundert, welches dem Zeitalter des Hippokrates am nächsten liegt, sind die knidischen oder koischen Asklepiaden nur eine scharf begrenzte Gruppe der griechischen Aerzte, welche sich von den übrigen durch eine straffe Organisation charakterisiert, die in bestimmten Satzungen und Formalitäten ihren Ausdruck findet. Diese liefen darauf hinaus, in der Asklepiadenzunft nur solche Elemente zu vereinigen, welche durch die gemeinsame Verehrung des Heilgottes, durch gleiche wissenschaftliche Anschauungen eng aneinander gekettet, ihre Aufgabe in hervorragender ärztlicher Tätigkeit erblickten und sich eidlich verpflichteten, die Würde der Kunst zu erhalten, die Ethik bei der Ausübung des Berufes zu wahren, Dankbarkeit gegen die Lehrer, brüderliche Gesinnung gegen deren Nachkommen zu pflegen und die Profanation der Geheimnisse an Unberufene zu verhüten.

Der Zug von familiärer Pietät, der im Bunde der Asklepiaden deutlich hervortritt, und die ans Priestertum lebhaft erinnernde Geheimhaltung der Lehren (die Mysterienvereinigungen z. B. in Eleusis oder der Pythagoreerbund sind Analoga) stützten sich auf die Tradition, daß die Asklepiaden ursprünglich eine Genossenschaft von Blutsverwandten bildeten, die ihre Herkunft vom göttlichen Stammvater der Medizin ableiteten und ihre Kunst als Familienvermächtnis hüteten. Aeußere Momente bewirkten es, daß diese Vereinigung von Blutsverwandten sich allmählich durch Aufnahme von Fremden (ἔξω τοῦ γένους) zu einer geistigen Familie von Aerzten erweiterte, aber auch diese bewahrte unter dem Mantel altehrwürdiger Formen die Reinheit der überkommenen Lehre und deutete noch durch mancherlei Aeußerlichkeiten, insbesondere durch den Verbandssitz in Tempelorten, ihren ehemaligen Zusammenhang mit dem Asklepiospriestertum an.

Die älteren Historiker der Medizin hielten die Asklepiaden für identisch mit den Asklepiospriestern. Diese Ansicht hat sich als unrichtig herausgestellt; man ging später aber so weit, jede Verbindung zwischen beiden zu leugnen. Gegenwärtig stehen maßgebende Forscher auf einem vermittelnden Standpunkt, indem sie den ursprünglichen Zusammenhang der Asklepiaden mit den Priestern, die Mitwirkung der „Söhne des Gottes" bei den Kulthandlungen in älterer Zeit anerkennen, aber besonders in Kos und

Knidos eine allmähliche und tiefgreifende Lostrennung der Asklepiaden von allem Tempelspuk annehmen. Vielleicht waren die sogenannten Asklepiaden ursprünglich Familien, in denen sich seit grauer Zeit der ärztliche Beruf forterbte und die Kunstgeheimnisse als Vermächtnis bewahrt wurden, wie es in abgelegenen Gegenden noch heute Familien gibt, die ärztliche Kunst oder nur einzelne Spezialitäten (z. B. Bruchoperationen, Steinschnitt, Frakturenbehandlung u. s. w.) seit Jahrhunderten pflegen und sich auf uralte Ueberlieferungen berufen. Ihren symbolischen Ausdruck fand diese Familienmedizin im Kultus des angeblichen Urahns, des ἥρως κτίστης 'Ασκλαπιός, so wie die Schmiede den Hephaistos verehrten. Infolge des wachsenden Ansehens und der Verbreitung der Familienangehörigen, zu denen sich allmählich Fremde unter gewissen Bedingungen gesellen durften, wurde der angebliche Stammesheros zum allgemein anerkannten Heilgotte erhoben, verwandelte sich der Stammeskult in einen Staatskult mit besonderen Heiligtümern und staatlichen Priestern. Es prägt sich dieses Verhältnis darin aus, daß Asklepios zum Sohn des Heilgotts Apollon gemacht und mit anderen älteren Heilgottheiten zusammen verehrt wurde, daß seine Statue z. B. neben der des Apollon, der Hygieia u. s. w. ihren Platz fand; wie die Ausgrabungen z. B. auf Paros zeigen, wurde Asklepios (vielleicht nach Erschließung einer neuen Heilquelle) in das Heiligtum des Apollon Pythios aufgenommen. Die angeblichen Nachkommen des Asklepios gingen teils in der Tempelmystik auf, teils pflegten sie, z. B. in Kos rationelle Medizin und beeinflußten sogar die Priesterschaft gegen den schwindelhaften Wunderbetrieb. (Wie oben erwähnt, weigerte sich, nachgewiesenermaßen, die koische Priesterschaft, den nach Einheit strebenden Herrschaftsgelüsten von Epidauros Folge zu leisten!)

Gerade an den Tempelorten bot sich reichliche Gelegenheit, Leiden aller Art zu sehen, die Wirksamkeit von Kuren und Mitteln zu erfahren, aus manchen der aufgezeichneten Krankengeschichten die Erfahrung zu bereichern. Im Tempelarchiv von Rhodos, Kos und Knidos befanden sich reiche Bibliotheken, in denen der Wissensschatz für Schüler und Nachfolger niedergelegt war; ihre Praxis übten die Asklepiaden entweder in den Iatreien oder in den Behausungen der Patienten aus, manche folgten auch dem Rufe in die Fremde — ein Zeugnis, wie wenig sie durch priesterliche Abgeschlossenheit gebunden waren.

Eine Weihinschrift in Athen zeigt, daß schon im 6. Jahrhundert die koischen Asklepiaden wegen ihrer anerkannten Tüchtigkeit in ferne Teile Griechenlands berufen wurden; die in jüngster Zeit veranstalteten Ausgrabungen des koischen Asklepieions beweisen, daß dasselbe als Archiv für Ehrungen koischer Aerzte diente, und daß die dortigen Asklepiaden trotz ihrer Verbindung mit der Priesterschaft rationell gebildete Aerzte waren, welche Berufungen ins Ausland gerne Folge leisteten.

Während in älterer Zeit der Vater oder ein älterer Verwandter den Sprößling der Familie in der Heilkunst unterwies, wurden später, als sich die Zunft den Fremden erschloß, Asklepiadenschulen eigens eingerichtet, in denen Bürgerssöhne gegen oft bedeutendes Honorar in allen Kenntnissen und Fertigkeiten theoretischen und praktischen Unterricht empfingen; für die Söhne der Asklepiaden war der Unterricht unentgeltlich, da sich die Schüler nach erlangter Ausbildung verpflichten mußten, die Söhne ihres Meisters ohne Anspruch auf Entschädigung in der Heilkunst zu unterweisen. Der Unterricht erstreckte sich auf den Bau und die Funktionen des Körpers — nach dem Zeugnis Galens wurden die Asklepiadenjünger schon in früher Jugend in die Anatomie (Tierzergliederungen) eingeführt —, weiterhin auf die Lehre von den Krankheitsursachen etc., und fand seine Ergänzung in praktischer (klinischer) Unterweisung über die verschiedenen Leiden und ihre Behandlung (Heilmittel, Operationen etc.) an konkreten Fällen, wie sie namentlich im Iatreion zur Beobachtung gelangten; die vorgeschrittenen Schüler durften unter Aufsicht des Lehrers selbst mit Hand anlegen. Die Aufnahme in die Asklepiadengenossenschaft erfolgte nach beendeter Ausbildung und nach Ablegung des Schwures, welcher das neue Mitglied für immer zur Aufrechterhaltung der wissenschaftlichen und ethischen Traditionen verpflichtete.

Der auf uns gekommene, in der hippokratischen Schriftensammlung enthaltene Schwur lautet folgendermaßen: „Ich schwöre bei Apollon, dem Arzte, bei Asklepios, Hygieia und Panakeia und bei allen Göttern und Göttinnen, indem ich sie zu Zeugen mache, daß ich diesen meinen Eid und diese meine Verpflichtungen erfüllen werde nach Vermögen und Verständnis, nämlich denjenigen, welcher mich in dieser Kunst unterwiesen hat, meinen Eltern gleichzuachten, sein Lebensschicksal zu teilen, ihm auf Verlangen dasjenige, dessen er bedarf, zu gewähren, das von ihm stammende Geschlecht gleich meinen männlichen Geschwistern zu halten, sie diese Kunst, wenn sie dieselbe erlernen wollen, ohne Entgelt und ohne Schein zu lehren und die Vorschriften, Kollegien und den ganzen übrigen Lernstoff meinen Söhnen sowohl wie denen meines Lehrers und den Schülern, welche eingetragen und verpflichtet sind nach ärztlichem Gesetze, mitzuteilen, sonst aber niemand. — Diätetische Maßnahmen werde ich treffen zu Nutz und Frommen der Kranken nach meinem Vermögen und Verständnis, drohen ihnen aber Fährnis und Schaden, so werde ich sie davor zu bewahren suchen. Auch werde ich keinem, und sei es auf Bitten, ein tödliches Mittel verabreichen, noch einen solchen Rat erteilen, desgleichen werde ich keiner Frau eine abtreibende Bougie geben. Lauter und fromm will ich mein Leben gestalten und meine Kunst ausüben. Auch will ich bei Gott keinen Steinschnitt machen, sondern ich werde diese Verrichtung denjenigen überlassen, in deren Beruf sie fällt. In alle Häuser aber, in wie viele ich auch gehen mag, will ich kommen zu Nutz und Frommen der Patienten, mich fernhaltend von jederlei vorsätzlichem und Schaden bringendem Unrechte, insbesondere aber von geschlechtlichem Verkehre mit Männern und Weibern, Freien und Sklaven. Was ich aber während der Behandlung sehe oder höre oder auch außerhalb der Behandlung im gewöhnlichen Leben erfahre, das will ich, soweit es außerhalb nicht weitererzählt werden soll, verschweigen, indem ich derartiges für ein Geheimnis ansehe. — Wenn ich nun diesen Eid erfülle, ohne ihn zu brechen, dann möge mir ein glückliches Leben und eine glückliche Kunstausübung beschieden sein und ich bei allen Menschen für immer in Ehren stehen, wenn ich ihn aber übertrete und meineidig werde, möge das Gegenteil geschehen."

Der Mystizismus der Asklepiaden schwand einerseits in dem Maße, als Fremde in ihrem Bund Aufnahme fanden, wodurch sich gewiß die Geheimhaltung der Kunstgeheimnisse lockerte, anderseits infolge der wachsenden Konkurrenz mit Aerzten, welche den Philosophenschulen (namentlich der Pythagoreer) eine höhere wissenschaftliche Auffassung verdankten oder aber beim Volke durch empirische Tüchtigkeit Vertrauen erworben hatten. Philosophen, die über ärztliche Kenntnisse oder sogar Fertigkeiten verfügten, wie z. B. Pythagoras, Empedokles und ihre Schüler, bewiesen, daß auch fern von den Asklepiostempeln Heilung zu finden ist; philosophisch gebildete Aerzte erweckten durch ihre Schriften spekulativ-theoretischen Inhaltes — lange vor Hippokrates gab es eine ansehnliche medizinische (auch populär-medizinische) Literatur — allgemeines wissenschaftliches Interesse, und von Ruhmsucht oder Geldgier getrieben, ließen es auch Sophisten, die über alles zu reden wußten, nicht daran fehlen, durch öffentliche Vorträge ihre dilettantischen Kenntnisse ins hellste Licht beim Publikum zu setzen, wodurch die ärztliche Tätigkeit, dem Urteil von Laien preisgegeben, nicht wenig von ihrem einstigen Nimbus einbüßte.

Wie aus dem Eid der Asklepiaden hervorgeht, überließen sie manche Operationen, die wegen mangelhafter anatomischer Kenntnis und Technik nur auf die roheste Weise unternommen werden konnten (Kastration, Steinschnitt), den „Handwerkern" und versagten ihre Mithilfe bei gewissen Zumutungen (Fruchtabtreibung), die mit der Standesehre dieser ärztlichen Elite nicht vereinbar schienen. Gerne ersetzten herumziehende Quacksalber oder Empiriker, die zumeist mit mehr Kühnheit als Sachkenntnis zugriffen, ihre Stelle und erwarben durch die Willfährigkeit, mit der sie sich zu verpönten oder zweifelhaften Dingen herbeiließen, großen Anhang.

Diese Empiriker, welche sich zumeist mit Spezialitäten (Blasenoperationen, Augenleiden, Zahnleiden etc.) abgaben, bilden den Uebergang zu allerlei Dilettanten, welche, ursprünglich untergeordnete Gehilfen der Berufsärzte, gerne die Rolle der Aerzte spielten und mit dem ganzen Fanatismus der Einseitigkeit ihre spärlichen Methoden oder Handgriffe für unfehlbare Universalmittel ausgaben. Hierher zählen die Gymnasten, d. h. die Lehrer und Vorturner in den Ringschulen (Gymnasien), welche als Jatrolipten auch die Einsalbung des Körpers vornahmen. In Anbetracht der großen Bedeutung, welche den Ringschulen im öffentlichen Leben der Griechen zukam, kann es nicht wundernehmen, daß die Gymnasten, zumal sie bei den Verletzungen, Frakturen oder Luxationen vor dem Eintreffen des Arztes die erste Hilfe leisten mußten und über den heilsamen Einfluß der Lebensweise und der Leibesübungen anscheinend die größte Erfahrung besaßen, geradezu als Aerzte (ιατϱοὶ, ὑγιεινοὶ) betrachtet wurden. Von Gesunden und Kranken über Diät und Gymnastik zu Rate gezogen, überschritten manche von ihnen ihren Wirkungskreis und gaben vor, durch bestimmte Körperübungen und diätetische Maßregeln allein, namentlich chronische Krankheiten heilen zu können. Es soll den Gymnasten gewiß nicht das Verdienst bestritten werden, daß sie früher als Asklepiaden und sonstige Berufsärzte die Bedeutung der Leibesbewegung und Stoffwechselkuren erfaßten; ihre Halbbildung verleitete sie aber kritiklos, diätetische Mittel, Salbungen, Dampfbäder, Massage, Körperbewegungen bei allen möglichen Zuständen anzuwenden und mit maßloser Uebertreibung ihre gläubigen Patienten zu Kuren zu verhalten, die eher zur Trainierung robuster Athleten als zur Behandlung von Krankheiten ausgesonnen zu sein scheinen. Wie gewisse moderne Wundertäter, beriefen sich manche Gymnasten auf die Erfahrung am eigenen Leibe und machten für ihre Grundsätze in Schriften sophistischer Art erfolgreiche Propaganda, z. B. Ikkos von Tarent und Herodikos von Selymbria. Letzterer verordnete mit Vorliebe ermüdende Spaziergänge (z. B. von Athen bis Megara und ohne Aufenthalt wieder zurück = 9,2 km) und suchte das Fieber durch Laufen, Ringen und äußere Wärme zu vertreiben. Seine Kur der Wassersucht (Abführen, Erbrechen gleich nach dem Essen, laue Bähungen, Schlagen der Geschwulst mit gefüllten Schläuchen) fand übrigens noch in späteren Jahrhunderten große Anerkennung. Dem Heilsystem des Herodikos und den empirischen Maßnahmen der Gymnasten lag eine Teilwahrheit zu Grunde, welche später mit Vorsicht von der rationellen Medizin benützt wurde.

Um ein vollkommenes Bild von dem griechischen Heilpersonal zu erhalten, müssen wir noch einen Blick auf das üppig wuchernde Kurpfuschertum werfen, das sich aus Leuten rekrutierte, die in betrügerischer Absicht auf den Aberglauben der Menge spekulierten und mit kecker Hand in das Heilgewerbe einzugreifen verstanden. Außer allerlei Hirten und Quacksalbern (φαϱμακοὶ), die namentlich sympathetische Kuren verrichteten, spielten bei den Griechen die sogenannten Rhizotomen und Pharmakopolen die Hauptrolle. Die Aerzte bereiteten in älterer Zeit die Arzneien selbst, bedurften aber natürlich solcher Handlanger, die sich mit dem Sammeln von Pflanzen, mit der Zerlegung in die Bestandteile, mit dem kunstgerechten Aufbewahren der Blätter, Blüten, Wurzeln, Säfte u. s. w. abgaben. Nach ihrer Hauptbeschäftigung, dem Wurzelsammeln, hießen solche Personen Rhizotomen. Viele unter ihnen verblieben aber, wie es stets zu gehen pflegt, keineswegs bei ihrem eigentlichen Metier, sondern nützten die gelegentlich aufgelesenen dürftigen pharmazeutischen und medizinischen Kenntnisse in verwerflicher Weise aus und umgaben sich durch verschiedenartige abergläubische Prozeduren mit einem Nimbus, der ihren Geschäftszwecken sehr zu Gute kam. Gefährlicher waren die Arzneihändler (φαρμακοπῶλαὶ), welche in ihren Buden nicht nur das Rohmaterial feilhielten, sondern neben Kuriositäten (z. B. Brenngläsern), auch selbstgebraute Medizinen, Geheimmittel (z. B. Aphrodisiaca), Schönheitsmittel, Gifte etc. verkauften und dabei fleißig quacksalberten.

Es würde überraschen, wenn die „weisen" Frauen und Hebammen dem Bunde der Kurpfuscher ferngeblieben wären. War auch das Heilgewerbe bei den Griechen den Frauen verschlossen, im geheimen konnten sie ihrem Triebe frönen, umsomehr, als das Schamgefühl der Leidenden den Weg dazu ebnete. Die „Aerztinnen" (ἰατρὶναι) beschäftigten sich zwar hauptsächlich mit der Bereitung von Liebestränken und Schönheitsmitteln, hielten aber mit ihrem Rat auch bei ernsten Frauenkrankheiten nicht zurück. Wie zu allen Zeiten beschränkten sich natürlich auch die Hebammen nicht bloß darauf, die Schwangeren zu überwachen, Geburten durch Zuspruch, Gesänge, Beschwörungen und Arzneien zu befördern, die Nabelschnur der Neugeborenen zu durchtrennen u. s. w., sondern sie nahmen mit sträflichem Vorwitz gynäkologische oder pädiatrische Eingriffe vor (scheintote Kinder versuchten sie dadurch zu beleben, daß sie das Blut der Nabelgefäße nach innen drückten); Abortivmittel, Kuppelei und Heiratsvermittlung bildeten außerdem ihr lohnendes Nebengewerbe.

Anfänge der medizinischen Theorie.

Sammlung und Beobachtung von Tatsachen bilden die erste Stufe zur Wissenschaft, nicht diese selbst. Die ökonomische Veranlagung des menschlichen Geistes erheischt Gruppierung der Einzelfakten unter ordnende Gesichtspunkte, der Erkenntnistrieb erhebt die Forderung nach klarer Einsicht in die Gesetze, welche die Erscheinungswelt beherrschen.

Lange bevor die Bedingungen für eine methodische Ableitung oberster Prinzipien aus dem medizinischen Erfahrungsstoff auch nur angedeutet waren, versuchte kühn vorgreifendes Denken die ärmliche Empirie wissenschaftlich zu durchdringen, indem man Elemente der Weltanschauung in die Medizin hineintrug als Leitsätze, aus denen sich bekannte oder noch unbekannte Tatsachen, wie Folgerungen mit logischer Notwendigkeit ergeben sollten.

Die Priesterärzte des mesopotamisch-ägyptischen Kulturkreises verankerten die Theorie der Heilkunst an den Satzungen ihres religiös-kosmosophischen Dogmatismus, das medizinische Denken der Griechen schloß sich vorwiegend an die schwankenden Theoreme philosophischer Spekulation mit ihren verwegenen weit ausgreifenden Schlüssen an. Wurde es so zum Spiel der Wogen, welche ein fesselloses Gedankenmeer vielgestaltig, im beständigen Wechsel emporwarf, so überwog den Nachteil der Unstetigkeit der unschätzbare Vorteil beständiger Kritik, die im Wandel der Systeme geboren wurde und wenigstens mit einem Ende an empirischer Naturforschung haftete. Denn die vorsokratischen Philosophen verschleierten oft spärliche, aber sicher gewonnene Erfahrungsergebnisse durch scheinbar rein intuitive Ideen und richteten ihr Streben nicht bloß auf die Analyse der Begriffswelt, sondern mit Vorliebe auch auf Naturerkenntnis, einschließlich des Baues, der Entwicklung und der Lebenstätigkeit organischer Wesen; sie waren Naturforscher und manche unter ihnen selbst Aerzte, welche beherrscht vom Gedanken einer allumspannenden Regelmäßigkeit einzelne Erfahrungen kühn verallgemeinerten. Biologische Forschung, Kosmologie und Dialektik schließen sich noch zu einer Kreislinie, deren Ausgangspunkt beliebig angenommen werden kann.

Es sei beispielsweise auf einige empirische Stützen der ältesten naturphilosophischen Systeme hingewiesen. Wenn Thales von Milet (624-548/5 v. Chr.) das Wasser für den Grundstoff aller Dinge erklärt, so konnte seine Anschauung aus der Erwägung hervorgehen, daß Feuchtigkeit für die Vegetation unentbehrlich ist, Regengüsse und Ueberschwemmungen (Nil) Fruchtbarkeit erzeugen, die Nahrung von Pflanzen und Tieren feucht ist,

Lebendiges aus Flüssigem (Samenflüssigkeit) entsteht u. s. w. Die Lehre des Anaximenes (geb. zwischen 528 und 524 v. Chr.) oder später des Diogenes von Apollonia (um 430 v. Chr.), daß die Luft den Urstoff bildet, aus dem sich alles entwickelt, konnte damit bekräftigt werden, daß die Luft überall hindringt, die Atmung das Leben unterhält, die Winde von größtem Einfluß auf Temperatur, Wachstum und Gesundheit sind — nach Homer ist Zephyros Erzeuger der Früchte, dem Hesiod ist Luft überhaupt weizenbringend, dem Boreas wurden in Athen Feste gefeiert, den Windgöttern brachte man wegen des Kindersegens vor der Hochzeit Opfer etc. Ebenso beruht es auf einseitiger, aber doch realer Naturbetrachtung, wenn Herakleitos aus Ephesos (535-475) aus dem fortwährenden Wechsel von Aufbau und Zerstörung, in allen Naturvorgängen (namentlich im Lebendigen) denjenigen „Stoff", der niemals zu ruhen scheint, Umwandlungen in den flüssigen, gasförmigen oder festen Aggregatzustand (Schmelzung, Verdampfung, Asche) hervorruft und der außerdem auch der Lebenswärme (Beseelung) höher organisierter Wesen als Prinzip zu Grunde liegt, für die Urmaterie erklärt — das Feuer. Die Bedeutung der Lebenswärme kommt auch bei Parmenides aus Elea (geb. um 540 v. Chr.) zur Geltung, wenn er das Warme als Grund des Lebens ansieht und die Menschen aus Erdschlamm vermittels der Sonnenwärme entstehen läßt. — Die tausendfältige Beobachtung der Vergänglichkeit und Veränderlichkeit der Sinneswelt, manche Erfahrung abnormer Sinnesempfindungen (z. B. das Sehen des Gelbsüchtigen) führte die eleatischen Philosophen zu ihrem System, nach welchem „wir das Seiende weder schauen noch erkennen". — Die Pflege der Mathematik, das Studium der Regelmäßigkeiten geometrischer Körper, die Begründung der wissenschaftlichen Tonlehre (wobei das bisher Unfaßbare, die Tonhöhe, die Harmonie als Wirkung bestimmter Zahlenverhältnisse erkannt wurde) erweckten den Gedanken des Pythagoras von Samos (etwa 575 v. Chr. bis zur Jahrhundertwende), daß die Zahl das Wesen der Dinge ausmacht. — Dem Anaxagoras aus Klazomenä (geb. um 500 v. Chr.) galten die zu seiner Zeit für einfach gehaltenen Elemente (Feuer, Wasser, Luft und Erde) als die kompliziertesten Stoffe, voll von „Samen" jeder erdenklichen Art, er glaubte, es gäbe so viele Grundstoffe, als uns die Sinne Modifikationen der Materie vorführen, bestehend aus unendlich kleinen unveränderlichen Teilchen (z. B. Gold aus Goldteilchen, Silber aus Silberteilchen etc.) — Homöomerientheorie. Die Wurzel dieser grotesken Verirrung ist darin zu suchen, daß der Philosoph den Ernährungsprozeß zum Ausgangspunkt seiner Betrachtung nahm und erwog, wie mannigfache Gebilde, z. B. Haut, Fleisch, Blut, Adern, Sehnen, Knochen, Haare u. s. w., aus dem Nahrungsstoff hervorgehen; es müßten daher bereits in der Nahrung, z. B. im Brot, im Wasser u. s. w., die unsichtbaren Teilchen (also Fleisch-, Blut-, Knochenteilchen u. s. w.) vorhanden sein, um beim Ernährungsprozeß unter günstigen Umständen zusammentreten zu können. — Empedokles von Agrigent (etwa 495-435 v. Chr.) nahm bekanntlich eine begrenzte Zahl (4) von Grundstoffen an — Feuer, Wasser, Luft und Erde (letztere bei Parmenides und Xenophanes aus Kolophon [etwa 575-480 v. Chr.] als Grundstoff erwähnt) — und ließ aus deren Vereinigung oder Trennung, aus den quantitativen Verhältnissen ihrer Zusammensetzung die verschiedenen Dinge der Natur hervorgehen. Um die Lehre von der Mischung der Elemente verständlich zu machen, erinnert er bezeichnenderweise an den Prozeß, der sich auf der Palette des Malers abspielt. Mit seinen vier Grundstoffen vergleicht er die Grundfarben (Weiß, Schwarz, Rot, Gelb), deren sich die Malerkunst bediente und aus deren vielfach abgestufter Mischung unzählige Nüancen zu stande kommen. Daraus ergibt sich, wie sehr auch dieser Denker von positiven Wahrnehmungen ausging; deshalb ist gewiß anzunehmen, daß sein Weltgesetz: „Gleiches zieht sich wechselseitig an" auf der Beobachtung der Massenansammlung gleichartiger Stoffe (Luft, Erde, Wolken, Meer) beruht. — Zum Schlusse möge noch darauf hingedeutet sein, daß die Atomenlehre eines Leukippos oder Demokritos aus Abdera (geb. 460 v. Chr.) sich anschaulich vorstellen ließ in der Betrachtung der Sonnenstäubchen, mit ihrer, selbst bei scheinbar vollständiger Ruhe der Luft, unablässigen Bewegung. — An dieser Stelle sei darauf verwiesen, daß die verschiedenen Phasen der hellenischen Spekulation die philosophischen Grundlehren orientalischer Völker widerspiegeln; so erinnert die mathematische Weltanschauung des Pythagoras (Harmonielehre) und manche Eigentümlichkeit seiner Ethik an die chinesische Philosophie, die eleatische Lehre an die Vedantaphilosophie der Inder, die Vierelementenlehre des Empedokles an die Aegypter, das System des Herakleitos an Zoroaster.

Unter den Philosophen, welche auf die Medizin den frühesten und nachhaltigsten Einfluß ausübten, gebührt Pythagoras die erste Stelle. Der Weise von Samos, welcher nach langen Studienreisen (in Aegypten und wahrscheinlich auch Babylon) in Kroton einen religiös-sittlichen Bund gründete, beschäftigte sich nicht allein in bahnbrechender Weise mit Mathematik, Astronomie und Akustik, sondern auch mit Untersuchungen über Körperbau, Zeugung und Entwicklung, Sinnesfunktion und Seelentätigkeit, sowie mit der Behandlung von Kranken. Von seinen theoretischen Forschungsergebnissen wäre besonders erwähnenswert, daß er die Entstehung von Lebewesen aus faulenden Stoffen leugnete und durchwegs auf Samen zurückführte, ferner daß er die Affekte (θυμός) vom Verstand (νοῦς) scharf unterschied, wodurch die Lokalisation des Intellekts im Gehirn vorbereitet wurde.

Mit seinem System, wonach strenge Gesetzmäßigkeit, ein bestimmtes Zahlenverhältnis alle Naturvorgänge beherrscht, ließ sich die Lehre von den kritischen Tagen so ungezwungen vereinigen, daß man dieselbe gerne auf seine Autorität zurückführte. Was die Therapie anlangt, so verwendeten Pythagoras und seine Schüler, unter denen sich viele Aerzte befanden, unter Vernachlässigung der Chirurgie einfache Pflanzenmittel, Umschläge, Salben, theurgische Gebräuche (Sühnungen, Beschwörungen, magische Kräuter, Zaubergesänge, religiöse Musik), besonderer Nachdruck wurde aber auf die Regelung der Lebensweise und Leibesbewegungen gelegt (Pflege der Gymnastik und gewisse diätetische Vorschriften — Einschränkung des Fleischgenusses, Verbot der Fische und der Bohnen — zählten bekanntlich zu den wichtigsten Einrichtungen des Pythagoreerordens). Nach Sprengung des Bundes (infolge politischer Ereignisse kurz vor 500) verbreiteten sich viele Aerzte, die im Geiste des Stifters gebildet waren, über ganz Griechenland; die medizinische Schule von Kroton stand zweifellos mit den Pythagoreern in Beziehung.

Die Schule von Kroton wurde durch den knidischen Asklepiaden Kalliphon zu hoher Blüte gebracht. Dessen Sohn Demokedes verließ 526/5 die Heimat, wurde Gemeindearzt in Aigina, hierauf in Athen, und folgte sodann einem Rufe des Polykrates von Samos. In dessen Mißgeschick verflochten, geriet er in persische Gefangenschaft, gelangte aber später zu hohen Ehren, weil er den König Dareios I. von einer Fußverrenkung, die Königin Atossa von einer Mastitis heilte. Von Sehnsucht nach der Heimat erfüllt, griff er zur List, ließ sich als Kundschafter nach Hellas senden und benutzte die günstige Gelegenheit, um die goldenen Ketten des Perserhofs mit dem Aufenthalt in Kroton zu vertauschen. Als krotoniatische Aerzte werden genannt die Philosophen Philolaos, Alkmaion und Hippon, ferner Hippasos (der nach anderen aus Metapont stammte).

Die höchste Bedeutung für die Entwicklung der medizinischen Theorie ist einem jüngeren Zeitgenossen des Pythagoras zuzusprechen, dem tiefdenkenden Arztphilosophen Alkmaion von Kroton. Mit seiner Schrift über die Natur, περὶ φύσεως, welche leider schon früh verschollen war, beginnt das griechische medizinische Schrifttum. Er gilt als erster, der Sektionen anstellte, als Entdecker des Sehnerven (fälschlich auch der Eustachischen Röhre), er unterschied (in der Leiche) blutleere Adern (φλεβες) und blutführende Adern (αἱμόρροοι φλεβες), kannte die Luftröhre (ἀρτηρὶη); die Entstehung des Geschlechtes führte er auf das Ueberwiegen des männlichen oder weiblichen Samens zurück und lehrte, daß sich der Kopf zuerst bilde, damit der Mund schon im Uterus die Nahrung aufsaugen könne. Den Schlaf erklärte Alkmaion aus dem Zurückstauen des Blutes in die blutführenden Gefäße; wegen der bei Gehirnerschütterung eintretenden Sinnesstörungen meinte er, daß Blindheit oder Taubheit dann entstehe, wenn das aus seiner Normallage gerückte Gehirn die Wege der Sinnesempfindung (πόροι) verschließe; dem allgemein verbreiteten Vorurteil, daß der Same aus dem Rückenmark stamme, trat er mit dem tatsächlichen Befund entgegen, daß das Mark der Rückenwirbel bei Tieren, die nach dem Zeugungsakt getötet werden, keine Verminderung aufweise.

Die bedeutendste Leistung des großen Forschers liegt aber darin, daß er zuerst im Gehirn das Zentralorgan der Geistestätigkeit erkannte. Gesundheit wird nach ihm durch das Gleichmaß (Isonomie) der im Körper vorhandenen Stoffqualitäten erhalten (des Kalten, des Feuchten, des Warmen, des Trockenen, des Süßen, des Bitteren u. s. w.). Krankheit entsteht durch das Vorherrschen (μοναρχὶα) einer Qualität (z. B. des Kalten, des Feuchten, des Bitteren, des Süßen etc.), Heilung erfolgt durch Wiederherstellung des Gleichgewichts, indem die entgegengesetzte Qualität (z. B. Wärme beim Vorherrschen des Kalten, Feuchtigkeit beim Uebermaß der Trockenheit) zugeführt werde.

Ἀλκμαὶων τὴς μὲν ὑγεὶας εἶναι συνεκτικὴν τὴν ἰσονομὶαν των ὀυναμέων, ὑγροῦ, ξηροῦ, ψυχροῦ, θερμου, πικρου, γλυκεος καὶ των λοιπων, την δ' ὲν αυτοις μοναρχιαν νοσον ποιητικην: φθοροποιὸν γὰρ ἑκατὲρου μοναρχὶαν (Aetius, Plac. V, 30). — Zu den Pythagoreern wird von manchen auch Epicharmos (etwa 550-460 v. Chr.) gerechnet, bekannt als Dichter (dorisch-sizilianische Komödie) und Arzt; er schrieb u. a. über den Kohl als Heilmittel.

Von den Anhängern des Pythagoras ist Philolaos, der die Lehre seines Meisters weiter ausbildete (5 Elemente nach den 5 Sinnesqualitäten und 5 regelmäßigen Körpern), bemerkenswert wegen einiger physiologischer und pathologischer Grundsätze. Was später durch Plato und Aristoteles fixiert wurde, die Unterscheidung der sensorischen, animalischen und vegetativen Funktionen und deren Lokalisation, findet sich bei ihm schon angedeutet, indem er das „Menschliche“ ins Gehirn (wo der Verstand seinen Ursprung hat), das „Tierische“ ins Herz, das „Pflanzliche“ (Wachstum) in den Nabel, Besamung und Erzeugung in die Geschlechtsteile verlegt. Der Körper bildet sich aus dem Warmen, die Atmung dient zur Kühlung. Krankheitsursachen sind Galle, Blut und Schleim. Anlässe zum Krankwerden sind zu viel oder zu wenig Wärme oder Nahrung u. a. Entzündung entsteht durch Anhäufung des (an sich warmen) Schleims.

Die von den Pythagoreern verfochtene Theorie, daß Gesundheit auf Harmonie oder, wie Alkmaion sagt, auf dem fortdauernden Gleichgewicht differenter Qualitäten beruht, ist nur die spezielle Anwendung des Gedankens vom Widerstreit und versöhnenden Ausgleich der Gegensätze im gesamten Naturleben. Dieser Gedanke kehrt in den Spekulationen mehrerer späterer Philosophen wieder und erhält sich mit großer Konstanz.

Die Tafel der Gegensätze, eine aus Babylon stammende Lehre, spielt im System der Pythagoreer eine große Rolle. Ihr zufolge geht aus dem weltbildenden Gegensatz des Begrenzten und Unbegrenzten eine Reihe von anderen Gegensätzen hervor, jene des Ungeraden und Geraden, des Einen und Vielen, des Rechts und Links, des Männlichen und Weiblichen, des Geraden und Krummen, des Lichts und Dunkels, des Guten und Uebeln, des Quadrates und Rechteckes. — Es sei hier auch auf den Dualismus im persischen Religionssystem, in der chinesischen Naturphilosophie u. s. w., sowie darauf hingewiesen, daß von den ionischen Philosophen namentlich Herakleitos („der Streit ist der Vater Dinge") die Koexistenz der Gegensätze und ihre Vereinigung zur „unsichtbaren" Harmonie auf den verschiedensten Gebieten verfolgt hat. Nach Parmenides, welcher das Warme als Träger des Lebens (daher altern = Folge der Wärmeabgabe) betrachtet, hängt das Geschlecht des Fötus vom Ueberwiegen des männlichen oder „weiblichen" Samens ab; Knaben entstehen aus dem rechten Hoden und in der rechten Gebärmutterhälfte, Mädchen unter den entgegengesetzten Bedingungen; das weibliche Geschlecht (blutreicher, was aus den Menses geschlossen wird) ist das wärmere; Männer entstanden im Norden, Frauen im Süden. In der Kosmologie des Parmenides ist das Zusammenwirken der Gegensätze des Leeren — Dichten, des Lichts — der Finsternis u. s. w. besonders betont.

Empedokles beschränkte die Zahl der Gegensätze, indem er nur die Enantiosen Warm — Kalt, Feucht — Trocken in den Vordergrund der Betrachtung rückte und dementsprechend (statt der einen Urmaterie der ionischen Naturphilosophen oder der zahllosen Urstoffe des Anaxagoras) vier Elemente, ῥιζώματα Feuer, Luft, Wasser und Erde hypostasierte, die er sich beseelt, d. h. mit Kraft ausgestattet dachte. Der qualitative Unterschied der Dinge kommt lediglich durch die, in den quantitativ mannigfachsten Proportionen vor sich gehende Vereinigung der vier (an sich unveränderlichen) Grundqualitäten zu stande. (Fleisch und Blut sollten z. B. gleiche Gewichtsteile der vier Elemente, Knochen hingegen ½ Feuer, ¼ Erde und ¼ Wasser enthalten.) Da der menschliche Körper, so wie alle Naturkörper, aus den vier Urstoffen besteht, so wird Gesundheit durch das Gleichgewicht, Krankheit durch das Mißverhältnis der vier Elemente bedingt. Diese Anschauung des Empedokles durchzieht, wenn auch modifiziert, die Physiologie und Pathologie bis an die Schwelle der Neuzeit.

Empedokles war Philosoph, Arzt, Seher, Priester und Staatsmann in einer Person. Wie ein Gott von den Zeitgenossen verehrt, erstreckte sich sein Einfluß auf ganz Hellas; sein Leben, seine Taten und sein Ende wurden geradezu mythisch ausgeschmückt. „Im goldumgürteten Purpurgewand, den priesterlichen Lorbeer im lang herabwallenden, das düstere Antlitz umrahmenden Haare, von Scharen bewundernder Verehrer und Verehrerinnen umgeben, durchzog er die Gaue Siziliens. Tausende, ja Zehntausende jubelten ihm zu und hefteten sich an seine Sohlen und heischten von ihm gewinnbringende Zukunftsverkündigung, nicht minder Heilung von Krankheit und Gebresten aller Art." Die Stadt Selinunt befreite

Empedokles von einer verheerenden Seuche durch Entsumpfung des Bodens, seiner Vaterstadt Agrigent verschaffte er günstige klimatische Verhältnisse durch Verstopfen einer Bergspalte, eine pestähnliche Seuche vertrieb er durch Räucherungen und brennende Scheiterhaufen, einen Tobenden besänftigte er durch Musik, eine Scheintote erweckte er aus dem Starrkrampfe. — Das Selbstgefühl, mit welchem ihn solche Wundertaten erfüllten, drückt sich in den Worten aus, die er seinen Getreuen zuruft: „Ich bin euch ein unsterblicher Gott, nicht mehr ein Sterblicher". Im Alter von 60 Jahren starb er auf fremder Erde, im Peloponnes, infolge eines Unfalles — der Legende nach soll er sich in den Flammenschlund des Aetna gestürzt haben.

Von den Werken des Empedokles war das dem Pausanias, einem italischen Arzte, gewidmete Lehrgedicht φυσικά, über die Natur (Vorbild für Lucretius), das hervorragendste; er verfaßte auch καθαρμοί (Sühnungen) und das Gedicht ἰατρικὸς λόγος (vielleicht identisch mit den ἰατρικά, die wahrscheinlich einen Bestandteil der φυσικά bildeten).

Empedokles ist einerseits Mystiker (magische Heilungen), anderseits nähert er sich in vielem den modernsten Anschauungen mechanistischer Naturauffassung. Dahin gehören schon in erster Linie seine Grundprinzipien, welche an chemische Gesetze lebhaft erinnern: Annahme einer bestimmten Zahl von Elementen, Aufbau aller Körper aus Verbindungen der Elemente in wechselnder Proportion, Erklärung der qualitativen Unterschiede aus quantitativer Verschiedenheit.

Wichtig ist ferner die Kräftelehre. Zwei weltbeherrschende Grundkräfte φιλία καὶ νεῖκος, Liebe und Haß, gestalten in wechselnder Oberherrschaft den Aufbau, die Entwicklung, den Untergang aller Gebilde und unterhalten die mannigfachen Prozesse des Werdens und der Zersetzung, indem sie bald Verbindung ungleichartiger Grundstoffe, bald Zerfall der Formen herbeiführen, wobei dann jedes Grundteilchen (nach dem Gesetze: Gleiches zieht sich wechselseitig an) seinem Elemente zustrebt — Luftiges zur Luft, Erdiges zur Erde etc.[3]. Das Gesetz der Anziehung des Gleichartigen und die Annahme von Poren (Kanäle) als Vermittlungswege der Außen- und Innenwelt verwertete Empedokles ausgiebig in der Sinnesphysiologie[4]. Die Emanationen der leuchtenden, schallenden, riechenden Dinge strömen in die Poren des Körpers und werden durch Gleichartiges wahrgenommen, z. B. wird das Sichtbare (das Helle = Feuer, das Dunkle = Wasser) von den Feuer- und Wasserteilchen des Auges angezogen, der Schall wird im Ohrlabyrinth, welches Empedokles entdeckt haben soll, aufgefangen und hängt von den Poren ab, durch welche er sich bewegt (die Emanationslehre wurde später durch Demokrit ausgebaut). Physikalisch gedacht ist auch seine Theorie der Atmung, welche nicht nur durch die Lungen, sondern auch durch die Haut erfolge. Hier erinnert er an die Wasseruhr oder daran, daß ein Gefäß, dessen nach unten gerichtete Oeffnung vorsichtig mit dem Finger verschlossen und solcherart in ein Wasserbecken getaucht wird, sich auch nach Entfernung desselben nicht mit Wasser füllt, weil die Luft ein Hindernis bilde, während sonst das Wasser sofort einströme. Ebenso dringe die Luft in die Lungen und Poren, wenn sich das Blut als Träger der tierischen Wärme (Lebenskraft, Seele) in die inneren Körperteile zurückziehe und werde bei dem darauffolgenden Zurückströmen des Blutes an die Oberfläche hinausgetrieben; der regelmäßige Wechsel dieses Vor- und Rückwärtsströmens bedinge den Rhythmus der Respiration. — In überraschender Antizipation moderner Ideen behauptete Empedokles, daß die Lebewesen aus unvollkommenen Formen, einzelnen Gliedern, die nachher zusammenwuchsen, hervorgegangen seien, wobei sich nur innerlich zusammenstimmende Kombinationen als lebensfähig und fortpflanzungsfähig erhielten — eine phantastische Vorstellung, welche im Grunde nicht bloß den Entwicklungsgedanken enthält, sondern wie der Darwinismus die Teleologie einfach auf das „Ueberleben der Tauglichsten" zurückführt.

Was die Embryogenie anbelangt, so glaubte der Philosoph, daß die Frucht in 40 Tagen im Uterus ausgebildet werde, wobei zuerst das Herz entstehe. Das Geschlecht richte sich nach dem Ueberwiegen des männlichen oder „weiblichen" Samens oder nach dem Vorwiegen der Kälte oder Wärme seitens der Eltern; nehme die Frau kalte und feuchte Nahrung, so werde sie eine Tochter gebären (im Gegensatz zu Parmenides entspricht bei Empedokles das Weib der kalt-feuchten, der Mann der warm-trockenen Elementarqualität); Zwillinge entstehen, wenn viel Same in beide Uterushörner gelange.

Als Schüler des Empedokles treten die Aerzte Pausanias, dem er sein Lehrgedicht ἰατρικά widmete und Akron von Agrigent hervor; letzterer schrieb eine Diätetik Gesunder, bekämpfte eine Seuche (nach Plutarch die athenische „Pest") durch Anzünden von Scheiterhaufen und stellte als nüchterner Arzt die Empirie über die Spekulation. Diesem Umstande ist es wohl zuzuschreiben, daß Akron von Empedokles in einer Komödie verspottet und später als Begründer der empirischen Sekte angesehen wurde.

Der Zeitgenosse des Empedokles, Anaxagoras von Klazomenä — Lehrer des Perikles und bekannt durch seine Homöomerientheorie, sowie durch die Annahme einer vernünftigen Weltseele — gehört gleich Herakleitos zu denjenigen Philosophen, welche, dem leuchtenden Vorbild Alkmaions folgend, die Tierzergliederung pflegten. Anaxagoras legte den Grund zur Gehirnzergliederung, bemerkte die seitlichen Gehirnhöhlen und erwähnte als pathologisches Faktum den Befund einer einzigen Gehirnhöhle bei einem einhörnigen Bocke. Das Gehirn bilde sich zuerst in der Frucht.

Im Anschluß an die Lehrmeinungen des Herakleitos lehrte Anaxagoras, daß der Embryo sich allein aus dem Samen des Mannes kraft der eingepflanzten Wärme entwickle, daß die Knaben — was schon Parmenides behauptet hatte — aus dem rechten Hoden entstehen und auf der rechten Seite des Uterus liegen, Mädchen aus dem linken Hoden und auf der linken Seite des Uterus.

In der Krankheitslehre charakterisiert sich der Philosoph durch ein Theorem, das in der späteren medizinischen Spekulation mit zäher Lebensdauer immer wieder hervortritt, nämlich durch die Behauptung, daß die meisten akuten Affektionen durch die Galle (wobei er zwei Arten, gelbe und schwarze, unterschied) verursacht würden, indem dieselbe ins Blut dringe oder in die Organe (z. B. Lunge) versetzt werde.

Auch der Hauptgründer der Atomistik, des Leukippos hochberühmter Schüler, der vielgereiste Demokritos von Abdera, steht in Beziehung zur theoretischen und praktischen Medizin.

Abgesehen davon, daß sein System in seinen Ausläufern bis auf den heutigen Tag den Ausgangspunkt jeder wahren Naturforschung bildet, erscheint der Philosoph in der Ueberlieferung als der bedeutendste Vorgänger des Aristoteles auf dem Gebiete naturwissenschaftlicher Empirie und erklärte die Erfahrung als letzte Quelle unseres Wissens von der Natur.

Demokritos beschäftigte sich eifrig mit Zootomie, er verfaßte sogar eine eigene Abhandlung über den Bau des Chamäleons, erweiterte die Sinnesphysiologie (im Anschluß an die Erkenntniskritik der Eleaten) und die Zeugungslehre (Same = Produkt des ganzen Körpers, im Embryo entsteht zuerst der Nabel, dann Kopf und Bauch). Bemerkenswerterweise achtete er auf den Puls (φλεβοπαλὶη), erklärte die Entzündung aus Anhäufung von Schleim und führte die Hundswut auf Nervenentzündung zurück; das massenhafte Auftreten der epidemischen Krankheiten sollte nach seiner Theorie durch die versprengten Atome zerstörter Himmelskörper zu stande kommen.

Die Frage der Echtheit ist bei den Schriften, welche die Ueberlieferung dem Demokritos zuschreibt — eine derselben handelt über Seelenheilkunde, eine andere über die Heilwirkung der Musik —, noch nicht entschieden; wie weit aber sein Einfluß reichte, ist daraus zu ersehen, daß der Philosoph durch die Legende und angebliche Briefe des Hippokrates mit dem „Vater der Heilkunde“ in nahe Verbindung gebracht wurde, und daß man noch in später Zeit Schriften magischen und alchimistischen Inhalts auf Demokrit zurückzuführen bemüht war.

Von den Ausläufern der Naturphilosophie verdienen Hippon, Archelaos, namentlich aber Diogenes von Apollonia Erwähnung, da man manchen ihrer Ideen bei den Aerzten dieses Zeitalters begegnet.

Hippon aus Rhegion (zweites Drittel des 5. Jahrhunderts v. Chr.), von dem Dichter Kratinos als „Allseher“ verspottet, gehörte nach Aristoteles wegen der Dürftigkeit seiner Gedanken überhaupt kaum zu den Philosophen — er war mehr empirischer Forscher. Nach seinem System, das die Lehren des Thales und Parmenides zu vereinigen strebte, stand an der Spitze des Weltprozesses „das Feuchte“, aus dem „das Kalte“ und „das Warme“ (Wasser und Feuer) hervorging. Die Seele war ihm eine aus dem Samen entwickelte Feuchtigkeit. Die Krankheiten erklärte er aus dem Uebermaß oder der Verminderung, doch auch aus der Konsistenz, dem Dick- oder Dünnsein der Feuchtigkeit.

Archelaos von Athen, Schüler des Anaxagoras, kombinierte mit der Lehre seines Meisters die Spekulationen mehrerer Vorgänger und ließ aus dem Urstoff Luft (Anaximenes), dem Sitze des geistigen Prinzips (Anaxagoras), durch Verdünnung und Verdichtung (Anaximander) das Warme und das Kalte entstehen — zwei Qualitätsbegriffe, die in der zeitgenössischen und späteren Physiologie resp. Pathologie stets wiederkehren. Mehr noch als Archelaos erinnert Diogenes von Apollonia (etwa 430) an Anaximenes, wenn er von der vernunftbegabten Luft das körperliche und geistige Leben abhängig macht. (In den „Wolken“ des Aristophanes, wo Sokrates in einem Hängekorbe über der Erde schwebt, um die reinste Luft und damit zugleich die lauterste Intelligenz einzuatmen, wird diese Theorie lächerlich gemacht.) Die Identifizierung von Leben (das ohne Atmen nicht bestehen kann) und Denken liegt dieser Pneumalehre zu Grunde. Die Luft ist ihm das Vehikel der Sinneswahrnehmung — die Sinnesnerven leiten den erhaltenen Eindruck zum eigentlichen Sensorium, zum Gehirn. Mischt sich die Luft leicht zum Blute, so resultiert wegen dessen beschleunigter Bewegung ein Lust-, im entgegengesetzten Falle ein Schmerzgefühl. Diogenes kannte den Puls und wandte den Gefäßen, welche allen Körperteilen die Luft zuleiten sollten, besondere Aufmerksamkeit zu. —

An dieser Stelle sei darauf verwiesen, daß wir der Ueberlieferung des Aristoteles die ältesten griechischen Beschreibungen des Gefäßsystems danken; dieselben stammen von Syenesis dem Kyprier und von Diogenes von Apollonia. Trotz großer Verworrenheit bedeutet die Beschreibung des letzteren schon einen Fortschritt, jedoch bildet auch bei ihm das Herz noch nicht den Ausgangspunkt der Gefäße.

Aus dem fruchtbringenden Wechselverkehr von Philosophie und Medizin gewann die letztere nicht wenige wertvolle theoretische Gesichtspunkte, welche für die ganze fernere Entwicklung der Lehre von der Krankheit maßgebend wurden. Die Entstehung der Krankheit wurde zumeist auf die Gleichgewichtsstörung der den Körper konstituierenden Urstoffe, auf das Uebermaß einer der Elementarqualitäten (des Kalten, des Warmen, des

Trockenen, Feuchten etc.), also auf ein quantitatives Mißverhältnis zurückgeführt.

Während diese Theorie gleichsam als Konsequenz der naturphilosophischen Weltanschauung auftrat, stützte sich eine zweite, damit parallel laufende Hypothese, welche die Krankheiten von Abnormitäten der Körperflüssigkeiten (Blut, Schleim, Galle u. s. w.) ableitete, mehr auf empirisch beobachtete Tatsachen. Findet man schon bei einigen der oben genannten Philosophen Qualitätsveränderungen (z. B. übermäßige Verdünnung oder Verdichtung des Feuchten, Hippon) oder abnorme Anhäufung der Säfte (Schleimanhäufung = Entzündung, Philolaos, Demokritos) oder endlich Versetzung der Säfte (z. B. der Galle, Anaxagoras) in Körperteile, wo sie sonst nicht vorkommen (error loci), als Krankheitsursachen angeführt, so wuchsen solche humoralpathologische Ideen geradezu mit Notwendigkeit aus der ärztlichen Erfahrung hervor. Lehrten doch so viele Fälle, daß nach dem Abgang von Schleim, Eiter etc., nach dem Aufstoßen, Erbrechen von bitteren, sauren, salzigen Flüssigkeiten, nach Darmentleerungen oder nach Aderlässen Besserung eintrat, Fieber und Schmerzen aufhörten, Heilung erfolgte. Wie nahe lag es also, getreu dem post hoc ergo propter hoc zu schließen: Die meisten Krankheiten sind durch veränderte, vermehrte oder abnorm lokalisierte Säfte bedingt.

Seit der Entzifferung des Papyrus Nr. 137 des Britischen Museums (1891 von F. G. Kenyon aus Aegypten nach London gebracht, 1893 von H. Diels unter dem Titel Anonymi Londinensis ex Aristotelis latricis Menoniis et aliis medicis Eclogae herausgegeben) können wir sicher annehmen, daß die Humoralpathologie mit mancherlei Modifikationen einen langen Entwicklungsgang durchzumachen hatte, bevor sie in der hippokratischen Schule zur fixen Ausgestaltung gelangte. In diesem Papyrus liegt nämlich das Geschichtswerk Menons (eines Schülers des Aristoteles) fragmentarisch vor und enthält damit die pathologischen Ansichten einiger Vorgänger und Zeitgenossen der Hippokratiker in primitivster Form. Den Ausgangspunkt nahm die humorale Doktrin zum Teile von der Erfahrung, daß Verdauungsstörungen den meisten Krankheiten vorangehen oder sie begleiten. Deshalb schrieben manche Aerzte der älteren Zeit den „Nahrungsüberschüssen", περισσώματα, bezw. den subjektiv und objektiv wahrgenommenen bitteren, saueren, scharfen oder salzigen Säften, die aus ihnen hervorgehen, die Bedeutung von Krankheitsursachen zu. Nach Herodikos von Knidos hängen die Krankheiten einerseits von diesen Säften, welche infolge des Mißverhältnisses zwischen Nahrungsaufnahme und Körperbewegung entstehen, anderseits von der Stelle ab, an welcher sich dieselben festsetzen. Alkamenes von Abydos und Timotheos von Metapont lassen die Nahrungsüberschüsse zum Kopfe aufsteigen, der sie dann wieder überallhin in den Körper versendet; sind die Durchgangswege infolge von

Temperatureinflüssen oder Verletzungen verstopft, so entstehen bei der Stauung salzige oder scharfe Flüssigkeiten, die irgendwohin durchbrechen und je nach der Stelle verschiedene Affektionen erzeugen. Abas erklärte die Krankheiten aus übermäßigen Absonderungen des Gehirns nach der Nase, den Ohren, Augen, dem Mund, wodurch fünf Arten von Katarrhen (Flüssen) hervorgerufen werden können. Nach Ninyas, dem Aegypter, welcher vererbte und erworbene Leiden unterschied, sind die letzteren Folge der Nahrungsüberschüsse, die im Körper liegen bleiben. Thrasymachos von Sardeis meinte, daß Umwandlungen des Blutes in Schleim, Galle oder Fäulnisstoffe die Ursache von Krankheiten bilden, während Phaeitas von Tenedos die Ablagerung der Flüssigkeiten an ungeeigneter Stelle beschuldigte.

Wie die bei Alkmaion der Zahl nach noch unbestimmten Qualitäten des Trockenen, Feuchten, Warmen, Kalten, Süßen, Bitteren u. s. w. seit Empedokles in die kanonische Vierzahl gebannt wurden, so läßt sich auch bei den Aerzten allmählich die Tendenz verfolgen, an Stelle von mannigfachen krankhaften Säften nur die Abnormitäten einer beschränkten Zahl von lebenswichtigen Körperflüssigkeiten als Krankheitsursachen anzunehmen. Es kamen hierbei das Blut, der Schleim (Sputum, Nasensekret, Speichel), das Wasser, die Galle, von welch letzterer später zwei Arten, gelbe und schwarze, unterschieden wurden, in Betracht.

Daß die Begriffe der Humoralpathologie den volksmedizinischen Anschauungen (wie noch heute!) plausibel erschienen oder aus der Volksmedizin hervorgingen, beweist ihr Vorkommen in der nichtmedizinischen Literatur der Griechen. Die „schwarze" Galle kennt auch Aristophanes. Zur Annahme einer schwarzen Galle kam man durch Fehlschlüsse aus realen Beobachtungen, z. B. des schwarzgefärbten Erbrochenen, des schwarzgefärbten Stuhls. Vielleicht trug noch mehr der Umstand bei, daß man bei der Beobachtung der Blutgerinnung (gelegentlich der seit ältester Zeit vorgenommenen Aderlässe) vier verschiedene Teile unterscheiden konnte, wobei der Farbe nach, das Blutserum als gelbe Galle, der hochrote Blutkuchen als Blut, der dunklere, fast schwarze Teil desselben als schwarze Galle, das Wässerige als Schleim aufgefaßt wurden.

Der nächste Schritt, welchen die medizinische Theorie, um sich mit der philosophischen Spekulation völlig zu decken, machte, bestand sodann darin, die Kardinalflüssigkeiten mit den vier Elementen in Beziehung zu setzen, d. h. vier Grundflüssigkeiten zu hypostasieren (gewöhnlich Blut, Schleim, gelbe und schwarze Galle), welche dem Feuer, der Luft, dem Wasser und der Erde oder dem Warmen, dem Kalten, dem Feuchten und dem Trockenen als besondere Modifikationen der Materie entsprechen.

Wie sich aus dem obigen ergibt, besitzen wir nur einen dürftigen Einblick in die vorhippokratische Epoche und entnehmen denselben lediglich den Zitaten, die sich bei Aristoteles und anderen Autoren finden. Immerhin läßt sich deutlich erkennen, daß das medizinische Denken durch den regen Ideenumlauf der Philosophen in ständiger Bewegung erhalten wurde. Ihren Ausdruck fand diese Regsamkeit in einer mächtig anschwellenden medizinischen Literatur, welche sogar populäre Werke umfaßte. Im 5. Jahrhundert — zu einer Zeit, da die griechische Fachschriftstellerei sich auf alles menschliche Tun von der Kochkunst und Landwirtschaft bis zur Theorie des Städtebaues und zur Technik des Bühnenwesens erstreckte — gewann nach dem Zeugnis Xenophons auch das medizinische Schrifttum eine ganz besondere Ausdehnung. Leider ist davon nichts auf uns gekommen, mit Ausnahme der hippokratischen Schriftensammlung. Majestätisch ragt sie empor, als stolzer Bau, während die einst belebten Straßen und Plätze, die zu ihr führten, verschwunden sind.

Medizinische Schulen.

(Knidos, Kos, Sizilische Schule.)

Die Schriftensammlung, welche dem größten der Aerzte, Hippokrates, zugeschrieben wird, gewährt uns die Handhabe, um die Hauptrichtungen, welche das ärztliche Denken bei den Griechen anfangs einschlug, einigermaßen verfolgen zu können. Abgesehen von den Spuren der ägyptischen[5] und mesopotamischen Heilkunde und den genialen Ideen der großen philosophischen Denker, findet man in der hippokratischen Schriftensammlung die beiden Asklepiadenschulen von Knidos und Kos und die unter philosophischem Einfluß stehende italisch-sizilische Schule vertreten[6]. Auf die Gefahr hin, dem historischen Entwicklungsgange voranzueilen, wollen wir die hervorstechendsten Eigentümlichkeiten dieser Schulen, soweit es bei den spärlichen Nachrichten möglich ist, beleuchten, bevor wir an die Betrachtung des Hippokratismus im engeren Sinne herantreten.

Die Schule von Knidos (lakedaimonische Kolonie in der asiatischen Doris) ist anscheinend älter als ihre Rivalin von Kos. Abgesehen von Zitaten aus späterer Zeit besitzen wir ein Urteil aus dem Munde eines Vertreters der koischen Schule[7], der zwar anerkennt, daß die Knidier richtig beschrieben haben, „was die Patienten bei jeder einzelnen Krankheit zu leiden haben und welchen Ausgang einige Krankheiten genommen haben", aber es mit herben Worten tadelt, daß die Verfasser der „Knidischen Sentenzen" (Κνὶδιαι γνῶμαι) die subjektiven abnormen Empfindungen der Kranken gegenüber der objektiven Untersuchung des Arztes in den Vordergrund stellten, nach unwesentlichen Symptomen und zufälligen Merkmalen eine große Zahl schematischer Krankheitstypen statuierten, denen ohne Individualisierung der einzelne Fall willkürlich untergeordnet wurde, daß sie die Diät vernachlässigten und in ganz schablonenhafter Anwendung wenige Heilmittel (bei chronischen Affektionen ausschließlich Abführmittel, Milch, Molken) benützten. Streng genommen bezieht sich dieses Urteil einerseits nicht auf die knidische Schule in toto, sondern nur auf das Hauptwerk derselben, auf die „Knidischen Sentenzen", und anderseits sagt der Tadler selbst, daß „diejenigen, welche späterhin die ‚Knidischen Sentenzen' noch einmal bearbeitet[8] haben, wohl etwas mehr medizinische Darlegungen bezüglich der in den einzelnen Fällen anzuwendenden Mittel gegeben haben". In Erwägung, daß selbst der wissenschaftliche Gegner einen

Fortschritt der Schule (in der zweiten Auflage der Knidischen Sentenzen) zugibt, und nach Prüfung derjenigen Schriften der hippokratischen Sammlung, welche die Forschung als knidische ansieht, dürfen wir über die medizinische Richtung der Knidier ein wesentlich günstigeres Urteil fällen und können ungefähr folgendes aussagen. Aehnlich wie die mesopotamischen und ägyptischen Aerzte differenzierten die Knidier eine große Anzahl von Symptomenkomplexen als selbständige Krankheitstypen; ihre Rezepttherapie war sehr reichhaltig, namentlich auf dem Gebiete der Frauenkrankheiten, die lokale Therapie scheint gegenüber einer individualisierenden Allgemeinbehandlung den Vorrang behauptet zu haben.

Galen berichtet, daß die knidischen Aerzte sieben Krankheiten der Galle, zwölf der Harnblase, vier der Nieren, ebensoviele Arten der Strangurie, drei des Tetanus, drei Gelbsuchten, drei Schwindsuchten, zwei Krankheiten des Schenkels, fünf des Fußes, vier Bräunen etc. unterschieden. Aus knidischen Schriften des Corpus Hippocraticum ersieht man, daß sie drei Formen der Schwindsucht (je nachdem der vom Kopfe herabfließende Schleim oder Samenverluste oder eine Ueberfüllung des Rückenmarks mit Blut und Galle beschuldigt wurde), mehrere Formen der Brustwassersucht (auch eine durch zerplatzende Hydatiden entstandene), drei Leberleiden, fünf Milzleiden, drei Ileus, vier „dicke“ Krankheiten nervöser Art voneinander trennten; von der Wassersucht kannten sie drei Arten (Verhärtung der Leber, der Milz, durch schlechtes Trinkwasser verursacht), vom Typhus fünferlei Spezies (z. B. infolge von Indigestion oder durch Samenverluste oder durch Anhäufung von Galle in den Gelenken hervorgebracht) u. s. w.

Es lag im Bestreben der knidischen Aerzte, die grob regionäre Bestimmung des Krankheitssitzes unter dem Einfluß der humoralen Spekulation und des anatomischen Denkens in eine Lokalpathologie umzuwandeln, der auch die Vorliebe für örtliche Mittel (auch chirurgische) entsprach (Lokaltherapie).

Die Krankheitsklassifikation der Knidier beruhte auf einzelnen vortrefflichen Beobachtungen, auf der Berücksichtigung der ätiologischen Momente und war, was besonders hervorzuheben ist, von dem Gedanken geleitet, daß ähnliche Symptome durch ganz verschiedenartige pathologische Vorgänge hervorgerufen werden können. Allerdings bei dem niedrigen Stand der anatomischen Kenntnisse, bei der mangelhaften Einsicht in den Zusammenhang der physiologischen Funktionen und ihrer Störungen wurde begreiflicherweise das vorschwebende Ideal nur zum kleinsten Teile tatsächlich erfüllt; verleitet durch Spekulationen über Krankheitsentstehung (wobei Schleim und Galle die Hauptrolle spielten), mit Hilfe einer scheinbar exakten Akribie der Symptome (wobei wesentliche und unwesentliche nicht getrennt und die kausalen Zusammenhänge nicht erkannt wurden), kam man dazu, eine Unzahl von zumeist nur erdichteten Schemen zu konstruieren, welche nur selten das Wesen der Krankheitstypen in sich schlossen. Wie so oft im Laufe der Geschichte der Medizin trübte anscheinende Wissenschaftlichkeit die unbefangene Beobachtung und führte auf Irrwege, die gefährlicher waren als die roheste Empirie. Schlimmer als die verzerrten doktrinären Krankheitsbilder, wobei oft nur Formen einer Krankheit für selbständige Typen galten, war die Vernachlässigung der individuellen Eigentümlichkeiten des einzelnen Falles. Immerhin gebührt den Knidiern das große Verdienst, daß sie im Streben nach scharfer Diagnostik die Sinne in jeder Weise übten und in bewundernswerter Weise die Untersuchungsmittel am Krankenbette vermehrten: Geht doch, ganz im Gegensatz zu dem oben erwähnten Tadel der knidischen Sentenzen, mit Sicherheit aus manchen ihrer Schule angehörigen Schriften hervor, daß sie der objektiven Krankenuntersuchung ganz besonderen Wert beilegten, die Auskultation bei Brustaffektionen bereits anwendeten (Kenntnis des pleuritischen Reibens und der kleinblasigen Rasselgeräusche) und, was bezeichnend ist, gerade in der Gynäkologie Hervorragendes leisteten. Dem Lokalisationsgedanken entsprechend, scheint auch ihre Therapie, vorwiegend örtlich, mehr radikal als abwartend und individualisierend gewesen zu sein. Mit Messer und Glüheisen rasch zur Hand, nahmen sie kühn Trepanation der Rippen beim Empyem, Nephrotomie bei Nierenabszessen vor, und ebenso scheuten sie nicht vor übermäßigen Purgier- und Diätkuren oder vor der Anordnung anstrengender Spaziergänge zurück. Zu ihren Lieblingsmitteln zählten bei chronischen Krankheiten Milch (namentlich von einer Frau, die einen Knaben geboren hat, ganz wie in den Rezepten des Papyrus Ebers!), Molken, die „rohe Lösung" (in verschiedener Weise zu Mehl verarbeitete Gerste mit oder ohne Zusatz). Im lokalisierend-physikalischen Sinne gedacht, waren die folgenden therapeutischen Methoden: Eingießen von Flüssigkeiten in die Luftröhre, um Husten zu erregen — zur Herausbeförderung von Schleim oder Eiter aus der Lunge, Inhalationen, Aufbinden von ledernen Schläuchen zum Zwecke der Bähung, Schaukelbewegungen etc.

Die Schule von Knidos dankte gewiß vieles der Berührung mit dem Orient — Reste davon waren die Neigung zur Traumauslegung, die symbolischen Bezeichnungen in ihrer wissenschaftlichen Terminologie[9] —, später aber scheint sie innige Beziehungen zu den großen Naturphilosophen, namentlich Großitaliens, gehabt zu haben, woher auch sicherlich die Vorliebe für anatomische Studien und Probleme über die Zusammensetzung des Körpers stammte. Dabei ist es charakteristisch, daß die knidischen Denker von großzügigen Analogieschlüssen ausgiebigen Gebrauch machten, namentlich die Parallelisierung körperlicher Vorgänge mit kosmischen Vorgängen oder Erscheinungen des Tier- und Pflanzenlebens verwerteten und ganz besonders häufig physikalische Vergleiche heranzogen[10].

Unter den zahlreichen Aerzten, die der Schule von Knidos angehörten, ragen berühmte Zeitgenossen des Hippokrates, Euryphon und Ktesias, hervor. Euryphon hat sicherlich einen tiefgreifenden und lange nachwirkenden Einfluß auf die Entwicklung der Heilkunde ausgeübt. Mit größter Wahrscheinlichkeit ist anzunehmen, daß er an der Abfassung der „Knidischen Sentenzen" in besonderem Maße beteiligt war und manche der knidischen Schriften der hippokratischen Sammlung wenigstens mittelbar inspirierte. Aus Zitaten in der späteren Literatur erfahren wir, daß Euryphon Anatomie trieb, ein Buch über das „livide Fieber" (πελιὴ νόσος) schrieb, die Pleuritis als Lungenaffektion erklärte, die Schwindsucht mit Esels- oder Frauenmilch und mit dem Glüheisen behandelte (auf welch letztere Methode sich vielleicht eine Szene bei dem Komiker Platon bezieht, in der ein Phthisiker Kinesias, auf der Brust mit Brandschorfen bedeckt, auftritt). Ferner wird angeführt, daß er die Krankheiten von mangelhafter Entleerung und den nach dem Kopfe aufsteigenden Nahrungsüberschüssen ableitete und annahm, Hämorrhagien könnten nicht nur aus Venen, sondern auch aus Arterien erfolgen (im Gegensatz zur herrschenden Lehre, die den Arterien Blutgehalt absprach). Für die tiefe Auffassung, welche Euryphon vom Wesen der ärztlichen Kunst hatte, spricht es, daß er die Zeit seine Lehrmeisterin nannte.

Euryphon beschäftigte sich auch eifrig mit Geburtshilfe und Gynäkologie. Zur Diagnose der Konzeptionsfähigkeit machte er eine Räucherung, die Nachgeburt suchte er durch harntreibende Mittel oder durch Schütteln der an einer Leiter festgebundenen Wöchnerin zu entfernen, bei Uterusprolaps hing er die Frau kopfüber an einer Leiter auf und ließ sie dann rücklings fallen. Wie der Gymnast Herodikos, behandelte er Hydrops durch Schlagen mit gefüllten Blasen.

Von Ktesias, der lange am Perserhof lebte und durch Schriften über Indien und Persien zur Vermittlung orientalischer Kenntnisse wohl vieles beitrug, ist es bekannt, daß er eine Arbeit über die medizinische Verwendung des Helleborus (Nieswurz) verfaßte und in einer Polemik gegen Hippokrates die Möglichkeit einer dauernden Reposition des luxierten Oberschenkels leugnete.

Ktesias, Zeitgenosse des Xenophon, diente im Heere des Kyros gegen dessen Bruder Artaxerxes Mnemon, wurde von diesem in der Schlacht bei Kunaxa gefangen genommen und stand bei ihm 17 Jahre lang wegen seiner ärztlichen Tätigkeit in hoher Gunst. Gleichzeitig mit ihm lebte ein anderer gefangener griechischer Arzt, Polykritos von Mende, am Perserhofe. Ktesias sammelte während seines Aufenthalts in Persien ein reiches Material geschichtlicher und geographischer Notizen, die er in seinen Werken Ἰνδικὰ und Περσικὰ niederlegte; hiervon sind zahlreiche Bruchstücke auf uns gekommen. — Vom Helleborus sagt er, daß man die Dosierung desselben zur Zeit seines

Vaters noch wenig kannte, weshalb die Kranken auf die häufig tödliche Wirkung dieser Arznei aufmerksam gemacht wurden.

Die Schule von Kos ließ aus ihrer Mitte den größten der Aerzte hervorgehen. Verdankt sie diesem glücklichen Umstand einen Ruhm, der alle übrigen Schulen in den Schatten stellt, so werden anderseits ihre Traditionen und Leistungen durch das Genie des unvergleichlichen Hippokrates, durch die Verdienste der hippokratischen Aerztefamilie so sehr erdrückt, daß sich heute nicht mehr mit voller Sicherheit erkennen läßt, was der koischen Schule an sich angehört.

Kos, eine den Sporaden zugerechnete Insel, den Städten Knidos und Halikarnassos gegenüber gelegen, im Altertum berühmt durch ihren Wein, war wegen besonders günstiger klimatischer Verhältnisse wie geschaffen zum Kultort des Asklepios. Das Heiligtum desselben befand sich westlich von der Hauptstadt Kos und wurde zur Zeit der höchsten Blüte mit den Meisterwerken des Apelles und Praxiteles (Aphroditestatue) ausgeschmückt. In jüngster Zeit wurde die ehrwürdige Stätte des koischen Asklepieions bloßgelegt, wobei man eine Menge von Weihgeschenken, sowie eine Reihe von Inschriften (bis zum 3. Jahrhundert n. Chr. herab) auffand. Es ergibt sich, daß das koische Asklepieion, wiederholt durch prächtige Neubauten erweitert, zu den ausgedehntesten heiligen Anlagen des Altertums zählte. Zu den wiederholten Neubauten und Erweiterungen gab das Erdbeben von 412 v. Chr. oder ein Brand, später die Gunst der Ptolemäer und der Herrscher von Pergamon, endlich der Römer Anlaß. Wann das Heiligtum verödete, ist noch nicht festgestellt, niedergeworfen wurden seine Bauten wahrscheinlich durch das gewaltige Erdbeben vom Jahre 554 n. Chr. Die an weithin sichtbarer Stelle heute noch gezeigte sogenannte Hippokratesplatane war Zeuge der alten Herrlichkeit. Auf den Ausgangspunkt des Asklepioskults von einem Brunnen in einem heiligen Hain deutet es, daß die Dichter direkt für Asklepieion den Namen der (fälschlich auch nach Hippokrates bezeichneten) schon bei Theokrit sagenberühmten Quelle Burinna einsetzten. Die koischen Asklepiaden erfreuten sich schon im 6. Jahrhundert eines weitreichenden Ansehens; dafür besitzen wir Zeugnisse in einer historischen Ueberlieferung, nach welcher die Delphische Priesterschaft, bedrängt von den Einwohnern Kirrhas, um 584 v. Chr. den Asklepiaden Nebros und seinen Sohn Krisos zu Hilfe riefen, ferner in einer zu Athen aufgefundenen Weiheinschrift des Aineios, Großoheims des Hippokrates. Unter den Vorgängern des Hippokrates ist namentlich Apollonides bekannt, welcher als Leibarzt des Artaxerxes I. tätig war und wegen Vergehungen mit der Schwester des Königs, Amytis, hingerichtet wurde. Nach den kürzlich gefundenen Inschriften in Kos sandte die Schule sehr häufig ihre besten Vertreter ins Ausland; zahlreiche Ehrendekrete fremder Staaten, welche im Asklepieion verwahrt wurden, berichten von den hervorragenden Leistungen der koischen Aerzte. — Wie die knidischen, so besaßen auch die koischen Asklepiaden schon im 5. Jahrhundert v. Chr. eine große Bibliothek und eine reiche Literatur.

Wenn wir unten das Wissen und Können der Hippokratiker schildern, so ist darunter implizite auch die koische Schule verstanden. Hier sei nur ganz im allgemeinen auf ihre wissenschaftliche Auffassung im Gegensatz zur knidischen verwiesen. Daß sich ein solcher Gegensatz in demselben Zeitalter zwischen zwei Asklepiadenschulen trotz innigster geistiger Verwandtschaft und räumlicher Nachbarschaft schon so frühzeitig entwickeln konnte, daß Knidos und Kos in ihren Prinzipien sogar vorbildlich für die ganze weitere medizinische Entwicklung wirkten — spricht wohl mehr als vieles andere für die unvergleichliche Vielseitigkeit des hellenischen Geistes!

Gleich den Knidiern, vom Streben erfüllt, die Medizin über rohe Empirie zu erheben, mit mindestens der gleichen Sorgfalt die Symptome beobachtend, schien den Koern nicht so sehr die naturgeschichtliche Beschreibung der Krankheitsindividuen, sondern vielmehr das Schicksal des erkrankten Individuums, nicht so sehr die Diagnose, als die Prognose Hauptobjekt des ärztlichen Denkens zu sein. Während die Knidier mittels vager Differenzierung zahlreiche Krankheitstypen konstruierten, suchten die Koer dieselben durch das Band der Prognose zu vereinigen, indem sie aus den vom Typus abweichenden Symptomen auf einen veränderten Verlauf und Ausgang derselben Krankheit schlossen; ihre Pathologie und Therapie berücksichtigte nicht so sehr den Sitz der Krankheit als den Gesamtzustand des Kranken. Wurden von beiden Schulen Fehler begangen, von der knidischen durch Fiktion von Krankheitstypen auf Grund unwesentlicher Merkmale, von der koischen durch das Zusammenwerfen pathologisch und ätiologisch differenter Krankheitseinheiten, so gebührt doch den Koern in theoretischer Beziehung der Vorrang, weil zu ihrer Zeit eine wirkliche Erkenntnis der zu Grunde liegenden pathologischen Vorgänge eben unmöglich war, in praktischer Hinsicht, weil ihre Methode zur individualisierenden Behandlung führte. Mochten die knidischen Krankheitsklassifikationen den Schein der Wissenschaftlichkeit für sich haben, tatsächlich lag es damals in den Grenzen wahrer Wissenschaft einzig und allein, auf Grund kritisch geläuterter Empirie, den Krankheitsausgang aus gewissen, der Erfahrung nach, günstigen oder ungünstigen Symptomen vorauszusagen[11].

Historisch bemerkenswert ist es, daß diese Stufe des medizinischen Denkens, die Pflege der Prognostik, sich logisch fast ungezwungen aus der weissagenden Tempelheilkunde ableiten läßt (nur daß an Stelle der göttlichen Vorzeichen die dem Kundigen viel bedeutenden krankhaften Lebenserscheinungen getreten sind) und ein Analogon darstellt zur Vorhersage von Himmelserscheinungen und Vorzeichen durch Babylons sternkundige Priester. Wie diese aus uralten Aufzeichnungen das Gesetz der zyklischen Wiederkehr kosmischer Vorgänge aufdeckten, und ein Thales auf Grund dessen eine Mondfinsternis zum Erstaunen seiner Mitbürger voraussagen konnte, so war es den Asklepiaden ermöglicht, aus der Vergleichung zahlreicher in dem Tempelarchiv verwahrter ähnlicher Krankheitsgeschichten, aus gehäufter Erfahrung Anzeichen des günstigen oder ungünstigen Ausgangs festzustellen, Gesetze des Krankheitsverlaufs empirisch zu formulieren.

Mit Vorliebe wandte man sich der Beobachtung jener **akuten Leiden** (z. B. der Lungenentzündung) zu, welche durch den Typus ihrer Symptome, durch den Rhythmus ihres Verlaufs ein Gesetz ahnen ließen, das an den Zyklus der Sternwelt, an die Zahlenverhältnisse der Töne, wie sie Pythagoras gefunden, in seiner Regelmäßigkeit erinnerte. Spekulation und tatsächliche Erfahrungen arbeiteten sich in die Hände. So bildete sich denn als Folge der Betrachtung des Gesamtverlaufs typischer Krankheitsbilder, vielleicht auch im Hinblick auf die Astronomie und die Pythagoreische Zahlenmystik die Lehre von den Krisen, d. h. von der Krankheitsentscheidung, und die Lehre von den kritischen Tagen aus, d. h. von den Zeitverhältnissen, an welche die Wendung der Krankheit zum Guten oder Schlimmen gebunden ist. Die Richtschnur für die Vorhersage am Krankenbette bildete, abgesehen vom Allgemeinbefinden und verschiedenen Merkmalen, namentlich das Fieber und das Verhalten der Exkrete und Sekrete, die nach der herrschenden Säftelehre als ausgeschiedene Krankheitsstoffe galten und durch den Wechsel ihrer Konsistenz den Mischungszustand der konstituierenden Grundflüssigkeiten offenbarten. Ausgehend von Bildern des gemeinen Lebens und vom Verdauungsprozesse, erblickte man im Zusammentreffen des ansteigenden und absteigenden Fiebers mit zähflüssigen oder dünnflüssigen Auswurfstoffen einen Kochungsprozeß der Säfte durch die Körperwärme und gelangte zur Aufstellung dreier Krankheitsstadien, des Stadiums der Roheit der Säfte (ἀπεψία), der Kochung (πέψις) und der Krisis (Ausscheidung oder Ablagerung der Krankheitsstoffe).

Die Erfahrungen und Anschauungen der koischen Aerzte wurden vor Hippokrates in den „Koischen Lehrmeinungen“ niedergelegt, welche höchstwahrscheinlich als Vorlage für die eine oder andere prognostische Schrift der hippokratischen Sammlung benützt wurden.

Waren die Koer vom Geiste nüchterner, echt klinischer Beobachtung erfüllt, vertraten die Knidier mehr eine Richtung, welche zwar treu auf dem Boden der Erfahrung verläuft, aber dennoch dem Idol temporärer Wissenschaftlichkeit die Naturwahrheit nur allzu leicht zum Opfer bringt, so scheint die sizilische Aerzteschule, die sich von Empedokles herleitete, ihr Hauptziel darin erblickt zu haben, die ärztliche Kunst in eine Wissenschaft umzuwandeln, auf dem Wege der Naturforschung und philosophischen

Spekulation oberste Prinzipien zu gewinnen, aus denen sich deduktiv die Theorie der Krankheiten und die Norm für das ärztliche Handeln ergibt. Aus den kargen Bruchstücken, welche scharfsinnige Forscher in letzterer Zeit aus der Vergessenheit emporgezogen haben, erhellt es immer mehr, daß die sizilischen Aerzte, als deren vornehmste Vertreter die Schüler des Empedokles, Akron und Pausanias, insbesondere aber der Zeitgenosse Platons, Philistion aus Lokroi, genannt werden, sich um die Entwicklung der Anatomie und Physiologie ganz besonders verdient gemacht und die wichtigsten Bausteine zur Krankheitstheorie, wie sie im Corpus Hippocraticum entwickelt ist, gelegt haben.

Den Spuren des Alkmaion folgend, beschäftigten sich die hervorragendsten Aerzte der sizilischen Schule eifrig mit der Tierzergliederung, wobei sie anscheinend den Gefäßen besonderes Augenmerk zuwendeten. Hierzu dürfte wohl die Lehre des Empedokles, daß das Blut Sitz der eingepflanzten Wärme (der Seele) sei, und daß die **Atmung** nicht allein durch Mund und Nase, sondern auch **vermittels der Hautporen durch das Röhrensystem des ganzen Körpers** erfolge[12], den Anlaß gegeben haben. (Es sei hier daran erinnert, daß auch der philosophische Hauptvertreter der Pneumatheorie, Diogenes von Apollonia, eine Schilderung des Gefäßsystems hinterlassen hat.) Nach der Ansicht maßgebender Forscher steht gerade die beste anatomische Schrift, das Corpus Hippocraticum, welche vom Herzen handelt (περὶ καρδίης) und eine vortreffliche Beschreibung der Aortenklappen, des Herzbeutels, Herzbeutelwassers etc. enthält, unter dem Einfluß der sizilischen Aerzte; wie von den Aegyptern, wurde die Lehre vertreten, daß das Herz Mittelpunkt des Gefäßsystems und Quelle alles Blutes ist.

Neben allgemein naturwissenschaftlichen Erwägungen über die Bedeutung der Luft und der Windströmungen[13] mag auch die anatomische Beobachtung der postmortalen Leerheit der Arterien dazu geführt haben, daß die sizilischen Aerzte das Pneuma als wichtigsten Regulator des organischen Lebens betrachteten[14]; das Pneuma sollte sich durch die Adern verbreiten, mit dem Blute zirkulieren[15], zur Abkühlung der Körperwärme dienen, alle Sinneswahrnehmungen und Bewegungen, sowie durch Erregung von Fäulnisvorgängen[16] (zusammenwirkend mit der Wärme) die Verdauung vermitteln. Als Zentralorgan des Pneuma betrachtete man das Herz[17]. Gerade diese auf anatomische Kenntnisse (Herz = Mittelpunkt der Gefäße) begründete Lehre wurde verhängnisvoll für Physiologie und Pathologie, insofern nämlich die sizilische Schule dementsprechend — im Gegensatz zu Alkmaion und den Koern — den Sitz der Seele in das Herz verlegte und die Geisteskrankheiten als Affektionen des Herzens ansah. Ein bedeutender Rückschritt, der wie bei den Knidiern durch scheinbare Exaktheit verursacht wurde!

In der Krankheitslehre wurde dem Pneuma und den vier Elementen oder Elementarqualitäten gleiche Berücksichtigung zu teil. Solange die Bewegung des Pneuma (Atmung) ungestört vor sich geht, ist der Mensch gesund; wird sie gehindert, indem Schleim- oder Gallenanhäufung die Wege verlegt, so entstehen Krankheiten; neben äußeren Einflüssen (Verletzungen, Temperatur) oder Diätfehlern führt aber auch das Uebermaß oder der Mangel einer der Qualitäten (des Warmen, Feuchten u. s. w.) an sich, zur Erkrankung.

Hinsichtlich der Therapie wäre mit Anerkennung hervorzuheben, daß die sizilische Schule auf die Diät besonderes Gewicht legte — eine Nachwirkung der Pythagoreer; ihre Koryphäen Akron und Philistion verfaßten eigene Werke über diesen Gegenstand, ja der letztere wurde von Galen sogar unter den vermutlichen Autoren der hippokratischen Schrift περὶ διαίτης aufgezählt.

Wir sind in unserer Darstellung mit der sizilischen Lehre zwar nicht über die Zeit, in der die „hippokratischen“ Schriften entstanden sind, hinausgeeilt, wohl aber über die Epoche des großen Hippokrates. Diese Ueberschreitung war nötig, weil es galt, die Grundlagen der „hippokratischen“ Schriften bloßzulegen, zu welchen aber neben koischen und knidischen nicht zum mindesten auch die Lehrmeinungen der sizilischen Schule gehören.

Anhangsweise seien noch einige, zur Zeit des Hippokrates lebende Aerzte erwähnt, welche keiner besonderen Schule zugerechnet werden. Meton von Athen, als Astronom bekannt, suchte die Medizin mit der Astronomie in Verbindung zu setzen. Bolos schrieb über die Heilkraft der Natur. Diagoras von Melos, Gegner des Opiums, Erfinder eines Collyriums gegen chronischen Augenkatarrh, wurde wegen Atheismus mit Verbannung bestraft.

Die hippokratischen Schriften (Corpus Hippocraticum).

Die ehrwürdige hippokratische Schriftensammlung, welche als ältestes Denkmal der Glanzepoche hellenischer Heilkunst erhalten blieb, bezeichnet den Kreuzungspunkt aller früheren Richtungen und verknüpft in sich die vielverschlungenen Fäden, die einerseits zur grauen Vorzeit zurück, anderseits bis mitten in die Gegenwart hinein reichen.

Die Tradition macht einen einzigen zu ihrem Urheber, Hippokrates, den unvergleichlichen Arzt von Kos, der seinen Namen in Flammenzügen an die dunkle Wand der Jahrhunderte hinschrieb; vor dem Richterstuhl prüfender Kritik dagegen sind die „Werke des Hippokrates" nichts anderes, als die bunt zusammengewürfelte Arbeit von Generationen, das Geistesprodukt sehr verschiedenartiger Verfasser, deren Einzelstimmen nur der Zufall zu einem, nicht immer zusammenklingenden Chor vereinigt hat.

Wie es jetzt vorliegt, so wurde im wesentlichen das Corpus Hippocraticum im Anfang des 3. Jahrhunderts v. Chr. von einer Kommission alexandrinischer Gelehrter im Auftrag der bücherfreundlichen Ptolemäer zusammengestellt und redigiert[18]. Schon damals war man in Zweifel, welche Schriften dem großen Hippokrates mit Sicherheit zugesprochen werden können, und kaum war eines der Bücher frei von Veränderungen und Zusätzen geblieben. Bemüht, die echten Bücher in einer Sammlung zu vereinigen, anderseits aber auch bestrebt, möglichst wenig verloren gehen zu lassen, sichtete die Kommission zwar die große Zahl von anonymen Dokumenten, welche als angeblich hippokratisch durch Kaufleute aller Länder herbeigeschafft wurden, verfuhr aber dabei mit so wenig Kritik, daß neben Meisterwerken mit dem Stempel echt ärztlichen Geistes und schriftstellerischer Klassizität auch bloße Kompilationen und dürftige Auszüge oder Entwürfe, neben koischen auch Schriften anderer Schule, in das Corpus Hippocraticum aufgenommen wurden. Unter sich zeigen die einzelnen Schriften die größten Verschiedenheiten hinsichtlich des Dialekts, des Stils und der Darstellung, ja sogar hinsichtlich der theoretischen Grundanschauungen; neben vollkommen abgeschlossenen Abhandlungen stehen bloße Notizensammlungen oder Krankenjournale, neben Fachschriften auch phrasenhafte Sophistenreden, die sich an das große Publikum richten, und was den Ursprung anbelangt, so stammt ein nicht unbeträchtlicher Teil der Schriften gar nicht aus der koischen Schule oder entstand nicht einmal im Zeitalter des Hippokrates, sondern vor und nach seiner Schaffensperiode!

Seit der Zeit der alexandrinischen Bibliothekare beschäftigen sich gelehrte Forscher mit der Frage, welche Schriften von Hippokrates selbst herrühren, welchen Verfassern oder wenigstens welcher Schule die „unechten" Bücher zuzuschreiben sind. Da im ganzen Corpus Hippocraticum kein Autor genannt ist, gleichzeitige zuverlässige Zeugen für die Echtheit fehlen und die Kommentatoren des Altertums meist tendenziös verfuhren, indem sie ihre eigenen medizinischen Grundsätze durch angeblich „echte" Schriften zu stützen suchten, so wird der subjektiven Kritik ein um so größerer Spielraum eingeräumt, als leider auch textkritische, etymologische und sogar reale (medizinische) Unterscheidungsmomente keine genügenden exakten Anhaltspunkte geben, oder doch sehr häufig versagen. Das Schlimmste liegt noch darin, daß gerade dasjenige, was wir der Schriftensammlung nicht entnehmen können, nämlich die persönlichen theoretischen Ansichten und Kenntnisse des Hippokrates selbst, einen ausschlaggebenden Faktor bei der Beurteilung bildet, weshalb die Kritiker unter der Voraussetzung der idealen Größe des koischen Arztes nur zu leicht der Versuchung unterliegen, dasjenige als echt hippokratisch anzusehen, was den temporären Vorstellungen von medizinischer Vollkommenheit entspricht. Trotzdem das Problem der Echtheit seit 2000 Jahren von einer Unzahl von Forschern mittels der verschiedenartigsten Kriterien angegangen wurde, konnte kaum in der Kritik der einen oder anderen Schrift volle Einigkeit erzielt werden, und wie sehr das Urteil schwankt, zeigt, daß die Zahl der „echten" Schriften (von den 31, die der Kommentator Erotianos [zur Zeit Neros] anerkannte, oder von den 13, die noch Galenos anerkannte) schon auf zwei, ja auf Null herabgesunken war und sich in der neuesten Kritik kaum auf sechs erhoben hat. Dasselbe gilt für die Frage, wer die Autoren der unterschobenen Bücher sind. Als sicheres Ergebnis kann es nur angesehen werden, daß die „hippokratischen" Schriften fast sämtlich vor Aristoteles verfaßt wurden und einen Zeitraum von mehr als einem Jahrhundert umspannen, daß in ihnen die Grundsätze der koischen Schule zwar überwiegend, so doch nicht ausschließlich hervortreten, und daß nicht wenige Schriften von den Lehren oder Leistungen, namentlich der knidischen, aber auch der sizilischen Aerzte mehr oder minder beeinflußt sind.

Dieses dürftige Resultat bezeichnet eine klaffende Lücke, welche sich zwar in der Literaturgeschichte sehr störend bemerkbar macht, aber für eine historische Betrachtung, welche mehr den Tatsachen, Ideen, der gesamten wissenschaftlichen Entwicklung als den Personen zugewendet ist, von wenig Belang ist. **War es doch das Corpus Hippocraticum in seiner Totalität, das die Wissensquelle für unzählige Aerzte bildete, Theorie und Praxis im Laufe zweier Jahrtausende beeinflußte und diese gewaltige Geistessumme von Ideen und Kenntnissen liegt, unbeschadet der Echtheitsfrage, klar vor uns.** Und entzieht sich auch die historische Person des Hippokrates unseren Blicken, die geistige Persönlichkeit, welche die medizinische Forschung von spekulativen Irrwegen abrief und ins Fahrwasser der nüchternen Beobachtung lenkte, die ärztliche Berufstätigkeit mit dem Gefühl der Standeswürde erfüllte, sie spricht, wenn auch nicht mit derselben Reinheit, aus allen, auch aus den minderwertigen Teilen der Schriftensammlung, gleich wie sich die Sonne auch im Tümpel spiegelt. Anders erscheint Sokrates in Platons Dialogen, anders in Xenophons Auffassung; so bergen auch die „hippokratischen" Schriften bald mehr, bald weniger von echt hippokratischem Geiste, ganz unbeeinflußt von seinem Genius sind aber wohl nur wenige unter ihnen. Ohne daher auf die Feinheiten philologischer Kritik einzugehen, wollen wir zunächst von den Schriften der hippokratischen Sammlung Kenntnis nehmen, hierauf untersuchen, worin der tiefere Wesenszug des Hippokratismus besteht und schließlich den materiellen Inhalt der „hippokratischen Schriften" in summarischer Uebersicht betrachten.

Schriften allgemeinen Inhalts.

1. Ὅρκος. Jusjurandum = Eid. Eidesformel der Schüler. Wahrscheinlich von der koischen Schule überkommenes Asklepiadenstatut, das später dem berühmtesten aller Aerzte, Hippokrates, zugeschrieben wurde.

2. Νόμος. Lex = Das Gesetz. Behandelt die zur Erlernung der Medizin nötigen Anlagen und Kenntnisse.

3. περὶ τέχνης. de arte = Die Kunst. Verteidigung der ärztlichen Kunst gegen ihre Widersacher.

4. περὶ ἀρχαίης ἰητρικῆς. de prisca medicina = Die alte Medizin. Polemik gegen die Philosopheme der Neueren, Lob der alten Kunst, welche ihren Ursprung von diätetischen Erfahrungen bei Gesunden und Kranken nahm. Das Warme und Kalte, Feuchte und Trockene ist nicht die Krankheitsursache, sondern das Süßeste, Bitterste, Sauerste, Herbste etc. — eine Säftetheorie, welche stark von Alkmaion beeinflußt erscheint.

5. περὶ ἰντροῦ. de medico = Der Arzt. Deontologie und Vorschriften über die ärztliche Werkstätte. (Für den Anfänger bestimmte Schrift.)

6. περὶ εὐσχημοσύνης. de habitu decenti = Ueber den Anstand. Aerztliche Ethik. (Wahre und falsche Wissenschaft; Philosophie und Medizin; Untersuchung und Verhalten am Krankenbette.) Im 5. Kapitel dieser Schrift findet sich der berühmte Satz: „denn ein Arzt, der zugleich Philosoph ist, steht den Göttern gleich" (ἰητρος γὰρ φιλόσοφυς, ἰσόθεος).

7. Παραγγελίαι. Praecepta = Vorschriften. Aerztliche Sittenlehre, welche in dem Satze gipfelt: Wo Liebe zum Menschen ist, da ist auch Liebe zur Kunst vorhanden.

8. Ἀφορισμοί. Aphorismi = Die Aphorismen (Lehrsätze). Bücher, deren letztes in viel späterer Zeit verfaßt wurde und nur eine höchst mangelhaft redigierte Kompilation darstellt. Die Aphorismen sind der berühmteste Teil der ganzen hippokratischen Schriftensammlung, wurden in fast alle Sprachen übersetzt und unzählige Male kommentiert, sie enthalten in zumeist lapidarer Kürze das Resumé der Prognostik der koischen Schule. Wenn auch dem Werte nach ungleichartig, finden sich unter den Aphorismen Thesen und Sinnsprüche, welche von echt hippokratischem Geiste durchweht, in ihrer prägnanten Fassung an die Aussprüche der sieben Weisen erinnern und zu den Perlen der Weltliteratur zählen. Zu geflügelten Worten sind namentlich die folgenden beiden geworden: „Das Leben ist kurz, die Kunst ist lang, der rechte Augenblick ist rasch enteilt, der Versuch ist trügerisch, das Urteil ist schwierig" (I, 1)[19] und „Was Arzneien nicht heilen, heilt das Eisen, was das Eisen nicht heilt, heilt das Feuer, was das Feuer nicht heilt, das muß man als unheilbar betrachten" (VIII, 6)[20]. Das erste Buch betrifft hauptsächlich die diätetische Therapie; das zweite die Prognostik; das dritte Krankheitsdisposition, Einfluß der Jahreszeiten und des Lebensalters; das vierte handelt von Brech- und Abführmitteln und von der Diagnose, insbesondere fieberhafter Krankheiten; das fünfte von Krämpfen, von der Wirkung der Wärme und Kälte, namentlich bei chirurgischen Affektionen, von Frauenkrankheiten; das sechste enthält in seinem sehr bunt gemischten Inhalt Bemerkungen über die Symptomatologie chirurgischer Krankheiten; das siebente handelt von Nebenerscheinungen, Komplikationen mit Prognose und über die Aufeinanderfolge von Krankheiten.

Zur Anatomie und Physiologie.

9. περὶ ἀνατομῆς. de anatomia = Die Anatomie. Kurzes Fragment, welches die innerhalb des Rumpfes gelegenen Organe beschreibt.

10. περὶ καρδίης. de corde = Das Herz. Wahrscheinlich unter dem Einfluß der sizilischen Schule verfaßte Schrift, enthält eine genaue Beschreibung des Herzens als Sitz der Seele.

11. περὶ σαρκῶν. de carne = de musculis = Das Fleisch. Besonders bemerkenswert durch die in Anlehnung des Herakleitos und Parmenides ausgesponnenen physiologischen Hypothesen, sowie durch die Theorie von der Bedeutung der Zahl Sieben für die Entwicklungsgeschichte und den Krankheitsverlauf. (Knidisch.)

12. περὶ ἀδένων. de glandulis = Die Drüsen. In der Beschreibung der Drüsen wird das Gehirn als die größte bezeichnet und angeführt, daß von demselben sieben Arten von Flüssen = Katarrhen ihren Ursprung nehmen. (Wahrscheinlich knidisch.)

13. περὶ ὀστέων φύσιος. de natura ossium = Die Natur der Knochen. Enthält außer einer unvollständigen Aufzählung der Knochen nichts Osteologisches, sondern eine verworrene Schilderung des Gefäßsystems.

14. περὶ φύσιος ἀνθρώπου. de natura hominis = Die Natur des Menschen. Das Buch ist aus verschiedenartigen Stücken zusammengesetzt und entstand wahrscheinlich nach der Konsolidierung der sizilischen Schule. Es ist die Haupturkunde der koischen (= hippokratischen) Humoralpathologie, da es die Zusammensetzung des Körpers aus vier Qualitäten bezw. den entsprechenden Kardinalflüssigkeiten Blut, Schleim, gelber und schwarzer Galle verteidigt und die Krankheiten von einem Mißverhältnis derselben ableitet (Kap. IV). Indes wird (Kap. X) auch dem Pneuma bei der Entstehung endemisch-epidemischer Krankheiten eine Hauptrolle zugewiesen, gegenüber den Fehlern der Lebensweise, welche individuelle Leiden verursachen. Die Venenbeschreibung, welche das Buch (Kap. XII) enthält, stammt nach Aristoteles von Polybos.

15. περὶ γονῆς. de semine (genitura) = Der Samen.

16. περὶ φύσιος παιδίου. de natura pueri = Die Entstehung des Kindes.

17. περὶ νούσων δ'. de morbis IV = Die Krankheiten IV.

Drei Schriften, wahrscheinlich knidischen Ursprungs, welche nach sehr begründeten Vermutungen maßgebender Autoren ursprünglich ein einziges Buch bildeten. Inhalt: Theorien über Zeugung und Entwicklung, über Krankheitsentstehung (aus den Elementarstoffen Schleim, Blut, Galle, Wasser), Lehre von den Krisen und kritischen Tagen.

18. περὶ τροφῆς. de alimento = Die Nahrung. Aphoristische Sätze über Nahrung und Entwicklung des Menschen, in philosophischem Geiste gehalten (Herakleitos und Diogenes von Apollonia). Vergleiche aus dem Pflanzen- und Tierleben, sowie **physikalischer Art**.

Zur Diätetik.

19. περὶ διαίτης I-III. de diaeta (victu) I-III = Die Diät I-III; wozu noch als viertes Buch die Schrift περὶ ἐνυπνίων, de somniis = Die Träume hinzukommt. Abhandlung über Diätetik und Gymnastik, basierend auf dem Grundsatze, daß die Gesundheit von dem richtigen Verhältnis der Nahrungsaufnahme zu den körperlichen Uebungen abhänge. Das Buch über die Träume schildert die Vorzeichen, durch welche sich Gesundheitsstörungen zu erkennen geben.

20. περὶ διαίτης ὑγιεινῆς. de diaeta (victu) salubri = Die Hygiene der Lebensweise. Vorschriften über Speisen, Getränke, Kleidung, Bewegung, je nach der Jahreszeit, der Körperbeschaffenheit, dem Lebensalter etc.

Zur allgemeinen Pathologie.

21. περὶ ἀέρων, ὑδάτων, τόπων. de aere, aquis et locis = Ueber Luft, Wasser und Oertlichkeit. Diese meisterhafte Schrift betont die Wichtigkeit der Meteorologie, Klimatologie und Astronomie für die Medizin und schildert in großzügiger Betrachtung den Einfluß von Klima und Bodenbeschaffenheit auf den Organismus und auf die Entstehung von Krankheiten — **medizinische Geographie**. Ueber den Rahmen der Medizin im engeren Sinne hinausstrebend, zeigt der Verfasser die Abhängigkeit der geistigen Eigentümlichkeiten und staatlichen Einrichtungen von topographisch-klimatischen Verhältnissen.

22. περὶ χυμῶν. de humoribus = Die Säfte. Notizensammlung vorwiegend über Krankheitsentstehung, Symptomatologie und Prognostik im Sinne der humoralpathologischen Auffassung.

23. περὶ κρίσεων. de crisibus = Die Krisen. Exzerpte über kritische Vorgänge.

24. περὶ κρισίμων. de diebus criticis = Die kritischen Tage. Minderwertige Kompilation.

25. περὶ ἑβδομάδων. de hebdomadibus = Die Wochen (Ueber die Siebenzahl). Nur in barbarischem Latein und in arabischer Umschreibung erhaltene Schrift knidischen Ursprungs. Aus dem Inhalt besonders bemerkenswert die Beziehung zwischen Makrokosmus und Mikrokosmus, wobei der Siebenzahl in phantastischer Weise die höchste Bedeutung in kosmischen, physiologischen und pathologischen Vorgängen (Stufenjahre, Krisen) zugesprochen wird.

26. περὶ φυσῶν. de flatibus = Die Winde. Nach Ansicht mancher Autoren sophistische Schrift, nach anderen Jugendwerk des Hippokrates. Der Inhalt steht in schärfstem Gegensatz zur koischen Humoralpathologie, indem die Luft (innerhalb des Körpers φῦσαι, Winde) zur primären Ursache aller Krankheiten gestempelt wird. Nach dem Berichte des Aristotelesschülers Menon (Iatrika, vergl. oben S. 161, das über Anonymus Londinensis Gesagte) habe Hippokrates diese Anschauung tatsächlich vertreten.

27. προγνωστικὸν. prognosticum = Das Buch der Prognosen.

28. προῤῥητικὸν α'. praedicta (prorrheticum) I = Die Vorhersagungen I.

29. προῤῥητικὸν β'. praedicta (prorrheticum) II = Die Vorhersagungen II.

30. Κωακαὶ προγνώσεις. praenotiones Coacae = Koische Prognosen.

Von diesen vier Schriften, welche den besten Einblick in das Wesen der koischen Symptomatologie und Prognostik gewähren, enthalten Prognosticum und Prorrheticum II einen Schatz von klinischen

Erfahrungen, der mit Kennerblick verwertet wird. Prorrheticum I ist die Arbeit eines wenig gewandten Koers, ein ungeschickter Auszug aus dem Prognosticum. Die „Koischen Prognosen" danken ihre Berühmtheit dem Titel, bilden aber nur einen geordneten Auszug aus anderen verwandten Schriften.

Zur speziellen Pathologie.

31. Ἐπιδημιῶν βιβλία ἑπτά. Epidemiorum libri VII = Die epidemischen Krankheiten I-VII.

Die Schriften schildern den Verlauf von Krankheiten unter bestimmter Witterungsgestaltung (Katastase) an bestimmten Orten. Buch I und III gehörten ursprünglich zusammen, ihr Inhalt besteht in der Beschreibung der Witterung und der Krankheiten auf der Insel Thasos während dreier Jahre, sowie eines vierten ohne Angabe des Ortes; im ganzen werden 42 Krankengeschichten vorgeführt, besonders Malariafieber der warmen Klimate. Buch II, IV und VI bilden eine von V und VII geschiedene Gruppe; letztere sind späteren, wahrscheinlich knidischen Ursprungs. Die Orte, von denen Witterungsgestaltung und Krankenjournal mitgeteilt werden, sind Kranon, Larissa (Thessalien), Perinthos (an der thrakischen Propontis) u. a.

32. περὶ παθῶν. de affectionibus = Die Leiden. Populäre Schrift der knidischen Schule (Schleim und Galle Krankheitsursachen; Milch — Molkenkur, Purgiermittel).

33. περὶ νούσων α'. de morbis liber I = Die Krankheiten I.

34. περὶ νούσων β'. de morbis liber II = Die Krankheiten II.

35. περὶ νούσων γ'. de morbis liber III = Die Krankheiten III.

Größtenteils knidischen Ursprungs, enthalten diese Bücher eine Uebersicht über die Aufgaben des Arztes, über Krankheitsentstehung und über den Verlauf der wichtigsten Krankheiten; am Schlusse des 3. Buches Rezepte.

36. περὶ τῶν ἐντὸς παθῶν. de affectionibus internis = Die inneren Krankheiten. Für die Kenntnis der knidischen Schule besonders wichtige Schrift, behandelt die häufigsten Lungenaffektionen, die verschiedenen Arten der Schwindsucht, Nierenkrankheiten, der Leber-Milzkrankheiten, die verschiedenen Formen von Wassersucht, Ikterus, Typhus, Ischias, Tetanus u. s. w.

37. περὶ ἱερῆς νούσου. de morbo sacro = Die heilige Krankheit. Inhalt: Die Epilepsie ist ebensowenig göttlichen Ursprungs wie irgend eine andere Krankheit, weshalb die gewöhnlich verwendeten abergläubischen Mittel nur auf Irrtum oder Betrug beruhen. Krankheitssitz ist das Gehirn, welches den

Sitz der Wahrnehmung bildet — nicht das Herz oder Zwerchfell. Einfluß des Pneuma.

38. περὶ τόπων τῶν κατ' ἄνθρωπον. de locis in homine = Die Stellen am Menschen. Eine Art von „Kompendium eines italischen Dorers“, der seine Anschauungen mit den Lehren der Knider vermengte. Die Krankheitstheorie geht einerseits von den festen Bestandteilen des Körpers (Solidarpathologie) aus und verbreitet sich anderseits über die Schleimflüsse (Katarrhe).

Zur Therapie.

39. περὶ διαίτης ὀξέων. de ratione victus in acutis = Die Diät bei akuten Krankheiten. Polemik gegen die Verfasser der knidischen Sentenzen, welche einer symptomatischen Krankheitsauffassung huldigen und die diätetischen Heilmittel vernachlässigten; Vorschriften über den Gebrauch des Getreideschleimes (Ptisane), des Weins, des Hydromel, des Oxymel und des Wassers. Der Appendix der Schrift wurde schon früh als unecht erkannt.

40. περὶ ὑγρῶν χρήσιος. de liquidorum usu = Ueber den Gebrauch der Flüssigkeiten. Notizensammlung über die Anwendung des Wassers, Salz- und Meerwassers, des Weins und Essigs in kaltem und erwärmtem Zustande.

Zur Chirurgie.

41. κατ' ἰητρεῖον. de officina medici = Die ärztliche Werkstätte. Für fortgeschrittene Schüler bestimmter Abriß über die wichtigsten allgemeinen Hilfsmittel des Wundarztes.

42. περὶ ἑλκῶν. de vulneribus et ulceribus = Die Wunden und Geschwüre. Allgemeine Therapie der Wunden und Geschwüre; Wundmittelformeln.

43. περὶ αιμορροιδων. de haemorrhoidibus = Die Hämorrhoiden.

44. περὶ συριγγων. de fistulis = Die Fisteln. Diese und die vorige bildeten ursprünglich ein Ganzes.

45. περὶ τῶν ἐν κεφαλῇ τρωμάτων. de capitis vulneribus = Die Verletzungen am Kopfe. Eine der vorzüglichsten Schriften des Hippokrates, welche auf erlesenster Beobachtung basierte. Inhalt: Deskriptive Schädelanatomie, Verletzungen des Schädels, Trepanation und andere Heilverfahren.

46. περὶ ἀγμῶν. de fracturis = Die Knochenbrüche und

47. περὶ ἄρθρων ἐμβολης. de articulis (reponendis) = Die Einrichtung der Gelenke, zwei Bücher von besonderer Bedeutung, welche den hohen Stand der griechischen Chirurgie beweisen.

48. μοχλικός. vectiarius = Ueber die Einrenkung (Das Buch vom Hebel). Auszug aus de fracturis und de articulis.

Zur Augenheilkunde.

49. περὶ ὄψιος. de visu = Vom Sehen. Wahrscheinlich knidische Schrift.

Zur Gynäkologie, Geburtshilfe und Kinderheilkunde.

50. περὶ παρθενίων. de his, quae (ad) virgines spectant = Die Krankheiten der Jungfrauen. Behandelt die psychischen Störungen hysterischer Art bei Mädchen. Auch in dieser Schrift wird der Verstand in das Herz verlegt.

51. περὶ γυναικείης φύσιος. de natura muliebri = Die Natur der Frau. Knidisches Kompendium der Frauenkrankheiten, stammt aus den folgenden beiden Büchern.

52. περὶ γυναικείων α'. de morbis mulierum I = Die Frauenkrankheiten I (knidisch).

53. περὶ γυναικείων β'. de morbis mulierum II = Die Frauenkrankheiten II. Am Schlusse Rezepte für gynäkologische und kosmetische Zwecke. Rohe physikalische Vergleiche deuten auf den knidischen Ursprung.

54. περὶ ἀφόρων. de sterilitate = Die Unfruchtbarkeit der Frauen. Gehört wahrscheinlich als 3. Buch zu den beiden eben genannten. Aus dem Inhalt wären hervorzuheben: Versuchsmittel zur Feststellung der Sterilität, Symptomatologie der Schwangerschaft, Mittel zur Konzeption. Im 2. Kapitel (Mittel zur Feststellung der Gravidität) finden sich wörtliche Uebereinstimmungen mit Papyrus Ebers!

55. περὶ ἐπικυήσιος. de superfoetatione = Die Ueberfruchtung. Außer dem im Titel angegebenen Thema Auszug aus den früher genannten gynäkologischen Schriften der Knidier.

56. περὶ ἑπταμήνου. de septimestri partu = Das Siebenmonatskind und

57. περὶ ὀκταμήνου. de octimestri partu = Das Achtmonatskind bildeten einst ein Buch.

58. περὶ ἐγκατατοΐῆς ἐμβρύου. de embryonis in utero excisione = Die Zerstückelung des Kindes im Mutterleibe. Entlehnung aus den anderen knidischen Schriften.

59. περὶ ὀδοντοφυΐης. de dentitione = Ueber das Zahnen. Aphorismen über Kinderkrankheiten, namentlich in der Zahnungsperiode.

Außer diesen 59 Büchern enthält die Sammlung noch unechte Schriften, darunter solche, welche auf den Legenden über die Lebensgeschichte des Hippokrates basieren. Die Briefe beziehen sich hauptsächlich auf die

Berufung des H. an den Perserhof und auf seinen Verkehr mit dem vermeintlich geisteskranken Demokrit, der Beschluß der Athener, die Rede am Altar, die Gesandtschaftsrede des Thessalos berühren die angeblichen Dienste des H. in der Pest von Athen.

Hippokrates.

Motto:

Die Theorie ist nicht die Wurzel, sondern die Blüte der Praxis.

Ernst von Feuchtersleben.

So wenig uns die hippokratische Schriftensammlung darüber Aufschluß erteilt, wer die Verfasser der einzelnen Schriften gewesen sind, was die persönlichen Leistungen und Anschauungen des Hippokrates ausmachte, so widersprechend die verschiedenen Teile des Corpus Hippocraticum in der Theorie und selbst Praxis oft erscheinen — die Tatsache steht doch fest, daß die Eigenart, welche den „hippokratischen" Schriften eine Sonderstellung in der gesamten medizinischen Literatur verbürgt und als gemeinsamer Wesenszug innewohnt, direkt oder indirekt auf den mächtigen Einfluß einer überragenden Persönlichkeit zurückzuführen ist.

Es ist nicht der Erfahrungsstoff, es ist nicht der Ideenreichtum, wodurch sich die hippokratische Heilkunde kennzeichnet gegenüber allem Vorausgegangenen, gegenüber der weiteren Entwicklung. Was den Hippokratismus zum Gipfel der griechischen Medizin erhebt, ja selbst zum Jugendbrunnen der medizinischen Wissenschaft aller Zeiten macht, liegt nicht in Doktrinen oder Kenntnissen, sondern in der Auffassung des ärztlichen Berufes, in der ewig wahr bleibenden Methode des ärztlichen Denkens und Handelns!

Möge daher die immer tiefer schürfende Forschung den Beweis erbringen, daß die medizinischen Einzelkenntnisse und Handgriffe, wie sie im Corpus Hippocraticum vorliegen, zum Teile auf jahrtausendelange Vergangenheit zurückblicken und Lehngut aus fremden Kulturen sind, möge es auch nie gelingen, das spezielle Wissen und Können der hippokratischen Schule im engeren Sinne des Wortes zu umgrenzen, die Monumentalgestalt des großen Hippokrates bleibt unberührt von all diesen Streitfragen in ihrer lichten Höhe als Verkörperung einer neuen Entwicklungsepoche im Laufe der medizinischen Geschichte, als Sinnbild idealster Ethik im ärztlichen Berufe, als Wahrzeichen unbeugsamer Denkstrenge in der ärztlichen Forschung.

Alles wahrhaft Große verliert sich in seinen Schöpfungen! Wir können die gewaltige Triebkraft des unsterblichen Arztes an dem Unterschied der zwischen der hippokratischen Medizin und der Heilkunst vor ihm in prinzipiellen Momenten besteht, ermessen; wir erkennen, wie die Flamme seiner Persönlichkeit durch die seinen Namen tragenden Schriften hindurchleuchtet; wir spüren seinen belebenden Hauch, der die Geschichte durchweht — vom historischen Hippokrates selbst aber wissen wir weit weniger als vom traditionell festgelegten Begriff des Hippokratismus, und nur dürftige oder legendenhaft entstellte Kunde gewähren die Quellen über den Lebensgang des unvergänglichen Meisters.

Nach verbreitetster Annahme wurde Hippokrates (zum Unterschied von seinem gleichnamigen Großvater als der Zweite bezeichnet) 460 oder 459 v. Chr. auf der Insel Kos geboren. Er war der Sohn des Asklepiaden Herakleides und der Phainarete (oder Praxithee, Tochter der Phainarete) und leitete seinen Stammbaum väterlicherseits von Asklepios, mütterlicherseits von Herakles ab. Den ersten ärztlichen Unterricht empfing Hippokrates von seinem Vater im Geiste der koischen Schule — nach Menons Iatrika[21] wurde er aber auch von einem sonst unbekannten Herodikos von Knidos beeinflußt. Um seinen Bildungsdrang zu befriedigen und sich als Arzt unter verschiedenen Verhältnissen zu betätigen, unternahm er Reisen durch ganz Hellas, wobei er angeblich auch zu dem Gymnasten Herodikos von Selymbria, dem berühmten Rhetor Gorgias und dem Philosophen Demokritos in Beziehung trat. In den hippokratischen Schriften (z. B. besonders Epidemiorum libri VII) werden zwar häufig Ortschaften genannt, doch gewähren diese Angaben deshalb keine ganz verläßliche Auskunft über die Stätten, welche Hippokrates auf seiner Wanderung besuchte, wo er als Arzt tätig war, weil viele der Schriften wahrscheinlich unecht sind und anderseits sich manche der Mitteilungen über medizinische Verhältnisse in bestimmten Gegenden auch bloß auf fremde Berichte stützen konnten. Jedenfalls kam Hippokrates nach der Insel Thasos, wo sich ein alter Asklepiostempel befand und weilte an verschiedenen Orten Thessaliens (besonders Larissa und Meliboia), Thrakiens (Abdera), an der Propontis (Kyzikos). Möglich, aber unbewiesen ist der Aufenthalt in Athen und namentlich am Asowschen Meere, im Lande der Skythen, in Kleinasien, in Nordägypten, Libyen — Vermutungen, die sich auf das berühmte Buch de aëre aquis et locis stützen. In Larissa beendete der große Koer sein inhaltsvolles Leben, nach wahrscheinlichster Angabe im Jahre 377 v. Chr. Neben seinen beiden Söhnen, welche ebenfalls auf Wanderungen auszogen, Thessalos und Drakon, zählen sein Schwiegersohn Polybos, ferner Apollonios und Dexippos von Kos, wahrscheinlich auch Praxagoras von Kos zu seinen berühmtesten Schülern. Erwiesenermaßen nahm Polybos Anteil an der hippokratischen Schriftensammlung und wirkte wohl auch als Stellvertreter in der Schule. Unter den Nachkommen führten noch fünf den Namen Hippokrates und taten sich als ärztliche Schriftsteller hervor.

Die dankbare Nachwelt hat die Lebensgeschichte des großen Arztes mit Legenden reichlich ausgeschmückt, und besonders einige tendenziöse Schriften aus späterer Zeit enthalten davon eine ganze Menge. Dahin gehört z. B. die Erzählung, daß Hippokrates von den Abderiten aufgefordert worden sei, den vermeintlich wahnsinnigen Demokritos auf seinen Geisteszustand zu untersuchen (wobei er den Philosophen wegen seiner Aeußerung, er studiere die Torheit der Menschen, für den Weisesten aller Menschen erklärt habe); die Anekdote, daß er mit Euryphon die „Phthisis“ des Königs Perdikkas von Makedonien als Liebessehnsucht zu seines Vaters Nebenfrau Phila erkannt habe; die vom Patriotismus eingegebene schroffe Absage an Artaxerxes I. Makrocheir; die Geschichte, daß er seine Heimat vor der Eroberungslust der Athener rettete, indem er die Thessalier zu Hilfe rief. Fabelhaft sind auch die Behauptungen, daß Hippokrates am persischen Hofe die größte Auszeichnung erfahren, daß er aus Ehrsucht das Tempelarchiv von Kos oder Knidos verbrannt habe, um sich den Erfinderruhm zu sichern und nachher zu den Thrakischen Edonen geflohen sei — wohl eine Anspielung auf die kritische Benützung der Weihtafeln und literarischen Tempelschätze. Unverläßlich ist jedenfalls die Angabe, daß er in Delphoi ein Skelett gestiftet habe, in die athenischen Mysterien eingeweiht und der Speisung im Prytaneion gewürdigt worden sei. Bezüglich seiner angeblich verdienstvollen Leistungen in der „Pest“ von Athen (430-425) ist es jedenfalls höchst auffallend, daß Thukydides derselben in seiner glänzenden Schilderung auch nicht mit einer Silbe gedenkt. In der unterschobenen Schrift de legatione erklärt Hippokrates seinen Sohn Thessalos als Marinearzt der sizilischen Expedition des Alkibiades mitgeben zu wollen.

Hippokrates stand schon bei Lebzeiten in hohen Ehren — von Platon wurde er dem Polykleitos und Pheidias gleichgestellt —, nach seinem Tode wuchs sein Ruhm in solchem Maße, daß er das Ansehen aller vorausgehenden und nachfolgenden Aerzte verdunkelte. Er wurde der Arzt κατ' ἐξοχὴν! Schon zur Zeit des Aristoteles hieß er der „Große“, bei Galenos der „Göttliche“, und bis in die Gegenwart galt er als „Vater der Heilkunde“. Seine Landsleute, die Koer, feierten am 26. des Monats Agrianos sein Andenken, und noch im 2. Jahrhundert n. Chr. wurde das Grabmal des Hippokrates zwischen Gyrto und Larissa gezeigt. Die Sage erzählt, daß sich in demselben ein Schwarm Bienen ansiedelte, deren Honig gegen den Soor der Kinder sehr heilsam war.

Was die Familie des Hippokrates, was die koische Schule, was viele der Vorfahren und nächsten Nachfolger geleistet, all dies wurde in begeistertem Heroenkultus auf das Haupt des Einzigen gehäuft, und immer mehr entzog sich im Nimbus der Huldigung die historische Person des Gefeierten. Ungeschwächt, ja stets von neuem verjüngt, überdauert sein Ruhm den Wandel der Zeiten. Jede Nation zeichnet ihren größten Arzt mit dem Namen Hippokrates als Ehrentitel aus, die Medizin heißt nach ihm die hippokratische Kunst, und was das Höchste bedeutet, er lebt, wie die Literatur aller Völker beweist, im Volksbewußtsein fort als unvergleichlicher, unerreichbarer Arzt!

Die Wirkungsepoche des Hippokrates fällt mit der höchsten Entfaltung des politischen, wissenschaftlichen und künstlerischen Lebens in Hellas zusammen mit der Zeit, wo „am Baume der Menschheit sich Blüt an Blüte drängte". Es ist die Epoche, welche die Staatskunst des Perikles, die Philosophie des Sokrates, die Geschichtschreibung des Thukydides weckte, es ist das Zeitalter des Sophokles und Euripides, des Pheidias, Polykleitos und Praxiteles, des Polygnotos, des Zeuxis und Parrhasios! Niemals zuvor oder nachher ergoß sich über einen so engen Raum während einer so kurzen Zeitspanne eine solche Fülle von Geist und Schönheit. Auch die blendendste Schilderung steht hinter einer Wirklichkeit zurück, welche der Persönlichkeit freieste Entwicklung aller Anlagen gestattete, nur in den Gesetzen des Ebenmaßes, der Schönheit, des Wohlklangs Grenzen der Schaffenssphäre anerkannte, das Recht der Individualität nur durch die Interessen der Gesamtheit beschränkte. Auf allen Gebieten bildete der Individualismus den durchbrechenden Wesenszug.

Unter dem Schutze der Bürgerfreiheit wagte es der Künstler, losgelöst von den Fesseln des Konventionalismus den Gegenstand zu gestalten, wie er ihn schaut, erkühnte sich der Dichter, der philosophische Denker, wie mit tiefgehender Pflugschar, selbst den geheiligten Boden der Tradition durch rückhaltlose Kritik aufzuwühlen. An Stelle der geschlossenen Weltanschauung der älteren Kultur tritt die subjektive Ueberzeugung des einzelnen Individuums hervor, erscheinen die Typen der Mythologie in neuer Beleuchtung, erfahren die herkömmlichen Begriffe dialektische Zersetzung, verkündet sophistische Rhetorik die Relativität aller Erkenntnis, aller Sittlichkeit. Im Drama, wo der Chor seit Aischylos immer mehr an Bedeutung einbüßt, und in der Geschichtschreibung erstarkt das Recht der Persönlichkeit; die Komödie des Aristophanes, die Malerei erhebt sich zur Naturwahrheit, ja zur Porträtähnlichkeit, und derselbe freie Kunstgeschmack, welcher die erhabenen Schöpfungen der Bildhauerkunst mit Leben, Bewegung und Ausdruck erfüllte, verdrängte selbst die steife Fältelung des Gewandes aus der Mode und verlieh der Kleidung des einzelnen individuelles Gepräge.

In der Kunst zur höchsten Blüte führend, zog der Individualismus in der Wissenschaft in dem Maße, als es an positiven Tatsachen gebrach, sehr bald den äußersten Skeptizismus nach sich; denn unaufhaltsam mußte sich die Kritik, nachdem sie vergeblich die Tradition mit den neuen Erkenntnissen zu versöhnen versucht hatte, mit ätzender Schärfe auch gegen die stets neu auftauchenden, wechselnden Lehren und Anschauungen wenden, wenn nicht durch den Augenschein das Element der Willkür von vornherein auszuschalten war.

Nicht minder, als die Geisteswissenschaften, wurde auch die Naturforschung fortwährend von Schwankungen erschüttert, und gerade hier, wo die Spekulation trotz mancher überraschender Fortschritte (besonders in der Astronomie und Mathematik) wahre Orgien feierte, folgte dem anfänglichen Siegesrausch eine Ernüchterung, welche allmählich von der Kritik zum Relativismus und von diesem bis zur totalen Negation der Erkenntnismöglichkeit gelangte. Von den schweren Krisen, welche die darauf fußende Weltanschauung erschütterten, geben die Dramen des Euripides ergreifende Kunde, eines Dichters, der als Vorkämpfer der Neuerungen begann und mit der Proklamation des Bankrotts der Wissenschaft endete. Ein Metrodoros von Chios, Demokrits berühmtester Schüler, stellte die Möglichkeit jedes sicheren Wissens in Abrede, der Herakliteer Kratylos wagte überhaupt kein Urteil auszusprechen, weil das Wesen des Seins nicht zu erfassen wäre.

Hauptträger der mächtigen Geistesbewegung, welche auf allen Gebieten Probleme aufwarf — sittliche, religiöse, wissenschaftliche —, waren die Sophisten. Diese verstanden es wohl, das Denken aufzurütteln, mit sublimer Dialektik scharfe Begriffsbestimmungen vorzunehmen, die wissenschaftliche Phraseologie außerordentlich zu verfeinern, sie glaubten aber, gleich den mittelalterlichen Scholastikern, der empirischen Kenntnisse entbehren zu können, identifizierten ihre spitzfindigen, abstrakten Wortanalysen mit realen Gegensätzen in der Natur und machten in ihrer Vorliebe für das Formale die Eristik, die Rhetorik zur Wissenschaft. Von Männern, welche als kostspielige Wanderlehrer mit der Virtuosität allumspannenden Wissens prunkten, ohne über wirkliche Sachkenntnis zu verfügen, ja diese geringschätzten und beifallslüstern ihren höchsten Ehrgeiz darein setzten, das Pro und Kontra jeder Frage überzeugend verteidigen zu können, war keine Rettung aus dem Wirrsal zu erwarten.

Die Zeit der alten Naivität, der ungeschulten Empirie war vorbei, und umsonst suchten die Altgläubigen und politischen Reaktionäre im Bunde mit heuchlerischen Demagogen das Rad zurückzudrehen oder den neuerungsliebenden Geist der Aufklärung durch den Mund des Aristophanes zu verhöhnen, oder gar durch Verbannung einiger Philosophen den Fortschritt zu hemmen. Eine Ueberwindung des Skeptizismus war nur dadurch möglich, daß der Individualismus auf sittlichem Gebiete das Ich zur Gesamtheit erweiterte, intellektuell zur phänomenologischen Auffassung der Dinge fortschritt, welche sich gemäß der Erkenntnis der Grenzen des menschlichen Begriffsvermögens mit der Sinneserfahrung begnügte und nur das verknüpfende kausale Band, die Gesetze, aufzudecken strebte. Diesen Weg beschritt Sokrates.

In dem Wirbel der Widersprüche schienen auch alle erfahrungsmäßig erworbenen Kenntnisse versinken zu müssen, und tatsächlich sahen sich die Denker vor die Wahl gestellt, entweder auf das Streben nach wahrer Erkenntnis verzichten oder zum Glauben an die Ueberlieferung zurückkehren zu müssen. Die befreiende Tat dankt der Intellektualismus dem weisen Sokrates. Schüler der Sophisten, überwindet er doch die Sophistik, bei aller Neigung zur Dialektik bewahrt er sich doch den Sinn für das Wirkliche, bei aller Empfänglichkeit für das Neue wirft er doch das Alte nicht fort, überall Wissen vom Scheinwissen trennend, baut er auf, wo die anderen niederreißen. Auch Sokrates, und noch mehr als seine Vorgänger, erfaßt die Grenzen der Erkenntnis, die Relativität unserer Wahrnehmung; mit sublimster Disputierkunst zerfasert auch Sokrates jeden herkömmlichen Begriff, aber er bleibt nicht auf halbem Wege wie die anderen stehen, sondern beschränkt die Forschung auf das Studium „der menschlichen Dinge", findet Normen des Denkens, entdeckt das Sittengesetz in der menschlichen Brust und erkennt die Realität der die Erscheinungen beherrschenden Ideen (Gesetze). In seiner Auffassung wird der Individualismus zum Altruismus, indem das Glück des einzelnen mit dem Wohl der Gesamtheit eins wird, und trotz der anerkannten Unlösbarkeit der naturphilosophischen Probleme mit den Mitteln der zeitgenössischen Forschung, zieht er nicht die Folgerung, daß alles Bemühen um die Naturerkenntnis ein erfolgloses sei, sondern empfiehlt sie seinen Jüngern, soweit praktische Zwecke in Betracht kommen und wirkliche Erfahrungen die Grundlage bilden.

Was Sokrates für die Philosophie, bedeutet Hippokrates für die Medizin. In beiden verkörpert sich die Reaktion der praktischen Vernunft gegen Seichtheit und theoretischen Ueberschwang, beide vertreten inmitten von Unklarheit, Spekulationssucht und unfruchtbarer Hyperkritik die goldene Mittelstraße der an nüchterne Wirklichkeit gebundenen Reflexion, beide stecken die Grenzen ihres Gebietes mit weiser Selbstbeschränkung ab und finden im Sittengesetz, im Prinzip des idealsten Utilitarismus den Schwerpunkt für ihr Handeln.

Um die Mitte des 5. Jahrhunderts war die griechische Medizin an einem entscheidenden Wendepunkt angelangt, der geradezu gebieterisch nach einem führenden Genius heischte. Unter der Gunst vollster Geistesfreiheit, welche dem Subjektivismus breitesten Spielraum gewährte, hatten in rascher Folge mannigfache, der Naturphilosophie entlehnte Hypothesen nicht nur von der Krankheitslehre Besitz ergriffen, sondern auch die praktische ärztliche Tätigkeit in die gefährliche Abhängigkeit von wandelbaren Systemen gebracht. Der stete Wechsel sophistisch verteidigter Spekulationen bedrohte den Schatz von sicheren Kenntnissen und Erfahrungen, welche mühsam erworben worden waren, erschütterte das Vertrauen in die Heilkunst als solche und ebnete jenen unberufenen Elementen den Weg, welche, wie die Gymnasten, einzelne Heilmethoden in maßloser Ueberschätzung zur Panacee erhoben oder als beifallslüsterne Wanderlehrer (Iatrosophisten) das Publikum mit einer hohlen, kaum von Sachkenntnis getrübten Rhetorik betörten. Iatrosophisten einerseits, fanatische Empiriker anderseits, stritten um die Palme, und schon schien es unabwendbar, daß die Medizin in uferlose Spekulation zerrinnen oder in öder Schablone, seichtem Banausentume versanden müsse.

Die nüchterne ärztliche Beobachtung, im Bunde mit vorsichtiger, an Tatsachen haftender Reflexion, besaß fast nur in den Asklepiadenschulen eine wahre Pflegestätte; denn dort verschloß sich die altehrwürdige Tradition zwar keineswegs den zeitgeborenen Neuerungen, wußte aber den Flug der Spekulation in feste Bahnen zu zwingen. Um ihre große Mission zu erfüllen, um den Tageslärm ärztlicher Modephilosophen, die Scharlatanerie gewissenloser Marktschreier in die Schranken weisen zu können, war es jetzt nötig, daß die von Generationen gesammelte Asklepiadenweisheit sich ihrer letzten Reste von esoterischer Engherzigkeit gänzlich entledige und ihre Wissensschätze, ihre Methode, ihre Ethik zum Gemeingut aller Aerzte mache. Diese Großtat wurde nach mancherlei vorbereitenden Ereignissen durch den edelsten Sprößling der Asklepiadenfamilie, durch Hippokrates vollbracht. Erst in ihm hat der Hellenismus auf medizinischem Gebiete bewiesen, daß er sich nicht allein von den Fesseln orientalischen Denkzwangs zu befreien vermochte, sondern auch ohne das leitende Gängelband einer priesterlichen Kaste die Stufe rationeller Wissenschaft und sittlicher Würde zu erklimmen verstand.

Der Uebergang von der Asklepiadenzunft zum freien Arzttum macht gerade die wesentlichen Eigentümlichkeiten des Hippokratismus verständlicher. Gleich Schrittsteinen verraten die beiden ersten Schriften der hippokratischen Sammlung die Spur: „Der Eid“, dieses uralte Erbstück der koischen Schule, worin die Pflichten des Asklepiaden gegen Lehrer, Schüler und Kranke enthalten sind, und „Das Gesetz“, dessen Schlußsatz auf die Weihen anspielt, die der Aufnahme in die Zunft vorangingen[22]. Nicht nur in diesen, sondern auch in einigen anderen Schriften, welche von der hippokratischen Auffassung des ärztlichen Berufes durchweht sind („Der Arzt“, „Ueber den Anstand“, „Vorschriften“, „Aphorismen“) wird der Ethik und ärztlichen Etikette ein ganz besonderer Platz eingeräumt und der Deontologie die Rolle eines integrierenden Bestandteils des medizinischen Unterrichts zuerkannt. Abgesehen von der Reaktion gegen die Umtriebe mancher Standesgenossen spricht sich darin die Tatsache aus, daß gerade der freie Arzt — noch mehr als der priesterliche oder halbpriesterliche Zunftarzt — sich der Verantwortlichkeit seines Tuns und Lassens, seiner Standespflichten bewußt sein müsse, um seine schwer zu begrenzende Berufsfreiheit nicht zu mißbrauchen.

So heißt es in der Schrift „Der Arzt“ anfangs: „In Bezug auf seine Geistesverfassung muß er auf folgendes achten. Er muß nicht allein zur rechten Zeit zu schweigen verstehen, sondern auch ein wohlgeordnetes Leben führen; denn das trägt viel zu seinem guten Rufe bei. Seine Gesinnung sei die eines Ehrenmannes, und als solcher zeige er sich gegenüber allen ehrwürdigen Menschen freundlich und von billiger Gesinnungsart. Denn Ueberstürzung und Voreiligkeit liebt man auch dann nicht, wenn sie von Nutzen wären. ... Was seine Haltung angeht, so zeige er ein verständiges Gesicht und schaue nicht verdrießlich drein, weil das anmaßend und misanthropisch aussehen würde. Wer anderseits gern lacht und allzu heiter ist, fällt einem zur Last, wovon man sich am meisten zu hüten hat. ... Der Arzt aber hat nicht wenige Beziehungen zu seinen Patienten, geben sich diese doch den Aerzten ganz in die Hand und kommen jene doch zu jeder Stunde mit Frauen, jungen Damen und Gegenständen von höchstem Werte in Berührung. In allen diesen Fällen muß man sich zusammenzunehmen wissen.“ In der Schrift „Ueber den Anstand“ wird das Hineintragen der Philosophie in die Medizin empfohlen, „denn ein Arzt, der zugleich Philosoph ist, steht den Göttern gleich“. In diesen Worten, die leicht zu Mißverständnissen Anlaß geben könnten, ist unter Philosophie nicht etwa die Spekulation, sondern im sokratischen Sinne vornehmlich die Ethik verstanden, wie aus dem folgenden hervorgeht: „Ist doch kein großer Unterschied zwischen beiden, weil die Eigenschaften der Philosophie auch sämtlich in der Medizin enthalten sind: Uneigennützigkeit, Rücksichtnahme, Schamhaftigkeit, würdevolles Wesen, Achtung, Urteil, Ruhe, Entschiedenheit, Reinlichkeit, Sprechen in Sentenzen, Kenntnis des zum Leben Nützlichen und Notwendigen, Abscheu vor Schlechtigkeit, Freisein von Aberglauben, göttliche Ergebenheit.“ ... „Beim Eintreten aber erinnere man sich an die Art des Niedersitzens, an die würdevolle Haltung, an die gute Kleidung, an den Ernst, an die knappe Sprache, an die Kaltblütigkeit beim Handeln, an die sorgfältige Wartung des Patienten, an die Fürsorge, an die Antwort auf die erhobenen Widersprüche, an die Zurückweisung von Störungen, an die Bereitwilligkeit zu Hilfeleistungen.“ ... „Man mache häufig Krankenbesuche, untersuche genau, indem man dabei Täuschungen bei den Veränderungen entgegentritt.“ — Die „Vorschriften“ empfehlen unter anderem: „Wenn man von dem Honorare anfängt — denn das hat ja einen gewissen Bezug auf das Ganze —, so wird man bei dem Patienten die Vorstellung erwecken, daß man ihn, wenn es nicht zur Vereinbarung kommt, im Stiche lassen und davongehen oder aber daß man ihn vernachlässigen und im Augenblicke keine Ratschläge erteilen wolle.“ ... „Besser ist es, denen, welche davongekommen sind, Vorwürfe zu machen, als diejenigen, welche in Gefahr schweben, im voraus gehörig anzufahren.“ ... „Ich rate, daß man in der Härte nicht zu weit gehe, sondern auf das Vermögen und Einkommen Rücksicht nehme.“ ... „Es hat nichts Ungehöriges an sich, wenn ein Arzt, der sich im Augenblicke bezüglich eines Patienten in Verlegenheit befindet und infolge seiner nicht genügenden Erfahrung nicht klar sieht, auch andere Aerzte zur Konsultation hinzuzieht. ... Niemals sollen die zu einer gemeinsamen Beratung zusammentretenden Aerzte miteinander zanken oder sich gegenseitig lächerlich zu machen suchen." ... „Zu vermeiden aber hat man auch den Luxus von Kopfbedeckungen, um Praxis zu bekommen, desgleichen kostbare Parfüms." ... „Beiseite zu lassen hat man den Gedanken an das Zurschaustellen der Anwendung von pomphaften Instrumenten und dergleichen." ... „Wenn man um der Menge willen eine öffentliche Vorlesung veranstalten will, so ist das kein sehr rühmliches Verlangen."

Die hohe ethische Auffassung des ärztlichen Berufes wird bei Hippokrates zum Ausgangspunkt der sorgfältigsten Ausbildung, der genauesten Beobachtung am Krankenbette, der gewissenhaftesten Krankenbehandlung. Das Wohl des Kranken bildet den einzigen Zielpunkt des ärztlichen Denkens und Handelns. „Denn wo Liebe zum Menschen ist, da ist auch Liebe zur Kunst vorhanden." In diesem erhabenen Satze, der in den „Vorschriften" steht, findet das schöne Verhältnis der Ethik zum Intellektualismus wahrhaft charakteristischen Ausdruck. Ethische Momente sind es neben erkenntnistheoretischen, in denen beim echt hippokratischen Arzte der Glaube an die wahre Heilkunst und die ebenso wichtige Erkenntnis ihrer Grenzen wurzeln. Beide sind ganz besonders zu werten in einer Entwicklungsphase, welche durch Sophistik und Scharlatanerie sogar die Grundlagen der wissenschaftlichen Erkenntnis und das Vertrauen in die ärztliche Tätigkeit bedenklich ins Wanken gebracht hatte.

Was die ärztliche Ausbildung anlangt, so fordert das „Gesetz": „natürliche Anlage, Schulung, einen geeigneten Ort, Unterweisung von Kindheit an, Arbeitslust und Zeit." Der bewußte Zusammenhang zwischen Ethik, Standeswürde und Praxis verrät sich auch darin, daß in den oben genannten deontologischen Schriften zugleich mit den ethischen Vorschriften zumeist auch gewisse zur therapeutischen Technik gehörige Kunstgriffe empfohlen werden. So heißt es in der Schrift „Ueber den Anstand": „Man muß in der ärztlichen Kunst unter Beobachtung der nötigen Würde Sorge tragen für alles, was betrifft das Palpieren, das Einreiben, die Affusionen, die elegante Haltung der Hände, die Charpie, die Kompressen, die Verbände, die Folgen der Temperatur, die Purganzen, die Wunden und die Augenleiden, und zwar in diesen Fällen wieder muß man für das Spezielle Sorge tragen, damit einem die Instrumente, die Maschinen und das übrige Eisen in gutem Stande sei. ... Man hat aber auch auf die Lagerstätten zu achten, und zwar sowohl was die Jahreszeit, als auch was die Art der Lagerung angeht. Dieses alles soll man mit Ruhe und mit Geschick tun, indem man vor dem Patienten während der Hilfeleistung das meiste verbirgt. Was zu geschehen hat, soll man mit freundlicher und ruhiger Miene anordnen, dem Patienten, indem man sich von seinen eigenen Gedanken losmacht, bald mit Bitterkeit und ernster Miene Vorwürfe machen, bald ihm wieder mit Rücksicht und Aufmerksamkeit Trost zusprechen, indem man ihm nichts von dem, was kommen wird und ihn bedroht, verrät."

Die Schrift „Ueber die Kunst" ist eine noch jetzt passende Apologie der Medizin, welche mit treffenden Argumenten den sophistischen Widersachern begegnet und die unproduktive Skepsis widerlegt. Sehr richtig sagt der Autor, daß man von der Heilkunst nur fordern dürfe, was ihre Grenzen nicht übersteigt: „Denn wenn einer annimmt, daß eine Kunst oder die Natur, wo sie aufhört, es zu sein, solches vermöchte, so leidet der an einem eher an Wahnsinn als an Unwissenheit grenzenden Unverstande." Der Hippokratiker zieht übrigens aus der Kenntnis der Kunstgrenzen eine Konsequenz, die unser Empfinden befremdet, er nimmt davon Abstand, Unheilbaren Hilfe zu leisten. Die Medizin ist ihm nämlich die Kunst, „die Kranken von ihren Leiden gänzlich zu befreien, die schweren Anfälle der Krankheiten zu lindern und sich von der Behandlung derjenigen Personen fernzuhalten, welche von der Krankheit schon überwältigt sind, da man wohl weiß, daß hier die ärztliche Kunst nichts mehr vermag".

Das zweite Erbgut, welches Hippokrates aus der Asklepiadenmedizin (Weihinschriften, Tempelarchive) für den freien Arzt herübernimmt, ist die mit der Ethik innerlich zusammenhängende — Tradition. Wie alle wahrhaft großen Aerzte ist auch Hippokrates weit davon entfernt, die Geschichte der Heilkunst zu verleugnen, die Arbeit der Vorgänger, auf deren Schultern jeder steht, in dünkelhafter Selbstüberschätzung zu mißachten, weil Irrtümer darin vorhanden sind. „Ich behaupte nicht," heißt es in der Schrift „Die alte Medizin", „daß man die alte Heilkunde deshalb über Bord werfen soll, als ob sie gar nicht bestünde oder ihre Untersuchungen nicht richtig anstellte, wenn sie nicht in jeder Beziehung genau ist, sondern ich meine vielmehr, man müsse sie, weil sie durch ihre Betrachtungsweise der Wahrheit so nahe kommen konnte, weiter zu Rate ziehen und die Entdeckungen bewundern, die trotz vieler Unkenntnis gemacht wurden." Diese auch heute noch sehr beherzigenswerten Worte zeugen nicht bloß von der pietätvollen Gesinnung, die den Meister persönlich beseelte, sie enthalten auch geradezu einen Programmpunkt jener großartigen Aktion, mittels welcher der Hippokratismus die aus den Fugen gerissene Heilkunst des Zeitalters wieder ins Gleichgewicht brachte. Denn der Hauptschaden, welchen der naturphilosophische Spekulationsgeist mit seinen willkürlichen Deduktionen stiftete, lag eben darin, daß man die schon erworbenen Erfahrungskenntnisse leichtsinnig aufs Spiel setzte, wenn sie nicht ins System paßten, daß man die ungeschulte Empirie der alten Aerzte im Selbstgefühl der dialektischen Superiorität geringschätzig verwarf. Ein Denker, der in tiefster Einsicht den unvergänglichen Spruch münzte: „Das Leben ist kurz, die Kunst ist lang, der rechte Augenblick ist rasch enteilt, der Versuch ist trügerisch, das Urteil ist schwierig", ein Arzt, der denjenigen noch laut zu preisen bekennt, „der nur kleine Fehler macht", erfaßte jede Einzelleistung, so groß sie auch sein mag, nur als Glied der langen Entwicklungskette und wußte, daß auch die anscheinend glänzendsten medizinischen Errungenschaften eines Zeitalters neben Fragmenten der Wahrheit eine Summe von Irrtümern enthalten, die erst der Zukunft zu verbessern gegönnt ist.

Hippokrates knüpft die zerrissenen Fäden wieder an die „alte“ Medizin — aber er geht nicht in ihr auf[23]. Er rettet den Kern von Tatsachen und entwickelt ihn zu etwas ganz Andersartigem, das sich zum Ueberkommenen verhält, wie die Reflexion zur Naivität. Den höchsten Zielen zugewendet und doch stets am Realen haftend, durchgärt den Erfahrungsstoff fermentartig ein Neues — die (hippokratische) Methode. Mögen die meisten der erhaltenen Schriften, mögen viele der Fortschritte im einzelnen nur fälschlich dem Hippokrates zugeschrieben werden, die charakteristische Forschungsmethode ist das Eigentum des großen Koers, und hier gewinnt er unbestreitbar dieselbe Bedeutung für die Medizin, wie Sokrates für die Philosophie, wie Thukydides für die Geschichtschreibung.

Hippokrates ist der erste, welcher die Medizin zur Selbständigkeit erhebt. Diese Selbständigkeit konnte nur durch eine Verzichtleistung begründet werden, indem sich die ärztliche Forschung in erster Linie auf das Heilen beschränkte und von allem absah, was nicht mit dem Verständnis des Krankheitsverlaufs und Heilprozesses in klarer Beziehung stand. Aehnlich, wie Sokrates die Philosophie durch Abtrennung von kosmologischer Spekulation und Beschränkung auf die Ethik zu praktischen Zielen führte, betont Hippokrates den ausschließlich praktischen Zweck alles ärztlichen Denkens und Forschens. Wurde nunmehr der Tatbestand der Krankheit und die Frage des Krankheitsausgangs in den Vordergrund gestellt, die Pathogenie dagegen nur so weit in den Blickpunkt gerückt, als die durchsichtigsten ätiologischen Faktoren in Betracht kommen, so war es ermöglicht, von den transzendenten Einflüssen, wie sie die Priestermedizin aufstellte, und ebenso von den phantastischen Ideen der Naturphilosophie über die Krankheitsentstehung loszukommen und somit die Heilkunst nicht nur von der Theurgie, sondern auch von der philosophischen Spekulation unabhängig zu machen.

Im Buche „Ueber Luft, Wasser und Oertlichkeit“ wird die Ansicht bekämpft, daß irgend eine Krankheit auf göttlicher Schickung beruhe; der Verfasser der Schrift „Von der heiligen Krankheit“ erklärt es als grundlos, eine Krankheit göttlicher als eine andere zu nennen, insofern alles durch die großen natürlichen Agentien hervorgebracht werde: „Alles ist göttlich und alles ist menschlich“. — Die Opposition gegen die vagen naturphilosophischen Spekulationen kommt namentlich im Buche „Die alte Medizin“ zur Geltung. Dort heißt es: „Ich meinerseits glaube, daß dasjenige, was dieser oder jener Sophist oder Arzt über die Natur gesagt oder geschrieben hat, sich weniger auf die ärztliche Kunst als auf die Malerei bezieht.“ Die Hypothesen von unsichtbaren und zweifelhaften Dingen werden zurückgewiesen, „denn wenn einer behaupten würde, er kenne die Beschaffenheit dieser Dinge, so wäre doch weder ihm noch seinen Zuhörern deutlich, ob das Gesagte wahr ist oder nicht, weil ja nichts vorhanden ist, auf das man sich, um Gewißheit zu erlangen, beziehen könnte". Die Verwerfung unbeweisbarer Hypothesen erinnert lebhaft an den Philosophen Xenophanes (welcher ausruft: Volle Gewißheit über das Wesen der Götter und dessen, was ich die Gesamtnatur nenne, hat noch keiner erlangt und wird keiner jemals erlangen. Wenn es ihm auch noch so sehr gelänge, auf das Richtige zu treffen, er wüßte es doch nicht) und an Herodot (der bezüglich der Erklärung der Nilschwelle meint: Jener aber, der den Okeanos herbeizieht und so die Sache auf das Gebiet des Unergründlichen hinüberspielt, entzieht sich jeder Widerlegung). Es ergibt sich daraus, wie eine und dieselbe Welle des kritischen Geistes verschiedene Gefilde der griechischen Wissenschaft bespülte.

Mit der Erkenntnis von der Hinfälligkeit der naturphilosophischen Prämissen fällt auch die Methode der spekulativen Heilkunst, welche mittels Deduktion aus einer fiktiven Grundursache die Krankheiten ableitete und die Wirkung der Heilmittel aus dem Vorherrschen der Elementarqualitäten, des Warmen oder Kalten, des Trockenen oder Feuchten erklärte. An Stelle des deduktiven Verfahrens erhält bei Hippokrates die Empirie wieder den Wert, der ihr früher zukam, ja er erklärt es für unmöglich, auf einem anderen Wege als auf dem der Erfahrung Fortschritte in der Heilkunde zu erzielen. „Die ärztliche Kunst," meint der Verfasser der „alten Medizin", „besitzt von alter Zeit her alles, ein Prinzip sowohl als auch die Methode, der zufolge die vielen schönen Entdeckungen in geraumer Zeit gemacht sind und auch das übrige noch entdeckt werden wird, wenn man befähigt und des bereits Entdeckten kundig von da ausgehend seine Forschungen anstellt."

Knüpft sich aber an den Namen des großen Koers die Reaktion gegen leere Hypothesen und deren praktische Konsequenzen, so war er doch weit davon entfernt, zur rohen Zufallsempirie eines primitiven Zeitalters zurückzukehren, umsomehr, als schon seine Ahnen, die koischen Asklepiaden, die zahllosen Einzelerfahrungen durch das Band der Prognose verknüpften und in weitumspannender Generalisation die „Koischen Prognosen" verfaßten. Die Tatsachenbeobachtung, die Sinneswahrnehmung ist ihm nur der Ausgangspunkt für eine Methode, welche den verallgemeinernden Denkprozeß durchaus nicht beiseite schiebt, sondern vielmehr gebieterisch erfordert. Die von Hippokrates auf die Fahne geschriebene Methode ist die von Tatsachen ausgehende, im ganzen Verlauf ihrer Beweisführung Tatsachen heranziehende, nach Gesetzen strebende — **Induktion**.

In den ersten Kapiteln der „Vorschriften" sind die Grundsätze der hippokratischen Methode in lapidarer Fassung niedergelegt. Dort wird die τριβὴ μετὰ λόγου, d. h. also Praxis und Verstand, Sinnesempfindung und Geistesarbeit, denkende Beobachtung als Fundament alles medizinischen

Handelns und Wissens hingestellt. „Der Sinn, zuvor affiziert und die Dinge dem Verstande vermittelnd, besitzt ein wirkliches Vorstellungsvermögen. Der Verstand aber, welcher oft Eindrücke aufnimmt, beobachtet das Wodurch, das Wann und das Wie, nimmt es in Verwahrung bei sich und erinnert sich so. Ich lobe die Ueberlegung, die von dem Ereignis ihren Ausgang nimmt und in methodischer Weise aus den Ereignissen ihren Schluß zieht. Denn wenn die Ueberlegung ihren Ausgang von den sich wirklich vollziehenden Ereignissen nimmt, befindet sie sich, wie man leicht erkennen kann, in der Herrschaft des Verstandes. ... Wenn die Ueberlegung jedoch nicht von einem tatsächlich vorhandenen Ausgangspunkt (d. h. von einer Sinneswahrnehmung), sondern von einer plausiblen Vorstellung ausgeht, so schafft sie oft eine schwierige und unangenehme Lage. ... Aus diesem Grunde muß man sich im allgemeinen an die Tatsachen halten und sich durchaus nicht wenig mit ihnen abgeben, wenn man sich jene leichte und unfehlbare Fertigkeit erwerben will, welche wir eben ‚ärztliche Kunst' nennen."

Im IV. Kap. der Schrift „Ueber den Anstand" heißt es: „Die Einbildung bringt nämlich vorzüglich in der ärztlichen Kunst denen, die sie haben, Verschuldung, denen aber, die davon Gebrauch machen, Verderben."

Hippokrates, auf dessen Methode kein Geringerer als Platon an mehreren Stellen anspielt, begnügt sich nicht mit der allgemeinen Formulierung des Erkenntnisweges, sondern gibt direkte Vorschriften darüber, wie der Arzt im einzelnen Falle vorzugehen hat. Diese Vorschriften beziehen sich auf die Kritik, Anordnung und Zusammenfassung der Sinneswahrnehmungen, welche die Basis für die Urteilsbildung abgeben sollen. Im Buche „Die ärztliche Werkstätte" wird gesagt, der Arzt solle, wenn er zum Kranken komme, zunächst das Aehnliche oder Unähnliche (gegenüber dem Zustand der Gesundheit) zu erkennen suchen, d. h. man sollte durch Beobachtung des Kranken vor allem ermitteln, durch welche Erscheinungen derselbe vom gesunden Zustand abweiche. Und hierbei sollten wieder zuerst die am leichtesten erkennbaren Erscheinungen Beachtung finden.

Bei akuten Krankheiten — heißt es im Prognosticon (Kap. II) — muß man zunächst das Gesicht des Patienten betrachten, ob es wie das von gesunden Personen, vorzüglich aber, ob es wie gewöhnlich aussieht. In diesem Falle stünde es nämlich am besten; würde es sich hingegen bezüglich seines Aussehens weit davon entfernen, so wäre die größte Gefahr vorhanden. Die Schrift „Ueber die Einrichtung der Gelenke" (Kap. X) lehrt, man müsse, um die Luxation zu erkennen, den gesunden Teil mit dem kranken vergleichen.

Im Anschluß hieran hatte man durch möglichst viele, bis in die feinsten Einzelheiten vordringende Sinneswahrnehmungen nicht nur das kranke Organ, sondern das gesamte körperliche Verhalten des Kranken einer

Prüfung zu unterziehen. So bewunderungswürdig aber die Feinheit solcher Beobachtungen war, das Wesen des Hippokratismus, „die Kunst“ (der Krankenbeobachtung) lag erst darin, daß man in jedem einzelnen Fall zu beurteilen verstand, welche Wahrnehmungen in ihrer Zusammenfassung für die Beurteilung des Krankheitszustands in prognostischer Hinsicht, sowie für den Zeitpunkt und die Art des therapeutischen Eingriffs Schlüsse zuließen. Es galt, Wesentliches vom Unwesentlichen im Symptomenkomplex zu trennen, die Beobachtungen nicht planlos zu häufen, sondern unter den Gesichtspunkt des Ganzen zu bringen. Daher werden die Verfasser der „Knidischen Sentenzen“ trotz ihrer Beobachtungen in der Einleitung zur „Diät bei akuten Krankheiten“ so heftig getadelt, weil sie sich in unwesentliche Einzelheiten verlieren, die Krankheiten nach zufälligen Merkmalen willkürlich klassifizieren, über der Analyse die Synthese vergessend, bei ihrer Betrachtung der Details nicht zum Blick über das Ganze kommen[24]. „Mir aber erscheint es angemessen,“ sagt der Tadler, „den Blick auf die ganze Kunst zu richten.“ Zwischen knidischer und hippokratischer Klinik waltet eben derselbe Gegensatz, der in der Geschichtschreibung des Herodot gegenüber derjenigen des Thukydides erkennbar ist. Bei ersterem handelt es sich mehr um Geschichten als um Geschichte, aus dem Mosaik der Schilderungen entsteht keine einheitliche Auffassung der Vorgänge, daher kein reales Bild der Schlachten, Kriegsoperationen, der Persönlichkeiten, wie dies bei Thukydides der Fall ist. Und hier treffen wir auf ein neues Grundelement des Hippokratismus, das eine ganze Reihe seiner Eigentümlichkeiten, sowohl in denkmethodischer als in therapeutischer Hinsicht aufklärt, auf den — **Individualismus**.

Wie als Ausfluß des Zeitgeistes die Persönlichkeit im Drama, in der Plastik und Malerei mehr und mehr hervortritt — vom Schauen erhob man sich zum Sehen, an Stelle der älteren Kunst, welche bloß auf Frontalität berechnet war, entwickelte sich der Sinn für die Tiefe —, wie Sokrates das Denken auf den Menschen selbst hinlenkte, wie bei Thukydides die Persönlichkeit in den Vordergrund gestellt wird, so nimmt die hippokratische Medizin ihren Ausgang vom Subjekt des künstlerisch betrachtenden Arztes und findet ihren Zielpunkt nicht in der Mikrographie der Symptome, in spekulativ ersonnenen Krankheitsschemen, sondern im — kranken Individuum. Hippokrates verknüpft die idealistische und realistische Richtung, die Empirie und höchste Generalisation in einer Art des Individualismus, welche mit der individualistischen Willkür der sophistischen Aerzte seines Zeitalters nur den Namen gemein hat.

Jeder einzelne Krankheitsfall ist ihm Naturobjekt, welches mit allen Hilfsmitteln der Beobachtung unter Heranziehung der eigenen und fremden Erfahrung, unter Berücksichtigung der besonderen Eigentümlichkeiten und Beziehungen zur Gesamtnatur studiert werden muß. Frei von Schablone hat der hippokratische Arzt in jedem einzelnen Falle, je nach dem besonderen Tatbestande, im Hinblick auf den wahrscheinlichen Verlauf, sein therapeutisches Vorgehen einzurichten, den richtigen Zeitpunkt für sein Eingreifen zu wählen und niemals über lokal-pathologischen Zuständen den Gesamtzustand aus dem Auge zu lassen. Nicht so sehr die Krankheit als das kranke Individuum, weniger die Diagnose als die Prognose, nicht so sehr die naturwissenschaftliche Pathologie als das Heilen steht im Mittelpunkt seines Interesses. „Man muß ein bestimmtes Maß zu erlangen suchen; ein Maß aber, sei es ein Gewicht oder eine Zahl, die als Richtschnur dienen kann, wirst du nicht finden, keine andere als die körperliche Empfindung" — sagt der Verfasser der „alten Medizin", d. h. er bestreitet die Möglichkeit einer exakten Begründung der Medizin und sieht im Individualisieren das Wesen der Heilkunst. Weder Rezeptpraktiker noch theoretisierender Systematiker, wird der Arzt im Geiste des Hippokrates individualisierender Heilkünstler[25].

Aus der künstlerisch-individualisierenden Richtung erklären sich manche anscheinende Gegensätzlichkeiten, welche als Widersprüche nur dann zu Tage treten, wenn sie aus dem Zusammenhang herausgerissen, von anderem Standpunkt betrachtet werden. Dahin gehört zunächst die Tatsache, daß Hippokrates allen Scharfsinn bei der Untersuchung in Anspruch nimmt, ohne aber die überkommenen Krankheitsbilder schärfer zu sondern oder durch neue Beobachtungen zu mehren[26] — sucht er doch nicht das Trennende, sondern das Gemeinsame der Krankheiten zu erkennen, um die Prognostik zu sichern. Ebenso wird es verständlich, weshalb Hippokrates weder bloß kausale noch bloß symptomatische Therapie einschlägt, zumeist nach dem Grundsatze Contraria contrariis vorgeht, aber auch in gewissen Fällen das Prinzip: Gleiches durch Gleiches (zu bekämpfen) nicht verschmäht, daß er bald mit heroischen Mitteln eingreift, bald zuwartend einer exspektativen Behandlung huldigt — ist doch das Verhalten des einzelnen Falles dafür entscheidend. Im Lichte der praktischen Tendenzen ist es auch bedeutungslos, daß die hippokratische Medizin die krankhaften Phänomene nicht über eine gewisse Grenze hinaus zergliedert, die Spekulation verwirft und doch von pathologischen Theorien, namentlich von der Säftelehre, ganz durchsetzt ist. Für den Koer war diese Theorie nicht das einzig ausschlaggebende, starre Prinzip, aus dem die Therapie einfach deduziert wurde, sondern ein zeitgemäßer Ausdruck empirischer Tatsachen, eine Hypothese von außerordentlichem heuristischen Werte, welche der naiven Betrachtung durch die verschiedenartigsten Erscheinungen im Krankheitsverlauf hinlänglich gestützt zu sein schien; hierdurch waren aber auch andere Hypothesen (Pneumalehre) nicht ganz ausgeschlossen. Dasselbe gilt auch für die Lehre von den kritischen Tagen, für die Lehre von den Wechselbeziehungen des Makrokosmus und Mikrokosmus u. a., wobei Hippokrates aus dem Wust von Aberglauben den Kern von Wahrheit ausschälte[27]. Nicht jeder seiner Schüler folgte ihm freilich auf diesem Wege der naturwissenschaftlichen Nüchternheit, ja manche wollten ihn in diesem oder jenem Punkte überbieten und fielen gerade in solche Irrtümer zurück[28], welche der Meister eben glücklich überwunden hatte, daher der verschiedene innere Wert der hippokratischen Schriften, von denen jede, aber manche sehr verzerrt, die Gedanken des göttlichen Greises widerspiegelt. Das Schicksal, nur von wenigen Jüngern verstanden zu werden, teilt Hippokrates mit allen bahnbrechenden Denkern! Nicht im Ideengebiet des Meisters, sondern zwischen einzelnen der hippokratischen Schriften klafft auch jener scheinbar fundamentale Widerspruch, der von vornherein darin besteht, daß Hippokrates die Medizin auf das Studium des kranken Lebens[29], auf das Heilgeschäft einengt, und anderseits den Blick auf die Wechselbeziehungen des Individuums zur Gesamtnatur richtet, daß er die Medizin von der damals rein spekulativen Naturforschung abzieht und doch das rationelle therapeutische Handeln von der gesamten Naturerkenntnis abhängig macht. Der Fehlschluß basiert nur auf der Verwechslung von deduktiver Naturphilosophie mit realer Naturforschung; erstere verwarf Hippokrates, letztere sollte sich nach seiner Meinung auf dem Felsgrunde der Erfahrung mit dem Gerüst der Induktion aufbauen. So wird es klar, wie der Verfasser der „alten Medizin" die Philosophen, welche ohne Erfahrung die Einzelkenntnisse aus der Gesamtauffassung der Natur deduzieren, verspotten darf, und wie doch wiederum, ebenfalls im Sinne des Koers, gerade in dem Meisterwerke „Ueber Luft, Wasser und Oertlichkeit" sogar der „Astronomie" eine wesentliche Bedeutung für die ärztliche Kunst zugeschrieben ist[30], wie in der Schrift „Ueber die Natur des Menschen" die Kenntnis der Körperbeschaffenheit zur Basis der Medizin gemacht wird und doch wiederum diejenigen Tadel finden, die „in der Erörterung über die menschliche Natur weitergehen, als sie zur ärztlichen Kunst in Beziehung steht". Denn das Ideal, welches dem Hippokrates als höchstes vorschwebt, die individualistische Behandlung im wahrsten Sinne des Wortes, steht am Ende eines Weges, der gerade mit der Auffassung des Individuums als eines Stückes der Gesamtnatur parallel läuft, oder wie Platons Phaidros mit Berufung auf die hippokratische Denkmethodik sagt, nicht betreten werden kann: ἄνευ τῆς τοῦ ὅλου φύσεως.

Naturerkenntnis ist dem Hippokrates vorwiegend das Verständnis der Natur des Menschen im gesunden und kranken Zustande, in ihren Beziehungen zur Außenwelt. Die spärlichen anatomischen Tatsachen, die spekulative Physiologie der Naturphilosophen erschienen ihm mit Recht als ungenügende Grundlage, er konnte sie entbehren, da er rein praktische Tendenzen (die Heilung) verfolgte und sich für diese die Natur am Krankenbette hinreichend offenbarte, wenn man zu sehen verstand. Wie die Griechen ohne anatomisches Wissen im heutigen Sinne auf Grund ihrer Beobachtungen in Gymnasien und Athletenschulen ihren Kanon formulieren konnten, so erblickte das Künstlerauge des Hippokrates im

Wirrsal der klinischen Erscheinungen, trotz mangelnder Erfassung der tieferen Zusammenhänge im einzelnen, das ordnende Gesetz, welches die krankhaften Symptome zum Ausdruck der Reaktion auf krankhafte Reize gestaltet. Ihm waren die klinischen Phänomene, namentlich das Fieber, nichts anderes als reaktive Erscheinungen, als Vorgänge, welche die Heilung anbahnen. Der Inbegriff der den einzelnen Individuen verliehenen Fähigkeit, je nach dem Maße der Energie ihrer lebendigen Kräfte krankhafte Zustände auszugleichen, ist die Physis. „Die Naturen sind die Aerzte der Krankheiten" — „Νούσων φύσεις ἰητροί"[31]. Den ersten Lichtblick dieser Erkenntnis mag der Asklepiadensprößling vielleicht gerade aus der kritischen Vergleichung der Weihinschriften empfangen haben; ließen doch die Wunder des Asklepios, in Anbetracht der mannigfachen und häufig absurden Heilarten, das Walten eines großen, gemeinschaftlichen Heilfaktors ahnen — der Natur. Daran gemahnt die fast priesterliche Ehrfurcht, welche Hippokrates der Physis entgegenbringt, die in seiner Anschauung an Stelle des Heilgottes getreten ist; darauf deutet auch, daß sich Hippokrates nicht als Meister, sondern als Diener der Natur betrachtet. Gegründet konnte diese Erkenntnis aber erst werden durch eine reiche Beobachtung, durch eine Fülle von Krankheitsbildern, in denen die Heiltätigkeit der Natur zum Vorschein kam, ohne daß der Blick durch die herkömmliche Polypragmasie getrübt wurde. Solche Bilder finden sich namentlich im ersten und dritten Buche der „Epidemischen Krankheiten", Schriften, welche geradezu als Tagebücher der Natur bezeichnet werden können.

Die erfahrungsmäßig erworbene Erkenntnis, daß die Natur viele Affektionen zur Heilung bringt, ohne aktives Eingreifen von Seite des Arztes, daß im Grunde jede Kunstheilung nur mittels der zielbewußten Inanspruchnahme der natürlichen Kräfte zu stande kommt — eine Lehre, die sich gerade im Lichte der neuesten Medizin bewahrheitet —, führte den Meister nicht zur Leugnung des medizinischen Könnens, zum therapeutischen Skeptizismus oder Nihilismus, sondern zur scharfen Begrenzung der ärztlichen Wirkungssphäre. Wie Sokrates überwindet auch der Koer die Skepsis durch positive, produktive Kritik. Die Physis, im Sinne des Hippokrates, handelt nämlich nicht planmäßig, nicht nach bewußten Zwecken, wenn ihre Aeußerungen in der Regel auch zweckmäßig für die Restitution des Organismus werden. Wie jede Naturkraft bedarf sie einer Anregung, Zügelung oder Lenkung in bestimmte Bahnen, denn nur zu häufig wird die Erhaltung des Organismus durch zu stürmische oder zu schwache oder durch solche Reaktionserscheinungen in Frage gezogen, welche an einem ungeeigneten Orte stattfinden. Sache des denkenden Arztes ist es daher, den Verlauf zu beobachten und im rechten Zeitpunkte in den Gang der Ereignisse nach Möglichkeit hemmend, bahnend oder Richtung gebend einzugreifen. Im Banne der Anschauungen seiner Zeit versteht Hippokrates darunter besonders die Beförderung und Mäßigung der Ausscheidung der kranken Säfte bezw. die Unterdrückung ihres Durchbruchs an gefährlichen Stellen, die Grundsätze gelten aber für jede pathologische Auffassungsweise. Die Therapie des Hippokrates ist daher beobachtend (auf die natürlichen Heilvorgänge gerichtet) und je nach den Vorgängen im Einzelfalle mehr oder minder eingreifend, vor allem aber zielt sie dahin, die Kräfte des kranken Individuums zu erhalten. Letzterem Zwecke dient vornehmlich die Steigerung, Beschränkung und richtige Auswahl der Nahrungsaufnahme — die individualisierte Diät.

So steht Hippokrates an der Grenze zweier Weltalter, in der grauesten Vergangenheit wurzelnd und doch noch für die jüngste Gegenwart Ziel und Richtung gebend, ein leuchtendes Muster der Menschenliebe und Berufstreue, ein Wahrheitssucher mit dem Vollbewußtsein der Unzulänglichkeit. Aus einer gärenden Zeit herausgeboren, überwand er die Zeit und übt noch über die reifsten Alter des Menschengeschlechts eine wunderbar ungebrochene Macht aus, durch seine nüchterne Beobachtung, durch seine weitblickende Methode, durch seine der Natur abgelauschten therapeutischen Grundsätze, welche keinem Fortschritt hinderlich entgegenstehen und unübertroffen bleiben. Er gleicht einem Brunnen mit vielen Röhren, wo man überall nur Gefäße unterzuhalten braucht und wo es immer erquicklich und unerschöpflich entgegenströmt. Von allen bewundert, von wenigen wahrhaft verstanden, von vielen nachgeahmt, von keinem erreicht, wurde er der Meister der Heilkunst aller Zeiten!

Die Medizin der Hippokratiker im allgemeinen.

Die Schriften des Corpus Hippocraticum enthalten wohl alle etwas von den Leitgedanken des großen Koers, aber nicht jede derselben ist davon in ihrer ganzen Tiefe durchsetzt. Die Medizin der Hippokratiker, wie sie uns in der Sammlung vorliegt, ist daher keineswegs völlig identisch mit dem — Hippokratismus. Dieser bleibt ewig jung über alle Zeiten hinweg, ewig wahr inmitten der fortgeschrittensten wissenschaftlichen Entwicklung; jene dagegen birgt manches in sich, was aus der Epoche heraus geboren, mit ihr zu Grabe getragen ist. Es erklärt sich daraus, daß Schüler, Zeitgenossen und Nachfahren des Meisters dasjenige in feste Regeln zu bannen suchten, was freiwaltend seine künstlerische Persönlichkeit in sich trug, und bei solchem Streben wurde nicht immer die feine Linie eingehalten, welche die sichere Erfahrung von der wahrscheinlichen Hypothese scheidet. Zudem kommen in der bunt zusammengewürfelten Schriftensammlung, die ja manches Erzeugnis literarischer Falschmünzerei in sich schließen mag, auch andere Schulen neben der koischen zum Wort. Da viele Jahrhunderte lang die mangelnde Kritik jeden Satz dem Hippokrates selbst zusprach, so konnten sich im Laufe der Geschichte die mannigfachsten Richtungen mit ihren Extremen scheinbar mit gleicher Berechtigung auf angeblich hippokratische Aussprüche berufen, die zwar nebeneinanderstehen, aber sich oft unversöhnlich widersprechen, ja nicht selten das Prinzip der Nüchternheit, Mäßigung und Selbstbeschränkung ins Gegenteil verkehren. Die Art, wie sich Hippokrates im Geiste der Zeitalter spiegelt und bald den ertötenden Buchstabenglauben, bald die tiefere Auffassung des Hippokratismus in den Vordergrund rückte, ist an sich ein Gradmesser für den medizinischen Fortschritt.

Die Krankheitslehre der Hippokratiker entstand aus dem Zusammenfluß von Erfahrungen mit spekulativen Ideen. Da die Induktion klinischer Beobachtungen zwar über den Tatbestand des Krankheitsbildes aufklärt, aber über die Ursachen dieses Tatbestandes nichts aussagen kann, so mußten bei dem Mangel eines anatomisch-physiologischen Unterbaues Hypothesen herangezogen werden, wollte man auf die Erkenntnis der Krankheitsursachen nicht gänzlich verzichten. So spukt an manchen Stellen, z. B. in der Einleitung der „Prognosen" oder in der Schrift „Ueber die Träume" noch ein Rest der Theurgie, wenn unbekannte Krankheitsursachen kurzwegs für göttlich oder übernatürlich erklärt werden. Solche Rückschläge sind aber bedeutungslos im Hinblick auf die vorherrschende Auffassung, welche besonders im Buche de aëre aquis et locis[32] oder in der Schrift de morbo sacro[33] jedweden medizinischen Aberglauben scharf zurückweist. Wichtiger waren die naturphilosophischen Krankheitshypothesen. Hatten die Naturphilosophen — dies waren alle Naturforscher dieses Zeitraumes — den Aberglauben gebannt, so war man umso geneigter, ihren spekulativen Theorien Gefolgschaft zu leisten, je mehr dieselben an uralte Volksanschauungen anknüpften und daher gar nicht als Hypothesen erschienen. Daher finden wir in den hippokratischen Schriften stellenweise Abnormitäten des Pneumas[34] oder der eingepflanzten Wärme, das Mißverhältnis der Elemente, Elementarqualitäten[35], Körpersäfte[36], namentlich aber quantitative, qualitative oder topische Anomalien der sogen. Grundflüssigkeiten (Blut, Schleim, Galle, Wasser, bezw. gelbe und schwarze Galle) als Krankheitsursachen angeführt[37]. Die Ideen der führenden Naturphilosophen schimmern, bald da, bald dort, deutlich durch, der Kampf zwischen Pneumatikern und Humoralpathologen, mit ihren mannigfach abgestuften Spielarten[38], die ganze geistige Bewegung, welche die Säftelehre mit der Theorie der Elementarqualitäten zur endgültigen Uebereinstimmung zu bringen trachtete, läßt sich im farbenfrischen Inhalt des Corpus Hippocraticum ohne Schwierigkeit wiedererkennen. Zu einem Abschluß ist es darin noch nicht gekommen; welchem pathologischen System Hippokrates selbst anhing, ist zweifelhaft[39] und von geringer Bedeutung, da sein ärztliches Handeln hierdurch am wenigsten bestimmt wurde[40]. Tatsächlich galt aber in späterer Zeit das Buch de natura hominis, welches in seinem ersten Teile die Theorie von den vier Kardinalsäften Blut, Schleim, gelbe und schwarze Galle dogmatisch formuliert, als Urkunde der koischen (hippokratischen) Humoralpathologie[41].

Im IV. Kap. heißt es dort: „Der Körper des Menschen hat in sich Blut, Schleim und zweierlei Galle, die gelbe und die schwarze. Diese Qualitäten sind die Natur seines Körpers und durch sie wird er krank und gesund. Am gesündesten aber ist er, wenn diese Qualitäten in Bezug auf Mischung, Wirkung und Menge in einem angemessen gegenseitigen Verhältnisse stehen und am innigsten miteinander vermengt sind, krank hingegen, wenn eines von diesen in geringerer oder größerer Menge vorhanden ist oder sich im Körper absondert und nicht mit der Gesamtheit der übrigen vermischt ist."

Das Leben ist an die vier Grundflüssigkeiten gebunden, welche durch ihre Qualitäten den vier Elementen entsprechen. Das (aus dem Herzen stammende) Blut repräsentiert das Warm-Feuchte, die gelbe Galle (welche von der Leber abgesondert wird) das Warm-Trockene, die schwarze Galle (mit dem Ursprung in der Milz) das Kalt-Trockene, der Schleim (welcher im Gehirn bereitet wird) das Kalt-Feuchte. Mittels der Ernährung findet eine stetige Zufuhr von Stoffen statt, welche die Kardinalflüssigkeiten erneuern.

Von dem Gleichgewichte, von der normalen Mischung (εὐκρασία) der Säfte, von der Harmonie der ihnen innewohnenden Kräfte hängt die Gesundheit ab. Fehlerhafte Mischung (δυσκρασία), übermäßiges Vorwiegen und abnorme Anhäufung der einen oder anderen Grundflüssigkeit bedeuten Krankheit. Lokale Affektionen ergreifen den gesamten Organismus und rufen, entsprechend den Wechselbeziehungen der Organe, auch in entfernten Körperteilen Erkrankungen hervor[42].

Uebermäßig vom Kopfe herabfließender Schleim kann als „Fluß" (κατάῤῥος, ῥευματισμὸς) je nach den Teilen, wohin er dringt, verschiedene Krankheiten bewirken, z. B. Lungen- und Brustfellentzündung, Schwindsucht, Wassersucht, Hüftschmerz, Diarrhöe, Dysenterie etc. Werden Schleim und Galle (durch das „anschwellende Fleisch") abgeschlossen, wodurch die Abkühlung und Ausscheidung verhindert ist, oder dringen sie ins Blut, so entsteht Fieber, und zwar Fieberhitze durch die Galle, Fieberfrost durch den Schleim. Verderbnis des Blutes oder „Schmelzung des Fleisches" verursacht Eiterung.

Die Dyskrasie der Säfte macht nach hippokratischer Auffassung das Wesen der Krankheiten aus; die auslösende Krankheitsursache ist aber in schädlichen äußeren Einflüssen, Fehlern der Lebensweise, zum Teil auch in krankhafter Vererbung (Same-Produkt des ganzen Körpers) zu suchen.

Schon in der physiologischen Breite untersteht die Zusammensetzung der vier Kardinalsäfte dem Einfluß von außen, wie dies besonders scharf in den verschiedenen Jahreszeiten hervortritt. So überwiegt im Frühling das Blut, im Sommer die gelbe, im Herbst die schwarze Galle, im Winter hat der Schleim die Uebermacht. Das Warme, das Feuchte, das Trockene, das Kalte, die Elementarqualitäten sind das verknüpfende Band zwischen Grundflüssigkeiten und Jahreszeiten; wie in diesen bald die eine, bald die andere Qualität die Oberherrschaft hat, so prävaliert auch im Organismus bald der eine, bald der andere Kardinalsaft. „Im Frühjahre ist der Schleim noch das stärkere Element, und das Blut beginnt zuzunehmen, läßt doch auch der Frost nach und stellen sich Regengüsse ein. Das Blut aber nimmt zu jener Zeit zu infolge der Regengüsse und der warmen Tage; denn dieser Teil des Jahres ist ihm am meisten konform, weil er feucht und zugleich warm ist. ... Im Sommer aber hat das Blut noch die Herrschaft, und die Galle beginnt sich im Körper zu erheben; ihre Herrschaft dauert bis zum Herbste an. Zur Herbstzeit aber nimmt das Blut ab, denn der Herbst ist ihm seiner Natur nach entgegengesetzt. Die Galle hingegen beherrscht den Körper während des Sommers und des Herbstes. ... Der Schleim ist dafür im Sommer schwächer als sonst, denn diese Jahreszeit ist ihm ihrer Natur nach entgegengesetzt, weil sie trocken und heiß ist. Das Blut aber erreicht im Herbste sein Minimum im menschlichen Körper, denn der Herbst ist trocken und beginnt bereits den Menschen abzukühlen. Die schwarze Galle hingegen ist während des Herbstes in größter Menge vorhanden und am stärksten. Wenn aber der Winter herannaht, kühlt sich die Galle ab und nimmt ab;

während anderseits der Schleim wieder zunimmt, sowohl infolge der Regengüsse als auch infolge der Länge der Nächte."

Der phantastisch angehauchte Schematismus, welchen der Charakter der Jahreszeit mit der hervorstechenden Grundeigenschaft der Körperflüssigkeit in Parallele setzte, war nur ein Teil der Analogisierung kosmischer Erscheinungen mit organischen Vorgängen (Makrokosmus — Mikrokosmus), besaß aber eine empirische Stütze in reellen Beobachtungen über den Wechsel der Krankheiten je nach der Jahreszeit. „Daß aber der Winter den Körper mit Schleim anfällt, kann man aus folgenden Beobachtungen entnehmen: Zur Winterszeit speien und schneuzen die Menschen Sekrete aus, die zum größten Teile Schleim sind, die weißen Geschwülste entstehen vorzüglich zu dieser Jahreszeit und nicht minder die übrigen Schleimkrankheiten. ... Im Frühjahr und im Sommer werden die Menschen am meisten von Dysenterien befallen, das Blut fließt ihnen aus der Nase hervor, und sie selbst sind am heißesten und rötesten. Zur Herbstzeit aber nimmt das Blut ab; die Galle hingegen beherrscht den Körper während des Sommers und Herbstes. Das kann man aus folgenden Tatsachen entnehmen: Die Menschen speien von selbst zu jener Jahreszeit Galle, und bei den Purgationen werden mehr gallige Bestandteile abgeführt. Klar erkennbar ist diese Tatsache aber auch an den Fiebern und der Färbung der Haut bei den Menschen."

In den „Aphorismen" finden sich eine Menge von Bemerkungen über das Vorherrschen gewisser Krankheiten in bestimmten Jahreszeiten. Im 3. Buche derselben heißt es: „Die Krankheiten entstehen ohne Unterschied zu jeglicher Jahreszeit, manche hingegen entstehen und verschlimmern sich in manchen Jahreszeiten mit Vorliebe. So im Frühjahre Geisteskrankheiten, Melancholie, Epilepsie, Blutflüsse, Halsbräune, Schnupfen, Heiserkeit, Husten, Aussatz, Flechten, Vitiligo, viel verschwärende Ausschläge, Geschwülste und Gelenkschmerzen; im Sommer außer einigen der eben genannten Krankheiten auch andauernde Fieber, Brennfieber, die meisten Tertianfieber, Erbrechen, Diarrhöen, Augenentzündungen, Ohrenleiden, Mundgeschwüre, eitrige Entzündungen der Genitalien und Schweißfriesel; im Herbste außer vielen Sommerkrankheiten auch Quartanfieber und Febres erraticae, Milzleiden, Wassersucht, Schwindsucht, Harnstrenge, Lienterie, Dysenterie, Hüftweh, Halsbräune, Asthma, Ileus, Epilepsie, Irrsinn und Melancholie; im Winter Brustfellentzündung, Lungenentzündung, Schnupfen, Heiserkeit, Husten, Schmerzen in der Brust, in der Seite, in den Hüften und im Kopfe, Schwindel und Apoplexie."

In mustergültiger Weise wird besonders in den Schriften de aëre aquis et locis, de humoribus, de diaeta und in den Aphorismen ausgeführt, welchen Einfluß das Klima, die Jahreszeit[43], die Witterung, der Wohnort auf das Entstehen der Krankheiten hat, welche Bedeutung einerseits Winde, Wärme und Kälte, Sonnenhitze und Schatten, ungesundes Wasser und schädliche Ausdünstungen, anderseits Lebensalter, Lebensweise, Nahrung, Kleidung etc. für die Aetiologie besitzen, und wie es Pflicht des Arztes sei, über die endemischen Verhältnisse bei den Einwohnern Erkundigung einzuziehen, „denn in einer zahlreichen Bevölkerung gibt es immer viele, welche darüber etwas aussagen können".

Die Bücher über „die epidemischen Krankheiten" enthalten eine kasuistische Zusammenstellung von nicht ausschließlich epidemischen Krankheiten, welche zu einer bestimmten Zeit an einem bestimmten Orte unter dem Einfluß bestimmter klimatischer und Witterungsverhältnisse nebeneinander auftreten (Katastaseologie) und durch gewisse Grundkrankheiten in ihrem Verlauf und Charakter eine besondere Modifikation erlitten (Genius epidemicus).

Den endemischen Krankheiten stehen die epidemischen gegenüber, welche teils durch den Wechsel der Jahreszeiten, teils durch schädliche Beschaffenheit der Luft hervorgerufen werden. (Während der letzteren soll man bei der gewohnten Lebensweise verbleiben, jedoch die Nahrung vermindern, um das Atembedürfnis zu beschränken.)

Charakteristisch für die hippokratische Medizin bleibt es jedoch (gegenüber der orientalischen), daß die Erkenntnis der Abhängigkeit des gesunden und kranken Organismus von den großen kosmischen Agentien nicht dahin führte, die Selbständigkeit und Eigenart des Individuums zu übersehen: „Man muß wissen, zu welcher Krankheit die Natur am meisten neigt. ... Was das Verhältnis der Naturen zu den Jahreszeiten anlangt, so sind dieselben gegenüber dem Sommer oder gegenüber dem Winter gut und schlecht disponiert, andere gegenüber den Ländern, den Altersstufen, den Lebensgewohnheiten und den Zuständen der Krankheiten gut und schlecht disponiert."

Die inhaltlich und formell als Meisterwerk zu bezeichnende Abhandlung „Ueber Luft, Wasser und Oertlichkeit" enthält in großzügiger Darstellung die Grundlagen der physikalischen Geographie und geographischen Pathologie und weist die innigen Beziehungen nach, welche zwischen klimatisch-topographischen, anthropologischen und sozial-ethischen Verhältnissen obwalten. Hier erhebt sich der Arzt zum weitblickenden, aber spekulationsfreien Naturforscher, gleichsam zur Illustration der Worte, welche in der „alten Medizin" stehen: „Ich bin überzeugt, daß man bezüglich der Natur durch nichts anderes zur wahren Erkenntnis kommen kann als durch die ärztliche Kunst." Die ersten Kapitel handeln von der Wichtigkeit der medizinischen Topographie und von dem Einfluß, den die Lage eines Ortes auf die Gesundheitsverhältnisse ausübt. Beispielsweise wird als Folge warmer Winde folgendes angeführt: schwächliche Körperentwicklung,

Neigung zu Dysenterie, Diarrhöen, Hämorrhoiden, langwierige Fieber, Schlaganfälle, Krampfkrankheiten, Epilepsie, Blutungen, Abortus etc. Die Bewohner von Gegenden, die kalten Winden ausgesetzt sind, werden dagegen kräftig, erlangen spät die Pubertät, besitzen längere Lebensdauer, neigen meist zu akuten Affektionen, aber auch zu Empyemen, Phthisis, Obstipation, Augenkrankheiten, Nasenbluten; die Frauen sind spärlich menstruiert und gebären schwer. In den folgenden Abschnitten spricht der Verfasser ausführlich über die Eigenschaften des Wassers, seine Abhängigkeit vom Boden und den herrschenden Winden. Der Genuß von schlechtem Wasser erzeugt Milzschwellung, Hydrops, der Genuß von verschiedenartigem Wasser (von Flüssen, in welche andere einmünden, von Seen, in welche sich viele Wasserläufe ergießen) befördert die Bildung von Blasen- und Nierensteinen, verursacht Harnstrenge, Hernien und Ischias. Nachdem er auf den Zusammenhang der Jahreszeiten (Gestirnstellung, Sommersonnenwende, Herbsttag- und Nachtgleiche, Wintersonnenwende, Frühlingstag- und Nachtgleiche) mit den Krankheiten hingewiesen, vergleicht Verfasser die Völker Europas mit den asiatischen und leitet die anthropologisch-ethisch-intellektuellen Eigentümlichkeiten von klimatischen Verhältnissen ab.

In der Betrachtung des Krankheitsverlaufes schwebt den Hippokratikern die akute, fieberhafte Krankheit vor, wo die Schwankungen der Temperatur, die in Menge und Beschaffenheit wechselnden Ausscheidungen, die regelmäßige Wiederkehr der Erscheinungen eine Gesetzmäßigkeit verraten, welche Schlüsse über die Entwicklungshöhe, Schwere und den Ausgang des Leidens zu ziehen gestattet. Die chronischen Affektionen sind bei den Hippokratikern nur Folgezustände der akuten Krankheiten.

Der damaligen physiologischen Auffassung mußte das Krankheitsbild, z. B. der Lungenentzündung, stets von neuem den Anschein erwecken, daß die „Physis" gegen die krankmachenden Schädlichkeiten einen stürmisch auf- und abwogenden Kampf führt, wobei es im Wesen darauf ankommt, die Materia peccans hinauszutreiben, und daß sich die Phasen des Kampfes zwischen Naturheilkraft und Krankheit in dem Zustand der flüssigen Ausscheidungen widerspiegeln, welche unter dem Einfluß der „eingepflanzten" Wärme (Fieberhitze) eine Reihe von Umwandlungen erleiden. Das einfachste, von den Hippokratikern häufig herangezogene Beispiel bietet der Schnupfen, wo die örtliche Reizung und das Fieber von der anfangs dünnflüssigen und scharfen Schleimsekretion abgeleitet werden, und die Besserung erst dann eintritt, wenn der Ausfluß „dicker, weniger scharf, gleichsam gekocht und mit dem früheren mehr gemischt ist". Die Krankheitsstoffe, so schloß man verallgemeinernd, bedürfen überall, um ausgeschieden werden zu können, erst der Konsistenzveränderung „durch Mischung und Kochung", und mit ihnen durchläuft jede Krankheit, bald deutlicher, bald mehr verhüllt, drei Stadien; das der ἀπεψία, d. h. des Nichtgekocht- oder Rohseins, der Schärfe; das der πέψις, d. h. der Kochung oder Reifung; das der κρίσις, d. h. der Lösung oder Ausscheidung, womit die Entscheidung (Heilung oder Tod) verknüpft ist. Je nach dem Zeitraum bietet die Krankheit ein verschiedenes Bild, welches über den Verlauf orientiert. Die Krisis[44] kann eine lokale oder allgemeine sein, sie kann sehr schnell durch gesteigerte Sekretion und Exkretion oder Ablagerung (ἀπόστασις)[45] der Krankheitsprodukte (im Parenchym namentlich entfernter Organe) erfolgen; sie kann sich aber auch hinziehen in Form der Lysis (wo die Ausscheidungen allmählich zu stande kommen) oder sich durch den Uebergang einer Fieberform in eine andere manifestieren.

Die gehäufte Beobachtung ließ erkennen, daß bei gewissen fieberhaften Affektionen der Eintritt der Krise an eine gewisse Regelmäßigkeit gebunden ist, sofern der atypische Verlauf durch medikamentöse Eingriffe nicht gestört wird. In voreiligem Streben nach exakten Angaben fand diese Erfahrung nur allzu leicht den unheilvollen Anschluß an uralte Zahlenmystik, die auf griechischem Boden im Gewande der pythagoreischen Philosophie auftrat. So entstand die Lehre von den kritischen Tagen, welche schon sehr früh zu phantastischen Spielereien führte, in denen die Vierzahl und besonders die Siebenzahl und ihre Vielfachen eine wichtige Rolle spielten. Dort, wo in den hippokratischen Schriften der echt nüchterne Sinn ihres intellektuellen Urhebers zum Durchbruch kommt, wird allerdings bei aller prinzipiellen Anerkennung des zyklischen Verlaufes fieberhafter Krankheiten davor gewarnt, daß man die Vorhersage der Krise genau auf die Berechnung ganzer Tage stütze.

Nach Epid. I, 26 tritt die Krise bei Fiebern mit Steigerung an geraden Tagen am 4., 6., 8., 10., 14., 20., 24., 30., 40., 60., 80. und 120. Tage, bei solchen mit der Exazerbation an ungeraden Tagen, am 3., 5., 7., 9., 11., 17., 21., 27. und 31. Tage, auf. Bei Nichteinhaltung dieser Tage deutet die Krise auf Rückfall oder Tod. Im 37. Kapitel des Buches der Prognosen heißt es, daß am 4. Tage gutartige Fieber zur Krisis, bösartige zum Tode führen. „Das ist also der Endpunkt ihrer ersten Periode, die zweite aber erstreckt sich bis zum 7., die dritte bis zum 11., die vierte bis zum 14., die fünfte bis zum 17., die sechste bis zum 20. Tage. Diese am meisten akuten Krankheiten endigen also, indem sie von vier zu vier Tagen bis zu zwanzig aufsteigen." Aphor. II, 24 lautet: „Von sieben Tagen gibt der vierte die Erkennung, bei der anderen Woche ist der achte der Anfangspunkt; achten aber muß man auf den elften, denn dieser ist der vierte Tag der anderen Woche; achten aber muß man wieder auf den siebzehnten Tag, denn dieser ist der vierte vom vierzehnten an gerechnet, und der siebente vom elften an gerechnet." Prognostisch gutartig galt kritischer Fieberausbruch am 3., 5., 7., 9., 11., 14., 17., 21., 27., 31. und 34. Tage. (Aph. IV, 36.) Die Schrift „Die kritischen Tage" gibt als

Entscheidungstage der Fieber den 4., 7., 11., 14., 17., 21., 30., 40. und 60. Tag an. Im Buche de carne wie in de sept. partu ist die Zahlenspielerei bereits in ein System gebracht. In ersterem heißt es: „Die akuten Krankheiten entscheiden sich nach Ablauf von vier Tagen, d. h. von einer halben Woche, an zweiter Stelle in einer Woche, an dritter Stelle in elf Tagen, d. h. einer ganzen und einer halben Woche, an vierter Stelle in zwei Wochen und an fünfter Stelle in zwanzig weniger zwei Tagen, d. h. in zwei Wochen und in einer halben Woche." Nach der letzteren Schrift muß der Arzt auf alle ungeraden Tage achten, aber auch auf den 14., 28. und 42. Tag. „Denn dieses ist die Grenze, welche von manchen der Lehre von der Harmonie gesetzt wird, und die gerade und vollkommene Zahl. Auf diese Weise aber muß man seine Betrachtungen anstellen, nach Gruppen von dreien und vieren, nach Gruppen von dreien, indem man alle zusammenfaßt, nach Gruppen von vieren, indem man die Gruppen auch paarweise zusammenfaßt, diese Paare jedoch noch obendrein zusammenkuppelt." Die Triadenreihe verläuft also: 1 2 3 / 3 4 5 / 5 6 7 / 7 8 9 u. s. w. bis 42; die Tetradenreihe hingegen: 1 2 3 4 / 4 5 6 7 / 8 9 10 11 / 11 12 13 14; 15 16 17 18 / 18 19 20 21 / 22 23 24 25 / 25 26 27 28; 29 30 31 32 / 32 33 34 35 / 36 37 38 39 / 39 40 41 42.

Die Beobachtung der Krisen bildet eine der Säulen, auf welcher die Vorhersage des Krankheitsausgangs ruhte.

Die Prognostik verleiht dem ärztlichen Denken der Hippokratiker die charakteristische Färbung und läßt die Diagnostik an Bedeutung weit hinter sich. Dieses Verhältnis — umgekehrt in der heutigen Medizin — wurde durch die damalige Entwicklungshöhe der Untersuchungstechnik bedingt und stellt den Ausdruck des rein praktischen Strebens der hippokratischen Heilkunst dar. Ist es doch das Schicksal des Kranken, nicht so sehr die Erkenntnis des Krankheitswesens, was der Künstlerarzt zu erfassen sucht, und geben doch tatsächlich kritisch geeichte klinische Beobachtungen auch ohne tieferes Verständnis ihres inneren Zusammenhangs manchmal das Mittel an die Hand, die Schwere und den wahrscheinlichen Krankheitsausgang eines Leidens zu bestimmen, Anhaltungspunkte für die Behandlung zu gewinnen.

Bei dem Mangel der Hilfswissenschaften und auf der Basis der damaligen Untersuchungstechnik war es dem schauenden und sehenden Arzte weit öfter möglich, aus der Zusammenfassung möglichst vieler Wahrnehmungen am einzelnen Falle und ihrer Vergleichung mit ähnlichen (selbst beobachteten oder von anderen überlieferten) Symptomgruppen einen klaren, die Prognose in sich schließenden Gesamteindruck des Krankheitsverlaufs zu gewinnen, als zu einer realen Diagnose der Krankheitsspezies zu gelangen. Im Lichte der engeren Zwecke des ärztlichen Berufes ist der Weg des hippokratischen Praktikers — der auch heute dort, wo anatomische Krankheitsbilder fehlen, beschritten wird — nur der längere, mit größerer Unsicherheit, mit höheren Anforderungen an das Talent des Individuums verbundene Weg; aber auch er kann zu dem Ziele hinführen, das die moderne an anatomisch-physiologische Diagnostik mit ökonomischer Sparung der individuellen Leistung in kürzerer Zeit und mit weit überlegenerer Gewißheit erreicht. Diese Erwägung läßt erst so recht verstehen, wie wenige, nicht nur dem Worte, sondern der Tat nach, Aerzte im hippokratischen Sinne werden konnten, und weshalb das Beobachtungstalent sich auch auf solche minutiöse Einzelheiten erstrecken mußte, deren Berücksichtigung wir heute überhoben sind, gleichwie für den Seefahrer vor Erfindung der Bussole die Sternbeobachtung weit wichtiger war als jetzt.

Die Prognostik nimmt in den hippokratischen Schriften einen breiten Raum ein, sind ihr doch mehrere der wichtigsten Schriften ausschließlich gewidmet[46]. „Es scheint mir am besten zu sein," sagte der Verfasser des Prognosticums, „daß sich der Arzt im Voraussehen des Krankheitsausganges Uebung erwirbt, denn wenn er bei seinen Patienten vorher erkennt und vorhersagt den status praesens, das Vorausgegangene und die Prognose, ferner das, was die Patienten bei dem Berichte über ihren Krankheitszustand weglassen, so wird man das feste Zutrauen zu ihm haben, daß er den Zustand der Patienten besser kenne, und es werden sich infolgedessen die Leute dem Arzte gern anvertrauen. Aber auch die Behandlung wird er am besten durchführen können, wenn er den späteren Ausgang der Krankheit voraussieht"[47].

Der Weg, um zu einer richtigen Prognose gelangen zu können, ist ein induktiver und nimmt seinen Ausgangspunkt von der Krankengeschichte[48], deren Bedeutung an der Hand früherer Eigenerfahrung und fremder Kasuistik[49] zu messen ist, unter Berücksichtigung des Alters, Geschlechts, der Lebensweise, der Wohnung des Kranken, der klimatischen und epidemischen Verhältnisse. Von Krankengeschichten — die ersten im heutigen Sinne — finden sich im Corp. Hipp. bewundernswerte Beispiele, namentlich in den „Epidemien". Im 3. Buche Kap. 16 heißt es: „Ich halte es für einen wichtigen Teil der ärztlichen Kunst, über das schriftlich Niedergelegte ein richtiges Urteil fällen zu können; denn derjenige, welcher das versteht und anwendet, scheint mir in Bezug auf die Kunst keinem bedeutenden Irrtum verfallen zu können."

Mit Aug' und Ohr, ja mit der gesamten Sinnes- und Verstandestätigkeit suchte man ein Erfahrungsurteil über den Gesamtzustand des Patienten zu erreichen, und ohne die subjektive Symptomatologie[50] zu vernachlässigen, wurde die objektive Untersuchung vom Scheitel bis zur Sohle mit einer Sorgfalt, mit einer Rührigkeit vorgenommen, die einen hervorstechenden Wesenszug des Hippokratismus ausmacht. Diese peinlich genaue Beobachtung und Untersuchung hatte aber auch den Zweck, die vom

Grundtypus der Krankheit abweichenden Nüancen des Krankheitsverlaufes aus den im speziellen Falle zusammenwirkenden äußeren Einflüssen und individuellen Eigentümlichkeiten zu erklären. Darum bildet die Krankengeschichte als solche, eines der wichtigsten Charakteristika der hippokratischen Medizin gegenüber dem Schematismus der orientalischen Heilkunst, die Krankengeschichte trägt der Individualität Rechnung. Es wäre sehr zu verwundern, wenn man ermangelt hätte, aus den reichen und zum Teil gründlichen klinischen Beobachtungen auch diagnostische Schlüsse, in modernem Sinne, zu ziehen. Immerhin ist festzuhalten, daß nicht rein wissenschaftliches Streben für die Pflege und Ausbildung der Diagnostik maßgebend war, sondern daß man die Diagnostik nur, wo die Möglichkeit vorlag, als untergeordnetes, abkürzendes Verfahren betrachte, um zur Prognose zu gelangen und für die Therapie klare Leitideen zu erhalten.

Beispielsweise zählt das Buch de morbis I gewisse Verletzungen (des Herzens, des Gehirns, der Leber, des Magens, der Blase etc.), sowie gewisse Krankheiten (z. B. Schwindsucht, Wassersucht, Erysipel des schwangeren Uterus) auf, aus denen sich a priori eine infauste Prognose ergibt; von gewissen Affektionen (Schwindsucht, Ruhr, Hüftweh, Nierenerkrankungen alter Leute, Blutfluß der Frauen, Hämorrhoiden) wird gesagt, daß sie langwierig sich hinziehen, während andere (Lungenentzündung, Brennfieber, Phrenitis, Angina etc.) rasch zur Entscheidung kommen.

Prognostisch wichtig war auch die Kenntnis von Folgezuständen, die nach bestimmten Affektionen notwendig eintreten: „Wenn einen Starrfrost befällt, muß ihn hinterher notwendig Fieber befallen; wenn ein Nerv durchschnitten wird, Konvulsionen — auch wächst ein durchschnittener Nerv nicht wieder zusammen und führt zu heftiger Entzündung —; wenn das Gehirn erschüttert wird oder bei einem Schlage leidet, so muß der Betreffende alsbald die Sprache verlieren und kann weder sehen noch hören, falls es aber verletzt wird, so muß Fieber und Erbrechen von Galle hinzutreten, der Körper irgendwo vom Schlagfluß betroffen werden und der Betreffende sterben. Wenn das Netz herausfällt, muß es vereitern“ (l. c. Kap. IV).

In demselben Buche wird es auch als Kunstfehler getadelt, wenn jemand z. B. ein Empyem nicht erkennt, weil dann der rettende therapeutische Eingriff versäumt wird.

Ohne prinzipiell Diagnostik und Prognostik zu trennen, enthalten die hippokratischen Schriften allgemeine Vorschriften über die Untersuchungsmethode und eine Semiotik von geradezu unübersehbarem Reichtum.

Wurde schon eine äußerliche Lokalaffektion aufs genaueste besichtigt und betastet, um deren Lage, Größe, Form, Konsistenz, Schmerzhaftigkeit,

Temperatur, Färbung u. s. w. zu ermitteln, so kam bei inneren („unsichtbaren") Erkrankungen eine ganze Summe von Sinnes- und Verstandestätigkeiten zur Anwendung.

So waren zu beachten: Alter, Temperament, Geisteszustand (Gedächtnis, Delirien, Flockenlesen etc.), Gesichtsausdruck, Zunge, Stimme, Haltung oder Bettlage, Ernährungs- und Kräftezustand, Bewegungsfähigkeit, Schmerzempfindlichkeit, Verhalten des Schlafes, Hungergefühl und Durst, Temperatur, abnorme Pulsationen, Atmung, Ausdünstung, Beschaffenheit der Haut, Haare, Nägel, Zustand der Sinnesorgane, besonders der Augen, etwaige Abnormitäten der Hypochondrien (Milz- oder Leberschwellung), Auftreibung des Unterleibes, etwaige Tumoren, Abszesse etc., Menge, Farbe, Konsistenz, Geruch, Geschmack des Blutes und der Exkretionen, auffallende Symptome, wie Zähneknirschen, Gähnen, Aufstoßen, Niesen, Nasenbluten, Blähungen, Jucken, Zittern, Zuckungen u. s. w.

Allgemeine Vorschriften über die Untersuchung finden sich namentlich in de Epid. I, 23 und IV, 43, sowie in de humoribus, Kap. 2-4.

Als bedenkliches Zeichen galt jene Veränderung der Gesichtszüge, die noch heute mit dem Namen „Facies Hippocratica" bezeichnet wird: „Spitze Nase, hohle Augen, eingefallene Schläfen, kalte und zusammengezogene Ohren, abstehende Ohrläppchen, eine harte, straffe und trockene Stirnhaut, eine gelbe, schwärzliche, livide oder blaufarbige Färbung des ganzen Gesichtes (Prognost., Kap. II). Jedoch wußte man, daß diese Erscheinungen nicht bloß bei Sterbenden, sondern vorübergehend auch infolge von Erschöpfungszuständen (Hunger, Wachen, Diarrhöen) auftreten können.

Anhaltende Rückenlage, namentlich wenn zugleich die Extremitäten gespreizt sind und der Mund offen steht, ebenso Bauchlage, wenn sie nicht auf Gewohnheit beruht, wurden ungünstig gedeutet.

Bezüglich der äußeren Erscheinung und des Körperbaues wird Epid. III, 14 als Kennzeichen der Schwindsüchtigen hervorgehoben: ein wenig behaarter Körper, eine weißliche Haut, ein linsenfarbiger Teint, gelbe Augen, eine Haut, ähnlich wie bei Anasarka, hervorstehende Schulterblätter. Günstig ist es dagegen (Prorrhet. II, 7), wenn der (schwindsüchtige) Patient möglichst wenig mager ist, einen viereckigen, mit reichlichem Haarwuchs versehenen Brustkasten besitzt."

Die Temperatur wurde mit der auf die Brust gelegten Hand untersucht. Was den Puls anlangt (σφυγμός, παλμός, παλία), so ist (im Widerspruch gegen manche Angaben) hervorzuheben, daß die Hippokratiker zwar die regelmäßige Zählung und die Untersuchung mit all den Feinheiten, worauf später geachtet wurde, nicht pflegten, aber es keineswegs unterließen, aus der Beobachtung und Betastung stärkerer (stürmischer) Pulsationen prognostische Schlüsse zu ziehen. Nicht wenige Stellen beweisen, daß man Pulsationen in der Schläfengegend, am Halse, in der Herzgegend, am Bauch, am Arm und am Handgelenk etc. sowohl inspizierte als palpierte.

Großer prognostischer Wert wurde den Erscheinungen zugesprochen, die an den Augen zur Wahrnehmung gelangten; Stellung und Beweglichkeit der Augäpfel (Strabismus, Protusion), Verfärbung der Augenlider; auch die ungleiche Weite der Pupillen bei Gehirnkrankheiten war bekannt.

Die höchste Aufmerksamkeit richtete man auf die Beschaffenheit der Absonderungen, wobei nicht bloß das Auge, sondern auch Geschmack und Geruch in den Dienst der Untersuchung gestellt wurden. Der Geruch des Schweißes, des Sputums, des Erbrochenen, des Urins, des Stuhles, der Wundsekrete; der Geschmack der Hautsekrete, des Ohrenschmalzes, des Nasenschleimes, der Tränen, des Sputums (süß oder widerlich) und der verschiedensten anderen Körperflüssigkeiten sollte durch den Arzt, zum Teil auch durch den Patienten selbst ermittelt werden. „Die Nase," heißt es Vorhersagungen I, 3, „gibt bei Fiebernden viele schöne Anzeichen, denn die Gerüche sind gar sehr voneinander verschieden." Die kalte, warme, klebrige Beschaffenheit u. s. w. der Schweiße, ihr Auftreten an kritischen oder nichtkritischen Tagen, die (der Farbe, Konsistenz und Menge nach) verschiedenen Arten des Sputums, des Erbrochenen, des Harnes, des Stuhles bildeten einen Hauptfaktor bei der Stellung der Prognose.

Es seien hier beispielsweise aus der überreichen Semiotik einige Notizen angeführt: Das Sputum muß leicht ausgesondert werden, und das Gelbe mit dem Sputum innig vermengt erscheinen. ... Schlimm sind ganz gelbe und schleimige Sputa. Wären sie aber so wenig vermischt, daß sie schwarz erscheinen, so wäre das noch schlimmer. ... Gelbes Sputum, mit ein wenig Blut vermischt, ist bei an Lungenentzündung Erkrankten, wenn es zu Beginn der Krankheit ausgeschieden wird, ein Zeichen, daß sie davonkommen, und sehr von Nutzen; tritt es erst am siebenten Tage oder noch später auf, so ist es ein wenig sicheres Anzeichen. — Das Erbrochene ist dann im höchsten Grade zuträglich, wenn Schleim und Galle möglichst miteinander vermengt sind. ... Wenn das Erbrochene grün wie Lauch, blaß oder schwarz aussieht, so muß man es für schlecht halten. ... Bricht der Mensch aber in all diesen Färbungen, dann wird es für ihn sehr gefährlich. ... Der beste Stuhl ist der weiche und konsistente. ... Der Stuhl muß dick werden, wenn die Krankheit zur Krisis kommt. ... Geht sehr wässeriger, weißlicher, gelber, ganz roter oder schaumiger Kot ab, so ist das stets schlimm. Schlimm ist es auch, wenn der Kot reichlich, zähe und gelblich ist und keine Klumpen enthält. Sicherer als dieser weist auf den Exitus hin schwarzer, fetter, blasser, rostfarbener und übelriechender Kot. ... Der Urin ist am besten, wenn der Bodensatz weißlich, ohne Klumpen und gleichmäßig ist während der ganzen Zeit bis zur Krisis. ... Kleienähnliche Sedimente sind bedenklich, schlimmer als diese sind die lamellenförmigen; weiße und dünne Sedimente sind sehr schlecht, gefährlicher noch als sie die schorfartigen. Wenn Wölkchen im Urin mitgeführt werden, sind sie gut, falls sie weißlich, schlecht, wenn sie schwarz aussehen. ... Verderblich ist der übelriechende, wässerige, schwarze und dicke Urin. Bei Erwachsenen ist der schwarze Urin am gefährlichsten, bei Kindern der wässerige. Man lasse sich nicht durch den Fall täuschen, daß die Blase selbst erkrankt ist und dem Urine solche Eigenschaften verleiht, weil das kein allgemeines Symptom für den ganzen Körper, sondern nur ein spezielles für die Blase ist. ... Im Urin sind weiße und unter sich absetzende Wolken von Nutzen, rote, schwarze und blasse Wolken aber sind etwas Mißliches. ... Wenn die Blase versperrt ist, so deutet das, zumal bei Kopfschmerz, auf Konvulsionen. ... Bei Epileptischen kündigt ungewöhnlich dünner und ungekochter Urin einen Anfall an. ... Bei denjenigen, auf deren Urin Blasen stehen, deuten sie auf eine Erkrankung der Nieren und auf eine lange Dauer des Leidens. ... Schaumiger Urin in Verbindung mit Bewußtlosigkeit und Schwäche der Augen deuten auf nahe bevorstehende Konvulsionen.

Interessant ist es, daß man bereits zu Hilfsmitteln griff, um die Untersuchung zu erleichtern. Aphorismen V, 11 lautet: „Bei von Schwindsucht Befallenen deutet es auf Tod, wenn ihr Auswurf auf Kohlen geschüttet widrig riecht.“ Epid. VII, 25 heißt es: „Der Urin legte sich an einem Strohhalme an und war zäh und samenartig.“ De arte XII wird gesagt: „Wenn die Krankheitszeichen nicht deutlich zu Tage treten lassen, so hat die Natur Zwangsmaßregeln erfunden.“ Dahin gehörten z. B. probeweise angewendete Abführmittel, Beobachtung des Kranken nach anstrengendem Gehen und Laufen.

Nebst der Inspektion, für welche die häufige Beobachtung des Nackten in den Ringschulen als beste Vorschulung diente, wurde die Palpation zu einem so erstaunlichen Grade entwickelt, daß man ohne weiteres im stande war, sich über Lage, Größen- und Konsistenzverhältnisse der Leber, Milz, der Gebärmutter (hier kam noch Exploration per vaginam durch die Hebamme hinzu) zu unterrichten. Darüber, ob sich die Hippokratiker zur Diagnose des Aszites und Meteorismus der Perkussion bedienten, ist nichts überliefert; die Auskultation[51] hingegen spielte eine gewisse Rolle bei der Untersuchung von Brustaffektionen.

Es scheint, daß eine von irrtümlichen Voraussetzungen ausgehende, therapeutische Methode den Anlaß zur Lungenauskultation bildete, nämlich die Sukkussion, d. h. die Erschütterung des Thorax vermittelst der auf die Schultern des Patienten gelegten Hände. Dieses Schütteln (παράσεισμα) sollte den Abfluß des Eiters aus dem Lungenparenchym in die Bronchien bewirken. Die Wahrnehmung der bei diesem Verfahren zuweilen auftretenden Plätschergeräusche (bei Pyo- oder Seropneumothorax, aber auch bei Bronchiektasien und Kavernen) führte alsbald dahin, die Succussio (heute noch S. Hippocratis genannt) auch als diagnostisches Mittel anzuwenden, nämlich um festzustellen, ob und wo sich Eiter in der Pleurahöhle befindet[52], ferner wo die Inzision für die Thorakozentese am passendsten gemacht werden könne.

De morb. II, 47 wird die Succussio zunächst zu therapeutischem Zwecke bei Empyem erwähnt. Nützt sie nichts und ebensowenig die Eingießungen in den Schlund, welche Husten erregen und damit den Eiter herausbefördern sollen, dann tritt die Thorakozentese in ihre Rechte. „Einem solchen bereite man ein reichliches Warmwasserbad, setze ihn auf einen Sessel, welcher nicht wackelt, ein anderer halte ihm die Hände, man selbst aber schüttle ihn an den Schultern und horche, auf welcher Seite sich ein Geräusch vernehmen läßt. An eben der Stelle — es ist aber wünschenswert, daß es die linke sei — mache man einen Einschnitt.“ Ebenso wird von den Geräuschen bei Sukkussion an mehreren anderen Orten (in de morbis I und III, 16, de loc. in hom. 14) gesprochen. Nach Praenot. Coac. 424 haben diejenigen Empyemkranken, bei welchen ein starkes Geräusch entsteht, weniger Eiter als diejenigen, bei welchen bei größeren Atembeschwerden ein schwaches Geräusch entsteht. Voll von Eiter und in Lebensgefahr sind jene, bei welchen hochgradigste Dyspnoe und Cyanose, aber kein Geräusch wahrgenommen wird.

Außer dem Plätschergeräusch bei Sukkussion beobachteten die Hippokratiker noch andere Schallphänomene: Trachealrasseln, kleinblasige Rasselgeräusche und pleuritisches Reiben.

Eine gefährliche Erscheinung ist es (de loc. in hom. 16), „wenn im Innern der Lunge noch blaßgelbe Massen vorhanden sind und dabei der Auswurf aufhört. An folgendem Merkmal aber hat man daran zu erkennen, ob noch welche darin sind oder nicht; wenn noch welche darin sind, so läßt sich beim Atmen in der Kehle ein Geräusch hören“. — Bei der Diagnose des „Hydrops der Lunge“ wird (de morb. II, 61) gesagt: „Wenn man das Ohr an die Seite hält und während längerer Zeit horcht, so siedet es innen wie Essig.“ — Ein pleuritisches Reibegeräusch wird wohl de morb. II, 59 beschrieben: „Es läßt sich ein Knirschen vernehmen, welches von einem Lederriemen herzurühren scheint.“

Von all den diagnostischen Methoden, welche die hippokratische Schule verwendete, wurden gerade die Anfänge der physikalischen Diagnostik am meisten verkannt und brach liegen gelassen, um erst nach vielen Jahrhunderten wieder weiter entwickelt zu werden. Historisch verbürgt ist es immerhin, daß der Begründer der modernen Auskultation, zum Teil von den hippokratischen Schilderungen angeregt wurde und somit schlummernde Gedankenkeime der Antike in ungeahnter Höhe zur Entfaltung brachte!

Die Therapie der Hippokratiker ist von der klaren Einsicht geleitet, daß nur innerhalb der Grenzen und durch das Walten der Physis Genesung erfolgen kann, daß es Aufgabe des Arztes ist, die zumeist aber nicht immer zweckmäßigen natürlichen Reaktionsvorgänge so zu lenken, daß die Erhaltung des Organismus angestrebt wird[53].

Mit dem Vollbewußtsein der Ziele, der Grenzen und Leistungsfähigkeit seiner Kunst wendet sich der Hippokratiker nur den voraussichtlich heilbaren Krankheiten zu und tritt ans Krankenbett, erfüllt von dem Grundsatze, „zu nützen oder wenigstens nicht zu schaden“[54]. Bemüht, dem Gange der Ereignisse beobachtend zu folgen, die Wendungen vorauszusehen, greift er unter steter Berücksichtigung der individuellen Eigentümlichkeiten, im Hinblick auf das Ganze, nur dann im richtigen Zeitpunkt[55] tatkräftig ein, wenn die versagende Energie der organischen Spannkräfte, übermäßige oder dem Gesamtzwecke nicht entsprechende Reaktionen, den glücklichen Ausgang gefährden. „Nichts zwecklos tun, nichts übersehen.“

Da es vor allem darauf ankommt, das nötige Maß der Körperenergie zu erhalten oder herzustellen, so bildet nach hippokratischer Auffassung die Regelung der Lebensweise, die richtige Bestimmung der Nahrungszufuhr und ihres Verhältnisses zum Kräfteumsatz, die diätetische Therapie im weitesten Sinne Grundlage der Behandlung. Von der Diät, auf welche die früheren Aerzte zu wenig Rücksicht genommen, leitet der Verfasser der „alten Medizin“ die ganze Heilkunst ab.

Bei den akuten Affektionen, besonders zur Zeit ihres Höhepunktes, ist im allgemeinen Nahrungsverminderung, bei Fieberkranken und Verwundeten flüssige Nahrung angezeigt. Eine Hauptrolle spielte die πτισάνη, die Abkochung von Gerstengraupen, wobei wieder, je nach den individuellen Verhältnissen und dem Krankheitsstadium, eine bestimmte Quantität zunächst der dünnen, durchgeseihten, dann der nicht durchgeschlagenen Suppe verabreicht wurde. Als Getränke dienten Honigwasser, Sauerhonig (Essig, Honig und Wasser, ὀξυμέλι), Milch und verschiedene Weinsorten. Außer der Ptisane wurden auch andere Krankensuppen verwendet, die man aus Hirse, Mehl und Weizengraupen bereitete. — Mit bewundernswerter Sorgfalt sind namentlich in de diaeta II die einzelnen Lebensmittel nach ihren Wirkungen abgehandelt. Bei den chronischen Affektionen regelten die Hippokratiker nicht nur die Nahrungsaufnahme, sondern entlehnten auch die Erfahrungen der Gymnasten und verordneten, aber nicht schablonenhaft, Spaziergänge, Leibesübungen, körperliche Arbeit (z. B. Holzsägen), Bäder, Massage, lautes Lesen, Reden, Singen etc. Fettleibigkeit erzeugte man durch anfangs täglich gesteigerte Märsche mit allmählicher Nahrungsentziehung und darauffolgender anwachsender Nahrungsaufnahme bei gleichzeitiger Einschränkung der Bewegung.

Wichtig war die Regel, daß man sich bei Verordnung der Lebensweise von Vorsicht leiten lasse, jedes Uebermaß (Hungerkur, anstrengende Läufe etc. der Gymnasten) meide, nicht zu rasch die bisherigen Gewohnheiten ändere, „denn jedes Viel ist der Natur feindlich, das Allmähliche hingegen ist gefahrlos, besonders wenn man sich von dem einen zu dem anderen wendet" (Aph. II, 51). Im Buche de victu in acut. wird empfohlen, bei der Vermehrung der Nahrungsmittel vorsichtig vorzugehen und bei Nahrungsentziehung darauf zu sehen, ob die Kräfte des Patienten es aushalten (vergl. auch Aph. I, 9).

Ganz besonders bei fieberhaften Krankheiten leuchtet der Zweck hindurch, durch knappe Diät, durch flüssige Nahrungsmittel die Natur in ihrem Wirken zu unterstützen. Hier sollten nämlich einerseits die natürlichen Kräfte nicht durch die Verdauungstätigkeit in Anspruch genommen und von ihrem Heilstreben abgezogen werden — „je mehr man ungereinigte Körper nährt, desto mehr schadet man ihnen" (Aph. II, 10) —, anderseits beabsichtigte man, durch kühlende, schleimige Getränke die Wege zur Entleerung der verdorbenen Säfte schlüpfrig zu machen. Zur Zeit des Höhepunktes, vor der Krisis, schien leichte Diät ein Gebot der Notwendigkeit zu sein.

Die arzneiliche Therapie verfolgte vorzugsweise den Plan, die Ausscheidung der krankmachenden Stoffe zu unterstützen, bald zu steigern, bald zu mäßigen oder von abnorm ungünstigen Durchbruchsstellen abzulenken. Bevor das Fieber seinen Typus nicht verriet, im Stadium der „Roheit der Säfte" nahmen die Hippokratiker keinen Eingriff vor, sondern erst im Stadium der „Kochung", wenn es durch gewisse Erscheinungen angezeigt war. „Abführen und in Fluß bringen soll man Gekochtes, nicht aber Rohes und auch nicht gleich zu Anfang, wenn es nicht nach außen drängt" (Aph. I, 22). „Sich Abscheidendes oder eben erst Abgeschiedenes soll weder getrieben, noch von neuem geschärft werden, weder durch Arzneien, noch andere Reize, sondern in Ruhe gelassen werden" (Ibid. 20). Mittel zur Unterstützung stockender Entleerung waren milde Abführmittel, Brechmittel, Blutentziehung, daneben auch Diuretika, keineswegs aber eigentliche Schwitzmittel. Die Wege, welche die Säfte selbst einschlagen, sollen in der Regel auch Ziel des ärztlichen Eingriffes sein, d. h. der Abfluß ist in seiner Richtung zu fördern: „Was man ableiten muß, soll man da, wohin es sich wendet, abführen, durch die dazu geeigneten Stellen" (Aph. I, 21). Wollen die Säfte aber dahin gehen, wo es nicht förderlich ist, z. B. der Schleim nach der Lunge, so muß man sie einen Seitenweg führen oder sogar ihren Strom wenden, indem man diejenigen nach unten zieht, die nach oben streben und umgekehrt.

Die Wahl von meistens milden Abführ- und Brechmitteln beweist schon, daß es sich den Hippokratikern zumeist weniger um drastische Entleerung handelte — die sie sogar verwarfen —, als vielmehr um Ableitung der schädlichen Säfte. Hierzu diente, namentlich bei heftigen Entzündungen, als mächtigstes Mittel der Aderlaß, welcher verhältnismäßig selten, dann aber in dringenden Fällen auch energisch angewendet wurde. Die Venäsektion nahm man zumeist am Arme, am Fuß, in der Kniekehle, an der Zunge u. s. w. vor und trieb sie, je nach dem Kräftezustand, soweit als möglich, selbst bis zur Ohnmacht[56]; denn „für äußerste Leiden sind mit Umsicht angewandte äußerste Heilarten am besten“. Aehnliche, aber weit geringere Wirkung erfolgte durch das Schröpfen[57] oder Skarifikationen; der Gebrauch der Blutegel war noch nicht bekannt. Zugleich mit der Ableitung der Säfte wurde bei der Blutentziehung ebenso wie bei der Kauterisation die Linderung der Schmerzen[58] beabsichtigt.

Wie die Behandlung des Schmerzes zeigt, war die Denkweise der Hippokratiker auf die Beseitigung der Krankheitsgrundlage gerichtet, nicht bloß auf die Beseitigung der Symptome, sie erfüllten zum mindesten die Indicatio morbi, wie man in späterer Terminologie sagt. Darum wird es auch in de victu acut. (Kap. 44) als Fehler betrachtet, wenn ein Arzt einem Kranken eine zu große Menge von Nahrung zuführt, in der Meinung, er sei krank durch Leerheit der Gefäße, oder umgekehrt einen anderen, der wirklich infolge von Leerheit der Gefäße erkrankt ist, mit knapper Diät herunterbringt. Erscheint im Lichte unserer heutigen Krankheitsauffassung das tatsächliche therapeutische Wirken der Hippokratiker zumeist symptomatologisch, ihr Denken war im Rahmen der zeitgenössischen Pathologie ätiologisch.

Es entging ihrer Reflexion keineswegs, daß bisweilen zufällige Nebenwirkungen der Heilmittel von Erfolg begleitet sind[59]; dieselben Arzneien bei verschiedenen Kranken oder bei demselben Patienten in verschiedenen Zeiten ungleich, oft sogar gegensätzlich wirken; Substanzen, die anscheinend entgegengesetzte Eigenschaften besitzen, denselben Effekt hervorbringen[60]. Bei dieser Betrachtung kam man auch zu dem Ergebnis, daß Krankheiten zwar stets nur durch Aufhebung ihrer Ursache schwinden[61], die Behebung der Ursache aber zuweilen durch solche Heilmittel zu stande kommt, welche (bei Gesunden) Symptome erzeugen, die den behobenen Krankheitsphänomenen ähnlich sind[62]. Darum liegt es den Hippokratikern fern — was später geschah — das Dogma „Contraria contrariis“ aufzustellen, schon aus dem Grunde, weil man, wie es in de prisca medicina heißt, die Wirkung eines Mittels nicht a priori aus einer Elementarqualität (warm, kalt, trocken, feucht) ableiten kann, vielmehr nur die Erfahrung den Ausschlag gibt.

Die einzelnen medizinischen Wissenszweige im Corpus Hippocraticum.

Die anatomischen Kenntnisse der Hippokratiker sind zum größten Teile aus Tierzergliederungen, Erfahrungen bei der Schlachtung und Opferschau und aus der Beobachtung chirurgischer Fälle geschöpft. Von einer planmäßigen Sektion menschlicher Leichen konnte bei den strengen religiösen Vorschriften, welche die sofortige Beerdigung geboten, bei dem abergläubischen Abscheu vor dem Toten keine Rede sein. Wiewohl nicht einwandsfrei bewiesen, so doch nicht ganz abzuweisen ist dagegen die Annahme, daß einzelne hervorragende Forscher, wenn sich die seltene Gelegenheit darbot, auch vor der Untersuchung menschlicher Körper oder wenigstens Körperteile (namentlich Knochen) nicht zurückschreckten und dieselbe zur Korrektur der herrschenden Anschauungen verwendeten. Die Wahrscheinlichkeit dieser Annahme ergibt sich, abgesehen von manchen Erzählungen[63] der antiken Autoren, insbesondere aus der Ueberlegung, daß die Leichen von Barbaren, Vaterlandsverrätern, Verbrechern dem Bannkreis der religiösen Satzungen entzogen waren und daher ebenso wie die zufällig angeschwemmten Leichenteile die Neugier wissenschaftlicher Forscher reizen konnten. Von den oft diskutierten Stellen im Corpus Hippocraticum, die nach der Auffassung einzelner Historiker für die Sektion menschlicher Leichen sprechen[64], ist keine absolut beweisend, und keinesfalls sind in der Pathologie tiefere Spuren von anatomischen Untersuchungen (an Krankheiten)[65] Verstorbener merkbar, hingegen wird von den Hippokratikern nicht selten vergleichend auf die zootomischen Tatsachen oder pathologisch-anatomischen Befunde, wie sie beim Schlachten der Tiere aufstoßen mußten, hingewiesen[66].

Der Unterricht in der Anatomie — worauf die Asklepiaden nach Galen so großen Wert legten — stützte sich neben mündlicher Ueberlieferung auf häufige Tierzergliederung; vielleicht wurden hierbei auch Nachbildungen von Skeletten benützt, nach Art desjenigen, welches in Delphoi als angebliches Weihgeschenk des Hippokrates verwahrt wurde[67].

Aus der Uebertragung zootomischer Forschungsergebnisse auf den Menschen erklären sich viele Mängel der hippokratischen Anatomie, z. B. die Lehre vom zweihörnigen Uterus, woran sich eine ganze Reihe phantastischer Hypothesen knüpft.

Die Osteologie ist in den hippokratischen Schriften gründlich behandelt; gute Beschreibung von Knochen und einzelnen Gelenksverbindungen (z. B. der Rippen mit den Wirbeln und dem Brustbein, Hüftgelenk, mangelhaft dagegen die Kenntnis des Knie- und Ellbogengelenks); man kannte Diaphyse und Epiphyse, das Periost, das Knochenmark, Schädelnähte, die Diploë, die beiden Schädelplatten und wußte von der Existenz der Synovia. — Die Muskeln werden von den Weichteilen überhaupt nicht scharf getrennt. Der Begriff der Sehnen (νεῦρα, τένοντες) ist unklar, sie werden mit Nerven und Bändern zusammengeworfen. Bekannt scheinen Schläfen-, Kau-, Nackenmuskel, Deltoides, Pectoralis major, Biceps, Triceps, Brachialis int., Hand- und Fingerbeugen, Psoas, Glutäen, Biceps femoris, Achillessehne, Rückenmuskeln. — Die Eingeweidelehre ist mangelhaft. Erwähnung, aber keine genauere Beschreibung finden die Einzelheiten der Mundhöhle, der Rachen, die Speiseröhre, der Magen, die Därme, die Leber (zweilappig) mit Pforte und Gallenblase, die Milz (ähnlich der Sohle des Fußes), das Mesenterion, Mesokolon, das Bauchfell, Nieren (herzförmig), Harnblase, Harnröhre, Hoden, Samenblasen, Ductus ejaculatorii, Uterus (zweihörnig) und Bänder des Uterus (Ovarien nicht beschrieben), äußerer und innerer Muttermund (Vagina gilt als Teil des Uterus, Hymen ist unbekannt). Was den Respirationstrakt anlangt, so kannten die Hippokratiker die Luftröhre (ἀρτηρίη), die Epiglottis, die Bronchien und beschrieben an der Lunge fünf Lappen. Von Drüsen sind die Tonsillen, Lymphdrüsen des Halses, der Achselhöhle und Inguinalgegend, die Mesenterialdrüsen, die Brustdrüsen genannt. Das Gefäßsystem wird in den einzelnen Schriften sehr verworren geschildert. Als Ausgangspunkt gilt der Kopf, später die Aorta und Hohlvene, welche von der Milz und Leber entspringen; nach dem Buche de morbo sacro treten alle Adern des Körpers in das Herz. Unter φλέβες sind ursprünglich alle Hohlgänge des Körpers, später die blutführenden Adern zu verstehen: ἀρτηρίη bedeutet zunächst die Luftröhre und Bronchien, später auch die vorwiegend oder ausschließlich Luft führenden Arterien. Am besten bekannt sind die großen und die oberflächlich verlaufenden Gefäße, aber ihre Verästelung ist zumeist ganz phantastisch[68] dargestellt (Kreuzung, vielleicht aus der Beobachtung der Kreuzungserscheinungen bei zerebralen Lähmungen ersonnen). In der Beschreibung des Herzens (pyramidenförmig) wird des Herzbeutels (eine kleine Menge harnähnlicher Flüssigkeit enthaltend), der Herzohren, der Scheidewand, der Kammern, der Halbmondklappen, der Sehnenfäden gedacht. Beide Kammern kommunizieren, die linke nährt sich vom feinsten Bestandteil des Blutes der rechten Kammer. Ganz unzureichend ist die Neurologie, da Nerven mit Sehnen, Bändern und Gefäßen zusammengeworfen werden, das Gehirn aber als eine mit kalter Flüssigkeit gefüllte Drüse gilt; eine dickere und eine dünnere Haut umgeben das in zwei Hälften zerfallende Gehirn, aus dem das gleichfalls umhäutete Rückenmark entspringt. Von Nerven sind angedeutet der Olfactorius, Opticus, Trigeminus, Vagus, Sympathicus, Plex. brachialis, Ulnaris, Ischiadicus, Intercostales etc. Von den Sinnesorganen fehlt jede tiefere Kenntnis. Am Auge beschrieb man drei Häute, die weiße, dünnere, spinnwebeartige Haut. Bei der obersten (weißen) Haut unterschied man die vor der Pupille (κόρη) gelegene Hornhaut (τὸ διαφανὲς, das Durchsichtige), bei der mittleren (dünneren) die Regenbogenhaut (τὸ μέλαν). Vom Ohre kannten die Hippokratiker den knöchernen Teil und das Trommelfell („dünn wie Spinngewebe").

Die Physiologie der Hippokratiker entbehrt strenger Einheitlichkeit infolge des verschiedenartigen Ursprungs der einzelnen Schriften und läßt sich nur aus zerstreuten Bemerkungen zusammenstellen, welche nicht selten miteinander im Widerspruch stehen. Deutlich verrät sich der naturphilosophische Einfluß in den Grundideen, in der Auffassung des Lebensprinzips und der konstituierenden Elemente des Körpers, und nicht zum mindesten zeigen gerade die hippokratischen Schriften, wie wechselvoll und langwierig der Meinungskampf war, der sich über diese Fragen im Lager der Spekulation abspielte. Wir finden solche Schriften, deren Theorie von einzelnen der vier Elemente, der Luft, oder dem Feuer, oder dem Feuer und Wasser ausgeht, andere, in welchen der Antagonismus der Qualitäten des Warmen, Kalten, Trockenen und Feuchten, des Herben, Süßen, Saueren etc. die Hauptrolle spielt, endlich solche, wo alle Erscheinungen von den Körpersäften abgeleitet werden, in denen man das Analogon oder die besondere Modifikation der kosmischen Elemente und ihrer Qualitäten erblickte. Bald repräsentieren zwei Säfte: der Schleim und die Galle, den Gegensatz des Kalten und Warmen, bald sind es vier Kardinalflüssigkeiten, welche den vier Elementen oder vier Qualitäten entsprechen: das Blut, der Schleim, das Wasser, die Galle oder das Blut, der Schleim, die gelbe, die schwarze Galle. In dieser letzten Fassung, wie sie z. B. in der Schrift de natura hominis hervortritt, gelangt die Vier-Säftetheorie endlich zum Abschluß. — Auch der uralte Streit, ob die Luft oder die Blutwärme das eigentliche Lebensprinzip darstellt, findet bei aller Schwankung eine Lösung, die einem Kompromiß gleichkommt: Die Wärme wird zum eigentlichen Lebensprinzip erhoben, aber (vom Blute abstrahiert) von der Zufuhr des Pneuma abhängig gemacht.

Die beiden Hauptideen, welche die hippokratische Physiologie durchwalten, sind die Idee der Zweckmäßigkeit. — „Die Natur ist für alles in jeder Beziehung genügend" (De alimento XI) und der Gedanke, daß alle Organe in ihrer Funktion zusammenwirken, zu einem einheitlichen Ganzen verbunden sind. — „Ein Zusammenströmen, eine Vereinigung, eine Sympathie" (De alimento XXIII). Jede Störung ergreift daher den ganzen Organismus.

Von methodologischem Interesse ist es, daß die Hippokratiker sehr häufig physiologische Vorgänge durch diejenigen Stoffe und Kräfte erläutern, auf welche die tägliche Beobachtung hinweist[69]. Der nächste Schritt wird durch Vergleiche zwischen Makrokosmus und Mikrokosmus, zwischen Tier-

und Pflanzenleben oder, wie namentlich in den knidischen Schriften, durch physikalische Vergleiche bezeichnet.

Auch klinische Erfahrungen und Experimente wurden als Mittel zur Erkenntnis herangezogen. So weist der Verfasser von de musculis darauf hin, daß bei Selbstmördern nach Durchschneidung der Luftröhre Stimmlosigkeit entstehe, woraus hervorgehe, daß die Stimme vom Ertönen der Luft im Innern der Luftröhre abzuleiten sei. In der Schrift de corde wird die Behauptung vertreten, daß ein Teil der Flüssigkeit beim Trinken in die Luftröhre gelange und zum Beweise folgender Versuch angeführt: „Wenn man Wasser mit blauem Kupferocker oder mit Mennige verrührt, einem fast verdurstenden Tiere, vorzüglich einem Schweine, davon zu saufen gibt und ihm darauf, während es noch säuft, die Kehle durchschneidet, so wird man diese durch den Trunk gefärbt finden." In derselben Schrift wird gesagt, daß man sich durch den Versuch von der Schlußfähigkeit der halbmondförmigen Klappen überzeugen könne, denn „wenn einer das Herz herausnimmt und von den beiden Klappen die eine stützt und die andere sich außerdem noch (von den Wänden) zurücklehnen läßt, so wird weder Wasser, noch darauf auftreffende Luft hindurch in das Innere des Herzens dringen können".

Grundprinzip des Lebens ist jedenfalls die dem Körper „eingepflanzte" Wärme (ἐμφυτὸν θερμόν), welche ihren Sitz im linken Herzen hat. Unter dem Einfluß der „eingepflanzten" Wärme werden aus den Nahrungsmitteln die flüssigen Grundstoffe und aus deren verschiedenartiger Mischung wieder die festen Körperteile gebildet; die Mannigfaltigkeit der Organe erklärt sich aus den verschiedenen Graden, in denen die Wärme auf das Grundmaterial wirkt. Das Hauptmaterial zum Organaufbau stellt das Blut dar, welches in der Leber bereitet wird und im rechten Ventrikel die gehörige Temperatur erhält. Von dort strömt es, vom pulsierenden Herzen getrieben, durch die „Adern" zu allen Körperteilen. Ueber den Inhalt des linken Ventrikels und der Arterien ist nichts Genaues überliefert; sicher ist nur, daß man sich denselben entweder nur aus Pneuma oder doch vorwiegend aus Pneuma (neben den feinsten Blutbestandteilen) bestehend dachte[70]. Das bei Verletzung der Arterien hörbare Zischen, die Tatsache, daß in der Leiche der linke Ventrikel blutleer gefunden wurde, spiegelte wohl einen „exakten" Beweis für diese irrige Annahme vor. Ueber den Zweck der Lungen und die Respiration finden sich nur unbestimmte und vielfach abweichende Angaben. Nach de anatome dienen die an sich kalten Lungen dazu, die kalte Luft aufzunehmen und das Herz abzukühlen. Diese „Abkühlung" werde auch noch dadurch unterstützt, daß beim Trinken eine kleine Menge von Flüssigkeit auf dem Wege der Luftröhre in den Herzbeutel dringe. (Beobachtung der Herzbeutelflüssigkeit in der Leiche!) Anderseits werde die dem Herzen eingepflanzte Wärme durch die Luft, welche aus den Lungen und Lungengefäßen zuströme, bezw. durch das (in der Luft enthaltene, belebende) Pneuma stetig unterhalten.

In gänzlicher Unkenntnis der Bedeutung des Nervensystems betrachteten die Hippokratiker das Pneuma als Quelle der Empfindung und Bewegung. Ueber den Zentralsitz desselben divergieren die Anschauungen. Nach de morbo verbreitet sich das Pneuma vom Gehirn aus zu den übrigen Körperteilen (koische Lehre: Atmung bloß durch Mund und Nase), nach de corde dagegen bildet das Herz den Ausgangspunkt der Pneumazirkulation (sizil. Lehre: Atmung durch die gesamte Körperoberfläche); damit hängt es zusammen, wenn in der erstgenannten Schrift das Gehirn als Sitz des Denkens, Fühlens und Wollens gilt, während der Verfasser von de corde den Verstand in das linke Herz verlegt.

Das Gehirn wird zumeist nur als Drüse angesehen, als Sitz des Kalten und Schleimigen, mit der Aufgabe betraut, das überflüssige Wasser des Körpers und den Schleim an sich heranzuziehen. (Treten in diesen Funktionen Störungen ein, so entstehen abnorme Schleimanhäufungen in anderen Organen = Katarrhe.) Nebstdem dient es als Sammelstätte des (vom ganzen Körper abgesonderten) Samens, von wo aus derselbe zu den Hoden geführt wird. — Was die Sinnesempfindungen anlangt, so erklärte man das Sehen durch Perzeption des Bildes, welches sich in der Pupille abspiegelt, das Hören durch den Widerhall der harten Schädelknochen und die Fortleitung zum Gehirn, der Geruch sollte dadurch zu stande kommen, daß die Riechstoffe auf dem Wege der Siebplatte in das Gehirn eindringen. — Die Embryologie des Corpus Hippocraticum beruft sich auf Beobachtungen an Frühgeburten oder an bebrüteten Hühnereiern. Längstens am 30. oder 42. Tage sollen alle Teile des Kindes deutlich entwickelt sein, die menschliche Form wird schon am 7. Tage deutlich erkennbar. Die Frucht wird durch die Nabelgefäße ernährt, saugt aber auch an den becherförmigen Erhöhungen der Innenwand des Uterus (Kotyledonen), welche Luft zuführen. — Was die Zeugungslehre anbetrifft, so glaubten die Hippokratiker, daß der Same nicht in den Hoden bereitet, sondern als Produkt des ganzen Körpers aufgestapelt werde. Der Uterus ist zweihörnig (nach Tierbeobachtungen), vor dem Eintritt der Menses Hochstand, vor der Geburt Tiefstand des Orificium uteri, bei Erstgebärenden weichen die Hüftbeine intra partum auseinander, zwischen Uterus und Brustdrüsen besteht eine Wechselbeziehung, die Ursache der Menstruation (normalerweise 3tägig) und der Milchsekretion ist physikalischer Natur (die Milch wird durch den aufgetriebenen Uterus aus dem Netze nach den Brustdrüsen gedrückt). Auch die Frauen haben Samen, nach de sem. besitzen beide Geschlechter beide Arten von Samen (männlichen und weiblichen), das Geschlecht des Kindes hängt vom Ueberwiegen des männlichen (stärkeren) oder weiblichen (schwächeren) ab, im ersteren Falle entsteht ein Knabe, im letzteren ein Mädchen. Bei wässeriger Diät der Schwangeren entwickelt sich ein Mädchen, bei feuriger ein Knabe. In der rechten (kräftigeren) Seite des Uterus werden Knaben, in der linken Seite werden Mädchen geboren. Siebenmonatliche Früchte sind lebensfähiger als achtmonatliche.

Ueber die Arzneimittellehre der Hippokratiker erfährt man das meiste aus den knidischen Schriften, namentlich den gynäkologischen. Im ganzen hat man gegen 300 Heilstoffe gezählt. Bemerkenswert für den Zusammenhang der griechischen mit der fremdländischen Heilkunde ist es, daß so manche Mittel ägyptischen oder indischen Ursprungs sind. An Aegypten erinnert außer manchen Heilstoffen schon die Form der knidischen Rezepte, auch finden sich sogar wörtliche Uebereinstimmungen mit Papyrus Brugsch oder Ebers vor[71]. Durch den ägyptisch-phönizischen Handelsverkehr mit Indien kamen z. B. Sesamum orientale, Cardamomum, Andropogon, Laurus Cinnamoraum, Amomum u. a. in die griechische Medizin.

Abführmittel. a) Leichtere: reichliche Mengen von frischer Milch (besonders Eselsmilch) und Molken, der ausgepreßte Saft oder Absud von Kohl, Runkelrübe, Melone etc. für sich oder gemischt mit Essighonig, Rettichsaft; b) drastische: schwarze Nieswurz, der Saft von verschiedenen Wolfsmilcharten, Eselsgurkensaft (Elaterium, bezeichnet im weiteren Sinne jedes Purgativum), Seidelbastbeeren (κόκκοι κνιδιοι — knidische Kerne), Samen von Ricinus, Koloquinthen etc. — Klistiere aus Nitron (kohlensaurem Natron), Honig, süßem Wein und Oel. — Brechmittel: Abkochung von Honig und Essig, warmes Wasser, Kitzeln des Schlundes, ekelerregende Mischungen mit Wein, weißer Nieswurz, Ysop, in Wasser gerieben, mit Essig und Salz, Saft der Thapsiawurzel etc. — Schwitzmittel wurden von den Hippokratikern verworfen; um Schwitzen zu erregen, empfahl man warmes Verhalten und reichlichen Gebrauch von Getränken. — Diuretika: Zwiebel-, Sellerie-, Petersilien-, Meerzwiebelsaft, „Kantharidenauszug“, Rettich, Spargel etc. — Roborantia: Färberröte, ägyptische Saubohnen. — Narkotika: Mohnsaft (nur einmal erwähnt), Lactuca, Atropa, Mandragora (innerlich und äußerlich zu Pessarien), Hyoscyamusarten (innerlich und zu Pessarien), Schierling (zu Pessarien) u. a. — Aromatische Mittel: Zimt, Cassienrinde, Cardamomum, Lorbeer, Minze, Baldrian, Origanum, Salbei, Anis, Wermut, Kamillen, Kalmus, Koriander. — Harzige Mittel (vorzugsweise lokal angewendet): Silphion, das die Stelle von Asa foetida vertrat, Sagapenum, Galbanum, Opoponax, Myrrhe, Opobalsamum, Terpentin, Wacholderarten, Cypresse etc. Adstringierende Mittel: Galläpfel, Eichenrinde, Sanguis Draconis (von Sumatra), Granatbaumwurzel, Weidenarten etc. — Mineralische Stoffe (fast ausschließlich nur äußerlich angewendet): verschiedene Erdarten (Töpfererde, samische Erde etc.), Soda, Alaun, Sole, Schwefel, Asphalt (zu Räucherungen der weiblichen Genitalien), verschiedene Bleipräparate, geröstetes Kupfer, Kupferblüte, Kupferschuppen (z. B. bei Augenleiden), „Arsenik“ (Auripigment) und Sandarach (roter Arsenik), Eisenrost etc. Die wichtigsten äußerlich angewendeten Mittel waren Wasser, Essig, Wein und Oel. Wasser zu Umschlägen, Güssen, Bähungen, Einspritzungen in die Nase, Harnblase, Wundbehandlung, Seewasser bei juckenden Hautausschlägen; Essig zu Güssen, Bähungen, zur Behandlung von Wunden, Genitalleiden, gegen Brennen in den Ohren und Zähnen; Wein (für sich oder mit Adstringentien) zur Wundbehandlung, Bädern, Injektionen u. s. w.; Oel und Fette bei Augenleiden, zu Einreibungen etc. Dampfbäder, Sonnenbäder, Sandbäder wurden von ähnlichen Gesichtspunkten wie heute verordnet.

Eine systematische Pathologie mit vollständiger oder geordneter Klassifikation der Krankheitsformen läßt die hippokratische Schriftensammlung vermissen. Nach der Verbreitung wurden epidemische, endemische und sporadische, nach dem Verlaufe wurden akute und chronische Krankheiten unterschieden. Im Buche de victu in acut. heißt es: „... akute Krankheiten sind diejenigen, welche die Alten Pleuritis, Peripneumonie, Phrenitis, Lethargus, Kausos nennen, und die übrigen Krankheiten, welche in diesen enthalten sind, bei denen das Fieber meist ein anhaltendes ist.“ Aus dieser Stelle geht hervor, daß die zur Zeit des Hippokrates gebräuchliche Terminologie, von welcher so vieles in die technische Sprache der modernen Medizin, wenn auch in veränderter Bedeutung, übergegangen ist, schon damals auf ein hohes Alter zurückblickt. In der knidischen Schrift de locis in hom. werden sieben Arten von „Katarrhen“ unterschieden: der Nase, der Ohren, der Augen, der Lungen, des Rückenmarks, der Wirbel und der Hüften.

Die verschiedenen Krankheitstypen, welche in der hippokratischen Pathologie vorkommen, sind mit den modernen anatomisch-ätiologischen Krankheitstypen nicht immer einwandsfrei zu identifizieren, weil die Alten sich bei ihrer Klassifikation begreiflicherweise zumeist nur von den Hauptsymptomen leiten lassen mußten und daher Heterogenes zusammenwarfen.

Dies gilt vor allem für die Fieberformen, welche wohl am häufigsten subtropischen Malariatypen, bisweilen aber auch typhösen Erkrankungen oder der Influenza entsprechen. Man unterscheidet: ἀμφημερινὸς πυρετός = Eintagsfieber = Quotidiana; τριταῖος π. = Tertiana; τεταρταῖος π. = Quartana; ἡμιτριταῖος π. = Halbdreitagsfieber. Tertiana und Quartana sind durch Schleim und Galle verursacht. Der καῦσος = Brennfieber wird definiert als „Fieber mit innerlicher Hitze bei äußerlicher Kälte“; der λήθαργος ist ein Fieber mit Somnolenz; die λειπυρία ist Fieber mit Brechreiz und Ekel. Phrenitis kann jede fieberhafte Krankheit bedeuten, bei welcher Störung des Denkvermögens (Delirien) als Hauptsymptom imponiert. Bemerkenswert ist die Erwähnung von epidemischer Parotitis mit Neigung zu Metastasen auf die Hoden.

Von Erkrankungen der Mundhöhle kommen in der hippokratischen Schriftensammlung vor: Noma, Skorbut, Aphthen, Tonsillitis; von Erkrankungen des Intestinaltrakts: Diarrhöe (mit Anurie), Lienterie, Tenesmus (als eigene Krankheit beschrieben), Dysenterie (durch „Abschaben“ des Darms entstehen Geschwüre, Therapie: Brech-, Niesmittel, Diät, warme Begießungen des Abdomens), Ileus (Ursache: verhärtete Kotmassen, Therapie: Lufteinblasung in den Anus). Als Symptome werden sehr oft genannt: Milz- und Leberschwellungen mit konsekutivem Icterus, Hydrops, Marasmus, Nasenbluten. Eiteransammlungen in der Unterleibshöhle werden durch Auflegen von nassem Ton erkannt, welcher an den betreffenden Stellen rasch trocknet.

Krankheiten des Respirationstrakts, namentlich der Lunge, finden besonders eingehende Darstellung. Schnupfen, Geschwüre und Polypen der Nase, Laryngitis, κυνάγχη (Angina) ist jede Verengerung des Larynx. Die Lungenentzündung (περìπλευμονία, πλευμονία) und die πλευρῖτις werden oft zusammengeworfen, nach de locis in hom. 14 bedeutet sogar die auf eine Seite beschränkte Erkrankung Pleuritis, die beider Seiten Pleumonie. Als Entstehungsursachen gelten (vom Gehirn) herabfließender Schleim, welcher reizend wirkt und in Eiter verwandelt, auch zu Empyem Anlaß geben kann, oder Anhäufung von Blut oder salzigem Schleim, aus deren Gerinnung Geschwülste (φύματα) sich bilden können. Das schaumige Sputum bei Lungenödem wird mit Spinngeweben verglichen. Pleuritis entsteht nach knidischer Lehre auch infolge von Pneumonie, indem nämlich die geschwollene Lunge auf die Costalpleura fällt und diese zur Entzündung bringt; als besondere Art der Pleuritis wird die „trockene“ angeführt, verursacht durch übermäßiges Dürsten. Empyem ist im weitesten Sinne jede Eiteransammlung, im engeren die der Lunge oder Pleura. Die Therapie der Pneumonie und Pleuritis bestand in warmen Waschungen, Umschlägen, Oeleinreibungen, warmen Bädern, Diät; in der Schrift de victu in acutis wird auf den Gebrauch der Ptisane und deren richtiger Dosierung der Schwerpunkt gelegt. Eingreifende Prozeduren wurden nicht vor dem siebenten Tage vorgenommen; zu diesen zählten behufs Schleimentleerung Niesmittel, Expektorantia (fette, gesalzene Speisen, herber Wein), Einspritzungen in die Luftröhre (um Husten zu erregen), bei Empyem Brennen am Rücken oder Thorakocentese (allmähliche Entleerung des Eiters, Leinwanddrainage). — Außer den genannten Affektionen werden noch Hämoptoë, Hydrothorax, Erysipel der Lungen (ähnlich dem Alpenstich) und Phthisis erwähnt. Die Symptome der letzteren werden meisterhaft beschrieben und unter ihnen besonders die Veränderung der Stimme, Schmerzen in Brust und Rücken, das Fieber, die übelriechende

Beschaffenheit des Auswurfs, Durchfälle, Haarausfall u. a. hervorgehoben; jedenfalls auf Grund von Tiersektionen kannte man auch die φύματα, d. h. umschriebene entzündliche Herde, welche eitrig erweichen und zur Bildung von Kavernen führen. Schleimanhäufung oder Blutspeien wurde als Ursache betrachtet. Hauptmittel waren reichliche Nahrung (insbesondere Milch), gewässerter Wein, Linsenwasser, Helleborus, Kauterisation auf der Brust.

Erkrankungen des Herzens. Wegen der zweideutigen Benennung καρδίη, welche sowohl Herz als Magenmund bedeuten kann, ist es schwierig im einzelnen Falle zu entscheiden, was in einer hippokratischen Krankengeschichte gemeint ist. In de morbis IV wird gesagt, daß das Herz nicht von Schmerz befallen werden kann und durch Säfteandrang wegen seiner festen, dichten Substanz keinen Schaden nehme. An einzelnen Stellen, wo ausdrücklich vom παλμός Palpitation die Rede ist (z. B. de morbo sacro), darf man jedenfalls an das Herz denken.

Die wichtigsten Nervenkrankheiten waren den Hippokratikern soweit bekannt, als die charakteristischen Symptomkomplexe in Betracht kommen, von der richtigen pathologischen Auffassung konnte aber nur zum allergeringsten Teile die Rede sein, da nicht einmal der anatomische Begriff des Nervensystems fixiert war. Immer ist es der vom Kopfe herabfließende Schleim, der je nach der Lokalität, wo er sich anhäuft, die verschiedenen Affektionen erzeugt. (In der Schrift de locis in homine heißt es, daß die „Nerven" trockener sind als die „Adern" und daher Feuchtigkeit nicht ertragen können, deshalb zeichnen sich ihre Krankheiten durch Hartnäckigkeit aus.) Dadurch, daß der Schleim die Gefäße verstopft und für Blut oder Pneuma unzugänglich macht, entstehen Apoplexie (Bewußtseinsverlust und Lähmung) und Paraplegie, Rückenmarksschwindsucht, Ischias, Gicht, Rheumatismen. Wichtig ist es, daß man die im Gefolge von Lähmungen erscheinende Atrophie kannte und wußte, daß im Verlauf von Rückenmarkserkrankungen Lähmung, Anästhesien, Incontinentia urinae et alvi auftritt. Treffend sind die Beschreibungen des Opisthotonus und Tetanus, der Facialisparalyse, der Hysterie und Epilepsie. Der Verfasser der Schrift de morbo sacro kennt die Bedeutung der Heredität und beschreibt die Symptome der Epilepsie vollkommen naturwahr. Das Wesen der Krankheit wird auf übermäßige Schleimerzeugung im Kopfe zurückgeführt, die Bewußtlosigkeit kommt dadurch zu stande, daß der sich plötzlich in die Gefäße ergießende Schleim den Zutritt der Luft zu den Gehirnvenen verhindert, die Konvulsionen werden damit erklärt, daß die durch den Schleim abgesperrte Luft nach oben und unten durch das Blut drängt.

Die psychischen Krankheiten im engeren Sinne wurden von psychischen Begleiterscheinungen, z. B. fieberhaften Affektionen, nicht getrennt und gemeinhin von Fehlern der Kardinalsäfte abgeleitet, wie schon der Name

Melancholie verrät. Außer dieser gedenken die Hippokratiker des puerperalen Irreseins, des Deliriums der Phthisiker, der Schwermut bei Chlorotischen etc. Die Behandlung war gegen die humoralen Störungen gerichtet, direkt (Helleborus gegen Melancholie) oder indirekt durch Diät, Gymnastik. Von der ätiologischen Bedeutung der Erblichkeit ist nichts gesagt.

Der Begriff konstitutioneller Krankheiten fehlt in der hippokratischen Medizin, so wurden z. B. Skrofelgeschwülste beschrieben, aber zur Erkenntnis derselben als Teilerscheinung eines Allgemeinleidens drang man nicht vor. Eine dunkle Ahnung vom Krankheitsprozeß findet sich in der Auffassung der Wassersucht, die auf vielerlei Ursachen, z. B. auf Leber- und Milzleiden zurückgeführt wird. Als Arten der Wassersucht werden „Hydrops" schlechthin (Ascites), Oedem und Anasarka unterschieden. Die Paracentese wird durch einen Einschnitt neben dem Nabel oder in der Seite ausgeführt.

Ueber die Deutung der von den Hippokratikern beschriebenen Hautkrankheiten, Geschwüre und Geschwülste, bezw. der reichhaltigen Terminologie, die sich bis heute erhalten hat, herrscht bei den Forschern noch größter Zwiespalt. Von Parasiten waren Bandwürmer, Spulwürmer und Askariden bekannt.

Besonders hervorzuheben sind manche Beschreibungen der Affektionen des uropoetischen Systems, der Cystitis, Lithiasis, Pyelitis, Nierenentzündung, akuter und chronischer Nierenabszesse. Auf die Untersuchung des Harns auf Geruch, Farbe, Niederschläge etc. wurde viel Gewicht gelegt. Unter den Krankheiten der männlichen Geschlechtsorgane beschrieb man metastatische Hodengeschwülste, Hydrocele, Geschwüre und Feigwarzen am Präputium, möglicherweise an einer Stelle (Aph. VII, 57) den Tripper.

Nicht minder als die innere Medizin steht auch die Chirurgie der Hippokratiker auf einem überraschend hohen Standpunkt, der nur als Endergebnis einer langen Entwicklung verständlich wird. Nirgends mehr als auf diesem Gebiete konnte die Sorgfalt der Naturbetrachtung im Verein mit nüchterner Auffassung Triumphe feiern, soweit nicht die Mängel der Anatomie der wagemutigen Aktionslust Halt geboten. Für alle Zeiten mustergültig wurde namentlich die Diagnostik und Therapie der Erkrankungen oder Verletzungen des Knochensystems, die rationelle Wundbehandlung, bei der sich bereits Ahnungen der Antiseptik entdecken lassen, und die Verbandkunst (mitra Hippocratis!), welche Zweckmäßigkeit mit Schönheitssinn zu vereinigen verstand.

Die Diagnostik und Behandlung der Luxationen und Frakturen, ganz besonders auch die Lehre von den Kopfverletzungen ist in den hippokratischen Schriften de articulis, de fracturis, de capitis vulneribus geradezu meisterhaft dargestellt und stützt sich auf zureichende Kenntnis des menschlichen Skeletts, auf reichhaltigste Erfahrung, zu welcher die in Gymnasien und Athletenschulen so häufig vorkommenden Verletzungen die günstigste Gelegenheit boten. Mit bewundernswerter Kühnheit wagten die Chirurgen die Trepanation, Thorakocentese, die Paracentese der Bauchhöhle, die Nephrotomie bei Nierenabszeß und solche Operationen vorzunehmen, welche, wie die Resektion, die Operation der Polypen, der Hämorrhoiden, der Mastdarmfistel, entweder keinen erheblichen Blutverlust verursachen oder sich in unblutiger Weise ausführen lassen. Die Exstirpation größerer Geschwülste und, was besonders auffällt, die Amputation im eigentlichen Sinne konnten die Hippokratiker deshalb nicht ausführen, weil das wichtigste aller blutstillenden Mittel, die Gefäßligatur, noch unbekannt war (nur bei Gangrän der Extremitäten, und zwar unterhalb der Demarkationslinie des Brandigen schritt man zur Absetzung der Glieder). Zur Blutstillung dienten, abgesehen von verschiedenen Stypticis, Hochlagerung und Kompression, Kälte, Tamponade und Verband, seltener das Glüheisen.

In der Behandlung der chirurgischen Affektionen kamen außer der Purgation, Venäsektion und Diät eine Menge von Arzneistoffen (in Form von Salben, Pflastern, Kataplasmen, Aetzmitteln), lokale Kälte (Eis, Schnee, Uebergießungen) und Wärme bei entsprechender Lagerung des Körperteils, Verbände (ein- und zweiköpfige Binden), die Kauterisation, Moxen, das Schröpfen, die Skarifikation und verschiedenartige Apparate (Hohlschienen, orthopädische Schuhe etc.) zur Anwendung. Die Schriften de medico und de officina medici, worin eingehendste Vorschriften über die Lagerung des Patienten, die Stellung des Arztes, Beschaffenheit der Nägel, über die Obliegenheiten der Gehilfen, die Regulierung des Lichtes, die kunstgerechte Anlegung von Verbänden, Kompressen, Schienen u. s. w. mitgeteilt sind, gewähren darüber Aufklärung, wie reich das Instrumentarium war, das die Hippokratiker mit Sorgfalt und Umsicht gebrauchten. Dahin gehörten Schwämme, Schröpfköpfe (aus Horn, Glas, Bronze), Glüheisen (sondenartig, mit einer am Ende befindlichen Abplattung), Sonden, Spatel verschiedener Art, Haken, Nadeln, Lanzetten, Bisturis, das Raspatorium, Kronen- und Perforativtrepan, Kanülen in Verbindung mit Tierblasen (statt der Spritzen, um Injektionen von Flüssigkeiten oder Luft in eine Höhle zu machen), gebogene Katheter, Mastdarmspiegel, Geißfuß, Zahnzange, Zäpfchenzange; statt der metallenen Glüheisen verwendete man auch ähnlich geformte hölzerne Instrumente oder in heißes Oel getauchte Schwämme; als Klistierspritze diente die Harnblase eines Tieres, welche mit einem Federkiel als Ansatz versehen wurde. Bei der Untersuchung benützte man Sonden (aus Blei, Zinn oder Erz), den Mastdarmspiegel, die hohlen Stengel des Knoblauchs (um die Tiefe von Fisteln zu messen).

Als Mangel an Geschicklichkeit in chirurgischen Dingen wird es bezeichnet (de morbis I, 6), „... wenn man nicht merkt, daß Eiter in einer Wunde oder in einem Abszeß ist; wenn man Brüche und Verrenkungen nicht erkennt; wenn man beim Sondieren am Kopfe nicht erkennt, ob der Knochen gebrochen ist; wenn man nicht dahin gelangt, den Katheter in die Blase zu führen; wenn man das Vorhandensein eines Steines in der Blase nicht erkennt; wenn man bei der Sukkussion nicht merkt, daß ein Empyem besteht; wenn man sich beim Schneiden und Brennen in der Tiefe und Länge versieht oder wenn man da brennt und schneidet, wo es nicht nötig ist".

Wunden und Geschwüre wurden von den Hippokratikern nicht scharf voneinander geschieden. Ruhe und richtige Lagerung des verletzten Teiles galten als Grundprinzipien jeder Wundbehandlung. Frische Wunden, die man zur Verhütung von Entzündung erst ausbluten ließ, sollten möglichst trocken gehalten und mit Umschlägen (aus Pflanzen, im Notfall aus kaltem Mehlbrei) behandelt werden; übrigens war auch die Naht bekannt. Zur Blutstillung dienten Hochlagerung, Kompression, Styptika, seltener das Glüheisen. Gequetschte oder gerissene Wunden brachte man dagegen zur Beförderung der Ausstoßung möglichst bald zur Eiterung. Abgesehen von individuellen und zufälligen Momenten, welche die Prognose bestimmen, betrachteten die Hippokratiker als gefährlichste Verletzungen die des Halses und der Weichen, dann die des Gehirns, Rückenmarks, Herzens, des Zwerchfells, der Leber, des Magens, Querwunden des Darms, Wunden der Harnblase, einer zu Blutfluß neigenden Ader; penetrierende Brustwunden galten als tödlich, Entzündungen der Sehnen und Muskeln sah man von unheilbarer Lähmung gefolgt, die verhängnisvollen Komplikationen des Wundverlaufs, wie Erysipel, Tetanus wurden nicht außer acht gelassen. — Meisterhafte Darstellung finden namentlich die Kopfverletzungen, von denen man fünf Arten unterschied, nämlich die Fissur (verbunden mit Kontusion), die Kontusion (ohne Fraktur und Depression), die Fraktur verbunden mit Depression, die Knochenwunde und die Fraktur durch Contre-coup. In zweifelhaften Fällen soll die Wunde erweitert werden (jedoch niemals an den Schläfen wegen Gefahr des Tetanus) oder man hat die Abschabung des Knochens mit dem Radiereisen vorzunehmen. Das wichtigste Heilmittel ist die Trepanation (gewöhnlich am 3. Tage ausgeführt), wobei die Hippokratiker bereits über vollendete Technik verfügten und den Perforativ- sowie den Kronentrepan benützten; aus Scheu vor Verletzung der Dura mater durchbohrte man den Knochen nur bis zur untersten Lamelle. Unter den Folgen von Schädelverletzungen wird der Lähmungen der entgegengesetzten Körperhälfte gedacht. — Einen Glanzpunkt der hippokratischen Schriften bildet die Lehre von den Frakturen und Luxationen. Was die Knochenbrüche anlangt, so unterschied man aus prognostischen Gründen einfache und offene, beobachtete die verschiedene Heilungsdauer (die Entstehung des Callus wurde in das Knochenmark verlegt) und gab für die Behandlung Vorschriften, welche für alle spätere Zeit mustergültig wurden. In bewundernswerter, wahrhaft rationeller Weise wird bis auf alle Einzelheiten dargelegt, wie man bei der Einrichtung (spätestens am 2. Tage), beim Verband, bei der Anlegung der Schienen (auch Hohlschienen) u. s. w. zu verfahren hat und welche Komplikationen zu verhüten bezw. zu beseitigen sind. Der typische Verband setzte sich folgendermaßen zusammen. Zunächst wurde die frakturierte Stelle mit einer kurzen und lockeren Binde bedeckt, auf die man eine lange Binde folgen ließ, die zur Fixierung der Fraktur diente. Auf diese unteren Binden kamen mit Wachssalbe bestrichene Kompressen, rund um die Bruchstelle herum und zum Ausgleich der dünneren Partien, sodann zur Deckung des Ganzen zwei lange Oberbinden, von denen eine von rechts nach links, die andere in entgegengesetzter Richtung lief. Von 3 zu 3 Tagen wurde der Verband unter Vermehrung der Bindenzahl gewechselt, am 7. Tage wurden die Schienen angelegt, welche man anfangs nur lose, später immer fester befestigte. Hierzu kamen noch für den Arm Tragbinden, für die Ruhigstellung der unteren Extremität die Hohlschiene etc. Auch Apparate für die permanente Extension waren bekannt. Hinsichtlich der komplizierten Frakturen ist es bemerkenswert, daß die Hippokratiker ebenso wie die moderne Chirurgie drei Stadien (primäres, intermediäres, sekundäres) im Verlaufe unterschieden und im intermediären Stadium (3.-7. Tag) die Vornahme operativer Eingriffe als zu gefährlich verwarfen. Zur Reposition bediente man sich verschiedener mechanischer Vorrichtungen; unter bestimmt angegebenen Indikationen schritt man auch zur Resektion hervorstehender Knochenenden. — Die Symptomatologie und Behandlung der Luxationen ist in den hippokratischen Schriften in einer Weise geschildert, welche in manchen Kapiteln kaum übertroffen werden kann. Dies gilt hauptsächlich hinsichtlich der Verrenkung des Schulter-, Hüft- und Kiefergelenkes. Manuelle und maschinelle Hilfsmittel werden sorgfältig beschrieben. Die Einrichtung des Humerus wird, während die Gehilfen Zug und Gegenzug ausüben, bewirkt mit der Hand, der Ferse, der entgegengestemmten Schulter des Arztes, dem Stabe, der Leiter; bei veralteten Luxationen kam die „Ambe“ zur Anwendung (ein Einrichtebrett, an welchem das Glied befestigt wurde, wodurch man mannigfaltige und kräftige Hebelwirkungen ausüben konnte) oder die Lehne eines hohen thessalischen Stuhles. Zur Einrichtung des Femurs diente eine komplizierte Vorrichtung (später als „Bank“ bezeichnet, Ἱπποκράτειον βάθρον), welche die Fixierung ermöglichte, während auf die luxierte Extremität durch windenartige Apparate ein sehr kräftiger Zug und Gegenzug ausgeübt wurde. Es beweist die scharfe klinische Beobachtung der Hippokratiker, daß sie die verschiedenen Arten der Verrenkungen je nach den anatomischen Verhältnissen klar erkannten, vollständige und unvollständige, erworbene und angeborene (Hüftluxation) unterschieden. Sie wußten, daß komplizierte Verrenkungen äußerst gefährlich sind, daß veraltete Luxationen wegen Ausfüllung der Gelenkflächen mit „Fleisch" oder Bildung von Pseudarthrosen der Reposition schwere Hindernisse bereiten, daß infolge anhaltender Unbeweglichkeit Muskelatrophie eintritt, infolge habitueller Humerusluxation der Arm im Längenwachstum zurückbleibt, Gelenkserkrankungen (Coxitis) spontane Luxationen bewirken u. a. — Verkrümmungen der Wirbelsäule, sei es, daß sie traumatisch oder spontan durch φύματα (Tuberkel) zu stande kommen, werden ganz sachgemäß auch mit den Folgeerscheinungen (z. B. kongestiven Abszessen) geschildert; besonders interessant ist es, daß sogar der Befund von Tuberkeln in den Lungen Kyphotischer angeführt wird. Von Klumpfüßen, die als kongenitale Luxationen betrachtet wurden, unterschied man mehrere Arten und verwendete bei der Behandlung nach rationellen Grundsätzen geeignete Verbände, Bleisohlen, Halbschuhe oder kretisches Schuhwerk (Orthopädie!).

Ueber Hernien, die am Nabel und in der Weichengegend vorkommen, findet sich in den hippokratischen Schriften wenig. Zur Beseitigung von Hämorrhoiden, welche aus einer Versetzung des Schleims oder der Galle auf die Adern des Mastdarmes erklärt wurden, bediente man sich der Kauterisation, direkt oder indirekt (wobei in eine im Mastdarm liegende Hülse ein glühendes Eisen eingeführt wurde), der Aetzung, Exzision, Durchnähung, adstringierender Suppositorien. Hier wie bei den Mastdarmfisteln kam bei der Untersuchung bezw. Behandlung der Mastdarmspiegel (κατοπτὴρ) zur Anwendung. Die Fistel, deren Tiefe mit einem frischen Knoblauchstengel gemessen wurde, brachte man durch Adstringentien (Kupferblumen) oder durch die Ligatur zur Heilung. Die hierfür nötige, verhältnismäßig schwierige Technik bezeugt die Geschicklichkeit der hippokratischen Aerzte. Der Mastdarmvorfall wurde reponiert und durch Schwamm und T-Binde zurückgehalten. — Als Ursache der sehr häufigen Lithiasis nahm man den Genuß von lehmigem und sandigem Wasser an. Der Steinschnitt scheint ebenso wie die Kastration den Empirikern überlassen worden zu sein. Abszesse in der Niere oder deren Umgebung, die auch Folge des Steinleidens sein können (mit Durchbruch nach Blase, Bauchhöhle oder Darm), wurden, sobald sich eine Anschwellung und Emporwölbung sichtbar machte, durch Nephrotomie entleert.

Geburtshilfe und Gynäkologie beruhten zum Teil auf bedeutenden Kenntnissen, welche allerdings mit naturphilosophischen Spekulationen oder voreiligen Schlüssen aus Beobachtungen an Tieren vermischt sind. Die Geburtshilfe lag fast gänzlich in den Händen der Hebammen, ärztliche Hilfe wurde nur in schwierigen Fällen herangezogen; aber auch bei den Frauenkrankheiten scheint die Untersuchung vorzugsweise von Hebammen oder kunstverständigen Frauen vorgenommen worden zu sein, der Arzt ordnete die Behandlung zumeist nur auf Grund des mitgeteilten Befundes an.

Die Hippokratiker betrachteten als normal nur die Schädellage, die sie aus der Gravitation des schweren Kopfes erklärten und kannten außer dieser die einfache und gemischte Steißlage, Schieflagen, vollkommene und unvollständige Fußlage. Bei Geburten in vollkommener Fußlage verhielten sie sich passiv, sonst kamen Schüttelung der Kreißenden, Wendung durch äußerliche, innerliche oder gemischte Handgriffe in Betracht. Armvorfall bei Schieflage galt als Zeichen des Fruchttodes und indizierte die Embryotomie, welche mit einem Zermalmer und Haken ausgeführt wurde. Nicht erwähnt sind Gebährstuhl, Zange, Kaiserschnitt, Nabelunterbindung. Zur Entfernung der zögernden Nachgeburt hatte man folgendes Verfahren. Die Frau mußte auf einem durchlöcherten Stuhle (λάσανον oder δίφρος), der sonst auch zu Scheidenräucherungen diente, sitzen, während das Kind, dessen Nabelschnur ungetrennt blieb, auf Schläuche gelegt wurde, die sich mit Wasser gefüllt, auf dem Boden befanden; sodann stach man die Schläuche an, so daß ihr Inhalt allmählich abfloß, wodurch das Kind sich senkte und durch langsamen Zug seines Eigengewichtes die Placenta zur Lösung brachte. Eine Reihe von Krankheitsgeschichten bezieht sich auf Puerperalfieber, das man von Zurückhaltung der Lochien ableitete. — Als wesentliche Ursache des Abortus, von dem man wußte, daß er sich sehr häufig zu der gleichen Zeit der Schwangerschaft wiederholt, galt das Mißverhältnis zwischen der Entwicklung der Frucht und dem Wachstum des Uterus; verschiedene, mittels Sonden lokal applizierte Arzneien, Pessarien oder die Erzeugung von Fettleibigkeit, sollten vorbeugend wirken. Sehr häufig suchte man den Abortus künstlich durch Abtreibungsmittel, deren es (ebenso wie Mittel zur Verhütung der Konzeption) eine ganze Menge gab, herbeizuführen oder durch mechanische Erschütterung. So riet z. B. der Verfasser von de natura pueri in einem bestimmten Falle, wiederholt in die Höhe zu springen und hierbei mit den Fersen an die Hinterbacken anzuschlagen. — Das Kapitel der Frauenkrankheiten ist von den knidischen Autoren sehr eingehend behandelt. Erwähnung finden Geschwüre und Verwachsung der Schamlippen, Amennorrhöe (Einlage von mit Harz, Kupferblüte und Honig imprägnierte Pessarien), verschiedenartige Flüsse (diätetische Behandlung, adstringierende Suppositorien, Schröpfen, Brechmittel etc.), Verengerung des Orificium uteri (medikamentöse Pessarien), Blutungen, Entzündung, Prolaps, Lageveränderung, Senkung, Hydrops, Karzinom des Uterus; die Behandlungsarten, namentlich soweit sie gegen die als Folgeerscheinung auftretende Sterilität gerichtet sind, zeichnen sich durch große Reichhaltigkeit aus (Pessarien, Injektionen, Räucherungen etc.). Die hysterischen Beschwerden sollten durch Wanderungen des Uterus (nur so schien die proteusartige Symptomatologie, z. B. das Gefühl des Globus, erklärlich) zu stande kommen. Um den Uterus an seinen normalen Platz zurückzubringen (wobei die Empirie ganz richtig vorging, nur die Theorie verfehlt war), verwendete man mechanische Mittel (z. B. Druck,

Bandagen) oder Räucherungen mit übelriechenden Substanzen, die man auf die Nase, oder wohlriechenden Stoffen, die man auf die Scheide einwirken ließ. Durch erstere sollte der Uterus abgeschreckt, durch letztere angelockt werden. Die Räucherungstherapie (auch angewendet, um die Konzeptionsfähigkeit zu bestimmen, je nachdem der Geruch von der Scheide zum Kopf dringt oder nicht) sowie viele der Mittel zur Erkennung der Fruchtbarkeit und Schwangerschaft, zur Verhütung der Konzeption, erinnern lebhaft an ägyptisch-orientalische Vorbilder.

Auch der Kinderheilkunde ist im Corpus Hippocraticum ein Plätzchen eingeräumt. Mißbildungen, kongenitale Luxationen, verschiedene Mundkrankheiten (Aphthen, Soor), Krämpfe, Ausschläge des Kopfes, Ohren- und Nasenkatarrh, Husten, Verstopfung u. a. werden beschrieben, Hydrocephalus acutus und Diphtherie wenigstens angedeutet.

Die Augenheilkunde der Hippokratiker war, soweit die Erkrankungen der äußeren Teile des Sehorgans in Betracht kommen, ziemlich hoch entwickelt: dem Verständnis der Pathologie des inneren Auges stand dagegen der Mangel anatomischer Kenntnisse entgegen.

Aeußere Augenkrankheiten beschrieben die Hippokratiker sorgfältig. Sie kannten akute und chronische Konjunktivitis, bösartige Blennorrhöen, Trachom, Pterygium, Lidrandentzündung, Gerstenkorn, En- und Ektropium, Trichiasis, Hornhautgeschwüre, Strabismus. Sie erwähnen das Schwarzwerden und Flimmern vor den Augen, Nystagmus, Nyktalopie, das Halbsehen bei Gehirnaffektionen, hingegen besaßen sie über die Erkrankungen der brechenden Medien ganz unklare und falsche Vorstellungen. Bläuliche Färbung der Pupille deutet auf Altersstar, „Amblyopie“ ist durch Schleimfluß vom Gehirn bedingt, „Amaurose“ entsteht bei Fieber, Blutverlusten und nach Verwundung der Augenbrauengegend. Abgesehen von den operativen Eingriffen bei Geschwülsten, Anomalien des Tarsus und Hypopion und der mechanisch-chemischen Reizung der Schleimhaut (Schaben, Aetzen, Brennen) wurde die Therapie besonders der schweren entzündlichen Formen und der Amblyopie von der Idee getragen, daß die Sehstörungen von dem krankhaften Herabfließen des Schleimes aus dem Gehirn zu stande kommen. Außer Abführmitteln verwendete man deshalb chirurgische Verfahren, welche den Schleimfluß heilen, den Zufluß krankhafter Stoffe zum Auge (durch Verschluß der Gefäße) verhindern, die Wasseransammlung im Gehirn entleeren sollten; solche Verfahren waren die wiederholte Applikation zahlreicher, bis auf den Knochen dringender Einschnitte in die Kopfhaut, die Kauterisation der vor dem Ohre liegenden, „fortwährend pulsierenden“ Adern, die Trepanation.

Die Otologie konnte wegen mangelnder anatomischer Einsicht nur auf niederer Stufe verharren, überrascht aber durch die Kenntnis mancher Wechselbeziehungen zwischen Ohrerkrankungen und dem Gesamtorganismus; die Behandlung des Hämatoms der Ohrmuschel, der Knorpelfraktur, der Ohrenflüsse und Ohreneiterungen (z. B. nach Gehirnerkrankungen) findet eingehende Darstellung.

Die Dogmatiker.

Der Hippokratismus in seiner reinsten Auffassung dauert, wenn auch von wenigen wahrhaft verkörpert, unabhängig von Doktrinen, über alle Zeiten hinweg; im historischen Verlauf der griechischen Heilkunde bedeutete er nur einen allzu rasch entschwindenden Traum, dem alsbald wieder eine Wirklichkeit von schrillen Dissonanzen folgte. Aus der hippokratischen Medizin, welche eine Fülle keimfähiger Gedanken in sich barg und die früher widerstrebenden Richtungen zu dem gemeinsamen praktischen Endzweck glücklich verschmolz, lösten sich nach und nach einzelne Ideen und Methoden los, um in selbständiger Eigenentwicklung vorübergehend die Oberherrschaft im medizinischen Denken oder ärztlichen Handeln zu erlangen. Neue Einflüsse traten hinzu, die Einheit machte einer Vielheit von Systemen Platz, von denen die meisten wohl den traditionellen Zusammenhang mit dem „Vater der Heilkunst" aufrecht zu halten suchten, während tatsächlich, mit zunehmender Entfernung, Hippokrates zu einem bloßen Begriffe herabsank, welcher willkürlich mit fremden Gedanken erfüllt wurde.

Ungetreu der nüchternen, rein klinischen Denkweise des großen Koers, zeigt sich ein ansehnlicher Teil der hippokratischen Schriftensammlung vom Geiste der Spekulation erfüllt und beweist, daß schon die Schüler und Enkelschüler das Ziel verfolgten, die praktischen Prinzipien des Hippokratismus mit aprioristischen Ideen naturphilosophischen Ursprungs wieder in Einklang zu setzen oder die koischen Fundamentalgedanken durch physiologisch-pathologische Theoreme anderer Schulen zu erweitern. Im Streben über den Meister hinauszudringen, seinen empirischen Sätzen ein pseudo-wissenschaftliches Mäntelchen umzuhängen, nahm man mehr oder minder Unwesentliches, das ihm nur als Hilfslinie diente, für die Hauptsache und verlor dabei nur zu oft den Kernpunkt seiner Lehre aus den Augen. Wie früh dies geschah, zeigt die dogmatische Formulierung der Humoralpathologie durch Polybos und die Tatsache, daß Söhne und Enkel, sowie die unmittelbaren Jünger des Hippokrates, Apollonios und Dexippos, jene Reihe von Aerzten eröffneten, welche den Nachdruck auf theoretisierende Reflexionen legten und der Medizin des 4. Jahrhunderts v. Chr. eine spekulative Färbung verliehen. Dogmatiker (λογικοί), von Galenos und allen späteren Geschichtschreibern genannt, ergänzten wohl die führenden Forscher das überkommene empirische Material nicht unbeträchtlich oder taten, was besonders anzuerkennen ist, die ersten Spatenstiche zur Begründung der Hilfswissenschaften — die Anhänger aber frönten zumeist allein der unheilvollen Systemsucht, erblickten in dem geistvollen, aber unfruchtbaren Spiel mit den Begriffen der Säfte- und Qualitätenlehre die Hauptsache und zwängten vorschnell, nicht ohne Beeinflussung der Therapie, die überkommenen Erfahrungsergebnisse in die engen Schablonen ihres Denkens. Von den Werken der dogmatischen Schule geben uns nur Zitate und Fragmente einige Kunde.

Thessalos, der Sohn des Hippokrates, später Leibarzt des Mazedonierkönigs Archelaos soll medizinische Schriften verfaßt haben; er nahm den Ueberfluß der Galle und namentlich des Schleims als Krankheitsursache an. Der Sohn des Thessalos, Hippokrates III., war ein Anhänger der platonischen Philosophie. — Dexippos (Anfang des 4. Jahrhunderts v. Chr.) und Apollonios waren schriftstellerisch tätig, ersterer schrieb ein ärztliches Werk in einem Buche, „Prognosen" in zwei Büchern und leitete die Krankheiten von den Anomalien der Galle und des Schleims her. Wenn die Galle und der Schleim schmelzen und flüssiger werden, entstünden daraus Lymphe und Schweiß; wenn sie aber faul würden und sich verdickten, brächten sie Ohrensausen, Schnupfen und Triefaugen; wenn sie durch Eintrocknen fest geworden, so entstünden Fett und Fleisch u. s. w. (Anonym. Lond. cap. 15). Apollonios und Dexippos gaben den Fiebernden nur äußerst geringe Mengen von Nahrung und genau bemessene minimale Quantitäten von Flüssigkeit zum Trinken. Noch weiter ging ihr Zeitgenosse Petronas in der „dogmatischen" Fieberbehandlung; er bedeckte die Fieberkranken mit vielen Kleidern, um Hitze und Durst zu erzeugen, beim Nachlaß gab er dann kaltes Wasser zu trinken, um Schweiß hervorzurufen. Trat dieser nicht ein, so mußte der Kranke noch mehr kaltes Wasser zu sich nehmen, und es wurde versucht durch Erregung von Erbrechen oder Abführen (durch Salzlake) das Fieber zu vertreiben. Hinsichtlich seiner Theorien sei hervorgehoben (nach Anonym. Lond.), daß er die Krankheiten durch Ueberfüllung oder schlechte Mischung der Grundstoffe verursacht sein ließ, wobei das Kalte oder Warme mit den Ergänzungsstoffen des Trockenen und Feuchten abnorm überwiege. Anklingend an Philolaos betrachtete er die Galle nicht als Ursache der Krankheiten, sondern als Krankheitsprodukt.

Das Schicksal, welches dem Hippokratismus durch seine Anhänger zu teil wurde, gleicht vollkommen dem Umwandlungsprozeß, welcher die Lehre des Sokrates durchsetzte und ihr in Gestalt der Systeme der Kyniker, Kyrenaiker, Megariker, namentlich aber in Form der Philosophie Platons eine im tiefsten Grunde verschiedene Prägung verlieh. Auch hier, im Kreise der Jünger und Enkeljünger des Sokrates, empfand man die Prinzipien des Meisters ergänzungsbedürftig und beruhigte sich nicht mehr mit jener Einschränkung des Forschungsgebietes auf die Ethik, welche weise Selbstbeschränkung vorgezeichnet hatte; die sokratische Begriffszergliederung wurde jetzt vielmehr das Mittel, um mit kritisch geschultem Urteil die physischen oder metaphysischen Spekulationen der naturphilosophischen Vorgänger wieder aufnehmen und fortführen zu können. Und nicht zum mindesten beruht die überragende Größe des Platon auf der genialen Kombination und innigen Verschmelzung des Sokratismus mit den Ideen der Eleaten, des Herakleitos, des Anaxagoras, Empedokles und Pythagoras!

Aus einer Wurzel entsprossen, parallel verlaufend, traten Philosophie und Heilkunde wieder in nahe Beziehung, indem erstere neuerdings die Natur zum Objekt ihrer Spekulation wählte, letztere, wenn auch nicht mehr ohne Befragung der ärztlichen Erfahrung, manche Leitsätze aus den Systemen der großen Denker herübernahm. Gerade Platon (427-347 v. Chr.), der den Arzt Hippokrates wegen seiner idealen Ethik und weitblickenden Naturauffassung außerordentlich hoch bewertete und dessen Methode (wiewohl nicht ganz im Sinne ihres Urhebers) als Muster hinstellte (Phaidros), anderseits selbst physiologische und pathologische Probleme in den Bannkreis seines weltumspannenden Denkens zog, bringt das Wechselverhältnis beider Wissenszweige an verschiedenen Stellen, namentlich aber in der Schrift „Timaios" in besonderem Maße zum Ausdruck. Darf man auch der platonischen Philosophie keinen starken Einfluß auf die zeitgenössische Medizin zusprechen — dieser machte sich erst viel später geltend, nachdem das System unter den Händen der Nachfolger seine ursprüngliche Reinheit eingebüßt hatte —, so gewähren doch die einschlägigen Darlegungen des Philosophen einen höchst belehrenden Einblick in die damalige Kenntnis des Körperbaues und die Auffassung von Leben und Krankheit.

Von den physiologisch-pathologischen Spekulationen Platons seien hier nur einige mitgeteilt, welche den Zusammenhang mit der älteren Naturphilosophie und mit den Vorstellungen der Aerzte klar durchblicken lassen. — Platon betrachtete die Erfahrungswelt unter dem Gesichtspunkte, daß darin die Urbilder der Ideenwelt in immer vollkommenerer Weise realisiert werden, und suchte die letzte Ursache für die Gestaltung der Materie in der Idee des Guten, d. h. der Gottheit. Der höchste Verstand schafft aus der chaotischen Materie die vier Elemente, welche ihre Eigentümlichkeiten der besonderen Zusammensetzung von Elementardreiecken zu bestimmten Grundfiguren verdanken. Das Feuer besitzt als Grundfigur die Pyramide, die Luft das Dodekaeder, das Wasser das Ikosaeder, die Erde den Würfel. Der Körper des Menschen ist nach den Zwecken der unsterblichen Seele geschaffen, welche eine Emanation der absoluten Intelligenz darstellt. Bindeglied zwischen Körper und Seele ist das Mark, in dessen feinsten kugelförmigen (also am vollkommensten gestalteten) Anhang, dem Gehirn — das auch als Samenbereitungsstätte dient —, der Verstand wohnt, während die sterblichen, niederen Bestandteile der Seele, das Gemüt und die Begierde, ersteres in der Brust, letztere im Bauche sitzen. Unter den Werkzeugen der Seele werden zuerst die Augen gebildet; das Sehen erfolgt durch das Zusammentreffen des inneren, aus den Augen strömenden und des äußeren Feuers, das Hören durch Erschütterung der Luft, die sich dem Gehirn und Blute bis zur Seele mitteilt u. s. w. Das Leben ist an das Feuer gebunden, welches dem Pneuma entstammt und dem Blute innewohnt. Dieses wird mit Heftigkeit durch alle Glieder herumgetrieben, ernährt den Körper und besitzt als Quelle das Herz, die Verknüpfungsstelle aller Adern. Abkühlend auf die Hitze des Herzens wirken die Lungen, welche nicht nur Luft, sondern auch zum Teil die getrunkenen Flüssigkeiten aufnehmen. Letztere gelangen von den Lungen zu den Nieren und zur Blase. Der Mechanismus der Respiration erklärt sich aus dem horror vacui, die spezifische Ernährung der Teile kommt nach dem Gesetze der Anziehung des Gleichen zu stande. Die Leber — Sitz des Divinationsvermögens — spiegelglatt und glänzend, gestaltet das aus dem Kopfe Herabkommende durch ihre süße und bittere Eigenschaft (Galle) entsprechend um. In inniger Beziehung zu ihr steht die Milz, welche zur Aufnahme der Unreinigkeiten dient und daher in Krankheiten anschwillt. Die Verdauung wird durch das eingeatmete Feuer vermittelt, die Gedärme verlaufen in Windungen, damit die Speisen nicht zu schnell hindurchgehen. Knochen und Fleisch entstehen aus dem Marke; beide schützen dasselbe vor Hitze und Kälte. Ein Mittelding zwischen Knochen und Muskeln sind die Sehnen, wie schon die Mischfarbe Gelb aus Rot und Weiß anzeigt; sie bezwecken das Zusammenhalten und die Bewegung der Gelenke. — Schimmern schon in diesen Spekulationen die Theorien der naturphilosophischen Vorgänger deutlich hindurch, besonders des Pythagoras, Empedokles, Philolaos, Anaxagoras und Heraklit, erkennt man auch den hippokratischen Einschlag, so wird die Beeinflussung noch deutlicher in der Platonischen Krankheitslehre. Als ätiologische Momente kennt der Philosoph von außen kommende oder selbstverschuldete, wie Unmäßigkeit in der Ernährung, Mißverhältnis zwischen Bewegung und Nahrungsaufnahme, Exzesse im Geschlechtsgenuß etc. Die pathogene Grundlage bilden Mangel, Ueberfluß oder Heterotopie von Pneuma, Galle und Schleim, oder das Mißverhältnis der vier Elemente. Die Epilepsie entsteht durch die Vermischung von Schleim und schwarzer Galle. Entzündungen, Durchfälle und Ruhr beruhen auf Verirrungen des Schleims, die gefährlichsten Krankheiten rühren von Verderbnis des Markes her. Besonders zu bemerken ist es, daß Platon viele Affektionen von Störungen der Pneumabewegung (Verstopfung der Kanäle der Luft durch Flüsse) ableitet, namentlich Schmerzen und Krämpfe von der Ansammlung (um die Gefäße) oder dem Eindringen der Luft (in das feste Fleisch), und daß er den Typus der vier Fieberarten aus dem Vorwalten der Elemente erklärt, d. h. die Continua durch Feuer, die Quotidiana durch Luft, die Tertiana durch Wasser, die Quartana durch Erde entstehen läßt. Die Ursache der Geisteskrankheiten sind schlechte Erziehung oder körperliche Anomalien. Arzneien im richtigen

Zeitraume angewendet, namentlich aber Diät und Gymnastik bewirken die Heilung.

Platons Spekulationen gewinnen dadurch noch erhöhtes Interesse, weil sie neben den koisch-hippokratischen Lehren bereits den wachsenden Einfluß der sizilischen Schule (vergl. S. 171) erkennen lassen. Aus der Lebensgeschichte des Philosophen wissen wir, daß Platon den Wortführer dieser Schule, Philistion von Lokroi, einen auch um die Botanik[72] verdienten Arzt, in Syrakus zugleich mit dem Staatsmann Timaios am Hofe des Dionysios kennen gelernt hatte, und mancherlei Anzeichen sprechen überdies dafür, daß derselbe später vorübergehend in Athen verweilte — ein Umstand, der gerade für die fernere Theoriebildung der Dogmatiker von besonderer Bedeutung wurde.

Philistion hing den Grundsätzen des Empedokles mit besonderer Treue an. Der Körper ist aus den vier Elementen, bezw. den entsprechenden vier Qualitäten zusammengesetzt, seine Gesundheit beruht auf dem richtigen Atmen und Luftwechsel durch die Hautporen. Zweck der Atmung ist die Abkühlung der dem Herzen eingepflanzten Wärme. Die Ursache der Krankheiten liegt in äußeren Einflüssen (Trauma, Temperatureinwirkung etc.), im Uebermaß oder Mangel einer Elementarqualität oder in Störungen der Atmung. Im Geiste der sizilischen Schule führte Philistion wahrscheinlich die kontinuierlichen Fieber auf das Feuer, die Quotidiana auf die Luft, die Tertiana auf das Wasser, die Quartana auf das Wasser zurück und legte in der Therapie den Hauptwert auf die Diät, über welche er, ebenso wie über Chirurgie eigene Schriften verfaßte.

Philistion war die Rolle beschieden, den Forschungsergebnissen und Theoremen seiner Schule durch den Verkehr mit tonangebenden Vertretern anderer Richtung größere Verbreitung zu sichern und hierdurch indirekt durch mancherlei Umgestaltungen die Verschmelzung der sizilischen mit koischen und knidischen Doktrinen anzubahnen.

Was die Knidier anlangt, so wissen wir, daß Eudoxos aus Knidos (der Jüngere), ein noch mehr als Astronom und Geograph berühmter Arzt, auf seinen Reisen nicht allein Hellas und Aegypten, sondern auch Italien und Sizilien besuchte, woselbst er mit Philistion in Berührung kam. Die vielerlei Einflüsse, die sein medizinisches Denken hierbei im Umgang mit ägyptischen Priestern, Pythagoreern und italischen Aerzten erfuhr, treten namentlich bei seinem Schüler und Reisebegleiter Chrysippos von Knidos hervor, der seine Kenntnisse nicht am wenigsten gerade unter Leitung des Philistion besonders erweiterte. Chrysippos dankte ihm wahrscheinlich den Sinn für anatomische Zergliederung, und mag sowohl unter dem Eindrucke der sizilischen als auch ägyptischen Lehren ein entschiedener Anhänger der pneumatischen Richtung in der Pathologie, ein Vorkämpfer für diätetisches Verfahren in der

Therapie geworden sein. Die Vorliebe des Chrysippos für Drogen, welche er in Aegypten schätzen lernte, seine Verwerfung des Aderlasses (Blut: Sitz der Seele) und der Abführmittel, an deren Stelle er Brechmittel, Klistiere und „das Binden der Glieder" (Umwicklung der Arme und Beine bei Plethora oder Blutungen, um die Blutüberfüllung herabzusetzen) empfahl, das Verbot des Trinkens in fieberhaften Zuständen, sowie manche andere seiner Methoden oder Anschauungen gewannen Anhängerschaft und beeinflußten viele der späteren Aerzte.

Chrysippos nahm Gehirn und Herz als mit Pneuma erfüllt an, betrachtete das Herz als Ursprung aller Gefäße und Nerven und bezeichnete abnorme Pulssteigerung als Hauptsymptom des Fiebers. Bei Wassersucht wendete er Schwitzkästen an. Ueber die Gemüse und über die Diätetik schrieb er eigene Abhandlungen. Unter seinen Schülern ragen besonders Aristogenes, Leibarzt des Antigonos Gonatas, berühmt als Anatom und Therapeut, Medios und Metrodoros, der Lehrer des Erasistratos, hervor.

Auch die hippokratische Schule konnte sich dem Ideenkreise Philistions nicht entziehen, wie dies bei ihrem vornehmsten Vertreter in der ersten Hälfte des 4. Jahrhunderts, Diokles von Karystos, bedeutsam hervortritt. Die Trümmer, welche von seinen vielseitigen Schriften auf uns gekommen sind, lassen manche Uebereinstimmung mit Platon erkennen und weisen auf den gemeinsamen Ursprung der Parallelstellen — auf den sizilischen Denker. Freilich wurde der erfahrene und nüchtern prüfende Arzt von Karystos, der sich wegen seiner Menschenfreundlichkeit und wissenschaftlichen Durchbildung bei den Mitbürgern den Namen des ἄλλος Ἱπποκράτης erwarb, kein blinder Anhänger, sondern entnahm in kritischer Auslese nur jene Elemente der fremden Lehre, welche ihm als nützliche Ergänzung oder Berichtigung der koischen Auffassung erschienen und mit der eigenen Forschung, an der er es nicht fehlen ließ, vereinbar waren.

Diokles aus Karystos, der Sohn des Arztes Archidamos, gründete sein Wissen auf das Studium der hippokratischen Schriften, unternahm aber auch Reisen, um seine Kenntnisse in der Fremde und an verschiedenen Pflegestätten der ärztlichen Kunst zu erweitern und wirkte, wie es scheint, durch längere Zeit am Zentralsitze der hellenischen Bildung, in Athen. Im attischen Dialekt verfaßte er eine ansehnliche Reihe von vortrefflichen Werken, welche zum Teil ähnliche Titel trugen wie die hippokratischen, sich wie diese auf die verschiedensten Gebiete bezogen und Jahrhunderte hindurch als belehrende Quelle dienten. Der größte Arzt nach Hippokrates — secundus aetate famaque, wie Plinius ihn rühmte — wandte Diokles neben der Klinik bereits den Hilfswissenschaften, der Anatomie, Entwicklungsgeschichte, Arzneimittel- und Giftlehre besondere Aufmerksamkeit zu und gab, zwar nicht frei von Systemsucht, der

Spekulation ein Gegengewicht in Form tatsächlicher Beobachtungen oder praktisch erworbener Erfahrungen.

Seine fleißigen Tierzergliederungen, deren Ergebnisse Diokles in einem Spezialwerke über Anatomie niederlegte, bereicherten diese Wissenschaft in einer Weise, wie dies seit Alkmaion nicht geschehen war. Namentlich befaßte er sich mit dem Gefäßsystem, betrachtete das Herz als Quelle des Blutes, und unterschied zwei Grundstöcke, die παχεία ἀρτηρία (Aorta), welche sich bis zu den Nieren und der Blase erstreckt, und die κοίλη φλὲψ (Hohlader); aus beiden gehen die „Adern" hervor. Von Venen beschreibt er mehrere als seine Vorgänger, die Nerven wußte er ebensowenig wie diese von den Gefäßen zu trennen. Er erwähnt „Gänge", die von der Leber zur Gallenblase führen, den „Magenmund", „Blinddarm", die Blindarmklappe, die Ureteren, die Eierstöcke und Eileiter. An dem Irrtum der Kotyledonen der Gebärmutter hält er noch fest. In großem Ansehen standen lange Zeit seine embryologischen Angaben, wonach am 9. Tage Blutpunkte, am 18. Bewegung des Herzens, am 27. schwache Spuren von Rückenmark und Kopf in einer schleimigen Membran erkennbar seien. Die Physiologie ist stark von der sizilischen Schule beeinflußt. Das Herz (linke Kammer) ist der Sitz der Seele vermöge des eingepflanzten Pneumas, welches Bewegung und Sinneswahrnehmung bewirkt. Vermittels der Atmung, welche auch zur Kühlung des Herzens dient, wird das Pneuma erneuert und verbreitet sich in den Adern mit dem Blute zum Gehirn und zu allen übrigen Teilen des Körpers. Die Ernährung erfolgt durch das Blut, das in der Leber bereitet wird, die Verdauung im Magen ist eine Art von Fäulnisprozeß, unterhalten durch die eingepflanzte Wärme, der Ueberschuß der Nahrung gelangt in Darm und Blase, wird aber auch als Schweiß und Ausdünstung ausgeschieden.

Wie über Anatomie und Physiologie schrieb Diokles auch über tödliche Gifte und Pharmakologie besondere Bücher. Sein ῥιζοτομικόν = Wurzelschneidebuch, das älteste Kräuterbuch der Griechen, enthielt wichtige Angaben über Vorkommen, Kennzeichen, Nährwert, medizinische Wirkungen der Pflanzen und wurde von allen späteren Autoren eifrig benützt.

Von erkenntnistheoretischer Bedeutung ist es, daß Diokles insofern über Hippokrates hinauszudringen suchte, indem er auf Grund anatomisch-physiologischer Betrachtungen die Fragen nach dem kausalen Zusammenhang der Symptome, nach dem Krankheitssitz aufzurollen begann. Bemerkenswert ist in dieser Hinsicht seine Behauptung, Fieber sei nur ein Folgesymptom anderer Krankheitsvorgänge (z. B. von Wunden, Entzündungen, Verstopfung der Pneumawege etc.), ferner die Unterscheidung einer Leber- und Milzform des Ascites, die Trennung der

Pleuritis von der Pneumonie, welch letztere in den Gefäßen der Lunge lokalisiert sein sollte, die Trennung des Dünndarmverschlusses vom Dickdarmverschluß. Es ist begreiflich, daß derartige Versuche, die Bahn der exakten Naturwissenschaft zu beschreiben, von Irrtümern gekreuzt wurden, wie dies namentlich zum Ausdruck kommt, wenn Diokles in Gefolgschaft der bestechenden sizilischen Pneumalehre die Geisteskrankheiten im Herzen lokalisiert (weil das Pneuma seinen Zentralsitz an der Vereinigungsstelle der luftführenden Gefäße, d. h. im Herzen, besitze). Solche theoretische Abirrungen hatten aber bei Diokles keinen Einfluß auf die praktische ärztliche Tätigkeit, denn hierin verknüpfte ihn ein untrennbares Band mit Hippokrates. Wie dieser pflegte er ganz besonders die Semiotik, die Prognostik (wobei auf Jahreszeit, Klima, individuelle Lebensweise u. s. w. geachtet wurde) und vertrat den therapeutischen Grundsatz, daß ein örtliches Leiden ohne Berücksichtigung des Gesamtzustandes nicht geheilt werden könne.

Die Pathologie des Diokles erweist sich als eine Art von Kompromiß zwischen koischen und sizilischen Theorien. Sie basiert auf der Annahme von der Bedeutsamkeit zweier Faktoren für das organische Getriebe, des Pneumas und der vier Elemente oder Qualitäten. Unter der Einwirkung der Elementarqualitäten gehen aus der Nahrung Blut, Schleim, gelbe und schwarze Galle hervor, welche Diokles zwar als Kardinalsäfte, nicht aber als letzte Grundelemente des Körpers auffaßt. Krankheiten entstehen, abgesehen von äußeren Schädlichkeiten, durch Anomalien der Elementarqualitäten oder Störungen in der Bewegung des Pneumas. Die kontinuierlichen Fieber leitete Diokles von Verderbnis der gelben Galle, die Quotidiana vom Schleim, die Tertiana vom Blut, die Quartana von der schwarzen Galle her (vergl. den Unterschied gegenüber Platon bezw. Philistion). Das Schwitzen betrachtete er als Zeichen beginnender oder schon eingetretener Erkrankung und als Folge mangelhafter Verdauung. — Entzündung ist eine Verstopfung der Blutgefäße. — Phrenitis galt ihm als Zwerchfellentzündung, Melancholie entsteht durch Ansammlung der schwarzen Galle im Herzen (nach koischer Lehre im Gehirn), Melancholie durch Kochung des Herzblutes ohne Verstopfung (nach koischer Lehre durch Anhäufung der gelben Galle im Gehirn), Lethargus rühre vom Festwerden des Blutes um Herz und Gehirn her, Epilepsie und Apoplexie würde durch Verstopfung der Aorta mit Schleim verursacht. — Mit großer Sorgfalt bearbeitete er die Chirurgie (eigene Schriften über die ärztliche Werkstätte, über Verbandlehre) und Gynäkologie, letztere in einem vielleicht 12 Bücher umfassenden Werke. Unter den Ursachen der Sterilität beschreibt Diokles Schiefstand des Uterus, wie er aus Sektionen an Mauleselinnen schloß, die Dystokie leitete er von abnormer Stellung, Verhärtung, Verschluß des Muttermunds, von abnormer Größe, mangelhafter Ausbildung oder vom Tod der Frucht her. Zur Behebung des Prolapses trieb er Luft in den Uterus und legte nach dessen Aufrichtung geschälte und in Essig getauchte Granatäpfel ein. — In den diätetischen Schriften stellte er sich gänzlich auf den echt hippokratischen Standpunkt und gab genaue Vorschriften für jede Tagesstunde, für den Morgenspaziergang, für das Waschen, Zähneputzen, für die Lagerung, Wanderungen u. s. w. Im Gegensatz zu seinem Vater Archidamos bekämpfte er in einer dessen Namen tragenden Schrift die trockenen Friktionen und empfahl an deren Stelle ölige Einreibungen.

Von Diokles ausgehend, aber mit schärferer Nüancierung der neuen Richtung wirkte sein Zeitgenosse, Jünger und Nachfolger in der Leitung der dogmatischen Schule, Praxagoras von Kos (Blütezeit um 340 bis 320 v. Chr.). Bei ihm sehen wir bereits von manchen vorsichtigen Andeutungen des Diokles die rücksichtslose, für die Praxis nicht immer heilvolle Konsequenz gezogen. Die zahlreichen Schriften des Praxagoras bezogen sich vorzugsweise auf Anatomie und Physiologie, Arzneimittellehre, Diagnostik, Diät und Gymnastik.

Wie für Diokles war auch für Praxagoras das Herz Sitz der Seele, durch das Pneuma Zentralstelle der Empfindung. Praxagoras hob aber bereits die früher nur angedeutete Unterscheidung der Venen und Arterien klar hervor, behauptete, daß nur die ersteren Blut führen, während die letzteren ausschließlich mit Luft erfüllt sein sollten, und ließ die (allerdings noch mit Sehnen und Blutgefäßen zusammengeworfenen) Nerven als Träger der Empfindung vom Herzen entspringen. Die Körperwärme faßte er nicht als eingepflanzt, sondern als erworben auf, wodurch er nicht allein die damals herrschende Atmungslehre empfindlich erschütterte, sondern auch zu den späteren mechanistischen Theorien den Grund legte. Der Puls beruhe auf der aktiven Tätigkeit, auf der eigentümlichen Schlagkraft der Arterien. — Das Gehirn bezeichnete er als bloßen Anhang des Rückenmarks.

Das interessanteste Moment liegt darin, daß Praxagoras die diagnostische Differenzierung der Krankheiten, die kausale Erklärung der Symptome und ihrer Zusammenhänge, die Kenntnis der Folgekrankheiten durch Heranziehung der exakten Forschung neben allerdings überwiegender Spekulation auszubilden unternahm — ein Streben, das ebenso wie bei Diokles in der Verfeinerung der medizinischen Kunstsprache deutlichen Ausdruck fand. Beispiele seiner lokalpathologischen Tendenzen war die Lokalisation der Fieber in die Hohlvene, die Verlegung der Geisteskrankheiten ins Herz, die Erklärung der Epilepsie aus Arterienverstopfung durch Schleim, die Mitteilung lokalpathologischer Befunde bei Pleuritis. Mit voller Erkenntnis seiner Bedeutung erhob Praxagoras zuerst den Puls zum wertvollen diagnostischen Hilfsmittel und ließ sich in der Therapie (namentlich in der Chirurgie) von anatomisch-physiologischen Gesichtspunkten zu allerdings oft sehr radikalen Maßnahmen leiten.

Die Pathologie des Praxagoras war ihrer Grundlage nach koisch, knüpft aber an die ältere vorhippokratische Säftelehre (Alkmaions) von neuem an, indem statt der vier dogmatischen Kardinalflüssigkeiten freilich nicht minder doktrinär 11 Säfte unterschieden wurden, die nach Farbe, Geschmack oder Konsistenz die Bezeichnung süß, gleichmäßig gemischt, glasartig, sauer, laugig, salzig, bitter, lauchgrün, eigelb, schabend und stockend zugesprochen erhielten. — Was die Pulslehre betrifft — zuerst soll dieselbe Aigimios von Elis in einer besonderen Schrift dargestellt haben —, so trennte Praxagoras den normalen Puls (σφυγμός) vom krankhaften und unterschied hierbei das Hämmern (παλμός) und Zittern (τρόμος). — Die Diätetik des Diokles ergänzte er noch weiter und beschäftigte sich auch mit Fragen der Gymnastik. Beispiele seiner heroischen Behandlungsweise sind die Anwendung scharfer Klistiere bei Phrenitis, von Klistieren, Schwitzmitteln und Aderlaß bei Angina, von kräftigen Diureticis bei Hämorrhagie und Hydrops, von Brechmitteln (Rettichsaft) bei Ileus. Noch eingreifender war seine Chirurgie: bei Volvulus Pressen der Eingeweide mit der Hand und, wenn dies erfolglos, Aufschneiden des Dickdarms behufs Entleerung vom Kote.

Anhänger und Schüler verfolgten die Bahn, welche Chrysippos, Diokles und Praxagoras vorgezeichnet hatten. Auf dem Gebiete der Anatomie und Arzneimittellehre, in der Diätetik wurde manches geleistet, was später zum wissenschaftlichen Aufbau benützt werden konnte. Xenophon von Kos, Pleistonikos, Philotimos, Mnesitheos und Dieuches von Athen werden von den späteren Autoren in dieser Hinsicht gerühmt, Euenor von Argos scheint sich als Therapeut, besonders in der Geburtshilfe und Augenheilkunde, ausgezeichnet zu haben.

Xenophon von Kos, Schüler des Praxagoras, erwarb sich Verdienste um die anatomische Nomenklatur, Pleistonikos, Philotimos (Beschreibung der Tuben; Gehirn = unnützer Anhang des Rückenmarks) und Dieuches werden von Galen als gute Anatomen erwähnt. Mnesitheos schrieb eine medizinische Enzyklopädie und versuchte eine Klassifikation der Krankheiten. Numenios von Herakleia (Schüler des Dieuches) schrieb medizinische Lehrgedichte z. B. über giftige Tiere (θηριακά).

Die Pathologie der „Dogmatiker" war zum größten Teile auf Spekulation aufgebaut, welche nicht allein die Therapie in ihren Strudel mit fortriß, sondern gewiß auch die Nüchternheit der Beobachtung am Krankenbette zu Gunsten einseitiger Hypothesen trübte. Von den Vorschriften des großen Koers war man, im frühreifen Drange nach wissenschaftlichem Abschluß, recht weit abgewichen und namentlich jener individualisierende Zug, der jeden einzelnen Fall als ein eigenes Problem aufgriff, war im Verschwinden begriffen. Leicht ist es freilich, den „Dogmatismus" von der Warte der Gegenwart als Verirrung hinzustellen und die Phantasien über Säfte,

Elementarqualitäten oder die Wirkung des Pneumas ad absurdum zu führen, tieferes Versenken in den Zeitgeist und die Entwicklung des medizinischen Denkens erfordert es hingegen, diese Verirrungen als das zu begreifen, was sie sind, als psychologisch bedingte, aus den Zeitverhältnissen abzuleitende Glieder der Entwicklungskette, welche bestimmt war, den hippokratischen Sammelbegriff der Physis in seine Elemente aufzulösen.

Die Triumphe, aber auch die Irrwege des hellenischen Geisteslebens beruhen darauf, daß neben dem reich begabten Anschauungsvermögen die Neigung zur höchsten Abstraktion schon frühzeitig erwachte. Das Verallgemeinerungsbedürfnis führte zum wissenschaftlichen Aufbau und wurzelte in jenem ökonomischen Drange, welcher nach obersten Prinzipien aus dem Grunde fahndet, um das Bewußtsein zeitweilig von den zahllosen Einzelfakten entlasten und zugleich die jedesmalige weitere Einzelwahrnehmung entbehrlich machen zu können. Nicht das deduktive Verfahren an sich ist von schädlichen Folgen begleitet, sondern die Deduktion aus unzuverlässigen, falschen Prämissen. Die Frühepoche brachte es mit sich, daß die Mehrzahl der damaligen Prinzipien nicht aus zuverlässigen, breiten Induktionsreihen hervorgegangen war, sondern flüchtig geprüften Prämissen oder nur blendender Intuition entstammte. Die Medizin als Teilerscheinung des gesamten Geisteslebens blieb von diesem Wesenszug umso weniger frei, als ihr das Beispiel der Naturwissenschaft voranleuchtete. Die Ausnahmsgestalt des Hippokrates, der die Unzulänglichkeit der Prämissen für die deduktive Methode klar erfaßt, bildet mit ihrer überragenden Kritik nur eine vorübergehende Erscheinung; die von ihm ausschließlich empfohlene Induktion beschränkte die Medizin auf praktische Ziele, auf den Aufbau der Symptomenkomplexe in jedem einzelnen Falle, auf die Prognostik, auf die hiervon abhängig gemachte Therapie. Diese Einschränkung war keine willkürliche, weil die Induktion aus bloß klinischen Symptomen wohl über die Folgen, nicht aber über die Ursachen des klinischen Tatbestandes Aufschluß erteilen kann. Um über die letzteren Gewißheit zu erlangen, bedarf es wieder anderer Induktionsreihen, welche die moderne Medizin besonders aus dem Gebiete der pathologischen Anatomie und experimentellen Pathologie entnimmt — Induktionsreihen, welche die Grundlage für hypothetische und disjunktive Schlüsse abgeben. Einerseits reiner Erkenntnisdrang, welcher der Pathogenie auf die Spur kommen wollte, anderseits jene Oekonomie des Denkens, welche an Stelle der in jedem Einzelfalle mühsam erworbenen Prognose die Diagnose und damit die Schlüssel zur Prognose und Therapie auf weit kürzerem Wege zu ermitteln trachtet, führte immer wieder dazu, nach Grundlagen für die hierzu nötigen hypothetischen und disjunktiven Schlüsse auszuspähen. Damit machen nach Hippokrates die Dogmatiker den Anfang, d. h. sie vermeinten in der spekulativen Physiologie, welche anscheinend die uralte Säfte- und Pneumalehre ins Recht setzte, sowie in neu erworbenen anatomischen

Tatsachen genügendes Material zu besitzen. Die späteren Schulen folgten ihnen zumeist auf diesem Wege. Die fortwährende Korrektur durch die praktische Erfahrung und die infolgedessen notwendig stets neu auftauchenden veränderten, ergänzten oder andersartigen Prämissen — dies bildet den Inhalt der Geschichte der Medizin und erklärt die bunte Phänomenologie ihres wechselvollen Entwicklungsganges.

Die Tendenz der rationalistischen Aerzte, das Wesen der von Hippokrates einfach axiomatisch hingestellten „Physis" zu entschleiern, entspringt dem tieferen Erkenntnisdrang, welcher bis zu den entferntesten Ursachen der sinnfälligen Erfahrung hinstrebt. Die Deduktion bot sich aber umsomehr als einwandfreie Methode dar, als die damaligen Vertreter der Naturwissenschaft das Beispiel gaben und kein Geringerer als Platon die Berechtigung der sublimsten Spekulation gewährleistete.

Wie wenig selbst der bedeutendste Einschlag von empirischen Realkenntnissen geeignet war, die Denker im Geleise der streng induktiven Forschung festzuhalten, zeigt in überzeugendster Weise das Lehrsystem des Aristoteles (384-322 v. Chr.), welches gerade wegen seiner positiven Unterlagen, wegen seiner universalen Bearbeitung eines überreichen Tatsachenmaterials der Medizin das Beispiel der empirischen Sammelforschung darbot, wegen seiner methodischen Einheitlichkeit noch heute als unerreichtes Ideal eines wissenschaftlichen Menschenwerkes anzusehen ist und doch am meisten den Sieg der deduktiven Beweisführung begründete.

Von den Gedanken des Aristoteles summarisch Kenntnis zu nehmen, erfordert nicht so sehr der verhältnismäßig geringe Einfluß, den Aristoteles auf die Heilwissenschaft seiner Epoche ausgeübt hat, als die Bedeutung, die dem Philosophen als höchsten Repräsentanten der wissenschaftlichen Entwicklung der Griechen zukommt, und ihn späterhin, viele Jahrhunderte hindurch, zum unbeschränkten Herrscher über das gesamte Geistesleben erhob.

Aristoteles entstammte dem Geschlechte der Asklepiaden und wurde 384 v. Chr. zu Stageira als Sohn des mazedonischen Leibarztes Nikomachos geboren. Im 17. Lebensjahre kam er nach Athen, erwarb unter Leitung Platons seine Ausbildung und gehörte, wiewohl mit eigenen Forschungen beschäftigt und zu einer, von seinem Meister weit abweichenden Weltanschauung herangereift, durch zwanzig Jahre der „Akademie" an. Nach dem Tode Platons lebte er einige Jahre in Kleinasien, leitete sodann die Erziehung Alexanders des Großen und begründete, 335 nach Athen zurückgekehrt, in einem mit dem Tempel des Apollon Lykeios in Verbindung stehenden Gymnasium (Λυκεῖον) eine eigene philosophische Schule, welche von der Gewohnheit des Philosophen, auch im

Herumwandeln wissenschaftliche Probleme zu erörtern, den Namen die „peripatetische“ erhielt. Nach dem Tode Alexanders des Großen, mit dem er in den letzten Lebensjahren zerfallen war, drohte ihm aus politischen Gründen von Seite der Athener eine gerichtliche Verfolgung wegen Gottlosigkeit, der er sich durch die Flucht nach Chalkis auf Euboia entzog, damit sich, wie er im Hinblick auf das Schicksal des Sokrates sagte, Athen nicht um zweiten Male an der Philosophie versündige. Dort wurde er im folgenden Jahre (322) von einem Magenübel dahingerafft.

Durch die Abkunft von knidischen Asklepiaden prädestiniert, durch den Studiengang der ersten Lehrjahre im Sinne einer kritisch-realistischen Geistesrichtung beeinflußt, fiel Aristoteles die Rolle zu, die Ideenlehre Platons mit der Erfahrungswissenschaft in innigen Zusammenhang zu bringen. Der Einfluß ärztlicher Jugendeindrücke und der Lektüre ärztlicher (besonders auch hippokratischer) Schriften tritt stellenweise noch in den reifsten Meisterwerken des Stagiriten zu Tage, wenn er beispielsweise in der Metaphysik den Unterschied zwischen Empirie und Kunst im Hinblick auf die Medizin erörtert oder wenn er die ästhetische Wirkung des Dramas mit der Katharsis (Säftereinigung) in Analogie bringt. Der Realismus führte Aristoteles dazu, sich zur Grundlegung seiner Weltanschauung auf ein Tatsachenmaterial zu stützen, wie es in solcher Reichhaltigkeit wohl nie durch einen einzigen zusammengetragen wurde, und welches nicht nur aus fleißiger kritischer Benützung fremder Erfahrungen, sondern zum größten Teile aus den eigenen Beobachtungen des Philosophen und seiner Schule herstammt. Gefördert durch die Munifizenz des Königs Philipp und späterhin des großen Alexander, wodurch die reichhaltigste Sammlung von Naturkörpern aller Art ermöglicht wurde, mit seltenem echt naturwissenschaftlichen Blick begnadet, arbeitete sich Aristoteles durch das gesamte Reich der Schöpfung hindurch, organisierte zweckbewußt die Forschertätigkeit seiner Jünger nach dem Prinzip der Arbeitsteilung und verfaßte auf breiter und allseitig gestützter Basis neben den philosophischen, staatsrechtlichen, rhetorischen, ethischen, ästhetischen eine Reihe von naturwissenschaftlichen Meisterwerken — medizinische sind nicht erhalten — die für Jahrtausende eine unerschöpfliche Fundgrube bildeten. Zu diesen zählen 8 Bücher φυσικαὶ ἀκροάσεις = naturwissenschaftliche Vorlesungen, 10 Bücher περὶ τὰ ζῷα ἱστορίαι = Tiergeschichte = De historia animalium (beste Ausgabe von Aubert und Wimmer, Leipz. 1868), 4 Bücher περὶ ζῴων μορίων = von den Teilen der Tiere = De partibus animalium, 5 Bücher περὶ ζῴων γενέσεως = von der Entstehung der Tiere = De generatione animalium (Ausgabe von Aubert und Wimmer, Leipz. 1860), περὶ αἰσθήσεως καὶ περὶ αἰσθητῶν = über Wahrnehmung und Wahrnehmbares = De sensatione, 2 Bücher περὶ γενέσεως = über Entstehung = De generatione, 3 Bücher περὶ ψυχῆς = über die Seele = De anima, 4 Bücher Μετεωρολογικά. So gewaltig der vorliegende Stoff ist, die erhaltenen Werke geben gleichsam nur Stichproben von dem ungeheuren Erfahrungsstoff, welchen Aristoteles bei seiner Durchforschung der physikalischen Vorgänge, des Baues und Lebens der Organismen angehäuft hat. Die größte Zahl der Werke ist verloren gegangen. Der Zweck dieser kolossalen mit durchdringendem Verstand durchgeistigten Materialanhäufungen war es, die Gesetze und Ursachen des gesamten Seins und Werdens, das Gemeinsame, das Typische im Chaos der Erscheinungen zu erfassen. Beobachtungen, Versuche, Abstraktion aus der Empirie, unter der berühmt gewordenen Voraussetzung, daß alle Ideen aus der Sinnestätigkeit hervorgehen (nihil est in intellectu quod non prius fuerit in sensu), bilden somit einen Hauptteil der Forschung des Aristoteles, ohne aber in dem Maße bestimmend zu werden, daß sie durchgehends zur wahren induktiven Methode führen würden.

Platon hatte den sokratischen Allgemeinbegriffen eine von der materiellen Wirklichkeit gesonderte reale Existenz zugesprochen und zwei verschiedenartige Welten statuiert: die sinnlich wahrnehmbare, unvollkommene, stetem Wandel unterworfene Erscheinungswelt und das Reich der unvergänglichen, nur der Vernunft erkennbaren „Ideen“. (Die einzelnen Dinge sind bloß der Abglanz der Ideen, nehmen an diesen nur teil je nach dem Grade ihrer Vollkommenheit.) — Diesen schroffen Dualismus suchte Aristoteles dadurch zu überbrücken, daß er den Ideen (Typen, Normen) zwar Realität zuerkannte, aber keine solche, welche transzendent über der Erfahrungswelt steht, sondern vielmehr immanent den Einzelerscheinungen als innerste Wesensform, als bewegende Kraft innewohnt. Jedes bestimmte Ding ist Produkt aus der Materie (ὕλη), welche das Substrat bildet, und der treibenden Idee (Gattungstypus), welche als Form (εἶδος, μορφή) den Stoff gestaltet; um die im Stoffe als Anlage zur Gestaltung ruhende Potentialität (δύναμις) in Aktualität (ἐνέργεια) umzusetzen, ist Bewegung (κίνησις), ein Werdeprozeß nötig, welcher zwar den nötigen Anstoß durch eine mechanische Ursache empfängt, im letzten Grunde aber in seiner Richtung durch die einem bestimmten Zwecke zustrebende Idee (ἐντελέχεια) bedingt wird. Stoff und Form, äußere Ursache und Zweck bilden die vier Prinzipien jedes Seins; die wirkenden, mechanischen Kräfte (causae efficientes) stehen nur im Dienste der Zweckursachen (causae finales), welche in der vollendeten Form zur äußeren Erscheinung gelangen. Die Idee, welche im Einzelding verborgen liegt, den Zweck, der seine Form bedingt, zu erkennen, das allein macht, nach Aristoteles, das wahre Wissen aus, und deshalb versuchte er, im Streben nach Totalität, auf den verschiedensten Gebieten die grundlegenden Gesetze bloßzulegen, indem er an der Hand eines reichen Sammelmaterials das Allgemeine im Besonderen nachwies. Die größten Erfolge erzielte er auf dem Felde der beschreibenden Naturwissenschaften, wo er nicht allein einen immensen Erfahrungsstoff aufstapelte, sondern die entwicklungsgeschichtliche Betrachtung aufs glänzende durchführte, die allgemeine Anatomie (der gleichartigen Teile) begründete und durch glückliche Anwendung des Prinzips der Vergleichung zum Schöpfer der Zoologie und Botanik wurde. Ewig bleibt es eine großartige Leistung, zuerst die Analoga der Organe des Menschen durch das ganze Tierreich abgehandelt, den Stufengang im Reich des Lebendigen nachgewiesen, die natürliche Einteilung der Tiere in solche, welche Blut und solche, welche nur ein Analogon desselben besitzen, vorgenommen zu haben. Der denkenden Betrachtung des Organischen, wo die Teile zum Zwecke des Ganzen angelegt sind und harmonisch zusammenwirken, wo der Kausalnexus sich mit der Zweckmäßigkeit deckt, indem der vererbte Typus die Richtung und das Maß der physikalisch-chemischen Kräfte anscheinend zielstrebend beherrscht, ist auch im wesentlichen die metaphysische Grundlehre des Aristoteles, welche die Formbestimmtheit in den Vordergrund rückt, dynamisch-teleologisch aufgebaut ist, entlehnt. Weit weniger bedeuten die Leistungen des Stagiriten in den „erklärenden“ Naturwissenschaften, wo die Enthüllung des mechanischen Kausalnexus allein maßgebend ist und nur nüchterne Betrachtung, durch quantitatives Denken geleitete Versuche, zum Ziele führen können, jedes Hineintragen von ästhetisch-teleologischen Begriffen aber den Gang der Untersuchung verwirrt. Dieselben Mängel haften natürlich auch seiner Biologie an, insofern die einseitig teleologisch-dynamische Anschauungsweise zwar vermöge ihres heuristischen Wertes viele bleibende Ergebnisse zeitigte, aber nicht, ohne der nüchternen Analyse den Weg zu verlegen. Bei dem Mangel an exakten Forschungsmitteln zur schärferen sinnlichen Beobachtung erschien das „Besondere“ einfacher, als es wirklich ist, wodurch die aristotelische Ableitung aus wenigen Prinzipien häufig einer gewaltsamen Ausdeutung vieler Tatsachen durch eine leichtfertige Annahme gleichkommt. Das Quantitative der Vorgänge fand gar keine Berücksichtigung, und der mechanische Kausalnexus trat so sehr hinter die Teleologie zurück, daß Aristoteles sogar die Struktur der Organe aus ihrer Funktion erklärte, statt umgekehrt. Die Probleme der Naturtechnik wurden vor Enträtselung der Naturmechanik studiert. Wiewohl der Enkelschüler des Sokrates die Induktion theoretisch als wichtige Forschungsmethode erkannte, um allgemeine Gesichtspunkte zu gewinnen, so machte er dieselbe doch in der naturwissenschaftlichen Praxis vielfach unfruchtbar, indem er sich die Tatsachen von vornherein vermittels teleologischer oder ästhetischer Gesichtspunkte zurechtlegte. Die Induktion, wie sie der Begründer der Syllogistik und des wissenschaftlichen Beweises anwendete, war nur ein untergeordnetes Verfahren, das von wenigen Tatsachen ausging und auf voreiligen Analogien beruhte, keineswegs aber die quantitative Bestimmung, um theoretische Ergebnisse zu erhalten. Der Schwerpunkt der aristotelischen Methode lag bei dem Streben nach

Zusammenfassung und Totalität in der Deduktion, die er nach dem Vorbilde der Mathematik ausbildete, wobei metaphysisch-teleologische Prinzipien die Stelle von Axiomen einnahmen und die Kongruenz der logischen Verbindungsfähigkeit von Begriffen mit der realen Verknüpfung der entsprechenden Objekte apodiktisch vorausgesetzt wurde.

Die innige Durchdringung von Spekulation und Empirie offenbart sich nicht am wenigsten in der aristotelischen Anatomie und Physiologie, welche, unter teleologischem Gesichtswinkel gemeinsam abgehandelt, viele Jahrhunderte hindurch als Vorbild vollkommenster Wissenschaftlichkeit dienten. Die Anatomie des Stagiriten ließ die Arbeiten der Vorgänger und von den Zeitgenossen die Leistungen des Diokles nicht unbeachtet, entbehrt auch keineswegs der Verbesserungen, besonders in der Gefäßlehre, enthält aber noch zahlreiche schwere Irrtümer teils infolge der willkürlichen Uebertragung von Ergebnissen der Tiersektion auf den Menschen, teils infolge vorgefaßter Meinungen. Wertvoll ist die Begründung der allgemeinen Anatomie, der zufolge die vier Elemente[73] zunächst die gleichartigen Stoffe des Körpers (Homoiomerien = entsprechend den Geweben) bilden, nämlich Adern, Sehnen, Fasern, Knochen, Knorpeln, Horn, Haut, Haare, Membranen, Fleisch, Fett, Blut, Mark, Milch, Samen, aus deren Zusammensetzung erst die Organe hervorgehen. Die Embryologie ist gegenüber den Kenntnissen der Vorgänger wesentlich vorgeschritten durch das Studium der Entwicklung des Hühnchens im Ei, der Bildung des Herzens, Gehirns, der Augen, der Allantois und der Dottergefäße etc. In der Physiologie ließ sich Aristoteles einseitig von einer oft naiven Teleologie leiten und setzte dem Wirkungsbereich des kausalen Mechanismus allzu enge Schranken, indem er die Funktionen dynamistisch in letzter Linie auf Tätigkeiten der ernährenden (und fortpflanzenden), empfindenden oder bewegenden Psyche, d. h. auf organische Kräfte (Entelechien) zurückführte — eine Methodik, welche späterhin zur Ursache jahrtausendelangen Stillstandes in der Erforschung der Lebensvorgänge ward.

Einige Hauptmängel der aristotelischen Anatomie sind es, wenn der Philosoph eine Verschiedenheit der Schädelnähte bei Männern und Frauen statuiert, die Rippenzahl mit acht angibt, im Herzen drei Kammern (Uebersehen der Vorhofscheidewand) beschreibt, die Nieren gelappt sein läßt, die Milz des Menschen konform mit der des Schweines schildert u. a. Das Herz gilt ihm als Mittelpunkt des Gefäßsystems, er kennt die Aorta und Hohlvene sowie deren Aeste und verfolgt allerdings fehlerhaft den weiteren Verlauf, ohne Arterien und Venen zu trennen. Die Arter. spermat. führen kein Blut, sondern Pneuma und Wasser. Das menschliche Gehirn ist größer und feuchter als das tierische, aber blutlos und kalt, das Rückenmark hingegen, das dem Knochenmark gleichgestellt wird, ist warm. Der Ausdruck πόροι bedeutet nicht nur Nerven, die noch nicht differenziert werden, sondern auch Sehnen, Bänder, Ureteren. Die Gebärmutter gilt noch als zweihörnig, jedoch wird bereits die irrtümliche Annahme der Kotyledonen zurückgewiesen.

Die Physiologie des Aristoteles, wiewohl von metaphysischen Voraussetzungen allzu sehr durchweht, bringt das Wesen des Organischen zum ersten Male zu scharfer Formulierung und erblickt in der spontanen Bewegungsfähigkeit dessen hervorstechendes Kriterium. In der Mitte stehend zwischen primitivem Materialismus und Spiritualismus, dynamistischen Erklärungsprinzipien huldigend, betrachtet der Philosoph in letztem Grunde den Leib wie sämtliche organische Vorgänge als Aeußerungen zweckmäßig wirkender Kräfte, deren Inbegriff die als Lebenskraft gedachte, dem Organismus immanente „Seele“ bildet. Diese wirkt im Organismus überall als eine bestimmte Art der Funktion, nicht als Seele (εἶδος, ἐντελέχεια) im allgemeinen, sondern immer entweder als ernährende (und fortpflanzende) oder empfindende oder bewegende oder denkende, bezw. als eine Mehrheit von diesen zusammen. Mit Ausnahme des Geistes (νοῦς), des dem Menschen als solchem eigentümlichen „Teils“ der Seele, der an kein leibliches Organ gebunden ist, besitzen die Seelenfunktionen, also die Bewegung, aber auch das Begehren und Empfinden, ihre Zentralstätte im Herzen. Dort ist der Urquell des, durch die eingepflanzte Wärme und das Pneuma belebten Blutes, welches das Bindeglied zwischen den Körperteilen und dem Seelensitze darstellt — schon die Lage des Organs noch mehr die Tatsache, daß es beim Embryo zuerst entstehe und beim Tode zuletzt sterbe, weise auf die Bedeutung des Herzens als Hauptsitz des Lebens. Das kalte, blutlose, empfindungslose Gehirn ist das Gegenstück des Herzens — jeder physiologische Prozeß besitze einen ihm entgegengesetzten Schwerpunkt —, es dient nur dazu, die (aus dem Herzen) aufsteigende Wärme zu kompensieren. Mittels „Kochung“ bereitet die Wärme des Herzens aus dem Nährmateriale Blut und bringt es zur Wallung, welche sich in der Pulsation manifestiert. Gleichzeitig veranlaßt die Wärme aber auch eine Ausdehnung der Lungen, die hierdurch wie Blasebälge Luft aufnehmen und durch die Venen dem Herzen behufs Abkühlung zuführen können, wodurch einer zu großen Anhäufung von Wärme vorgebeugt wird; deshalb atmen die warmblütigen Tiere am intensivsten. Das durch die Wärme des Herzens flüssig erhaltene Blut — außerhalb der Adern gerinne es, wenn nicht die „Fasern“ daraus entfernt würden — ergießt sich durch die gleichzeitig mit dem Herzen pulsierenden Adern zu allen Körperteilen, welche es tränkt, wie Wasserbäche, die sich in immer kleinere Zweige teilend, einen Garten tränken. Das reinste Blut empfangen das Fleisch und die Sinnesorgane, das gröbere die Knochen, Haare und was diesen gleichwertig ist. Das zur Ernährung und dem Organaufbau dienende schwärzere und dickere Blut strömt vornehmlich in die unteren, das dünnere und kältere, zur Vermittlung der Empfindung geeignete Blut in die oberen Körpergegenden, wo daher auch die Sinnesorgane lokalisiert seien. Die Stoffwechselvorgänge unterstehen der „ernährenden" Seele (ψυχὴ θρεπτική). Die im Magen aufgenommene Nahrung wird unter der Wirkung der Wärme und des Pneumas gekocht und gelangt aus dem Darm, nach Abgang der Ueberschüsse, in die Mesenterialgefäße, um von diesen als ἰχώρ (Chylus) auf dem Weg der Hauptgefäßstämme in das Herz übergeführt zu werden, wo die Umwandlung in Blut erfolgt. Was die Bauchorgane anbetrifft, so besitze der Darm deshalb eine bedeutende Länge, damit die Nahrung nicht zu schnell hindurchgehe, Leber und Milz dienen zur Fixation der Gefäße und unterstützen durch ihre Wärme den Verdauungsprozeß, die Milz zieht die übermäßige Flüssigkeit aus dem Magen hinweg, an der Leber sei — aber nicht immer! — die Gallenblase befestigt, welche einen unnützen Auswurfsstoff, die Galle enthalte, die Nieren scheiden (vermöge der in der fettreichen Kapsel angehäuften Wärme) aus dem Blute den Harn ab, der zunächst in das Nierenbecken, dann durch die Ureteren in die Blase und endlich durch die Harnröhre nach außen befördert wird. Um die edleren Organe der Brusthöhle vor den aufsteigenden Dünsten zu schützen, ist das Zwerchfell ausgespannt. — Die Bewegung nimmt ihren Ursprung vom Herzen und kommt durch die νεῦρα zu stande, welcher Terminus sowohl Sehnen, Faszien, Aponeurosen als auch Nerven umfaßt. Die νεῦρα stehen mit den Sehnenfäden des Herzens in Verbindung. — Die Stimme entsteht im Kehlkopfe dadurch, daß die eingeatmete Luft gegen die Wände desselben anprallt und sie in Schwingung versetzt. — Die Empfindung ist eine Eigenschaft des Fleisches (σάρξ) überhaupt, und wird vom Herzen aus vermittelt durch das zuströmende Blut, welches auch die spezielle Tätigkeit der Sinnesorgane ermöglicht. Ueber die Sinnesphysiologie macht Aristoteles viele scharfsinnige und zutreffende Bemerkungen. — Der Embryo ist das Produkt aus dem warmen männlichen Samen (= Mischung aus Wasser und Pneuma), welcher die bildende Seele (ψυχὴ φυσική) enthält, und den Katamenien der Weiber, welche den „Stoff" für die Keimanlage liefern. Die Bildung des Samens erfolgt in den Vasa deferentia, während die Hoden den Zweck haben, eine langsamere Vollziehung der Begattung und geringere Geneigtheit dazu bewirken. Das Geschlecht des Embryos hängt nicht von der Entwicklung desselben in der einen oder anderen Uterushöhle ab, die Frucht wird von dem Amnion umschlossen, um welches sich später eine dem Uterus anhängende Haut, das Chorion, als Hülle schließt. Am 14. Tage ist die männliche, am 9. Tage die weibliche Frucht so groß wie eine Ameise. Die Differenzierung der Organe verläuft in gehöriger Folge, zuerst entstehen die inneren, dann die äußeren; die oberhalb des Zwerchfells gelegenen Teile früher, als die unterhalb situierten. Zuerst bilde sich das Herz, von ihm entspringen die Adern und ernähren den Körper mittels des mütterlichen Blutes, welches vom Uterus her durch den Nabelstrang zugeführt wird. Nach dem Herzen entsteht das Gehirn, als ein Teil desselben sondern sich die Augen ab. Hat der Embryo seine Ausbildung erreicht, so wird das mütterliche Blut zu den Brustdrüsen geleitet und dort zu Milch umgewandelt. Dieser Umstand wird zum Anlaß zur Geburt. Die Gravitation wendet den zuerst im Fundus des Uterus liegenden, nach den Knien gerichteten Kopf kurz vor Eintritt der Geburt nach unten.

Von der aristotelischen Pathologie — περὶ δὲ ὑγείας καὶ νόσου, οὐ μόνον ἐστὶν ἰατροῦ, ἀλλὰ καὶ φυσικοῦ μέχρι τοῦ τὰς αἰτίας εἰπεῖν — sind nur Spuren vorhanden, welche zur allgemeinen Heeresstraße der Säftelehre führen. So erklärte der Philosoph z. B. die Pleuritis aus der Kochung oder Verdichtung der flüssigen Teile. Die medizinischen Schriften sind leider verloren gegangen; die pseudoaristotelischen προβλήματα stammen aus der Alexandrinerzeit und wurden von einem Anonymus aus zwei Büchern „arztlicher Probleme“ und aus dem Corpus Hippocraticum zusammengestoppelt.

Die peripatetische Schule folgte der vom Meister eingeschlagenen Richtung, und manche ihrer Hauptvertreter leisteten Hervorragendes auf naturwissenschaftlichem Gebiete, wie besonders die unmittelbaren Nachfolger des Aristoteles: Theophrastos von Eresos, welcher die Methode auf Botanik und Mineralogie ausdehnte, sowie über physikalische Probleme schrieb, der Physiker Straton von Lampsakos, ferner Eudemos von Rhodos und Phanias. Für die Medizin waren außer den musterhaften botanischen und pharmakologischen Werken viele leider verlorene Schriften des Theophrastos und Straton, die Osteologie des Klearchos von Soloi, die Anatomie des Kallisthenes von Olynthos und das historische Sammelwerk des Menon von großer Bedeutung.

Die Pflanzengeschichte des Theophrastos, ἱστορίαι περὶ φυτῶν (10 Bücher), sowie die Schrift über giftige Tiere dienten den späteren Autoren als wichtige Quellen für Arzneimittel- und Giftlehre. Engeren medizinischen Inhalts waren seine Schriften über Sinnesphysiologie, über den Schweiß, über Epilepsie, Schwindel, Lähmung, Erstickung, Melancholie, Delirien, Seuchen u. s. w. Der Anregung des Aristoteles entsprangen auch Werke doxographischen Inhalts, von denen die φυσικῦν δόξαι des Theophrastos die Lehrmeinungen der Physiker, die συναγωγὴ ἰατρική (ärztliche Sammlung) des Menon die Lehren der medizinischen Vorgänger behandeln. Letztere Schrift, die uns überarbeitet im Anonymus Londinensis (vergl. S. 161) vorliegt, gewährt einen wertvollen Einblick in die Entwicklung des ärztlichen Denkens bei den Hellenen. — Kallisthenes, der Neffe des Aristoteles und Mitschüler Alexanders des Großen, wurde bekanntlich auf dessen Befehl hingerichtet. — Straton von Lampsakos schrieb unter anderem über den Schlaf, die Träume, das Sehen, die sinnliche Wahrnehmung, die Krankheiten und die Mittel. Von größter Tragweite dürfte es für die Naturwissenschaft und medizinische Theorie gewesen sein, daß er die im Aristotelismus schlummernde mechanische Auffassung der Naturvorgänge vom metaphysischen Beiwerk möglichst befreite und zur Hauptrichtung erhob. In diesem Sinne wirkte wohl die Schrift über das Pneuma bahnbrechend, welches er zum Träger des Seelischen (ἡγεμονικόν mit dem Zentralsitz in der Augenbrauengegend) erhob und neben Wärme und Kälte zur Erklärung der Naturvorgänge benützte.

Wiewohl der Einfluß des Aristoteles erst bei den Arabern und in der Epoche der Scholastik allgewaltig wurde, so treten doch wenigstens einige der Grundzüge seiner Forschungs- und Denkmethode auch schon in der späteren Entwicklung der griechischen Medizin, wenigstens andeutungsweise, hervor, als diese nach dem Verluste der Freiheit des Stammlandes auf fremden Boden überpflanzt wurde. Der Sinn für kritische reale Naturbeobachtung in Verbindung mit wissenschaftlicher logisch-dialektischer Konstruktion und historischer Forschung gab den besten Leistungen der Folgezeit die Signatur.

---

[1] Damit soll die überragende Eigenleistung der Hellenen nicht in Frage gestellt werden; sie verstanden die aus dem Orient übernommenen Elemente der materiellen Gesittung gleichwie die Anfänge künstlerischer Tätigkeit in einer Weise fortzubilden und zur Basis neuer Schöpfungen zu machen, wie dies am Ursprungsorte nie erreicht werden konnte. Das hellenische Volk gleicht in seiner Stellung zu den übrigen Nationen des Altertums dem Genie, welches das Wissen oder Können seiner Zeit durch ganz neue Assoziationen auf eine noch nicht dagewesene Höhe erhebt.

[2] Mit den Persern zugleich wurde die orientalische Magie in Schranken gehalten. Welche Folgen eine Eroberung Griechenlands durch die Perser für die Geistesfreiheit gehabt hätte, geht daraus hervor, daß, nach dem Berichte des Plinius, der persische Magier Osthanes, welcher Xerxes begleitete, überall wo er hingekommen gleichsam den Samen seiner übernatürlichen Kunst ausgestreut habe. Unter dem Drucke einer den Persern ergebenen Priesterkaste wäre der Obskurantismus zur Herrschaft gelangt.

[3] Im hippokratischen Buche über die Natur des Menschen, περὶ φύσεως ἀνθρώπου, heißt es ganz in diesem Sinne: „ ... es ist eine Naturnotwendigkeit, daß, wenn der Körper des Menschen zu Grunde geht, ein jedes zu seiner ihm eigentümlichen Qualität zurückkehrt, das Feuchte zum Feuchten, das Trockene zum Trockenen, das Warme zum Warmen und das Kalte zum Kalten.“

[4] Γαίῃ μὲν γαιαν οπώπαμεν, ὕδατι δ' ὕδωρ, αιθέρι δ' αιδερα ὀιον, ἀτὰρ πυρὶ πῦρ αιόηλον. Erde sehen wir mit Erde und Wasser mit Wasser, mit Aether schaun wir den göttlichen Aether, mit Feuer leuchtendes Feuer.

[5] Es sind durch die neueren Forschungen (namentlich des Dr. Felix Freiherrn v. Oefele) sogar wörtliche (!) Uebereinstimmungen in Rezepten zwischen dem Corpus Hippocraticum und Papyrus Ebers nachgewiesen worden.

[6] „Aber einst," sagt Galen, „war ein nicht kleiner Streit unter den Koern und Knidiern, wer den andern an Menge der Erfindungen übertreffe, denn damals gab es nur noch diese beiden Asklepiadengeschlechter in Asien, indem das zu Rhodos nicht mehr vorhanden war. Es stritten aber den trefflichen Streit mit ihnen die italischen Aerzte: Philistion, Empedokles, Pausanias und deren Schüler. Die meisten und besten Chorführer wurden den Koern zu teil, nahe standen ihnen die Knidier, aber auch die Italer sind nicht geringer Erwähnung würdig."

[7] Einleitung zu der Hippokratischen Schrift περὶ διαίτης ὀξέων = de diaeta in acutis.

[8] Galen lagen noch beide Auflagen vor.

[9] Z. B. ὄσχοι = Schößlinge = Zweige = Uterusbänder; ἀλώπηξ = Fuchs = Lendenmuskel.

[10] Die Hippokratische Schrift περὶ νούσων δ' = de morbis IV ist geradezu eine Fundgrube für physikalische Vergleiche. Die mechanistische Schule der Alexandrinerzeit unter Führung des Erasistratos nahm von dieser Richtung ihren Ursprung.

[11] Das Prinzip der knidischen Schule (die Krankheitslokalisation) konnte erst nach dem Aufschwung der pathologischen Anatomie mit Erfolg durchgeführt werden. Bemerkenswerterweise erfuhr die Lokalpathologie und Lokaltherapie, welche in der ersten Hälfte des 19. Jahrhunderts fast zur Alleinherrschaft gelangte, in den letzten Dezennien durch die ätiologische Richtung und durch zahlreiche, auf den Allgemeinzustand gerichtete Behandlungsmethoden wieder eine Korrektur, welche lebhaft an die Reaktion der koischen Schule gegen die knidische erinnert.

[12] Vergl. die Physiologie der Aegypter. Die koischen Aerzte nahmen nur Atmung durch Mund und Nase an.

[13] Akron von Agrigent unterschied verschiedene Arten von Luftströmungen und zog aus ihrer Qualitätenmischung Schlüsse auf

den Gesundheitszustand der Menschen. Damit im Zusammenhang steht es, daß er bei einer Seuche Feuer anzünden ließ, um die kalte und feuchte Luft trocken und warm zu machen. Vergl. hierzu die Seuchenbekämpfung durch Empedokles.

[14] In einzelnen Büchern des Corpus Hippocraticum (namentlich über die Winde, περὶ φυσῶν, und über die heilige Krankheit [Epilepsie], περὶ ἱερῆς νούσου) wird ebenfalls (beeinflußt von Diogenes von Apollonia) dem Pneuma die Hauptrolle zugeschrieben. — Bedenkt man, daß, wie noch heute in der Volksmedizin, das Symptom der Blähungen (Aufstoßen und Flatus) als Abgang eines krankmachenden Stoffes aufgefaßt wurde (verschlagene Winde), so liegt es nahe, daß dem verdorbenen Pneuma auch in der Pathologie eine große Bedeutung eingeräumt wurde.

[15] In der Lehre vom Pneuma könnte man den ersten Keim der Wahrheit finden, daß der Sauerstoff eine Hauptrolle im Organismus spielt.

[16] Die gleiche Ansicht vertritt der Verfasser der hippokratischen Schrift „Ueber die alte Heilkunst" (περὶ ἀρχαίης ἰητρικῆς).

[17] Nach koischer Anschauung gelangt das Pneuma zuerst in das Gehirn und wird von dort aus nach dem ganzen Körper verbreitet (περὶ ἱερῆς νούσου).

[18] Die Zahl der Bücher wird von den Autoren verschieden angegeben, je nachdem einzelne derselben als ganz selbständige Abhandlungen geführt oder nur als Fortsetzungen anderer angesehen werden; in diesem Sinne schwanken die Angaben zwischen 53 und 72. Aus gelegentlichen Bemerkungen in den vorhandenen Schriften und aus den Angaben der Alten ist zu ersehen, daß eine ganze Reihe von Abhandlungen schon im Altertum verloren gegangen ist; außerdem fehlen aber in der überkommenen Sammlung auch Schriften, welche noch im späteren Altertum bekannt waren. In den älteren Handschriften ist nur ein Teil des Corpus Hippocraticum enthalten. — Unter den älteren Ausgaben der Werke des Hippokrates sind die wichtigsten: die Ausgabe von Cornarius (Basil. 1538), von **Anutius Foësius** (Francof. ad M. 1590 u. öfter), von Mercurialis (Venet. 1588), von van der Linden (Lugd. Batav. 1665) und von Chartier (Paris 1639-1679). In neuerer Zeit veranstalteten Kühn (Lips. 1825-1827) und der um die Hippokratesforschung ganz besonders verdiente Emile Littre (Paris 1839-1861) und Franz Zach. Ermerins (Traj. ad Rhen. 1859-1864), letztere beide kritische Ausgaben. Unter Benützung neuen handschriftlichen Materials lassen neuerdings Joh. Ilberg und H.

Kühlewein eine neu revidierte Textausgabe erscheinen. Von den zahllosen Partialeditionen ist namentlich die Chirurgie d'Hippocrate par J. E. Pétrequin (Paris 1877) erwähnenswert. — Ungemein zahlreiche Kommentare und viele Uebersetzungen der gesamten Werke oder einzelner Schriften wurden seit alter Zeit in den verschiedensten Sprachen verfaßt, sie besitzen großes literarhistorisches Interesse. Die älteren deutschen Uebersetzungen von Grimm, Lilienhain und Upmann sind durch die moderne Uebertragung von Robert Fuchs (Hippokrates, Sämtliche Werke, München 1895-1900) überholt worden.

[19] Ὁ μεν βίος βραχύς, ἡ δε τέχνη μακρή. ὁ μεν καιρὸς ὀξύς, ἡ δε πεῖρα σφαλερή.

[20] Ὁκόσα φάρμακα οὐκ ἰῆται, σίδηρος ἰῆται· ὅσα σίδηρος οὐκ ἰῆται, πῦρ ἰῆται ὅσα δε πῦρ οὐκ ἰῆται, ταῦτα χρῆ νομίζειν ἀνίατα.

[21] Vergl. S. 161.

[22] Heilige Dinge aber werden nur geheiligten Männern offenbart, sie Laien zu verraten, ist nicht eher erlaubt, als bis sie in die Geheimnisse der Wissenschaft eingeweiht sind.

[23] In diesem Sinne heißt es im I. Kap. der Schrift „Die Diät": „Es wäre unbillig, wenn man einem von den Vorgängern daraus einen Vorwurf machen wollte, wenn sie das Richtige nicht finden konnten, man hat vielmehr alle ohne Ausnahme zu loben, weil sie überhaupt die Erforschung dieser Fragen versucht haben. ... Ich setze aber diese Ausführung als Einleitung voran, weil gar viele Menschen, wenn sie die Erklärung eines Früheren über einen Gegenstand angehört haben, die Darlegung eines Späteren über denselben Gegenstand nicht annehmen wollen, in Unkenntnis darüber, daß es die Aufgabe derselben Ueberlegung ist, zu erkennen, was richtig gesagt ist, wie zu finden, was nicht richtig gesagt ist."

[24] Der Denkprozeß, welcher die Krankheitserscheinungen zu einem Ganzen zusammenfaßt, ist dem Wesen des Dramas verwandt, welches die Einzelhandlungen in eine Handlung auflöst. Vielleicht ist es kein Zufall, daß die höchste Stufe des Dramas mit der höchsten Entwicklung des medizinischen Denkens bei den Griechen zusammenfällt!

[25] Darum konnte Hippokrates aus der diätetisch-hygienischen Therapie der Gymnasten das Gute entnehmen, ohne ihre Uebertreibungen mitzumachen. Es ist besonders bemerkenswert, daß er im Gegensatz zur Sozialhygiene der alten Gesetzgeber oder der

Pythagoreer auch die Diät der Gesunden und Kranken zuerst individualisierte.

[26] Am Schlusse der „Prognosen“ heißt es daher: „Man vermisse aber ja keinen einzigen Namen einer Krankheit, welche sich hier nicht beschrieben fände, denn alle Krankheiten, welche in den vorerwähnten Zeilen ihre Entscheidung finden, wird man an denselben Zeichen erkennen.“

[27] Es zeigt sich dies gerade in der Lehre von den kritischen Tagen besonders deutlich. Während Hippokrates zwar den rhythmischen Verlauf akuter Krankheiten, auch das häufige Auftreten der Krise an bestimmten Tagen beobachtete, so heißt es doch im Prognosticon (37), daß die Berechnung unsicher ist (ebenso in der Schrift „Die Krisen“, Kap. VII). Was den Einfluß der cälestischen Erscheinungen anlangt, so eliminierte Hippokrates die astrologische Vorstellung vom Einfluß der Gestirne auf das Einzelindividuum, betonte aber die Wirkung im großen auf den allgemeinen Gesundheitszustand etc.

[28] Vergl. die Schrift „Die Wochen“ (wo der Siebenzahl eine phantastische Bedeutung zugeschrieben wird). Im Buche über die Diät I und über die Träume wird die Analogie zwischen Makrokosmus und Mikrokosmus in mystischem Schematismus durchgeführt.

[29] In der „alten Medizin“ heißt es: „Ich bin überzeugt, daß man bezüglich der Natur durch nichts anderes zur wahren Erkenntnis kommen kann, als durch die ärztliche Kunst. ... Mir scheint die Notwendigkeit vorzuliegen, daß ein jeder Arzt die Natur kennen lernt und sich alle Mühe gibt, wenn er anders seine Pflicht recht erfüllen will, kennen zu lernen, wie sich der Mensch dem Essen und dem Trinken gegenüber verhält, wie sonst den Lebensgewohnheiten gegenüber.“

[30] Sollte aber einer der Ansicht sein, daß diese Fragen lediglich in das Gebiet der Himmelskunde gehören, so wird er erfahren, daß die Astronomie nicht eine geringe, sondern eine sehr wesentliche Bedeutung für die ärztliche Kunst hat. Denn zugleich mit den Jahreszeiten ändern sich beim Menschen auch die Verdauung und die Krankheiten.

[31] Epid. VI, 5. Wiewohl diese Stelle in einem „unechten“ Buche vorkommt, verleiht sie doch dem Hippokratismus den prägnantesten Ausdruck.

[32] Die sexuelle Neurose (νοῦσος θήλεια) der Skythen, welche als Götterstrafe galt, wird hier auf vieles Reiten zurückgeführt.

[33] „Mit der sogenannten heiligen Krankheit (= Epilepsie) verhält es sich folgendermaßen." Sie scheint mir in keiner Beziehung einen mehr göttlichen Ursprung zu haben als die übrigen Krankheiten. ... Die Menschen aber haben infolge ihrer Unerfahrenheit und Verwunderung geglaubt, ihre Beschaffenheit wie ihre Veranlassung seien etwas Göttliches, weil sie in keinem Punkte den anderen Krankheiten gleicht. ... Wenn sie aber wegen des Wunderbaren für etwas Göttliches gehalten werden sollte, so wird es viele heilige Krankheiten geben und nicht eine einzige. ... Ich für meine Person jedoch halte nicht dafür, daß der Körper des Menschen durch einen Gott besudelt wird.

[34] Besonders in der Schrift de flatibus, wo das Pneuma als primäre Ursache aller Krankheiten erklärt wird. Als entferntere Krankheitsursache gilt es auch in Kap. X des Buches de nat. homin., wo es heißt: „Die Krankheiten entstehen teils durch die Lebensgewohnheiten, teils durch das Pneuma."

[35] De diaeta z. B. anerkennt zwei Elemente, Feuer (warm — trocken) und Wasser (kalt — feucht); de nat. hom. dagegen die vier Empedokleischen Qualitäten.

[36] De prisca medicina, Kap. XIV: „Denn es steckt tatsächlich im Menschen das Bittere, das Salzige, das Süße, das Sauere, das Herbe, das Fade und noch vieles andere, mannigfaltig in Wirkung, Menge und Stärke. Dies alles nun tritt miteinander vermischt und vermengt nicht zu Tage, verursacht auch dem Menschen keinerlei Beschwerden, wird hingegen eines von ihnen abgesondert und selbständig, dann tritt es zu Tage und verursacht dem Menschen auch Beschwerden." Vergl. hierzu Alkmaion.

[37] Galle und Schleim z. B. de morb. sacro, in den meisten knidischen Schriften, z. B. de morbis I, de affectionibus, de affectionibus internis u. a. Galle, Wasser, Schleim und Blut z. B. de morbis IV. Blut, Schleim, gelbe und schwarze Galle de nat. homin.

[38] Sitz des Pneumas im Gehirn de morb. sacro, im Herzen de corde.

[39] Nach dem Anonymus Lond. (resp. Menons Iatrika) Kap. IX war Hippokrates Anhänger der pneumatischen Theorie, was vielleicht für den Beginn seiner Laufbahn gelten könnte; wie wenig sicher diese Angabe aber ist, erhellt schon daraus, daß Menon im darauffolgenden Kapitel anhebt: „Wie aber Hippokrates selbst sagt" und sodann die humorale Lehre entwickelt.

[40] Weder die Anomalien der Säfte, noch diejenigen des Pneumas oder die Fehler der Ernährung bilden allein für sich den Schwerpunkt der hippokratischen Krankheitsauffassung; worauf Hippokrates das

Hauptgewicht legt, das ist die Störung der harmonischen Einheit des Organismus, welche zur Norm wieder zurückgeführt werden muß.

[41] Im XXII. Kap. der Schrift de prisca medicina wird jedoch im einzelnen ausgeführt, wie sehr die Beschaffenheit der Organe an sich bestimmend auf die Krankheitsformen wirkt. Weiter geht noch die Einleitung von de locis in homine, wo gesagt wird: „Das von Natur Trockene scheint mir von Krankheiten befallen zu werden und mehr Schmerz zu empfinden, das Feuchte hingegen in geringerem Grade; denn die Krankheit, welche in dem Trockenen ihren Sitz hat, nistet sich dort fest und hört nicht wieder auf, diejenige hingegen, welche im Feuchten ihren Sitz hat, zerfließt gleichsam und sucht bald diesen bald jenen Körperteil in höchstem Grade heim.“ Hier, wo also auf die Festteile des Körpers besonderer Nachdruck gelegt wird, ist schon die spätere „Solidarpathologie“ vorgezeichnet!

[42] De loc. in hom: „Es scheint mir keinen Anfang im Körper zu geben, sondern alles in gleicher Weise Anfang und alles Ende zu sein. ... Desgleichen scheinen mir auch die Krankheiten in gleicher Weise von dem gesamten Körper auszugehen. ... Beim Körper aber rufen alle seine einzelnen Teile der eine bei dem anderen ... eine Erkrankung hervor, der Leib im Kopfe, der Kopf in den Fleischteilen und im Leibe und auch alles Uebrige im entsprechenden Verhältnis. ... Wollte einer den kleinsten Teil des Körpers nehmen und ihm Schaden zufügen, so würde der gesamte Körper das Leiden wahrnehmen und zwar aus dem Grunde, weil der kleinste Teil des Körpers alles enthält, was auch der größte Teil enthält. Dieser aber überträgt, welches Leiden ihm auch zustoßen mag, dasselbe in jedem einzelnen Falle immer auf die ihm verwandten Teile.“ Letzterer Satz beruht auf der Erkenntnis des physiologischen Wechselverhältnisses der Organe, der sogen. Sympathie. De alimento heißt es (Kap. XXIII): Ξύϱῥοια μια, ξύμπνοια μια, ξυμπαθέα πάντα, Ein Zusammenströmen, eine Vereinigung, eine Sympathie. Die „Sympathie“ der Teile wird besonders berührt in den Büchern de fracturis, de articulis, Epid. III, sec. V. Aphorism. V, 50 (Uterus — Mammae).

[43] „Man muß wissen, in welchen Jahreszeiten die Säfte gleichsam in ihrer Blüte stehen, was für Krankheiten sie in jeder einzelnen Jahreszeit hervorrufen und was für Leiden sie bei jeder einzelnen Krankheit verursachen“ (de humorib. c. 8).

[44] Krisis ist der Inbegriff der natürlichen Anstrengungen zur Expulsion der schädlichen Massen.

[45] Im weiteren Sinne werden „Apostasen“ auch andere nicht kritische Wendungen, besonders Nachkrankheiten genannt.

[46] Hinsichtlich der Standesgeschichte ist es bemerkenswert, daß Hippokrates sowohl an dieser als an anderer Stelle darauf hinweist, wie der Arzt, „wenn er den Exitus oder die glückliche Heilung vorhererkannt und vorhersagt, frei von jeder Schuld ist".

[47] Anderseits wird an zahlreichen Stellen vor leichtfertigen Prognosen gewarnt und zur Besonnenheit ermahnt, da man, „wenn man fehlgeht, nicht bloß dem Hasse anheimfällt, sondern wohl auch für verrückt angesehen wird".

[48] „Man muß das vor der Krankheit Gelegene angeben, den gegenwärtigen Stand erkennen, die Prognose voraussagen" (Epid. I, 11).

[49] Aus der Kasuistik läßt sich ermitteln, welche Symptome in ihrem Zusammentreffen auf günstigen und ungünstigen Ausgang hindeuten. Solche Zusammenstellungen finden sich besonders in den Koischen Prognosen, Aphorismen, Vorhersagungen. Am Schluß des Prognosticums sagt der Autor: „Wenn aber einer richtig erkennen will, wer davonkommen und wer zu Grunde gehen wird, bei wem die Krankheit länger oder kürzer anhalten wird, so muß er, nachdem er die Anzeichen kennen gelernt hat, alle Fälle beurteilen können, indem er ihre gegenseitigen Wirkungen berechnet."

[50] Sogar den Träumen wurde in prognostischer Beziehung große Beachtung geschenkt, wie aus de victu IV (de somniis) erhellt. Wie schon von Herodot, wurde auch von den Hippokratikern zwischen „gottgesandten" und natürlichen Träumen unterschieden. Nur letztere, als Ausdruck körperlicher Zustände, fesselten nicht mit Unrecht die Aufmerksamkeit der Aerzte. Darin, wie in dem ganzen Buch über die Träume hat man keinen Rückschritt orientalischer Traumdeuterei, sondern eher einen Fortschritt im Sinne der Aufklärung zu erblicken, wenn die ganze Richtung im einzelnen auch begreiflicherweise in Phantastik ausartete.

[51] Vergl. die Medizin der Aegypter.

[52] Eiteransammlungen in der Bauchhöhle, die auch Empyem genannt wurden, erkennt man nach de morb. I, 17 nicht durch das Schütteln, sondern findet die Ansammlungsstelle durch die lokale Schmerzhaftigkeit, und „wenn man mit Töpfererde einen Umschlag macht, so trocknet sie binnen kurzem an der Stelle aus" (wegen der Hitze).

[53] Die hippokratische Auffassung ist auch heute, selbst durch die moderne ätiologische Therapie nicht überholt, sondern nur vertieft.

[54] ὠφελεῖν ἢ μὴ βλάπτειν. (Epid. I, 11.)

[55] Auf den richtigen Zeitpunkt (καιρός) wurde ganz besonderer Wert gelegt; denn dieser ist rasch enteilt (Aphor. I, 1). Im 5. Kapitel de morb. I wird über die „günstigen Augenblicke" gehandelt. Am dringendsten ist das rasche ärztliche Eingreifen bei der Ohnmacht, bei Erstickungsanfall, bei Verhaltung des Harnes und Stuhles, bei gebärenden oder abortierenden Frauen etc. Wo es nur auf Schmerzlinderung ankommt, eilt es nicht. Bei gewissen Fällen ist am Morgen, am Abend, an jedem dritten oder vierten Tage oder alle drei Monate der Augenblick zum Eingreifen gekommen. — Bemerkenswert ist es, daß die hippokratische Medizin auch hier auf die Krankheitserscheinungen oder gewisse empirisch anscheinend festgestellte Tatsachen Rücksicht nimmt und sich nicht wie die orientalische Medizin an eine feste Schablone bindet. Dies zeigt sich besonders darin, daß man sich bei Vornahme des Aderlasses nicht an bestimmte Tage band.

[56] Ueber die Ausführung des Aderlasses gaben die Schriften de medico, de vulnerib. et ulc. und de vict. acut. zweckmäßige Vorschriften. In der Regel wurden, wenn es der Kräftezustand erlaubte, bedeutende Blutmengen, je nach der Schwere der Krankheit, entzogen; bei Kindern, Greisen und Schwangeren wendete man größere Vorsicht an. Gewöhnlich wählte man zur Applikation solche Stellen, die dem leidenden Teile so nahe als möglich sind, oder vermeintlich mit den leidenden Teilen in Verbindung stehen. — Prophylaktische Aderlässe sollen nur im Frühjahre ausgeführt werden.

[57] Der Schröpfkopf (σικύα) war aus Horn, Glas, Bronze oder einem Flaschenkürbisende verfertigt.

[58] In leichten Fällen kamen Fomente zur Anwendung. — Das Opium diente nur als schlafmachendes, nicht aber als schmerzstillendes Mittel.

[59] De morbis I, Kap. 7.

[60] De loc. in hom. Kap. 40.

[61] Z. B. Aph. II, 22. „Alle durch Ueberfüllung kommenden Krankheiten heilt die Entleerung, alle durch Entleerung kommenden die Anfüllung und die übrigen ihr Gegenteil." De flatib. Kap. 1: „Mit einem Worte gesagt, es ist das Gegenteil das Heilmittel des Gegenteils, denn die ärztliche Kunst ist Hinzufügung und Wegnahme, Wegnahme des Ueberschusses, Hinzufügung des Mangelnden."

[62] De loc. in hom. Kap. 40 und 41 wird eine ganze Reihe solcher Beispiele aufgezählt, welche den Verfasser zu dem an die Homöopathie

anklingenden Satz hinführt: „Durch das Aehnliche entsteht die Krankheit und durch die Anwendung des Nämlichen werden die Menschen statt krank gesund.“ Auf Grund dieses Satzes wollte man bei Hippokrates eine Rechtfertigung der Homöopathie finden. Aber mit Unrecht; denn in demselben Kapitel heißt es: „Auf beiden entgegengesetzten Wegen wird der Kranke genesen. Wenn es sich mit allen Fällen so verhielte, so würde es wohl feststehende Regel geworden sein, auf diese Weise die einen Zustände mit dem Entgegengesetzten zu behandeln, wie sie nun sein und woher sie kommen mögen, die anderen hingegen mit dem Nämlichen.“ ... Ganz richtig erkennt auch derselbe Autor, daß das „Homöopathische“ nur in den Symptomen besteht, wenn er als Beispiel anführt: „Wenn man einen Menschen, welcher erbricht, viel Wasser zu trinken geben wollte, so wird das, um dessentwillen er erbricht, beim Erbrechen mit hinuntergespült.“ Also die causa morbi wird hier durch ein Mittel vertrieben, welches an sich Erbrechen erregen kann. Deutet man solche Fälle „homöopathisch“, dann haftet man eben nur an der Oberfläche der Symptome, ohne das Wesen des Vorganges zu erfassen. Der homöopathische Schein begleitet eben Heilformen, welche das contraria contrariis befolgen, ätiologisch wirken, wie z. B. die Opiumtherapie der Bleivergiftung, die Behandlung der Dysenterie mit Abführmitteln etc.

[63] Herodot IX, 83. Da nämlich die Platäer die Gebeine der Perser auf einen Platz zusammentrugen, fand sich ein Kopf, welcher gar keine Naht hatte, sondern aus einem einzigen Knochen bestand. Plinius, Hist. nat. XI, 70. Pausanias IV, 9.

[64] Z. B. de corde X: „Wenn nun einer, der den alten Ritus kennt, einem Verstorbenen das Herz herausnimmt und von den beiden Klappen die eine stützt und die andere sich außerdem noch zurücklehnen läßt, so wird weder Wasser noch Luft in das Innere des Herzens dringen können.“ De articulis I, 1: „Gesetzt, man entblößte den oberen Teil der Schulter von Weichteilen ...“ L. c. 46 wird von Wirbelluxation gesprochen und gesagt, die Einrichtung wäre unmöglich, „man müßte denn dem Betreffenden die Leibeshöhle aufschneiden, die Hand einführen und von innen her mit der Hand nach außen drängen, was man zwar an der Leiche, nicht aber am lebenden Menschen machen kann“.

[65] Epid. V, 26 heißt es allerdings von einem an Rippenbruch mit konsekutiver Verjauchung Verstorbenen: „Es wurde erkannt, daß sich die Krankheit weiter erstreckte als unter die Haut. Selbst wenn der Betreffende die richtige Behandlung erfahren hätte, wäre er doch nicht mit dem Leben davongekommen.“

[66] De morbo sacro 3: Das Gehirn des Menschen doppelt wie das der Tiere. Epid. VI, 6: Dickdarm des Menschen gleicht dem des Hundes. De anatome: Herz des Menschen stärker gerundet als das der Tiere. De carne 17: Tier- und Menschenauge. Pathologische Befunde: de morbo sacro: Ziegenhirn. De affect. int. XXIII: Hydatiden der Lunge beim Hunde, Schwein und Rind.

[67] Pausanias X, 2, 4.

[68] Nach der ältesten von Syennesis herrührenden Beschreibung entspringen die Gefäße aus dem Kopfe und kreuzen sich bei ihrem Uebergang auf den Rumpf; nach Diogenes von Apollonia sind zwei große Gefäße des Rumpfes (Aorta und Hohlvene) Ausgangspunkt der Adern. Die im Corpus Hippocraticum vorhandene Gefäßbeschreibung (de natura hominis, de natura ossium) stammt nach dem Zeugnis des Aristoteles von Polybos. Ihr zufolge gibt es vier Paare von Hauptadern, von denen das erste hinten aus dem Nacken, ein zweites aus dem Kopfe hinter den Ohren, das dritte aus den Schläfen, das vierte aus der Stirn entspringt.

[69] Beispielsweise verglich man die Anziehungskraft der Körperteile gegenüber den Säften mit der Wirkung der Schröpfköpfe. — Die Entstehung des Geschlechtes aus dem Ueberwiegen des männlichen oder weiblichen Samens erläutert der Verfasser von de semine mit folgendem Bilde: „Nimmt man mehr Fett als Wachs und schmilzt beides am Feuer, bis es flüssig geworden, so kann man nicht sehen, welches überwiegt, wenn es hingegen wieder hart geworden ist, kann man wahrnehmen, daß das Fett an Menge überlegen ist. So verhält es sich auch mit dem männlichen und weiblichen Samen." Im Buche de morbis IV findet sich eine ganze Reihe von Vergleichen krankhafter Vorgänge mit der Milchgerinnung, Molkenbereitung, der Verdampfung etc. Im Buche de diaeta I (Kap. 32) heißt es: „Das Feinste vom Wasser und das Lockerste vom Feuer deuten in ihrer Vereinigung auf den gesündesten Zustand im Körper des Menschen hin.... Das weichste und lockerste Kupfer läßt die ausgiebigste Mischung (Legierung) zu; so verhält es sich auch mit der Mischung des Feinsten am Wasser und des Lockersten am Feuer."

[70] Im Buche de corde wird ausdrücklich gesagt, daß sich der linke Ventrikel nur von dem „reinen und lichten Ueberschusse" nährt, „welcher aus einer Blutaussonderung herstammt", keineswegs aber von „sichtbarem Blute". Die Aorta hingegen ist nach demselben Autor mit Blut gefüllt, welches „aus dem Leibe und den Eingeweiden" stammt; der Klappenverschluß habe den Zweck, den Eintritt des Blutes in den linken Ventrikel zu verhüten! Bei der Sektion zeige sich das linke Herz

völlig leer, die Arterie dagegen sei ebensowenig als das rechte Herz blutleer.

[71] Aus Aegypten stammen wahrscheinlich auch manche der abergläubischen Mittel, besonders tierischer Art.

[72] Der Pflanzenname φιλίστιον (Klebkraut) erinnert daran.

[73] Aristoteles kennt außer den vier Elementen noch ein fünftes, den Aether, die quinta essentia, welches der siderischen Welt zukommt.

Die Medizin des alexandrinischen Zeitalters.

Einleitung.

Die dogmatische Schule, deren Blüte mit dem Untergang der hellenischen Freiheit und mit der mazedonischen Hegemonie zum Teile zusammenfällt, fand mit ihrer Tendenz, nach wissenschaftlicher Begründung der Heilkunst, in der nachfolgenden Geschichtsepoche, welche das Zeitalter der Diadochen umspannt, eine kontinuierliche Fortsetzung, allerdings mit weit besseren Hilfsmitteln, auf bedeutend breiterer Basis. Neben dem inneren Werdeprozeß, der wegen der vielfachen Enttäuschungen auf diesem Wege, naturgemäß auch wieder eine entgegengesetzte, regressive, empirische Bewegung hervorrufen mußte, machen sich aber gerade in diesem Zeitraum so mannigfache äußere Einflüsse geltend, welche den Umfang und Betrieb der Forschung in einem Maße verändern, daß füglich von einer eigenen Entwicklungsperiode der griechischen Medizin zu sprechen ist, die nach ihrer vornehmsten Pflegestätte, Alexandreia, die alexandrinische genannt wird.

Die Tatsache, daß nunmehr an Stelle von Kos und Knidos das neugegründete Emporium des Pharaonenlandes die Bedeutung eines richtunggebenden Vororts für die griechische Heilwissenschaft erlangt, drückt bezeichnend den gewaltigen Umschwung der Verhältnisse aus und verkündigt den Anbruch ihrer Mission, welche weit über die Grenzen des Mutterlandes hinausstreben sollte. Die Verlegung des Hochsitzes der medizinischen Wissenschaft in die hellenisierte Fremde, in die kulturvermittelnde Residenz der Ptolemäer war nur ein Teilergebnis jenes umwälzenden welthistorischen Prozesses, der, von den mazedonischen Waffen getragen, hellenische Sprache, Sitte und Bildung nach Ost und Süd verbreitete, die Assimilation Vorderasiens und Aegyptens im Sinne des Griechentums anbahnte, dieses selbst aber in der Berührung mit dem Orient einerseits mit einer Fülle von Wissensstoff bereicherte, anderseits aber zunehmend entnationalisierte.

Abhängig von der allgemeinen gewaltigen Kulturbewegung, zu der sich das Griechentum nach dem Verluste der politischen Selbständigkeit von Althellas ausdehnte, trägt die Medizin der Alexandrinerzeit die gleichen charakteristischen Züge wie die hellenistische Kultur in ihrer Gänze, und dieselben Momente, welche auf die Entwicklung des übrigen Geisteslebens dieser Epoche bald hemmend, bald fördernd einwirkten, kommen auch in der Gestaltung ihrer Medizin zu deutlicher Geltung.

Das glückliche Zusammentreffen der realistischen, durch Aristoteles zum Höhepunkt erhobenen (auch in der Kunst eines Lysippos und Apelles hervortretenden) Geistesrichtung mit den Waffenerfolgen des großen Alexandros legte den Grund zur hellenistischen Kultur und wies ihr von vornherein feste Bahnen an. Dankte sie dem Heldenkönig die Erschließung einer ungeahnten Natur und fremdartigen uralten Geisteswelt, so war es die Methode des Stagiriten, welche die Bearbeitung des gewaltig anschwellenden Erkenntnisstoffes in ersprießlicher Weise ermöglichte. Angesichts des neu eröffneten Horizonts erwuchs dem Hellenismus der Drang nach Expansion des eigenen Wesens — was die Sammlung und Kritik der bisherigen Leistungen zur Voraussetzung hatte — ferner die Aufgabe, das neue Material zu verarbeiten — wodurch die Technik der wissenschaftlichen Forschung neue Impulse empfing — endlich die aus der Völkermischung in den Diadochenstaaten entspringende Bestrebung, mittels Anpassung, Assimilation und Verschmelzung eine homogene Kultur hervorzubringen. Ein Abbild dieses Wogens und Werdens war die Sprache des hellenistischen Zeitalters, welche unter zunehmenden Einflüssen halbgriechischer oder ungriechischer Herkunft aus dem Attischen herausgebildet, sich zu diesem, wie der Kosmopolitismus zum Nationalismus verhielt.

Ueberwuchernde Gelehrsamkeit, Realismus, virtuose Technik wurden zur Signatur der Epoche! Begünstigt durch den Schutz und das kulturfreundliche Interesse der Fürsten — nicht auf dem Boden eines freien Volkstums — blühten alle diejenigen Kulturzweige mächtig empor, welche praktischen Zwecken zustreben oder deren Ziele auch durch Talente minderen Ranges auf dem Wege der Sammeltätigkeit und Arbeitsteilung, durch Zufuhr von Wissensmaterial und Verbesserung der Forschungsmittel erreichbar sind, wenn nur einmal ein großer Gedanke als Leitmotiv durch einen Denker gegeben ist, wie die Mathematik, Astronomie, Physik, die beschreibenden Naturwissenschaften, die Technik und Architektur, die Geographie und Periegese, die Kunsttheorie und Literaturgeschichte und namentlich die Philologie. Wo hingegen bloß unabhängiges Denken, hohe Ideale, fesselfreie Phantasie oder die Gedankentiefe eines Genius, dessen Kräfte nicht durch zersplitterndes Spezialstudium ermattet sind, wahrhaft ursprüngliche Schöpfungen hervorzubringen im stande sind, wie in der Poesie, in der bildenden Kunst, in der Philosophie, da zeigten (außer einzelnen hervorstechenden Ausnahmen) die Leistungen dieser Epoche ein ödes Mittelmaß, ein hinsiechendes Epigonentum, welches gerade durch die raffinierte Künstelei seiner eklektischen Philosophie und gelehrten Poetasterei, durch seine manieriert-naturalistische Plastik und Malerei nur umsomehr daran erinnert, daß die klassische Epoche des ästhetisch-deduktiven Griechentums mit seiner tiefen Originalität schon entschwunden war!

Der hellenistischen Kultur mit ihrer expansiv-assimilatorischen Tendenz wurde durch Alexander den Großen nicht nur die Bahn eröffnet, sondern zum Teile sogar Ziel und Richtung vorgezeichnet. Er errichtete auf den Trümmern des Perserreichs nicht bloß eine weltgebietende mazedonisch-hellenische Herrschaft, sondern begünstigte auch, erfüllt von staatsmännischer Weisheit, die kulturelle Annäherung zwischen Hellenen und „Barbaren", indem er einerseits das Panier der griechischen Bildung in Asien und Nordafrika aufpflanzte, anderseits durch einen Stab von Gelehrten alles Wissenswerte aufzeichnen ließ und mit Duldung den Sitten der besiegten Völkerschaften entgegenkam — darin im Widerspruch mit dem streng nationalen Hellenen. Und wie Alexander selbst gegen Ende seiner Siegerlaufbahn allmählich den Lockungen des orientalischen Gepränges und der Phantastik asiatischen Aberglaubens nicht zu widerstehen vermochte, so gewannen ebenso auch in der durch Völkerverschmelzung hervorgebrachten hellenistischen Kultur nur allzu früh neben den griechischen die fremdartigen Elemente bestimmenden Einfluß, der sich in orientalischer Dialektik und Mystik zunehmend äußerte.

Mag auch, so rasch wie sie entstanden, die politische Einheit der ungeheuren Länderkomplexe mit dem Tode des Stifters zerfallen sein, der gewaltige Kulturgedanke, griechisches Wesen zum Gemeingut zu machen, wirkte in den Teilreichen der ehrgeizigen Generale Alexanders fortzeugend weiter und knüpfte in der fortwährenden Völkervermischung neben wirtschaftlichen immer mehr geistige Verbindungen zwischen Hellenismus und Orient. Wie weit die hellenische Sprache, allerdings auf Kosten ihrer Reinheit, vordrang, beweisen z. B. die nubischen Inschriften, welche Verbreitung die hellenische Kunst auf dem Boden des Orients fand, zeigen die Schöpfungen der pergamenischen Kunst mit ihrem eigenartigen Mischcharakter, noch eklatanter die griechischen Theater, die man in Babylon aufgrub u. a.; wie sehr das Griechentum umgekehrt mit Natur und Geisteswelt des Ostens in nahe Beziehung trat, bezeugt der erstaunliche Aufschwung der Zoologie, Botanik, Mineralogie, Pharmako-Toxikologie und deutet das Interesse an, welches abgesehen von historisch-geographischen Arbeiten oder Reisebeschreibungen Werke über ägyptische oder babylonische Geschichte (Manetho, Berosos) anregte.

Als Folge der Verbreitung des griechischen Geisteslebens in neue Gebiete und gemäß den geänderten politischen Verhältnissen tauchten neue Kulturzentren auf, welche zumeist mit den Residenzen der Diadochen zusammenfielen und sehr bald die bisherigen Pflegestätten in den Schatten stellten, nur in der Philosophie bewahrte Athen seinen Ruf unangetastet weiter. Die Diadochen setzten schon in der Absicht, die Fremdherrschaft zu verschleiern, alles daran, durch Begünstigung des Handels und der Gewerbe, durch Förderung der Wissenschaft und Kunst den Wohlstand und die

Heimatsliebe ihrer Untertanen, den Ruf und den Glanz ihrer Residenzen zu steigern; manche derselben waren auch selbst von mehr als dilettantischem Eifer für Wissenschaft oder Kunst erfüllt, zogen Gelehrte heran und erleichterten deren Forschungen durch Anlage von Büchersammlungen und wissenschaftlichen Instituten. Rühmend ist in dieser Hinsicht einiger Seleukiden in Syrien und besonders der Beherrscher von Pergamos zu gedenken, welche der Kunst eine neue Entwicklungsphase eröffneten, Elementarschulen, Gelehrtenanstalten und eine großartige Bibliothek errichteten, die im ganzen Altertum verdienten Ruf genoß. (Bekanntlich verbot Aegypten später aus kleinlichem Neid die Ausfuhr der Papyrospflanze, was zur Erfindung des Pergaments Anlaß gab.)

Allen voran aber glänzte das Fürstengeschlecht der Ptolemäer, welche Aegypten zum Brennpunkt des gesamten Handelsverkehrs machten, ihre Schiffe bis nach Persien und Indien im Osten, bis Madera im Westen entsendeten, Gewerbe und Technik (besonders Schiffbau) begünstigten und das wirtschaftliche Aufblühen des Nillandes während einer langen Zeit des Friedens dazu nützten, um seinen Ruhm als Heimstätte der Kultur aufzufrischen: solcher Art den Zoll der Dankbarkeit entrichtend, den Hellas noch aus grauer Vorzeit für übermittelte Keime der Gesittung dem Reiche der Pharaonen schuldete. Unter ihrem Zepter wurde Alexandria das, was der große Alexander mit divinatorischem Blicke aus der geographischen Lage vorausgesehen hatte: die Metropole des Kulturlebens der antiken Welt, ein Vorbild, von dem die ganze Epoche ihren Namen empfing. Mit hellenischem Feinsinn ausgestattet, ließen die Ptolemäer prächtige Paläste, Theater, Gemäldehallen, Gymnasien und Rennbahnen aufführen, ihre Residenz mit den erlesensten Sehenswürdigkeiten schmücken, zoologische und botanische Gärten anlegen; mit regster eigener Teilnahme an dem Aufblühen der Kunst und Wissenschaft beriefen sie Künstler und Gelehrte an ihren Hof und sammelten in bibliomanischem Eifer unter schweren Geldopfern die bis dahin allerorten zerstreuten Handschriften von hervorragenden Werken der schönen und der wissenschaftlichen Literatur, welche Kaufleute aus der ganzen Welt zusammenbrachten. Die beiden ersten Fürsten aus diesem Hause, Ptolemaios Soter (304-285 v. Chr.), der in vertrautem Umgang mit Philosophen lebte, sich auch selbst als Geschichtschreiber auszeichnete, und Ptolemaios Philadelphos (285-247 v. Chr.), welcher als Freund der Naturforschung (namentlich der Zoologie) die Interessen derselben durch große Unternehmungen förderte, errichteten mit wahrhaft fürstlicher Freigebigkeit jene beiden Institute, welche den Ruhm Alexandrias auf wissenschaftlichem Gebiete für Jahrhunderte sicherten und für die ganze weitere Geistesentwicklung so bedeutsam wurden: die alexandrinische Bibliothek und das mit ihr verbundene Gelehrtenpensionat, das Museion — Anstalten, welche in großartigster Weise die namentlich von Aristoteles vertretene Idee verwirklichten, durch reiche Büchersammlungen die Mittel zur kritisch-vergleichenden, historisch-literarischen Arbeit für jedes Fach herbeizuschaffen und die wissenschaftlichen Spezialarbeiter in Form einer Gelehrtengemeinde einheitlich zu organisieren. Es ist kein Zufall, daß der Peripatetiker Demetrios von Phaleron mit seinen Anregungen, die aus dem Vorbilde des Peripatos geschöpft waren, an der Wiege dieser Institute stand. Die Bibliothek des Museions bestand aus vielen Tausenden von Papyrosrollen, welche sorgsam katalogisiert, die Schätze des hellenischen Geistes und in Uebersetzungen auch Literaturdenkmäler fremder Nationen bargen; das Museion selbst war eine im Bereich der königlichen Paläste (im Stadtteil Brucheion) liegende Anstalt, die mit allen zu einem angenehmen Aufenthalt und bequemen wissenschaftlichen Verkehr dienenden Einrichtungen versehen war, und in welcher Gelehrte Wohnung sowie Unterhalt fanden, damit sie sich, frei von jeder Sorge, außerdem noch durch hohe Jahresgehälter ermuntert, ausschließlich den wissenschaftlichen Forschungen und dem Unterrichte der von allen Gegenden zusammenströmenden Schüler widmen konnten — Akademie und Hochschule zugleich. Von geringerer Bedeutung war eine zweite kleinere, ebenfalls von Ptolemaios Philadelphos errichtete, im Serapeion (im Stadtviertel Rhakotis) befindliche Bibliothek, welche Doubletten der ersteren zumeist besaß und vorwiegend zu praktischen Unterrichtszwecken verwendet worden zu sein scheint.

In solchem Milieu, welches das Gelehrtentum mit all seinen Licht- und Schattenseiten zuerst in scharfen Gegensatz zum Volke stellte, mußte das wissenschaftlich-kritische Element gegenüber dem künstlerisch-intuitiven weitaus die Oberhand erhalten. Hohe Blüte erreichten insbesondere die Philologie, die Mathematik und die Naturwissenschaft, welche letztere nach fast völliger Abtrennung von metaphysischen Spekulationen, gefördert durch verbesserte technische Hilfsmittel, zielbewußt die Wege der Spezialforschung beschritt. Auf diesen Gebieten wurde die größtmöglichste Höhe erreicht, welche überhaupt dem Altertum beschieden war, und viele Jahrhunderte zehrten lediglich an den Erfolgen, welche die alexandrinische Epoche gezeitigt hat. Den alexandrinischen Philologen ist die Sammlung und Redaktion der hervorragendsten griechischen Literaturdenkmäler zu danken, und bis auf die moderne humanistische Gelehrsamkeit wirkt fort, was Männer wie Eratosthenes, Aristophanes von Byzanz (der Erfinder der Akzentuation) und Aristarchos von Samothrake — von den vielen anderen nicht zu reden — für Grammatik, Textkritik, Lexikographie, Bio- und Bibliographie geschaffen haben — Leistungen, die durch die mehr historisch-antiquarische Philologenschule von Pergamos glücklich ergänzt wurden. Noch erstaunlicher ist das gleichzeitige Aufblühen der exakten Wissenschaften. So bleibt für immer mit der Geschichte der Mathematik der Name eines Eukleides, eines Apollonios (Kegelschnitte), eines Hipparchos (Trigonometrie) unzertrennlich verknüpft; eine Geistestat ersten Ranges bedeutet die früheste Erdmessung des Polyhistors Eratosthenes, und was die alexandrinische Astronomie anlangt, so verbleichen selbst die bewunderungswürdigsten Errungenschaften (Topographie des Fixsternhimmels, Berechnung der Größe, Entfernung, des Umlaufs der Himmelskörper, Präzession der Nachtgleichen, astronomische Ortsbestimmung etc.) gegenüber der heliozentrischen Theorie, welche, anderthalb Jahrtausende vor Kopernikus, Aristarchos von Samos in kühner Antizipation aufstellte. Auch Optik und Akustik fanden wissenschaftliche Begründung und systematische Bearbeitung (Eukleides). Als höchster Repräsentant der Epoche ist aber der Riesengeist Archimedes anzusehen, der zwar auf dem Felde der reinen Mathematik und theoretischen Mechanik (Hydrostatik) kaum Nachfolger hatte, dafür aber auf die Entwicklung der praktischen Mechanik durch zahlreiche technische Erfindungen (an 40 Maschinen, darunter Flaschenzug, archimedische Schraube, Kriegsmaschinen) höchst anregend wirkte. Es genüge der Hinweis auf Ktesibios, welcher die Wasserorgel baute, die Wasseruhr verbesserte, die Feuerspritze mit dem Windkessel erfand, namentlich aber die Erinnerung an den genialen Heron, der — ein Mann von seltenem Erfindungsgeist — eine große Zahl von Automaten ersann, bereits Apparate konstruierte, die durch erwärmte Luft oder Dämpfe in Bewegung gesetzt wurden und sogar der Lehre vom Luftdruck sehr nahe kam; seine „Pneumatik" enthält die Beschreibung einer Dampfturbine, des Aeolsballs, des Heronsballs, der Pipette, des Saughebers, sowie der intermittierenden Brunnen — für die Medizin war es bemerkenswert, daß Heron die Lehre von den Schröpfköpfen zurechtlegte.

Die Lichtseiten des wissenschaftlichen Lebens fanden leider dadurch eine starke Trübung, daß die führenden Geister mehr oder minder vereinzelt blieben, trotz der Masse von „Schülern", weil diese es zumeist vorzogen, mit einer dialektischen Scheingelehrsamkeit täuschend zu prunken, statt den mühsamen, dornigen Weg der Tatsachenforschung ihrer Meister zu beschreiten; nicht wenig mag hierzu das in der Hofluft der Ptolemäer gezüchtete Strebertum und der im Museion großgezogene Kastengeist der Gelehrten beigetragen haben, denn besonders in den programmäßigen (zuweilen in Anwesenheit der fürstlichen Gönner abgehaltenen) Sitzungen dürfte nicht selten schönrednerische Rhetorik und dialektische Spitzfindigkeit den Augenblickserfolg über bedächtigen wissenschaftlichen Ernst mit seinen langsam heranreifenden Arbeiten errungen haben. Von einer wirklichen Durchsetzung mit jenem Geiste, der sich der reinen Wissenschaft an sich widmet, war bei der Mehrzahl der Autoren keine Rede, sie suchten, was effektvoll war oder für den niederen Kreis des Lebens sofortigen Nutzen bringt — beides im Widerspruch mit dem Gange wahrhaft wissenschaftlichen, namentlich naturwissenschaftlichen Fortschritts.

Sehr deutlich spiegelt sich dieser Zug von Virtuosentum, Naturalismus und Individualismus, der allerdings mehr der späteren alexandrinischen Epoche eigentümlich ist, auch in der Philosophie, in der Dichtkunst, in der Plastik und Malerei wider. Ohne wahrhaft neue Gedanken von ursprünglicher Tiefe, verfiel die Philosophie in Schulzänkereien, welche in willkürlicher Deutung der einstigen großen Meister, in Schönrednerei aufgingen, starren Dogmatismus oder aber zersetzende Skepsis hervorbrachten; auch die bedeutendsten Systeme, das der Stoa und dasjenige, welches Epikur zum Stifter hatte — in theoretischer Hinsicht nur Fortbildungen der Lehre Heraklits bezw. Demokrits —, dienten mit ihrem rohen Materialismus und Sensualismus weit weniger der Erkenntniskritik als der Individualethik, welche die zerfallende Religion ersetzen sollte. Die Poesie der Alexandrinerzeit krankte zum großen Teile an gelehrtem Ueberschwang, welcher, in der Sucht zu glänzen, das möglichst Unbekannte hervorzog, aber nicht im mindesten jenes echt künstlerische Gefühl und namentlich jene Empfindungstiefe zu ersetzen vermochte, die der wurzelechten Dichtkunst des bodenständigen Hellenentums eigen war. Der raffiniert überfeinerte Zeitgeschmack fand Gefallen an möglichst gekünstelten Dichtungsformen, die in abgeschmackte Spielereien ausarteten, und die sittlich degenerierende Kultur, bar jeder höheren Ideale, reflektierte sich in Komödien, deren Stoffkreis aus den engsten Privatverhältnissen gewählt war, oder in Literaturerzeugnissen, die (wie die Mimjamben des Herondas beweisen) den schlüpfrigsten Naturalismus vertraten, — nur die bukolische Idyllenpoesie des Theokritos verrät gerade durch ihre Sentimentalität und erfrischende Anmut das Heraussehnen aus der Gelehrsamkeit und Ueberfeinerung in die Einfachheit und Behaglichkeit, welche dem Kulturgetöse Alexandreias längst entwichen war. Was die schönen Künste anbetrifft, so gewann die Architektur sicherlich am meisten durch die Anregungen, welche der Fürstengunst und dem Luxus des Zeitalters entsprangen, in der Plastik und Malerei aber bewirkten die gleichen Einflüsse eine auf glänzende Scheinbarkeit, auf virtuosenhafte Behandlung hinzielende Richtung. Freilich in den plastischen Meisterwerken dieser Epoche (z. B. Gruppe des Laokoon, des farnesischen Stieres, Statue des sterbenden Galliers, Apollo vom Belvedere u. a.) leidet die Schönheit keineswegs unter der starken Leidenschaftlichkeit des Ausdrucks oder der Kolossalität der Formen, unter der naturalistischen Charakteristik der gesuchten theatralischen Wirkung oder der Subjektivität der Auffassung — immerhin entfernte man sich doch zunehmend von der klassischen Einfachheit und Ruhe; in der Malerei führte bei den Epigonen die von den Meistern (Zeuxis, Parrhasios und Apelles) begründete naturwahre und fein individualisierende Richtung mit ihrer scharfen Berücksichtigung der Proportionen und Lichtwirkung allmählich zu einem übertriebenen Naturalismus, der sich auch in der Vorliebe für derbes, niedriges Genre und Karikaturen, für Stilleben und Lichteffekte verband. —

Das alexandrinische Zeitalter erinnert in manchen Erscheinungen an die Gegenwart und läßt sich auch gerade von den Modernen richtig werten! Diese kann es nicht überraschen, daß gerade in einer Epoche der Ueberkultur bei den Phantasten hart neben den Fortschritten exakter Naturwissenschaft die Vorliebe für die „Nachtseite“ des Natur- und Geisteslebens, der Aberglauben zu großer Blüte gedieh — umsomehr als die eindringende mystische Weisheit des Orients, mit dem Nimbus einer tausendjährigen Vergangenheit ausgestattet, auf alle diejenigen ihren Zauber ausüben mußte, welche nur in okkulten Seltsamkeiten das Wunder erblickten oder nach einer Verinnerlichung strebten, in deren Tiefen die erst aufstrebende sonnenklare Wissenschaft noch nicht dringen konnte. In der Literatur hat der Mystizismus breite Spuren zurückgelassen, welche später höchst bedeutsam wurden; dahin zählen zunächst die Ausartungen von naturwissenschaftlichen Werken und Reisebeschreibungen zu Wunderbüchern, welche in fabulistischer Manier und mystischer Tendenz alles Monströse und Abenteuerliche in der Natur oder bei fremden Völkern in den Vordergrund stellten, Steinbücher, welche den Glauben an die dämonische Macht der Edelsteine über Körper und Geist verbreiteten, Zauberbücher, die mit den ehrwürdigen Namen von ägyptischen Göttern oder assyrischen Königen, mit den Namen eines Zoroaster, Orpheus, Pythagoras oder Demokrit in Zusammenhang gebracht wurden, endlich — eine Unmasse von Traumbüchern. Es läßt sich nicht verkennen, daß neben dem Emporwuchern des Aberglaubens aus den niederen Schichten der Gesellschaft in die höheren, die innige Berührung der Griechen mit dem Orient, sowie die Anteilnahme hellenisierter Orientalen an der Literatur diese trunkene phantastische Richtung beförderte und ihr später leider zum Triumph über die nüchterne Wissenschaft verhalf.

Die Medizin der alexandrinischen Epoche, unverkennbar ein Produkt der zumeist förderlichen Zeitverhältnisse, machte nicht allein hinsichtlich der Summe erfahrungsmäßiger Kenntnisse und Heilmethoden, sondern auch im Hinblick auf die Höhe der wissenschaftlichen Denkmethodik bedeutende Fortschritte, welche aber leider nur zu bald wieder durch hochfliegende Spekulation und spitzfindige Dialektik beeinträchtigt wurden.

Die neue Pflegestätte, Alexandreia, verfügte über alle jene Hilfsmittel, welche geeignet waren, die Traditionen von Kos und Knidos in der Richtung der von Aristoteles begründeten systematischen Forschung weiterzubilden. Hier sorgten umfassende Bibliotheken für die historisch-literarische Grundlage (deren Mittelpunkt die Redaktion des Corpus Hippocraticum ausmachte), hier erprobten Meister von vielseitigem Wissen, inmitten einer internationalen (aus Griechen, Aegyptern, Juden bestehenden) Schülerschaft ihre Kunst an einer Menge, von allerorten zusammenströmenden Kranken (zum Teil mit bisher unbekannten Affektionen)[1], hier brachte der

Handelsverkehr eine Unzahl neuer Heilstoffe auf den Markt, und wenn man daran ging, das anschwellende Wissensmaterial zu ordnen und zu sichten oder mit der Fackel der Reflexion zu durchleuchten, so ließen sich nirgends leichter Vorbilder finden als im regen Geistesleben Alexandreias, wo die mächtig aufstrebende beschreibende und erklärende Naturwissenschaft eine feste Stütze bieten konnte. Die Sammlung der medizinischen Handschriften, verbunden mit dem Studium der medizinischen Literatur und Geschichte, die Pflege der Zoologie, Botanik und Steinkunde, die Heranziehung physikalisch-technischer Errungenschaften in den Dienst der Medizin, die Errichtung einer Art von ambulatorischer Klinik im Museion, trug reiche Früchte für die Festlegung und Kritik der wissenschaftlichen Ueberlieferung, für die Arzneimittel- und Giftlehre, für die Verfeinerung der Symptomatologie und Diagnostik, für die chirurgische Apparate- und Verbandlehre, und unleugbar gewann selbst die medizinische Theorie bereits so manches durch die dem Beispiel der Physiker entnommene quantitative Denkweise, sowie durch die zuweilen schon angewendete Experimentalmethode. Was früher nur einzelnen unter den größten Schwierigkeiten zu schaffen möglich war und bei der mangelnden Zentralisation des wissenschaftlichen Betriebs verloren ging, das floß jetzt in breitem Strome in ein großes Sammelbecken. Den glänzendsten Aufschwung aber nahm die Anatomie, welche in Alexandreia zuerst und vielleicht ausschließlich jene vorurteilslose Förderung empfing, die zu ihrem Gedeihen nötig ist. Vorbereitet durch die Sitte der Einbalsamierung, wodurch die Sektion der Leichen in Aegypten nicht wie sonst überall mit dem Odium der Pietätslosigkeit belastet war, begünstigt durch das tatkräftige Interesse der Ptolemäer, schritt die Anatomie von der Zootomie zur Zergliederung menschlicher Leichen, von zerstreuten, zufälligen Einzelfunden zur Präparierung, zur systematischen Forschung weiter und häufte ein Material zusammen, das zur selbständigen Wissenschaft emporgewachsen, besonders in der Chirurgie und Geburtshilfe zu den kühnsten und erfolgreichsten Eingriffen Veranlassung gab. Dauerte auch die eigentliche Blüte der Zergliederungskunst mit ihrer Ergänzung durch die Vivisektion nicht lange — schon Ptolemaios Physkon vertrieb viele Aerzte und Gelehrte — so machten sich doch noch jahrhundertelang die Nachwirkungen insoferne geltend, als nirgends so sehr wie in Alexandreia die ärztliche Ausbildung mit anatomischen Kenntnissen verknüpft blieb.

Nach den Berichten des Celsus sollen die Ptolemäer sogar die Erlaubnis erteilt haben, an Verbrechern die Vivisektion zu vollziehen, „um die Lage, Farbe, Gestalt, Größe, Anordnung, Härte, Weichheit, Glätte, äußere Fläche, sowie die Vorsprünge und Einbiegungen der einzelnen Organe während des Lebens zu studieren". Von Gegnern sei gegen diese Grausamkeit eingewendet worden, „daß sie nicht bloß die Heilkunst entwürdige, sondern auch überflüssig sei, da die Leute, nachdem ihnen die Bauchhöhle aufgeschnitten, das Zwerchfell durchtrennt und die Brusthöhle eröffnet worden, sterben, bevor noch wissenschaftliche Untersuchungen am Lebenden möglich waren". Diese Angaben, aus denen zu ersehen ist, in welcher Reihenfolge man bei der Sektion vorzugehen pflegte, finden durch keine Stelle Galens (der als wichtigster Gewährsmann für die alexandrinische Anatomie heranzuziehen ist) Bestätigung, sondern nur durch den Kirchenvater Tertullian, und sind vielleicht mit der Erzählung auf eine Stufe zu stellen, nach welcher der Maler Parrhasios einen gemarterten Sklaven als Modell benützt haben soll, um seinen Prometheus naturwahr mit dem Ausdruck des höchsten körperlichen Schmerzes darstellen zu können. — Plinius erzählt, daß die ägyptischen Könige in ihrem Wissenseifer zuweilen sogar persönlich bei der Sektion von Leichen mit Hand angelegt haben. Wie sehr auch die Kunst im alexandrinischen Zeitalter von den anatomischen Fortschritten Nutzen zog, beweist die überraschende Naturalistik der Ausgrabungsgegenstände von Pergamos.

Auf die medizinische Theorie im Sinne einer realen Begründung nahm die Anatomie leider noch keinen Einfluß — höchstens mehren sich die anatomischen Lokalisationen mancher Symptomenkomplexe, womit die knidische Schule begonnen hatte — Physiologie und Pathologie blieb der Tummelplatz der Spekulation, und der Dogmatismus erstarkte gerade durch die erweiterten anatomischen Kenntnisse, indem diese zuweilen schon im Verein mit physikalischen Begriffen zur Restaurierung der überkommenen Doktrinen mit einem Aufwand von Spitzfindigkeit verwendet wurden und dadurch zum Schaden der Therapie den Schein der Exaktheit vorübergehend vortäuschten. Wieder trug prunkende Zungenfertigkeit und gelehrt schillernder Aberwitz den Sieg davon über die schlichte Wahrheit redlicher Hände und ehrlicher Augen! Die großen Pfadfinder auf dem Felde der Anatomie, die scharfen Beobachter am Krankenbette hatten zumeist Schüler, welche die realen Leistungen ihrer Meister weniger zum Richtzeiger weiterer erfahrungsmäßiger Forschung als zum Ausgangspunkt subtiler Spekulation über das gesunde und kranke Leben erkoren. Mit jener Büchergelehrsamkeit und Polymathie, welche dem Beispiel der alexandrinischen Bibliothekare und Grammatiker nachfolgend in hyperkritischen Kommentaren oder Exegesen statt des Mittels schon den Endzweck erblickte, mit jener vorgreifenden, anmaßlichen Systemsucht, welche unter Verkennung des grundverschiedenen Objekts die abstrakte Deduktion der Mathematiker, die begriffszerspaltende subtile Dialektik der Philosophen in die Medizin einschmuggelte, entfremdeten sich die ärztlichen Gelehrten zunehmend der lebendigen Erfahrung und entzogen, in eitlen Schulzänkereien aufgehend, der Theorie den eigentlichen Nährboden — die praktische Heilkunst mit ihren stets aufs neue wechselnden, korrigierenden Bildern. Allzulange ein Spielball scholastischer Disputationen oder als quantité neglegéable von hochfahrender Wissenschaftlichkeit beiseite geschoben und aufs Ungefähr verwiesen, verlor die Therapie den wahren inneren Zusammenhang mit der dogmatischen Schule und wurde als eigener Wissenszweig von einer neuen ärztlichen Sekte, den „Empirikern“, wieder dem Stamme unbefangener, nüchterner Beobachtung aufgepfropft. So berechtigt aber die Reaktion dieser Sekte gegen das hohle Scheinwissen der Dogmatiker war, so bleibend auch ihre Verdienste um die Erweiterung des Heilschatzes sind — die „Empiriker“ verkannten doch den echten Geist des von ihnen angerufenen Hippokratismus, indem sie mit absoluter Skepsis die kommende Möglichkeit einer versöhnenden Annäherung zwischen Theorie und Praxis, die Existenzberechtigung rationeller Versuche zur Begründung einer wissenschaftlichen Theorie von vornherein endgültig verwarfen und mit dem Unkraut der Spekulation zugleich auch die hoffnungsvoll aufstrebende Saat der anatomisch-physiologischen Forschung auszurotten suchten. Hingegeben einer unkritischen „Erfahrung“, die auch dem aus dem Orient herdringenden Wunderglauben die Tore der Medizin weit öffnete, bereiteten wenigstens die späteren Anhänger der empirischen Sekte naturgemäß den Rückfall der Heilkunde in rohe Entwicklungsphasen vor. Auch diese Seite der alexandrinischen Medizin ist nur ein Ausschnitt der allgemeinen Kultur des bewegten Zeitalters, welches beim diosmotischen Austausch zwischen West und Ost, an exaktes Denken ziemlich jäh den tollsten Aberglauben, an die rücksichtsloseste Skepsis wie eine Konsequenz die phantastische Mystik anschloß.

Herophilos, Erasistratos und ihre Anhänger.

Was die Alexandrinerzeit für den Fortschritt der wissenschaftlichen Heilkunde bedeutet, läßt sich, bei dem nahezu totalen Verluste der medizinischen Literatur dieser Epoche bloß indirekt erschließen — aus der Kritik späterer Autoren, aus den Nachwirkungen, welche in der kommenden Entwicklung immer von neuem hervortreten. Ueber die einzelnen Errungenschaften, über die Forschernamen, an welche sie geknüpft waren, besitzen wir nur lückenhafte Nachrichten, immerhin erkennt man doch hinter den wallenden Nebeln der Jahrtausende wenigstens die Hauptrichtung, die Ziele und Hilfsmittel der alexandrinischen Medizin, mit einiger Deutlichkeit auch jene Führergestalten, die mit kräftigem Impuls neue Wege gangbar machten. Zwei Forscher, welche die überkommenen Traditionen von Kos und Knidos unter Anpassung an die neuen Verhältnisse in einem Grade ausgestalteten, daß neue Schulen erstanden, ragen unter allen übrigen wie Könige unter Kärrnern hervor — Herophilos und Erasistratos. Zu diesen beiden leiten alle Fäden zurück.

Herophilos aus Chalkedon (um 300 v. Chr.), ein Schüler des Praxagoras und Chrysippos, einer der gefeiertsten Aerzte der Antike, ein Forscher und Praktiker von dauerndem Nachruhm, wirkte unter den beiden ersten Ptolemäern in Alexandreia, dessen medizinischer Ruf vornehmlich durch ihn begründet wurde. Von seinen zahlreichen Werken haben sich leider nur spärliche Bruchstücke erhalten. Den Sinn für Einzeltatsachen, wie er der knidischen Schule eigen war, mit den großzügigen Heilprinzipien der Koer harmonisch verbindend, dem Neuen zugewandt, ohne die Vorarbeit der Vorgänger zu mißachten, verstand es Herophilos ebensowohl die medizinischen Hilfswissenschaften mächtig fortzubilden, als auch die praktische Heilkunst in allen Zweigen erfahrungsgemäß, unbefangen von vorschneller Systemsucht, fruchtbringend auszugestalten. Voll Verehrung für seinen Beruf, dessen kulturfördernde Bedeutung er damit begründete, daß ohne Gesundheit auf keinem Gebiete Leistungen zu erzielen seien[2] — strebte er einerseits dahin, die klinische Erfahrung durch exakte Methodik zu ergänzen, zu befestigen, und hielt anderseits mit bedächtiger Abwehr ephemerer Spekulationen an den Grundsätzen des Hippokrates in treuer Anhänglichkeit fest.

Die Anatomie, deren Technik (darsis) er zu verbessern suchte, deren Terminologie er ausbildete, bereicherte Herophilos durch wertvolle bei der Sektion menschlicher Leichen gemachte Entdeckungen, besonders die Nerven-, Gefäß- und Eingeweidelehre, aber auch die Kenntnis des Auges, und erst mit seinen Arbeiten beginnt überhaupt die systematische anatomische Forschung.

Vom Gehirn, in dessen Höhlen (namentlich in den 4. Ventrikel) Herophilos die Seele verlegte, beschrieb er die Häute, die Ventrikel, Blutsinus und Plexus choroidei; der Calamus scriptorius (κάλαμος Ἡροφίλου) und Torcular H. erinnern noch jetzt durch ihre Namen an den verdienstvollen alexandrinischen Gehirnanatomen. Er unterschied von den Sehnen die Nerven (als verschiedene Art derselben Gewebsgattung), verfolgte ihren Verlauf von der Ursprungsstelle im Gehirn und Rückenmark und erkannte sie als Werkzeuge der Willenskraft sowie der Empfindung. Den vortrefflich beschriebenen Sehnerven bezeichnete er noch als πόρος = Hohlgang (für das Pneuma), jedoch kannte er den Glaskörper und drei Augenhäute, die hornartige, die zottige (Ader-Regenbogenhaut) und die netzartige, welch letztere wahrscheinlich der Tunica humoris vitrei entspricht. Mit großer Sorgfalt schilderte er die gröberen Verhältnisse des Gefäßsystems und sonderte die Blut führenden Venen von den, mit Blut und Pneuma gefüllten Arterien, welche aus dem Herzen hervorgehen und sechsmal stärkere Häute besitzen; die im Bau von allen übrigen abweichende Lungenpulsader nannte er φλεψ ἀρτηριώδης; von den Gekrösvenen, die in die Leberpforte übergehen, unterschied er bereits diejenigen Gefäße, „welche vom Darm entspringen und in gewisse drüsenartige Körper eintreten", d. h. er sah die Chylusgefäße. Herophilos gab dem Duodenum (δωδεκαδάκτυλος) den Namen, schilderte sorgfältig die Leber, stellte vergleichende Untersuchungen (Leber verschiedener Säugetiere, Abweichungen nach Gestalt und Lage) an, beschrieb die Speicheldrüsen, das Pankreas und sehr treffend das Genitalsystem beider Geschlechter (Nebenhoden, Samenblasen, Samenstrang, Samenbildung in den Hoden aus dem zugeführten Blute, Ursprung der l. Vena sperm. „zuweilen" aus der V. renal.; Gestalt des Uterus, Geschlossensein des Muttermunds in der Gravidität, Ovarien, Tuben, später nach Fallopio genannt). Seine Forschungsergebnisse legte er in einem, mindestens aus 3 Büchern bestehenden Werke (ἀνατομικά) nieder, das Auge speziell behandelte die Schrift περὶ ὀφδαλμῶν.

Die Physiologie des Herophilos ist (unter dem Einflusse der Peripatetiker) von dynamischen Vorstellungen beherrscht, doch zeigt sich bereits eine gewisse Tendenz zu physikalischen Erklärungen. Vier Kräfte beherrschen das gesamte Getriebe des Organismus: die ernährende, erwärmende, empfindende und denkende, mit dem Sitz in der Leber, im Herzen, in den Nerven, im Gehirn.

Die Arterien ziehen das Pneuma nicht bloß aus dem Herzen (resp. Lungen) an, sondern von der gesamten Körperoberfläche (Hautatmung). Den Puls, welchen Herophilos im Gegensatz zu Praxagoras, scharf vom Zittern und Krampf abtrennte, leitete er von einer Kraft ab, die nicht den Arterien selbst innewohne, sondern diesen erst vom Herzen übertragen werde. Die Systole allein erfolgt durch aktive Tätigkeit der Arterienhäute, die Diastole ist nur passive Ausdehnung — wie sie auch nach dem Tode in Erscheinung tritt. Die Lungen besitzen eine selbsttätige systolisch-diastolische Bewegung, vermöge welcher die Respiration rein physikalisch erfolge.

Als Pathologe legte Herophilos das Hauptgewicht auf die Sinneswahrnehmung, auf die denkende Beobachtung und räumte der Erfahrung den Vorrang vor der theoretischen Spekulation (λογικὴ μέθοδος) ein. Demgemäß bemühte er sich weniger, den Grundursachen der Krankheiten nachzugehen, sondern hielt nur im allgemeinen an der traditionellen Humoralpathologie fest, weil an deren Stelle noch nichts Besseres zu setzen war und verschmähte es, über die humorale Entstehung der einzelnen Affektionen bestimmte Theoreme aufzustellen. Die Symptome dagegen bildeten den steten Gegenstand seiner Aufmerksamkeit, aus ihnen suchte er Krankheitsbilder zu gewinnen, Diagnose und Prognose abzuleiten. Unter den Symptomen fesselte ihn am meisten das Pulsphänomen, da er die Bedeutung desselben als Gradmesser des allgemeinen Kräftezustands vollbewußt erfaßte. Mit bewundernswerter Sorgfalt verfolgte er die wechselnde Beschaffenheit des Pulses — die Wasseruhr diente als

Zeitmesser — unter differenten Bedingungen (Lebensalter, verschiedene Krankheiten), je nach Größe, Stärke, Schnelligkeit, Rhythmus und je nach Regelmäßigkeit, Gleichmäßigkeit oder deren Gegensätzen unterschied er verschiedene charakteristische Arten (z. B. den hüpfenden Puls, σφυγμὸς δορκαδίζων). In Anlehnung an die hochentwickelte Musiktheorie seines Zeitalters (Aristoxenos von Tarent) zog Herophilos mit gewiß zu weit gehender Subtilität die Rhythmenlehre heran, berücksichtigte dabei neben der Systole und Diastole auch noch die dazwischenliegenden Ruhepausen (Intervalle), also im ganzen vier Phasen und errichtete auf solchem Fundament eine Pulslehre (in der Schrift περὶ σφυγμῶν πραγματεία), die wegen allzu feiner theoretischer Voraussetzung mehr Bewunderer als ausübende Anhänger finden konnte. Ueber Semiotik und Prognostik handelten namentlich Kommentare, welche Herophilos zu hippokratischen Schriften (Aphorismen, Prognostikum) verfaßte; die allgemeine Pathologie, worin vielleicht auch Sektionsbefunde berücksichtigt wurden, betraf das Buch περὶ αἰτιῶν.

Aus Zitaten ersehen wir, daß er ebenso wie seinen Lehrer Praxagoras (in der Pulslehre) auch den göttlichen Greis von Kos auf Grund eigener Erfahrungen bisweilen schonungsvoll zu korrigieren wagte und mit scharfem klinischen Blick manche bedeutungsvolle Tatsache entdeckte. Plötzlichen Tod ohne erkennbare Ursache erklärte er aus Herzlähmung, das Zittern und den Krampf aus Muskel- und Nervenaffektionen, Lähmung aus mangelndem Einfluß der Nervenkraft, endlich beobachtete er, daß manchmal nur die Empfindung, manchmal nur die willkürliche Bewegung, in anderen Fällen beide aufgehoben sind; aus dem Abgang toter Würmer stellte er (im Gegensatz zu Hippokrates) keine üble Prognose, vom Opisthotonus sagte er, daß er Biegungen der Wirbelsäule auszugleichen vermöge, bei Zahnleiden warnte er vor unüberlegten Extraktionen, da sie bisweilen den Tod nach sich ziehen könnten. — Außer den oben angeführten Büchern wären hier noch zu nennen eine Worterläuterung zu den hippokratischen Werken (γλωσσῶν ἐξήγησις) und die Schrift wider die gewöhnlichen Vorurteile (πρὸς τὰς κοινὰς δόξας).

Herophilos begnügte sich aber nicht nur mit der Rolle des wissenschaftlichen Forschers, er strebte nach gleicher Vollendung auch in der Praxis (τέλειός ἐστιν ἰατρὸς ὁ ἐν θεωρίᾳ καὶ πράξει ἀπηρτισμένος) und gönnte den Theorien keinen Einfluß auf die Therapie. Ueber „Heilungen" schrieb er auf Grund von Versuchen und rein empirischen Erkenntnissen ein eigenes Werk. Wiewohl im allgemeinen den therapeutischen Prinzipien der Hippokratiker folgend, wich er doch von der einfachen, mit wenigen Arzneisubstanzen hantierenden koischen Behandlungsmethode in bedeutendem Maße ab, indem er von Heilsubstanzen aller Art, besonders pflanzlichen und zusammengesetzten, bei jeder Affektion Gebrauch machte. Die reiche

Menge von Stoffen aus den drei Naturreichen, welche der Völkerverkehr zusammentrug, weckte die Lust zur Erprobung, auch beförderte die luxuriöse Lebensweise des Zeitalters, der in Tagen der Krankheit die einfachen diätetischen Vorschriften nicht mehr entsprachen, den Aufschwung verschwenderischer Polypharmazie. Neben Arzneimitteln, die er poetisch als „Götterhände“ bezeichnete, verwendete Herophilos sehr häufig auch den Aderlaß — bei Hämorrhagien (in Gefolgschaft des Chrysippos) das Binden der Glieder (an Kopf, Armen und Schenkeln); bei Hämoptyse gab er etwas Gesalzenes mit Brot und Wasser. Diätetik (über die er eine eigene Schrift verfaßte) und Gymnastik, hinsichtlich welcher er ebenfalls zu den größten Autoritäten zählte, vervollständigten den Heilplan. Das reiche anatomische Wissen, über das er verfügte, befähigten ihn überdies in der Chirurgie und Geburtshilfe Hervorragendes zu leisten; auch das letztgenannte Fach machte er zum Gegenstand des Unterrichts. Die reiche Erfahrung, welche Herophilos auf dem Gesamtgebiete der Heilkunde erworben, die glückliche Geistesanlage, welche den Drang nach Neuem mit der Anhänglichkeit am Alten würdig zu paaren verstand, erhoben sein Denken über die Grenzen der Heilkunst auf den Gipfel geläuterter, gereifter Lebensweisheit. Diese spiegelt sich in dem lapidaren Satze, den er allen kommenden Aerztegeschlechtern wie ein Testament hinterlassen hat: „Der vollkommenste Arzt ist der, welcher das Mögliche von dem Unmöglichen zu unterscheiden weiß.“

Ueber die Entbindungskunst schrieb Herophilos das μαιωτικόν = Hebammenbuch, welches noch nach mehreren Jahrhunderten mit größter Anerkennung genannt wurde. Als Geburtshindernisse erkannte er Schieflage, Enge des Mutterhalses oder Muttermundes, Verdickung der Fruchthülle und Zurückhaltung des Fruchtwassers, Schwäche des Uterus oder Muttermundes, allgemeine Schwäche, Blutungen, Fruchttod u. a. Der Austritt könne zuweilen, allerdings schwer ohne Sprengung der Häute erfolgen. Bei Prolaps falle nur der Muttermund vor. Auf den Unterricht in der Geburtshilfe deutet die Sage von der Agnodike, welche als Mann verkleidet sich von Herophilos unterweisen ließ, dann in Athen gegen das Gesetz, das Frauen die Ausübung der Heilkunst verbot, praktizierte und auf eine Anklage von seiten ihrer männlichen Kollegen vor den Areopag gestellt wurde, aber freigesprochen wurde. — Bezüglich der Chirurgie wäre zu erwähnen, daß Herophilos die Luxation des Oberschenkels wegen Zerreißung des Lig. teres für unheilbar hielt.

Erasistratos aus Julis (auf der Insel Keos) steht dem Herophilos an positiven Leistungen nicht nur ebenbürtig zur Seite, sondern gewinnt noch dadurch ein ganz besonderes Interesse, daß er geradezu als vornehmster Frühvertreter der exakten Richtung anzusehen ist, welche von der italischen und knidischen

Schule schon angestrebt wurde, aber im alexandrinischen Zeitalter eine breitere Grundlage erlangte.

Erasistratos dürfte etwa 330 v. Chr. als Sohn des Arztes Kleombrotos und der (Schwester des Anatomen Medios) Kretoxene geboren sein und empfing seine medizinische Ausbildung namentlich durch einen Schüler des Chrysippos von Knidos, durch Metrodoros (dritten Gatten der Tochter des Aristoteles, Pythias). Auf weiten Reisen und durch emsiges Studium erwarb er sich eine umfassende Bildung, wofür seine Belesenheit im Homer, seine Beeinflussung durch die peripatetische Philosophie (Theophrastos) und seine gründliche (vielleicht auch in Kommentaren bewiesene) Kenntnis der hippokratischen Schriften als Zeugnis angeführt werden. Zweifelhaft bleibt es, wo Erasistratos seine anatomischen Forschungen anstellte, wo der eigentliche Schauplatz seiner Tätigkeit als Stifter einer eigenen Schule gewesen ist. Für den vermutungsweise angenommenen Aufenthalt in Alexandreia sprechen manche verbürgte Beziehungen zum Ptolemäerhofe und die allerdings negative Tatsache, daß die Möglichkeit, menschliche Leichen zu sezieren, für keinen anderen Ort nachgewiesen ist. Daß er aber mindestens vorher eine Zeitlang als Leibarzt am Seleukidenhofe in Antiocheia wirkte, darauf deutet die bekannte, auch in der Malerei verherrlichte, romantische Erzählung von dem liebeskranken Sohn des Seleukos Nikator, Antiochus. Erasistratos erkannte nämlich — so heißt es — als Ursache der schweren Erkrankung des Prinzen dessen heimliche Liebe zu seiner Stiefmutter Stratonike und wußte durch eine feine List den König dazu zu bewegen, mit Selbstentsagung den Wünschen des Sohnes zu willfahren. — Die größten anatomischen Entdeckungen machte Erasistratos erst in vorgerückten Jahren, als er sich wahrscheinlich ausschließlich der wissenschaftlichen Forschung widmete. Er starb etwa 250/40: da er beim Vorgebirg Mykale begraben war, so nahm man an, daß er sich gegen Ende seines Lebens nach Samos (gegenüber von Mykale) zurückgezogen habe. Sein Tod war ein freiwilliger, er nahm Gift wegen eines unheilbaren Geschwüres. Seine letzten Worte: „Wohl mir, daß ich mich des Vaterlandes erinnere" werden dadurch verständlich, daß in Keos der Selbstmord der Greise — ein Nachklang der barbarischen Volkssitte der Greisentötung — nichts Seltenes war.

Die Schriften des Erasistratos, welche schon dem Galen nicht mehr vollständig vorlagen, behandelten, wie aus Zitaten zu entnehmen ist, „allgemeine (darunter physiologische) Prinzipien" (περὶ τῶν καθόλου λόγων), Anatomie, Aetiologie, Hygiene, Arznei-, Nahrungsmittel und Giftlehre und wichtige Kapitel der speziellen Pathologie und Therapie, welche monographisch dargestellt wurden, wie die Fieberarten und ihre Therapie, Unterleibsaffektionen, Lähmungen, Podagra, Wassersucht u. a.

Wie Herophilos, ja diesen in Einzelheiten noch übertreffend, bearbeitete Erasistratos mit Erfolg die Anatomie und verbesserte in fortgesetzten Untersuchungen an tierischen und menschlichen Kadavern fremde, aber auch eigene Irrtümer. Das Größte leistete er in der Nerven- und Gefäßlehre. Anfangs Nerven mit Gefäßen noch verwechselnd und dieselben aus der harten Hirnhaut herleitend, erkannte er später, daß die Nerven mit Mark gefüllt sind, aus der Gehirnsubstanz selbst entspringen und sich in Bewegungs- und Empfindungsnerven scheiden lassen; es entging ihm nicht der verschiedene Bau des Großhirns und des Kleinhirns, sowie der Unterschied zwischen Tier- und Menschenhirn in Bezug auf den Reichtum an Windungen, was er mit der größten Intelligenz in Zusammenhang brachte. Den Sitz der Seele verlegte er anfangs vielleicht in die Häute, später jedoch ins Kleinhirn (Tödlichkeit seiner Verletzung aus Beobachtungen an Tieren erschlossen).

Die Beschreibung des Herzens mit seinen Klappen und Sehnenfäden brachte er bis zur Vollkommenheit und lehrte, daß die (Pneuma führenden) Arterien und die (Blut führenden) Venen vom Herzen ihren Ursprung haben; die Chylusgefäße bemerkte er (bei Ziegen), hielt sie aber für Arterien, die bald Luft, bald Milch enthalten. Der Trachea gab er ihren Namen und wußte, daß die Epiglottis zum Verschlusse dient. Von den Eingeweiden beschrieb er mit besonderer Sorgfalt die Leber und unterschied die Gallengänge. Sogar für die Pathologie zog Erasistratos bereits Nutzen aus der Leichenzergliederung. Er fand z. B., daß bei Wassersüchtigen die Leber steinhart werde, daß infolge der Vergiftung durch Schlangenbiß (einer bestimmten Art) Leber, Dickdarm und Blase erweicht würden (πεπονθέναι), erschloß auch auf Grund von Leichenöffnungen den Sitz der Erkrankung bei der Pleuritis und erkannte als Ausgang des pleuritischen Exsudats den Erguß ins Herz — gewiß höchst anerkennenswerte Anfänge des anatomischen Denkens! — Bezüglich der allgemeinen Anatomie wäre hervorzuheben, daß er die Körperteile aus der Vereinigung (Dreigeflochtenheit τριπλοκία) der Nerven, Venen und Arterien bestehen läßt.

Die Physiologie des Erasistratos kennzeichnet sich dadurch, daß sie eine Reihe der älteren Leitgedanken, wie namentlich die Pneumalehre[3], bis zu den letzten Konsequenzen verfolgt und im Sinne der mechanistischen Auffassung durch Heranziehung des physikalischen Axioms vom horror vacui (πρὸς τὸ κενουμενον ἀκολουθία) wesentlich und einheitlich ausgestaltet; hiezu bildeten die Traditionen der italischen und knidischen Schule (physikalische Vergleiche begegnen uns wiederholt in den hippokratischen Schriften dieses Ursprungs) und die zeitgenössische Physik, die Basis, die Theoreme der Peripatetiker (namentlich Stratons), sowie der Stoiker das lockende Vorbild[4].

In letzter Linie denkt sich Erasistratos den aus Atomen zusammengesetzten Körper durch die von außen herbeigezogene (nicht eingepflanzte!) Wärme belebt. Als Grundlagen des organischen Getriebes betrachtet er, mit Außerachtlassung der Vierelementenlehre, einerseits das Blut, welches ausschließlich in den Venen fortbewegt wird, anderseits das Pneuma, das den Träger der Energie bildet und alle Lebenserscheinungen beherrscht.

Die Erneuerung des Pneumas kommt durch die Atmung zu stande, wobei die Luft auf dem Wege der Lungenvene in die linke Herzkammer eindringt. In dieser entstehen sodann zwei Arten des Pneumas, von denen die eine, π. ζωτικόν (Lebenspneuma), in die Arterien getrieben wird, mit der Bestimmung, die vegetativen Vorgänge im ganzen Körper zu regeln, während das andere, π. ψυχικόν (Seelenpneuma), in das Gehirn gelangt, von wo aus es auf den Bahnen des Nervensystems Bewegung und Empfindung vermittelt.

Das Blut ist das Umwandlungsprodukt der aufgenommenen Nahrung und dient zum Aufbau des Körpers; aus seiner Ergießung geht die eigentliche Substanz — das Parenchym (von παρεγχέω) — gewisser Organe (die Leber, Lunge, Milz, die Nieren, das Gehirn — nicht aber der Magen, der Darm, die Blase, der Uterus, d. h. die Eingeweide mit faseriger Struktur) hervor. Von der Leber, wo das Blut zuerst auftritt, wird es zu den Hohlvenen entsendet und verbreitet sich durch das Venensystem. Die Lungen empfangen ihr Blut vom rechten Herzventrikel durch die Arteria pulmonalis, wobei die Mechanik des Stroms in der alternierenden Aktion der Klappen ihren Regulator findet: zur Zeit der Systole öffnen sich die Semilunarklappen, während die sich schließenden Tricuspidales das Zurückfließen hindern. — Arterien und Venen stehen anatomisch miteinander in Verbindung, indem die Verästelung der Blutadern in die feinsten Ausläufer der Schlagadern einmünden. Unter physiologischen Verhältnissen bleiben diese „Synanastomosen“ verschlossen, in pathologischen Zuständen jedoch, oder wenn eine Arterie angeschnitten wird, finde ein Eindringen des Blutes (παρέμπτωσις) in die Pneumawege statt. Blutung aus verletzten Arterien erfolge in der Weise, daß zuerst das Pneuma entweiche, worauf gemäß dem Gesetz des horror vacui sofort aus den Venen das Blut in die Arterien nachströme, damit kein leerer Raum entstehe. (Das herausströmende Blut stamme also nicht aus der Arterie selbst, sondern ergieße sich nur auf dem Verbindungswege der Synanastomosen durch die Arterie.)

Die Bewegung erfolgt, indem die Hohlräume der Muskeln mit Pneuma ausgefüllt werden bezw. dasselbe entleeren, die Respiration, indem die Luft, welche eine gewisse Dichtigkeit besitzen müsse, in den willkürlich erweiterten Thorax passiv einströmt; die Verdauung ist eine mechanische Zerreibung der Speisen infolge des abwechselnden Druckes der Magenwände unter dem Einfluß des Pneumas. Nach dem Gesetz des horror vacui (durch Apposition neuer Teilchen aus dem Blute) wird die Ernährung und das Wachstum, ebenso auch die Absonderung bewerkstelligt; bei der Absonderung der Galle aus dem Blute kommt der Durchmesser der Gefäße in Betracht, indem die engen Gallengefäße in der Leber bloß die dünnflüssige Galle, nicht aber das klebrige Blut passieren lassen. Die unsichtbare Ausscheidung suchte Erasistratos experimentell zu beweisen, indem er Tiere (z. B. einen Vogel) eine Zeitlang hungern ließ und eine Gewichtseinbuße konstatierte, welche durch das Gewicht der sichtbaren Ausscheidungen nicht gedeckt wurde.

In seiner konsequent mechanischen Denkweise mußte Erasistratos dahin kommen — besonders auch im Gegensatze zu den Peripatetikern — jedwede spezifische Kraft (namentlich die aktive Attraktionskraft der Organe bei ihrer Funktion und Ernährung) zu leugnen; ebenso anerkannte er wohl im allgemeinen — wie die Hippokratiker und von den Philosophen besonders die Stoiker — das zweckbewußte Schaffen der Natur (φύσις τεχνική), meinte aber, daß es im einzelnen manches Unnütze im Körper gäbe, wie die Milz, die Galle (vergl. Philolaos, Petron) u. a. Nachteilige Folgen für die spätere wissenschaftliche Entwicklung hatte es gewiß, daß er — den Arzt vom Forscher trennend — es für die Medizin für wertlos erklärte, ob man die feineren physiologischen Verhältnisse kenne oder nicht, z. B. ob man wisse, wie die Speisen verdaut würden, wie die Säfte daraus entständen etc. Durch die Verweisung solcher Fragen in die reine Naturwissenschaft wurden die weniger wissensdurstigen Nachfolger der Empirie in die Arme geführt.

Unter dem Einflusse des anatomischen Schauens und der mechanistischen Naturauffassung versuchte Erasistratos auch die Pathologie aus den Banden der traditionellen Humoraltheorie zu befreien und auf wenige einfache Prinzipien aufzubauen.

Wie in der Physiologie handelte es sich auch hier zumeist um Wiedererweckung von solchen Vorstellungen, wie sie schon in vorhippokratischer Zeit und bei den knidischen Aerzten, namentlich aber in „hippokratischen“ Schriften aufstoßen. Dahin gehört zunächst die uralte Idee, daß Krankheit durch Uebermaß der Nahrung oder durch ungenügende Verarbeitung derselben (mit konsekutiven Störungen der Funktionen) entsteht (vergl. Herodikos von Knidos, Alkamenes, Timotheos, Ninyas, Herodikos von Selymbria, Euryphon, Dexippos, ferner die hippokratischen Schriften, wo als eine Hauptursache von Krankheiten unverhältnismäßige Anfüllung des Körpers, besonders mit Nahrungsstoffen, Plethora angeführt wird, z. B. De prisca med. cap. IX, und insbesondere De diaeta lib. III). Ferner die Vorstellung, daß Error loci, d. h. abnorme Verlagerung von Grundstoffen an ungeeignete Körperstellen, bestimmte scharf lokalisierte Krankheiten erzeugt (vergl. Philolaos, Demokritos, Anaxagoras, Herodikos von Knidos, Timotheos, Phaeitas, die Lehre von den Katarrhen in den [knidischen] hippokratischen Schriften etc.). Endlich die Tendenz, die Krankheiten, bezw. die Symptome lokaldiagnostisch zu bestimmen (knidische Schule). Die Abstammung aus der knidischen Schule (Chrysippos) und die Beschäftigung mit der Anatomie wurden für Erasistratos die treibenden Momente zur Entwicklung dieser Prinzipien auf der Basis des wissenschaftlichen Fortschritts.

Die exklusiv wissenschaftliche Richtung nötigte ihn im Hinblick auf den noch geringen Umfang anatomisch-physiologischer Erkenntnisse manches beiseite zu schieben oder gar zu bekämpfen, was zwar klinisch festgestellt schien, aber damals keiner kausalen Erklärung fähig war — wie die Lehre von den entfernteren Krankheitsursachen und die herkömmliche Deutung der prognostischen (kritischen) Zeichen, also Aetiologie und Semiotik, auf welche Hippokrates so großes Gewicht gelegt hatte. (Von seiner Ueberzeugung durchdrungen, scheute er den Gegensatz zum Altmeister der klinischen Beobachtung keineswegs und gab demselben oft in einer Weise Ausdruck, die von Galenos als φιλονεικία oder κακοηθεία charakterisiert worden ist.) Mit der traditionellen Humoraltheorie brach er vollkommen, umsomehr als ihn die Leichenzergliederung anatomisch denken gelehrt hatte und ihn auf die festen Körperteile, als Krankheitssitze (Solidarpathologie), mehr und mehr hinwies[5].

Da Erasistratos die Krankheit im Wesen als Störung der normalen physiologischen Funktionen betrachtete, so richtete er seine Aufmerksamkeit vorwiegend auf die sorgfältige Untersuchung der Symptome, d. h. der Funktionsstörungen, und suchte deren Entstehungsursache, sowie den Sitz des Leidens zu ermitteln (οὐ μόνον τὸ πάθος ὁποῖόν ἐστιν, ἀλλὰ καὶ τὸν πασχοντα τόπον). Diese zielbewußte, von der Hauptsache nicht abschweifende Methode führte auch zur Analyse des einzelnen Falles nach seinen individuellen Verhältnissen unter Berücksichtigung der Krankheitsanlage.

In Erwägung, daß der normale Ablauf der physiologischen Funktionen an die regelrechte Füllung der Gefäße (der Venen mit Blut, der Arterien mit Pneuma) gebunden ist und von der ungehemmten Bewegung des Pneumas abhängt, erklärte Erasistratos als häufigste Grundursache der krankhaften Erscheinungen: die Ueberfüllung der Gefäße mit Nahrungsstoff, die Plethora, welche in steigendem Grade zu einer Ausdehnung der Venenwände, weiterhin zu einer Zerreißung derselben, zum gewaltsamen Eindringen des Blutes auf dem Wege der Synanastomosen in die Arterien (mit konsekutiver Hemmung der Aktion des Pneumas) führe. Verdauungsstörung z. B. beruht auf der plethorischen Behinderung des Magens, sein Volumen zu verändern; Arthritis auf Gelenksplethora; Entzündung auf dem Error loci, dem Eindringen des Blutes in die Arterienendigungen. Fieber ist keine selbständige Krankheit, sondern stets nur das Symptom irgend einer Entzündung und kommt bei deren Vorhandensein dadurch zu stande, daß das Blut in die großen Arterien gelangt, die Bewegung des Pneumas stört und das Herz in Mitleidenschaft zieht. Entzündung und Fieber entstehen demnach durch denselben (bloß in der Intensität verschiedenen) Mechanismus und lassen die abnorme Pneumabewegung durch den stürmischen Puls (σφυγμός) erkennen.

Erasistratos legte auf die Erforschung der Krankheitsursachen wenig Wert, da schädliche äußere Einflüsse und die Lebensweise nicht immer Krankheiten hervorrufen, sein Standpunkt gegenüber der Humoralpathologie war schroff ablehnend, während Herophilos nur kühle Neutralität bewahrte. Die meisten Krankheiten führte er in letzter Linie auf Uebermaß der Nahrung, das Unverdautbleiben derselben zurück, wodurch die Basis für die Plethora gegeben wird. Aus dieser resultieren dann je nach ihrer Ausdehnung oder nach ihrem Sitze Ermattung, Geschwüre, Hämorrhoiden, Blutspeien etc. und in Konsequenz des Blutübertritts in die Arterien die mannigfachen Entzündungen, z. B. Angina, Lungenentzündung (Arterien der Lunge), Rippenfellentzündung (Arterien der Pleura) etc. Fieber tritt bei verschiedenen Grundkrankheiten (z. B. Kardialgie, Gallenleiden, Lähmung, Dysmennorrhoe etc.) auf und kennzeichnet sich durch Temperatursteigerung, Pulsfrequenz, „eitrigen" Bodensatz des Harns. Auf die Beobachtung des Pulses legte E. im Gegensatz zu Herophilos wenig Gewicht (σφυγμός ist der stürmische Puls bei Fieber und Entzündung), was sich aus seiner Annahme erklärt, daß die Arterien nur Pneuma führen. Lähmungen entstehen durch Error loci, indem der Schleim (infolge der Stauung im Gehirn) in die Nervenarterien eindringt und die Pneumabewegung stört. Hydrops ist die Folge von Leberaffektionen, weil durch dieselben der Blutlauf gehemmt wird und sich das ungereinigte Blut als wässeriges Exsudat in die Bauchhöhle ergießt. Als Probe der Krankheitsschilderung des Erasistratos kann die Geschichte der Regelverhaltung bei dem „Mädchen von Chios" dienen, wo er Husten, Schleimauswurf und (für die Menses) vikariierende Hämoptoë beschrieb. — Sowohl topische Diagnosen als die Herleitung der Krankheitsbeschaffenheit aus der Eigentümlichkeit des befallenen Organs finden sich spurenweise schon in hippokratischen Schriften (z. B. de prisca med. cap. XXII). Die Lokaldiagnostik ermutigte Erasistratos zuweilen sogar zu einer kühnen Lokaltherapie, indem er unter anderem bei Leberkranken die Bauchhöhle öffnete, um die Medikamente unmittelbar zu applizieren.

Als konsequenter Denker strebte er dahin, die Therapie möglichst kausal zu gestalten und zu vereinfachen und dabei stets zu individualisieren — Grundsätze, welche von der schablonenhaften, mit möglichst hoch zusammengesetzten Mixturen hantierenden Polypharmazie des Zeitalters grell abstechen.

Wie sehr Erasistratos vom kausalen Denken durchdrungen war, bezeugt nichts stärker als die Tatsache, daß er in der Paracentese kein wahres Heilmittel des Ascites sah, sondern zur Behebung der Grundursache diätetische Vorschriften, milde Abführmittel, Klistiere, harntreibende Mittel, Baden, Salbungen, Reibung, event. Bewegung oder Dampfbäder verordnete.

Auffallend, aber einerseits aus den Traditionen seines Lehrers Chrysippos, anderseits aus der oben skizzierten Krankheitstheorie verständlich ist die Abneigung, welche Erasistratos gegen den Aderlaß hatte. Er begründete die sehr bedeutende Einschränkung desselben, außer mit der Erfahrung, damit, daß die Venäsektion z. B. bei Entzündungen nicht bloß die eigentliche krankmachende Ursache (Uebermaß und Verderbnis der Nahrung) unbehoben lasse, sondern auch das pathologische Eindringen des Blutes in die Arterien und die Störung der Pneumabewegung nicht beseitige; außerdem könne man die nötige Menge des Blutes, welche zu entziehen notwendig wäre, vorher nicht bestimmen. Ebenso wie den Aderlaß, beschränkte er auch wesentlich den Gebrauch der Purganzen, weil diese die Säfte verderben. Von beiden Methoden nur äußerst selten Gebrauch machend, regelte er vor allem die Ernährung, wobei sich seine Vorschriften bis auf die geringfügigsten Einzelheiten erstreckten, und empfahl vorsichtig individualisierend Ruhe oder Bewegung, Leibesübungen, Fasten, Bäder, Reibungen, Waschungen, in geeigneten Fällen leichte Abführmittel, Klistiere, Brechmittel, harntreibende oder Schwitzmittel etc., statt des Aderlasses verwendete er das Umwickeln der Glieder (der Schultern, Arme, Schenkel, Weichen, z. B. bei Blutungen oder Hämoptoë, in der Annahme, daß auf solche Weise die Synanastomosen verschlossen würden) oder lokale Applikationen (Schröpfköpfe, Brennen, Umschläge etc.). In der Fieberbehandlung kehrte er zu den einfachen diätetisch-hygienischen Maßnahmen (auch zur Ptisane) des Hippokrates zurück und suchte dem Kräfteverfall durch reichliche Nahrung, später auch durch Wein vorzubeugen. — Ueber die Chirurgie und über die Geburtshilfe des Erasistratos ist nur wenig überliefert (Erfindung des S-förmigen Katheters; Embryulcie mittels des Ringmessers).

Erasistratos gab wohl hie und da auch zusammengesetzte Mittel, wie wir aus erhaltenen Rezepten wissen, huldigte aber im ganzen dem Grundsatz, daß man mit Diät und wenigen einfachen Stoffen mehr ausrichten könne als mit dem Wust von abenteuerlichen Kompositionen — im Gegensatz zu Herophilos. Ganz besonders verwarf er die damals in die Mode gekommenen (oft animalischen) Wundermittel, wie z. B. Galle, Blut, Exkremente oder Körperteile verschiedener Tiere. Bemerkenswerterweise lehrte er, daß nicht jedes Nahrungsmittel oder Medikament bei jedem Menschen gleiche Wirkungen hervorbringt, so daß in jedem einzelnen Falle wieder an die Erfahrung zu appellieren ist.

„Wer richtig heilen will, muß sich in dem, was zur ärztlichen Kunst gehört, üben und darf keines der das Leiden begleitenden Symptome ununtersucht lassen, sondern er muß sich danach umschauen und erforschen, bei welcher Disposition jedes einzelne Leiden auftritt" — mit diesen Worten hat der Meister sein ärztliches Glaubensbekenntnis ausgesprochen! In die Entwicklung der Heilwissenschaft hat er kräftig und in verschiedener Hinsicht bestimmend eingegriffen, noch in späten Zeiten knüpften sich wiederholt die Fäden des medizinischen Denkens an seine hellen Ideen.

Neben den beiden Stiftern der alexandrinischen Medizin wirkte Eudemos als ausgezeichneter Anatom; er bearbeitete mit großem Erfolg die Nerven-, Gefäß-, Drüsenlehre (Pankreas) und ergänzte auch die Osteologie durch naturgemäße Beschreibungen.

Die Schüler und späteren Anhänger des Herophilos und Erasistratos bildeten eigene Sekten, welche Jahrhunderte hindurch an den Grundsätzen der Meister festhielten und im Geiste derselben die Heilkunst auszubauen bestrebt waren. Die Leistungen entsprachen aber nur zum Teile den schönen Ansätzen. Wohl erfahren die praktischen Kenntnisse, namentlich in der Chirurgie, Geburtshilfe und Arzneimittellehre bedeutende Bereicherung, die wissenschaftliche Forschung aber und die denkende Beobachtung der Krankheitserscheinungen wurde wenig weitergebracht, ja sie verfiel nach und nach der Stagnation, da man über dem starren Festhalten an den Schuldogmen, über der subtilen sophistischen Verteidigung derselben, über nutzlosen Definitionen, allmählich den unbefangenen, kritischen und stets vorwärtsdrängenden Geist echter Wissenschaftlichkeit gänzlich aus dem Auge verlor; von dem, was Herophilos und Erasistratos angeregt und gelehrt, blieb später nur die leere Schale zurück.

Die Herophileer anerkannten die Notwendigkeit der Anatomie, aber sie verharrten zumeist nur bei den überkommenen Kenntnissen, ohne dieselben durch neue Funde zu vermehren; die Pulsuntersuchung diente wohl als Grundlage der Diagnostik, doch wurde die Pulslehre durch abstrakte Distinktionen so kompliziert gestaltet, daß die Anwendbarkeit in der Praxis allmählich darunter leiden mußte; in verdienstvoller Weise bearbeiteten die Herophileer hingegen die Prognostik sowie therapeutische Fragen, hier geleitet von der Erfahrung und im Anschluß an Hippokrates, dessen Werke sie gleich denen ihres Meisters hochschätzten und fleißig kommentierten. Die Schule der Herophileer blühte bis zur Vertreibung der Gelehrten unter Ptolemaios Physkon in Alexandreia, und nahm etwa um die Mitte des 1. Jahrhunderts v. Chr. einen zweiten Aufschwung an einem neuen Vereinigungsorte, in (Menos Karu bei) Laodikeia, einer mit Alexandreia in Handelsverbindung stehenden Stadt an der phrygisch-karischen Grenze. Unter den älteren Herophileern ragen besonders hervor: Bakcheios von Tanagra, als Erklärer hippokratischer Schriften und Bearbeiter der Pulslehre,

Mantias, als Pharmakolog, Chirurg und Gynäkologe, Demetrios von Apameia, als klinischer Beobachter und berühmter Geburtshelfer, Herakleides von Erythrai, durch Kommentare zu den „epidemischen Krankheiten" des Hippokrates und Andreas von Karystos, durch ein vortreffliches Werk über Arzneimittellehre.

Außer diesen werden erwähnt Kallimachos, Kallianax, Hegetor, Kydias, Chrysermos (Pulslehre, leitete Puls bloß von Arterien ab) und Zenon (Kommentar zu Hippokrates). Ueber die oben genannten Autoren sind eine Menge von Zitaten in der späteren Literatur vorhanden, die auf ihre Leistungen in der Pathologie Streiflichter werfen, Titel ihrer Schriften oder Rezepte überliefern. — Bakcheios und Demetrios unterschieden Blutungen infolge von Zerreißung oder Fäulnis der Gefäße, infolge des Durchschwitzens aus den unverletzten Gefäßen oder aus „Anastomosen". Demetrios gab als Ursachen der Dystokien an: 1. abnormes Verhalten der Mutter (psychische oder physische Abnormitäten: z. B. allgemeine Erkrankungen, Affektionen des Uterus, schmale Hüften); 2. Abnormitäten des Fötus (Hypertrophie im allgemeinen oder an einzelnen Teilen, Absterben); 3. abnorme Kindslagen (normal nur die Kopflage!). Andreas von Karystos erklärte unter anderem auch die Schwäche des Fötus als Ursache der Dystokie, weil in diesem Falle das geringe Gewicht die Erweiterung des Muttermunds nicht genügend unterstütze. Dieser Autor brachte die Fabel auf, Hippokrates habe das Archiv von Knidos eingeäschert.

Die zweite herophileische Schule verdankte ihren Ruf dem jüngeren Zeuxis und Alexandros Philalethes (um Chr. Geb.), welch letzterer sich neben seiner Tätigkeit als Gynäkolog und seinen Pulsdefinitionen besonders dadurch berühmt machte, daß er ein Werk über die Lehrmeinungen der Aerzte (Ἀρέσκοντα τοῖς ἰατροῖς) verfaßte, welches von dem Autor des Anonymus Londinensis[6] als Hauptquelle benützt wurde. Zu den späteren Herophileern zählen Dioskurides Phakas (Leibarzt der Kleopatra, Verfasser von 24 bedeutenden Werken, darunter auch über die Pest; der Name Phakas kommt von φάκοι = linsenartige Flecke im Gesicht), Apollonios Mys (berühmter Pharmakolog), Demosthenes Philalethes aus Massilia (der angesehenste Augenarzt des Altertums[7], vielleicht auch Verfasser einer Kinderheilkunde) und der Ophthalmolog Gaius aus Neapolis. Die Geschichte der herophileischen Schule, welche im Laufe des 1. Jahrhunderts n. Chr. Geb. erlosch, wurde mehrmals von Anhängern dargestellt, so von Bakcheios, Herakleidos, Apollonios Mys und Aristoxenos (Schüler des Alexandros Philalethes).

Die Erasistrateer gewannen als eigentliche Sekte im Vergleich zu den Herophileern viel später Ansehen, erhielten sich aber bis ins 2. Jahrhundert n. Chr. Geb. Wiewohl sie den wissenschaftlichen Aufbau der Heilkunst als Postulat hinstellten, so dünkte es doch der Mehrzahl unter ihnen zureichend, bei den für unfehlbar erachteten Leitsätzen des Erasistratos, den sie wie einen Gott verehrten, zu verharren. Abgesehen von wenigen Ausnahmen, besonders in der älteren Zeit, machten sie kaum den Versuch, die Anatomie oder gar die Physiologie zu bearbeiten, letzterer Wissenszweig wurde geradezu bloß als Angelegenheit der Naturforscher, nicht aber der Aerzte erklärt. Die Leistungen und Anschauungen aller übrigen, insbesondere der Anhänger des Hippokrates, verhöhnend, lagen sie stets streitlustig, in unaufhörlicher Fehde mit den übrigen Sekten, und betrachteten als Um und Auf der gesamten Pathologie: die Lehre von der Plethora und vom Error loci. Außer vereinzelten anerkennenswerten Leistungen versank ihre Therapie allmählich in geistlose Schablone, wiewohl sie dem Schein der Wissenschaftlichkeit nachjagten; das Verbot des Aderlasses (vor dem sie ein Grauen, wie vor einem Gifte empfanden) trieben sie auf die Spitze.

In der Literatur haben sich von Erasistrateern zum Teil bloß die Namen oder dürftige Notizen erhalten, z. B. Chrysippos, Apemantos, Charidemos, Hermogenes, Artemidoros von Side, Athenion.

Größere Bedeutung kommt dem Erasistrateer Straton zu, der die Beschränkung des Aderlasses zum Verbot erhob, über den Aussatz (Elephantiasis) schrieb und sich als Gynäkologe auszeichnete, ferner Apollophanes von Seleukia, dem Leibarzte Antiochos des Großen, Verfasser einer Schrift über giftige Tiere, Apollonios von Memphis (schrieb über Pulslehre, Chirurgie, Augenheilkunde und giftige Tiere), Ptolemaios (um 150 n. Chr. in Alexandreia, verdient um die Optik), endlich dem Anatomen Martianos (oder Martialis). Die höchste Blüte, die ihr beschieden war, erreichte die Schule der Erasistrateer unter dem Freundespaar Hikesios von Smyrna und Menodoros, von ersterem rührte ein lange Zeit sehr geschätztes Werk über Arznei- und Nahrungsmittel her.

Die Schule der Empiriker.

Chirurgen und Pharmakologen des alexandrinischen Zeitalters.

Im schroffen Gegensatz zu den Herophileern und Erasistrateern entstand auf dem Boden Alexandreias noch eine dritte Schule — die empirische —, welche, überdrüssig der hochfliegenden und widerspruchsvollen Spekulation, auf dem Wege der nüchternen Beobachtung und Erfahrung ausschließlich die praktischen Ziele der Heilkunst in Angriff nahm. Den Anlaß zur Entstehung dieser Schule, die sich bezeichnenderweise nach keinem Stifter, sondern nach ihrer Forschungsrichtung benannte, gab einerseits das Schulgezänke der Dogmatiker, welche in unfruchtbaren Hypothesen oder subtilen Definitionen, in einer chimärischen Physiologie und Pathologie ihre besten Kräfte zersplitterten, anderseits aber auch die Enttäuschung darüber, daß die junge anatomische Wissenschaft durchaus noch nicht jene Ergebnisse brachte, die man unmittelbar für die ärztliche Tätigkeit erhofft hatte. Daraus erklärt es sich, daß die „Empiriker", die so manchen ehemaligen Anhänger des Herophilos oder Erasistratos in ihrer Mitte aufnahmen, nicht bloß die Dialektik und jede Art von physiologischen und pathologischen Hypothesen verwarfen, sondern sogar die Möglichkeit einer wissenschaftlichen Begründung der Medizin überhaupt, durch Heranziehung der Hilfsfächer (namentlich der Anatomie) in Abrede stellten und sich unter Ausschluß der theoretischen Probleme und deduktiven Forschungsmethode lediglich auf die Krankenbeobachtung und die Aufgaben der Krankenheilung beschränkten, umsomehr, als die Fülle der neuen Heilmittel dazu anlockte.

Der Ideengang der Empiriker wird am besten durch einzelne ihrer Aussprüche illustriert, die uns besonders Celsus überliefert hat, z. B.: „Auch der Landwirt und der Steuermann bilden sich nicht durch Disputationen, sondern durch die Praxis aus." — „Es kommt nicht auf das an, was die Krankheiten verursacht, sondern auf das, was sie vertreibt." — „Die Krankheiten werden nicht durch Beredsamkeit, sondern durch Arzneien geheilt."

Von allgemeinen medizinischen Sätzen hielten sie schon deshalb nichts, weil nach ihrer Ansicht dieselbe Affektion einer anderen Behandlung, z. B. in Rom als in Aegypten oder in Gallien bedürfe. Ein Empiriker der späteren Zeit bestritt überzeugungsvoll, mit Argumenten der philosophischen

Skepsis, daß die Medizin jemals auf den Namen einer Wissenschaft werde Anspruch machen können. Der Verzicht auf tiefere kausale Begründung in der Medizin wurde überhaupt durch den Skeptizismus sehr begünstigt, welcher aus der Sophistik hervorgegangen, durch Pyrrhon und Timon von Phlius (einem Arzte) weiter entwickelt, immer mehr von den philosophischen Schulen Besitz nahm (Arkesilaos, Karneades). Durch erkenntnis-theoretische Untersuchungen war diese Richtung besonders geeignet, den Empirismus durch logische Argumente zu rechtfertigen — schien es doch vom Standpunkt der Skepsis ganz aussichtslos, den wahren, aber verborgenen Ursachen des Erkrankens nachzugehen, vielmehr ratsam, schon bei der Ermittlung der offen zu Tage liegenden unmittelbaren Bedingungen der Krankheitsvorgänge stehen zu bleiben. Eine eigentliche Verschmelzung der philosophischen Sekte der Skeptiker mit den Empirikern kam aber erst in sehr später Zeit zu stande (Aenesidemos, Agrippa, Menodotos, Sextus Empiricus). — Die Anatomie schätzten sie gering, mit der Motivierung, daß sich die Teile im toten Körper ganz anders als im lebenden verhalten und, daß selbst bei den verabscheuungswürdigen Vivisektionen der Schmerz und Blutverlust die schwersten Veränderungen setzen — man lerne durch solche Eingriffe nur am Toten oder Sterbenden, nicht aber am Lebenden die Organe kennen; höchstens die zufälligen Beobachtungen an chirurgischen Fällen wären verwendbar. — Mit großem Stolze rühmten sich die Empiriker, daß ihre Methode weit älter sei, als diejenige der Dogmatiker — was natürlich nur dann richtig ist, wenn man den mit logischen Argumenten und allen Hilfsmitteln einer vorgerückten Zeit ausgerüsteten Empirismus der hochstehenden alexandrinischen Sekte mit dem naiven Empirismus zusammenwirft, aus dem ursprünglich die Heilkunde hervorging. Deshalb führte man später die Sekte auf Akron von Akragas, der gegenüber den Naturphilosophen in seiner diätetischen Therapie erfahrungsgemäß verfuhr, ganz willkürlich zurück.

Anklänge an den Empirismus finden sich schon bei Herophilos (keine Systembildung in der Pathologie, Erweiterung der Therapie durch Beobachtung und Versuch, Polypragmasie), aber auch bei Erasistratos (Beschränkung auf die ursächliche Erforschung der Symptome; Physiologie sei Sache der Naturforscher, nicht der Aerzte). Als eigentliche Begründer der Richtung sind Philinos von Kos (um 250 v. Chr.), ein Schüler des Herophilos, Serapion aus Alexandreia (um 220 v. Chr.) und Glaukias aus Taras (etwa 50 Jahre später) anzusehen.

Wie die Hippokratiker, pflegten auch die Empiriker die klinische Beobachtung mit rühmenswerter Sorgfalt und ließen sich, ebenso wie die ersteren, in der Therapie ausschließlich von der „Erfahrung“ am Krankenbette leiten. Dennoch waren die Empiriker vom echten Hippokratismus, zu dem sie anscheinend zurückkehrten, durch eine Kluft getrennt, da sie von den Einzelwahrnehmungen nicht zu allgemeinen Gesetzen fortzuschreiten versuchten, statt auf die Aetiologie und die individuellen Verhältnisse gebührend Rücksicht zu nehmen, Ontologien von Symptomenkomplexen (συνδρομή) aufstellten, und deshalb unter Vernachlässigung der Indikationen eine Behandlung einleiteten, die nicht den einzelnen Kranken angepaßt war, sondern sich schablonenhaft gegen ersonnene Krankheitschemen richtete.

Notgedrungen mußten die Empiriker in ihrer Literatur zu Hippokrates Stellung nehmen, schon um ihrer Lehre das erforderliche Ansehen zu sichern. In ebenso einseitiger Weise wie die Vertreter der dogmatischen Sekten, nur vom entgegengesetzten Standpunkte aus, taten sie dies derart, daß sie die empirischen Elemente des Hippokratismus allein in den Vordergrund rückten, ja am liebsten den großen Koer zu einem Vorläufer ihrer Richtung erhoben, hingegen alles, was sich im Corpus Hippocraticum an ätiologisch-pathogenetischen Anschauungen oder allgemeinen Folgerungen vorfand, teils bekämpften, teils abschwächten oder als unecht erklärten. So schrieb Philinos, der die Humoraltheorie heftig angriff, sechs Bücher gegen den Hippokrateskommentar des Bakcheios; Serapion wagte es sogar, den Hippokrates selbst in den Staub zu ziehen; Glaukias hingegen, der ein Wörterbuch und einen Kommentar zu allen hippokratischen Schriften verfaßte, suchte den Empirismus mit der dogmatischen Lehre zu versöhnen, bezeichnete aber beispielsweise die Schrift de humoribus für eine unterschobene.

Mit Anerkennung ist dagegen hervorzuheben, daß die Väter der empirischen Schule insofern über die Hippokratiker hinausschritten, als sie die Technik der medizinischen Erfahrung in festere Regeln bannten und das klinische Denkverfahren dem Subjektivismus des einzelnen Beobachters zu entziehen suchten. Als Grundlagen der Erfahrung galten zunächst die wiederholt gemachte eigene Beobachtung, Autopsie (τήρησις, zufällig oder durch Versuche oder Nachahmung des Zufalles oder der Versuche erworben), respektive die Erinnerung daran (Theorem), sodann, da der einzelne immer nur ein relativ kleines Gebiet zu überschauen vermag, die Ueberlieferung fremder Beobachtungen (ἱστορία) — nach diesen beiden Erkenntnisquellen nannten sich die frühesten Anhänger der Sekte τηρητικοὶ oder μνημονευτικοὶ. Als dritte Stütze wurde von Serapion (der Uebergang von dem einen Aehnlichen zu dem anderen Aehnlichen, μετάβασις ἀπὸ τοῦ ὁμοίου), d. h. der Analogieschluß hinzugefügt, mittels dessen man sich in neuen Fällen, für welche weder die eigene noch die fremde Erfahrung direkten Aufschluß gewährte, in der Behandlungsweise zurechtfinden konnte, sei es, daß man aus der Aehnlichkeit der Krankheitssymptome oder der Aehnlichkeit der Körperregion auf das erforderliche Heilmittel, sei es, daß man aus der Aehnlichkeit der Wirkungsweise gewisser Heilsubstanzen auf die

Aehnlichkeit der Krankheitserscheinungen schloß. Ein unerläßliches Postulat für jede dieser Erfahrungsquellen, welche Glaukias unter der Bezeichnung „Dreifuß“ in einem erkenntnis-theoretischen Schema zusammenstellte und im einzelnen sorgfältig analysierte, bildete es, daß sie auf dem Wege der Induktion erworben sein mußten und ausschließlich für therapeutische Zwecke benutzt werden durften. Der Analogieschluß der Dogmatiker, der sich auf die Erforschung der Krankheitsursache richtete, wurde gänzlich verworfen.

Bei diesem strengen Festhalten an der klinischen Beobachtung, welche zwar zu einer Sonderung der wesentlichen von den unwesentlichen Symptomen führte, aber höchstens die offenkundigen Gelegenheitsursachen berücksichtigte, bei der ängstlichen Vermeidung jeder, selbst auf anatomisches Wissen gegründeten Theorie konnte natürlich von einer ursächlichen Erfassung des pathologischen Tatbestandes keine Rede sein, und demgemäß stellten die Krankheitsdefinitionen der Empiriker, die sie Hypotyposen nannten, bloße Nominaldefinitionen dar, die weder die tieferen Ursachen, noch das Wesen des Krankheitsprozesses in sich schlossen. Schlimmer aber als dies war es, daß, abgesehen von den Lücken im Erkenntnisgang, in vielen Fällen eine richtige Therapie eben nur auf Grund der Erforschung pathogenetischer Momente eingeschlagen werden kann — eine Tatsache, welche auf die Dauer den Einsichtigen nicht entging. So ist es denn nicht zu verwundern, daß die empirische Schule einerseits mehr und mehr ins Fahrwasser der rohen Empirie gelenkt wurde, welche unter sanguinischer Anwendung des post hoc ergo propter hoc einen Schatz angeblicher Heilmittel aufstapelte, anderseits aber einem gemäßigten Rationalismus zusteuerte. Letztere Richtung erhielt späterhin eine methodische Grundlage durch Menodotos aus Nikomedeia, welcher, um den Einwürfen der Unwissenschaftlichkeit wegen Nichtberücksichtigung der Krankheitsursachen zu begegnen, zum Denkverfahren der Empiriker den sogenannten Epilogismos hinzufügte, der wenigstens auf die Ermittlung verborgener Gelegenheitsursachen abzielte. Letzteres Verfahren wird durch folgendes Beispiel klar: Findet z. B. ein Arzt bei der Untersuchung eines Geisteskranken Spuren einer früheren Kopfverletzung, so darf er (nach Analogie anderer Fälle, wo erfahrungsgemäß ein solches Trauma zu einer Psychose geführt hatte) die vorausgegangene (aber direkter Beobachtung unzugängliche) Läsion als Ursache des Wahnsinns annehmen.

Entsprechend der Forschungsrichtung und Methode liegen die Verdienste der Empiriker vorzugsweise auf dem Gebiete der Symptomatologie, der Pharmakologie und Chirurgie. So manche ihrer Leistungen in diesen Fächern überdauerten die Jahrhunderte und sicherten der Schule eine zahlreiche Anhängerschaft bis in die letzten Zeiten des Altertums. Die Materia medica wuchs durch Aufnahme einer Menge von neuen Heilsubstanzen beträchtlich an, die Kenntnis der Gifte und Gegengifte nahm einen, durch die Zeitverhältnisse begünstigten Aufschwung, die Präparation und Untersuchung der Arzneikörper wurde ein Gegenstand sorgfältigen Studiums, und die Chirurgie erfuhr hinsichtlich der Verbandstechnik, Apparatenlehre und Operationsmethoden bedeutende Verbesserungen.

Die höchste Blüte erreichte die empirische Schule in Herakleides von Taras (Anfang des 1. Jahrhunderts v. Chr.), einem Schüler des Herophileers Mantias, welcher auf Grund umfassender praktischer Kenntnisse und mit gewissenhafter Benützung der vorausgegangenen Literatur außer einem Kommentar zu Hippokrates und einer Verteidigungsschrift der Sekte, ausgezeichnete Schriften über Diätetik, Therapie der internen und chirurgischen Krankheiten, über die Pulslehre, Bereitung und Prüfung der Arzneimittel, über giftige Tiere, Kosmetik, Militärmedizin u. a. verfaßte. Auch bei den Gegnern der empirischen Schule wegen der Schärfe der Beobachtungen und Genauigkeit in der Wiedergabe derselben außerordentlich geschätzt, wurden diese Werke vielfach benützt und zitiert. Die erhaltenen Fragmente werfen nur spärliche Streiflichter auf die Anschauungen und Leistungen des Herakleides, so daß wir die Bedeutung des Forschers nur ahnen können. Von großer Tragweite war es namentlich, daß er zahlreiche Versuche mit Arzneimitteln anstellte, seine Behandlungsweise auf gewissenhafte Prüfung basierte und im Gegensatz zu anderen Empirikern mehr auf die Bereitungsweise und auf die Indikationen als auf die Zahl, Neuheit oder Seltenheit der Heilmittel achtete; eine Anzahl der überlieferten Rezeptformeln ist durch Zweckmäßigkeit ausgezeichnet. Zu seinen Lieblingsmitteln gehörten Zimt, Pfeffer, Opobalsam etc., ganz besonders aber das Opium; die Gebrauchsweise des letzteren als Sedativum und Hypnotikum regelte er mit großer Umsicht. Neben der Arzneibehandlung wendete er auch auf die Chirurgie (Lehre von den Luxationen, Maschinen zum Einrichten des Oberschenkels, Operation des Ankyloblepharon, Ohrpolypen) und Diätetik viel Aufmerksamkeit. Unter den erhaltenen Krankheitsschilderungen sind diejenigen bemerkenswert, welche den Ileus, den Starrkrampf, die Phrenitis (die er in entzündliche, gastrische und von Entartung des Gehirns herrührende Arten unterschied), die Synanche betreffen.

Die Vorzüge des Herakleides treten deutlich hervor, wenn man ihn mit anderen Empirikern, insbesondere mit seinem vielschreibenden Vorgänger Serapion vergleicht. Dieser erblickte in der Anzahl der Arzneimittel das Wesen der Medizin. Bei den wahllos aufgenommenen Heilmitteln des Serapion lief zwar manches Gute mit unter, z. B. Schwefel gegen Hautkrankheiten, dafür aber schadete er durch rohe Behandlung des Ileus und bereicherte die (schon bei den Knidiern beliebten und auf ägyptischem Boden ganz besonders gedeihenden) seltsamen Mittel.

So empfahl er gegen Epilepsie Kamelhirn, Robbenlab, Hasenherz, Schildkrötenblut, Eberhoden. Unter solchen Einflüssen wurde unter anderem der Krokodilskot ein so begehrter Arzneistoff, daß Verfälschungen vorkamen. Es dürften wohl bei Empfehlung derartiger Wundermittel auch die oft unverstandenen, falsch gedeuteten Rezepte der ägyptischen (hermetischen) Medizin eine Rolle gespielt haben.

In der Literatur werden von der großen Zahl der Empiriker (unter Angabe von Rezepten und Titeln von zumeist pharmakologischen Schriften) nachfolgende erwähnt: Zeuxis (der Aeltere, Kommentator des Hippokrates, um 250 v. Chr.), Apollonios der „Empiriker" und Apollonios Biblas („der Bücherwurm" um 180/160 v. Chr.), Zopyros (klassifizierte die Arzneimittel nach ihrer Wirkung und erfand ein allgemeines Gegengift „Ambrosia" um 100/80 v. Chr.), dessen Schüler Apollonios von Kition (um 60 v. Chr., Verfasser eines Kommentars zu Hippokrates' Schrift über die Gelenke und einer Schrift über Epilepsie) und Poseidonios (Schrift über die Pest); aus der nachchristlichen Zeit: Heras aus Kappadokien, Menodotos aus Nikomedeia, der Anatom Theodas von Laodikeia (um 100 n. Chr.), Ailios Promotos, Agrippa und der als skeptischer Philosoph berühmte Sextus Empiricus (Blütezeit um 190-200 n. Chr.).

Der Kommentar des Apollonios von Kition, περὶ ἄρθρων πραγματεία, auf Befehl eines Königs Ptolemaios (in der Zeit zwischen 81 und 58 v. Chr.) verfaßt, ist handschriftlich in einer Sammlung des Byzantiners Niketas auf uns gekommen und zuerst von Reinhard Dietz, sodann 1896 von Schöne (nach einem Florentiner Kodex) herausgegeben worden. Weniger wegen seines Inhalts als wegen der beigegebenen Abbildungen von den Repositionsmethoden der Hippokratiker (z. B. der berühmten Streckbank, βάθρον) ist das Werk von hoher Bedeutung.

Was die Empiriker oder die hervorragendsten Vertreter der übrigen Sekten für die chirurgischen Fächer und die Arzneimittellehre geleistet, wurde auch durch andere Praktiker und Forscher, welche, keiner besonderen Schule angehörig, spezialistisch die eine oder andere Disziplin kultivierten, bedeutend weitergebracht.

Hinsichtlich der Chirurgie wissen wir, daß die Leistungen des späteren Altertums die damals erklommene Stufe kaum überstiegen, ja nicht einmal immer erreichten und jedenfalls durchaus auf der Vorarbeit der alexandrinischen Epoche beruhten. Von dem chirurgischen Schrifttum ist zwar nichts erhalten geblieben, doch zeigte uns das Studium späterer Autoren, wie große Fortschritte in der Lehre von den Knochenbrüchen und Verrenkungen, in der Kenntnis und Behandlung der Hernien, in der Verbandtechnik, in einzelnen Operationsmethoden (z. B. Steinoperation, Starstich) erzielt worden sind. Von den einzelnen hervorragenden Praktikern erfahren wir beinahe nichts mehr als die Namen. So reihen sich an die Chirurgen, welche in der Geschichte der Sekten erwähnt wurden, noch Amyntas (Erfinder eines Verbands für den Bruch der Nasenbeine), Gorgias, Heron (Nabelhernien, Geburtshilfe), Neileus (Apparat zur Einrichtung von Luxationen, „Plinthion“ genannt), Nymphodoros (Streckbank), Protarchos, Sostratos (Bandagen, Hernien), Philoxenos (Verfasser eines Gesamtwerkes über Chirurgie, auch um die Gynäkologie verdient), Ammonios, der Lithotom (Erfinder eines Instruments zur Zertrümmerung solcher Blasensteine, welche sich nach gemachtem Steinschnitt nicht ausziehen lassen).

In Alexandreia erhielten auch die von Celsus erwähnten Chirurgen Tryphon, Euelpistos und Meges von Sidon, welche in Rom praktizierten, ihre Ausbildung. Letzterer beschäftigte sich viel mit Fisteloperationen, untersuchte die Ursachen des Nabelvorfalls (Durchbruch der Eingeweide, des Netzes, Flüssigkeit) und zeichnete sich durch die Methode der Steinoperation (halbmondförmiger Perinealschnitt) aus.

Als Gynäkologe machte sich Kleophantos verdient, der übrigens auch durch seine Fieberlehre (bloß erhöhte Pulsfrequenz), durch seine Ausbildung der Diätetik, durch seine Vorschriften über die medizinische Verwendung des Weins auf spätere Aerzte starken Einfluß ausübte. Als Gewährsmann für Heilmittel, namentlich animalische, erlangte auch der Hippokrateer Lysimachos (2. Jahrhundert v. Chr.) Bedeutung.

Die Pharmakologie und Toxikologie erfreute sich nicht allein des fleißigen Studiums der Aerzte, sondern auch des regsten Interesses von Dilettanten; nur ein getreuer Ausdruck des Zeitgeistes war es, daß sich die didaktische Poesie die Lehre von den Heilkräutern und Giften als Stoff für ihre Dichtungen nicht entgehen ließ.

Für die Aerzte bildeten wohl hauptsächlich die einschlägigen Werke des Diokles von Karystos und des Apollodoros des Jologen (um 300 v. Chr.) den Ausgangspunkt. Als Verfasser von Schriften über Arzneimittel, resp. Gifte oder giftige Tiere oder von zusammengesetzten Mitteln werden, abgesehen von den schon oben erwähnten Autoren, unter anderen genannt, Aratos, Aristogenes von Knidos, Ophion (kurz vor Erasistratos), Diagoras von Kypros (von Erasistratos zitiert), Andron (von Herakleides erwähnt), Polyeides, Neileus (vor Herakleides von Taras), Nymphodoros, Sostratos.

Der bedeutendste Vertreter der Pharmakologen war der Rhizotom Krateuas (Cratevas), welcher am Hofe des Mithradates VI. Eupator lebend, zwei bedeutende Werke verfaßte, nämlich ein mit Abbildungen versehenes Kräuterbuch (ῥιζοτομικόν) und eine allgemeine Arzneimittellehre, welch letztere namentlich wegen vortrefflicher Schilderung der Wirkung der

Metalle sehr gerühmt wurde. Krateuas wurde in der Folgezeit von vielen Autoren kompiliert.

Fragmente sind noch erhalten im Cod. Constantinopolitanus des Dioskurides der Wiener Hofbibliothek. Die Pflanzenabbildungen dieses Kodex, sowie des gleichfalls daselbst befindlichen Cod. Neapolitanus sind dem Originalwerk des Krateuas entlehnt.

Von toxikologischen Werken sind die θηριακὰ und ἀλεξιφάρμακα des Nikandros von Kolophon auf uns gekommen. Die Theriaka behandeln in 958 Hexametern die Symptome und Behandlung der Vergiftung durch den Biß giftiger Tiere, die Alexipharmaka in 630 Hexametern die Intoxikationen durch Pflanzen- (aber auch tierische und mineralische) Gifte und die entsprechenden Gegenmittel. Trotz vieler abergläubischer Angaben ist diesen Schriften, welche zwar von ärztlichen Autoren wenig zitiert wurden, aber sehr große Verbreitung fanden, ein bedeutender Wert zuzusprechen.

Nikandros wurde im Anfang des 2. Jahrhunderts v. Chr. zu Kolophon in Lydien geboren und bekleidete in dem bei seiner Vaterstadt gelegenen Orte Klaros das in seiner Familie erbliche Amt eines Priesters des Apollon; dort starb er auch zwischen 135 und 130 v. Chr. Er erfreute sich eines großen Rufs als Dichter, Grammatiker und Arzt. Vielseitig veranlagt schrieb er über Medizin, Landwirtschaft, Grammatik, Literatur, Mythologie und Geographie. Die meisten seiner Werke, wie die von Ovid nachgeahmten Heteroiumena (Verwandlungen) und die von Vergil benützten Georgika sind verloren gegangen. Der dichterische Wert der Alexipharmaka und Theriaka wurde von Plutarch scharf verspottet mit den Worten, daß darin außer dem Metrum nichts von Poesie enthalten sei. Ausgaben von O. Schneider, Lips. 1856. Deutsche Uebersetzung von M. Brenning, Allg. Med. Zentral-Zeitg, 1904, Nr. 6/7. Nikandros ist der erste, der von der medizinischen Verwendung der Blutegel spricht.

Weniger Wissensdurst als Furcht oder Grausamkeit waren es, welche bei mehreren Herrschern dieser politisch so bewegten Epoche (ähnlich wie in der Renaissancezeit) die Liebhaberei für Versuche mit Giften und Gegengiften erregten. Attalos III. Philometor von Pergamon (138 bis 133 v. Chr.), der in beständiger Angst vor den Nachstellungen seiner Feinde lebte, „baute mit eigener Hand giftige Gewächse, Bilsenkraut, Nieswurz, Schierling, Sturmhut und Dorknyon in den königlichen Gärten und sammelte ihre Säfte und Früchte, um ihre Kräfte zu studieren".

Um sich über die Wirkung der Gifte Kenntnis zu verschaffen und Gegenmittel aufzufinden, stellte er Versuche an Verbrechern an; die erworbenen Erfahrungen mit giftigen und Heilkräutern hinterließ er in Schriften, aus denen so manche seiner Arzneimischungen überliefert wurde. Gleicher Liebhaberei huldigten Nikomedes von Bithynien und Antiochos (wahrscheinlich Epiphanes) von Syrien; von diesem stammte auch ein angebliches Universalmittel gegen Vergiftung jeder Art. Die größte Berühmtheit erlangte aber der kenntnisreiche König von Pontos, Mithradates VI. Eupator (120-63 v. Chr.). Nach ihm wurden im Altertum drei Pflanzen (Mithridatia, Eupatoria, Scordion) benannt, um seine botanischen Leistungen in ehrendem Gedächtnis zu erhalten. Mithradates experimentierte an Untertanen und Verwandten — die er aus Liebhaberei auch chirurgisch behandelte — mit den verschiedensten Giften und Gegengiften. Das berühmteste der letzteren, ein Universalantidot — Mithridation — war aus 54 Bestandteilen zusammengesetzt und erhielt sich in zahlreichen Modifikationen viele Jahrhunderte lang im Heilschatz der wissenschaftlichen Medizin. Um sich vor Vergiftung zu schützen, nahm der König täglich erst das von ihm entdeckte Antidot, dann Gift. Im Lichte der Gegenwart ist es höchst interessant, daß er hierbei bezweckte, sich durch steigenden Gebrauch gegen Gifte zu immunisieren, wie er auch mit merkwürdiger Intuition seinen Gegengiften das Blut von pontischen Enten deshalb beimengte, weil es von Tieren stamme, die sich von Gift nähren und deshalb giftunempfindlich seien. Nach der Niederlage und dem Selbstmord des Mithradates fand man seine wertvollen Aufzeichnungen toxikologischen Inhalts vor, welche sodann auf Befehl des Pompejus von dem Grammatiker Lenäus ins Lateinische übertragen wurden. — Auch unter dem Namen der Kleopatra gingen nicht wenige Rezeptformeln, die von den ärztlichen Autoren überliefert worden sind und zwei Schriften, von denen die eine, über Kosmetik, in Verlust geriet, während die andere über Frauenkrankheiten (γενέσια) noch erhalten ist.

Mit Kleopatras tragischem Schicksal († 30 v. Chr.) war die schon längst vorher bestehende Oberherrschaft Roms über Aegypten auch äußerlich besiegelt. Die medizinische Schule Alexandreias behielt aber — wenn auch die lebendige Forschung immer mehr durch spitzfindige unfruchtbare Gelehrsamkeit verdrängt wurde — auch im römischen Weltreich ihren hervorragenden Rang, allerdings im Wettstreit mit neuen Zentren der ärztlichen Wissenschaft.

Bei dem Angriff Cäsars auf Alexandreia (47 v. Chr.) ging die Bibliothek des Museions in Flammen auf und wurde durch die von Antonius geschenkte pergamenische ersetzt.

Die Verpflanzung der griechischen Heilkunde nach Rom.

Dem Eroberer mit seinen rauhen soldatischen Tugenden folgt zumeist der Machthaber mit seinem Verlangen nach Lebensgenuß, mit seinem Streben nach Verfeinerung der Sitten, auf dem Fuße. Dieses geschichtliche Gesetz zwang endlich auch die Herrin des Erdkreises, das unwiderstehliche Rom, zur Waffenstreckung vor der noch gewaltigeren Herrscherin, vor der griechischen Kultur, welche früher als der Legionsadler die zivilisierte Welt unterworfen hatte.

In seiner gebietenden Stellung bedurfte Rom mehr des Glanzes, mehr des geistigen Lichts, als Latium aus Eigenem auszustrahlen vermochte; sollte sich die Macht mit der Bildung und Schönheit vereinigen, so mußten die Römer, da beide ihnen überall nur im griechischen Gewande entgegentraten, dem Geist, der Sprache, der Sitte, der Kunst der Hellenen Eingang gewähren, wenn schon die freie, selbständige Leistung durch die allzu nüchterne Naturanlage des Volkes verwehrt war.

Mag der griechische Einfluß mit voller Deutlichkeit erst im Zeitalter der punischen Kriege hervortreten, Spuren desselben führen schon in die Königszeit (Tarquinier) zurück, wo sie die von den Etruskern gegebenen Grundelemente der Kultur ergänzten; von Großgriechenland vordringend, fand der griechische Schönheitssinn bereits in der älteren Epoche der Republik seinen Weg zur ewigen Stadt in Form von Religionsvorstellungen, in Form von Denkmälern der Baukunst.

Die Etrusker waren die ersten Lehrmeister der altitalischen Völker im Religionswesen, im Rechtswesen und in der Kunst[8]. Die erhaltenen Reste ihrer Kultur weisen auf einen düsteren Kult, auf ein gelehrtes schriftkundiges Priestertum (Prophezie aus dem Blitz, Vogelflug und Eingeweideschau), auf eine ausgebildete staatliche Organisation, auf künstlerische und technische Fertigkeit (Städte- und Tempelbau, Grabkammern, Straßen, Torbogen, Abzugskanäle, Wasserleitungen; Metallurgie, Tonbildnerei, Gemmen, Statuen). Nicht wenig, was späterhin als spezifisch römisch galt, rührt von den Etruskern her, z. B. die religiösen Grundvorstellungen mit ihrer ausgeprägten Nüchternheit, das formale Zeremonialwesen, verschiedene Institutionen (z. B. Auguren, Haruspices, Liktoren, sella curulis, Purpurgewänder, Gebrauch von Kriegstrompeten u. a.), manche hygienische Gebräuche und Maßnahmen (Bau von Kanälen, Wasserleitungen, Straßen), verschiedene das Rechtsleben ordnende sehr alte Gesetze, der Gewölbebau, die Idee der Gladiatorenkämpfe (ursprünglich Totenopfer) u. s. w.

Seit die Scipionen den Beweis geliefert, wie sich römischer Heldenmut mit hellenischer Feinheit vermählen kann, sickerte allmählich der Hellenismus in alle Poren des römischen Daseins; er verschönerte und vergeistigte die Religion, er wirkte auf Sitte und Familienleben umgestaltend, er brachte die Erziehung und den Unterricht auf eine vorher ungeahnte Stufe, und kaum anders, als eine mehr oder minder gelungene Kopie nach griechischen Vorbildern nimmt sich das aus, was Rom in der Dichtkunst, in der Philosophie und Rhetorik, in der Technik und im Gewerbe hervorbrachte. Das Griechische wurde zum Repräsentanten alles Geschmacks, aller Eleganz, der Wissenschaft und Kunst. Nur die Architektur, die Kriegs-, Staats- und Rechtswissenschaft bewahrten ihre Originalität.

Die Beeinflussung Roms durch das Hellenentum tritt schon äußerlich in der überraschend großen Menge von griechischen Wörtern im Sprachschatz hervor. Seit den Zeiten der Tarquinier fanden griechische Götter und griechischer Kult Eingang, im 2. Jahrhundert v. Chr. formte sich die einheimische Religion ganz nach der griechischen um; um die Mitte des 3. Jahrhunderts beginnt die römische Literatur mit dem tarentinischen Freigelassenen Livius Andronicus, welcher ein aus dem Griechischen übertragenes Schauspiel in Rom zur Aufführung brachte und mit seiner lateinischen Uebersetzung der Odyssee ein Schulbuch lieferte; seine Nachfolger Nävius, Plautus, Ennius, Pacuvius, Statius, Terentius leiteten die Tragödie, Komödie, das Epos mehr oder minder sklavisch in griechische Bahnen, die auch im augusteischen Zeitalter nicht mehr verlassen wurden; die Lyrik hielt sich später an alexandrinische Muster. Die ältesten Geschichtschreiber der Römer bedienten sich der griechischen Sprache, die altrömische Beredsamkeit wich mehr und mehr von der, mit Phrasen überladenen alexandrinischen Rhetorik zurück. Die Philosophie der Römer, an deren Fortbildung sie keinen selbsttätigen Anteil nahmen, war nur eine Popularisierung und praktische Umformung der stoisch-epikureischen Vorlagen. Was auf dem Gebiete der Mathematik, Astronomie, Naturwissenschaften und Geographie geleistet wurde, stützt sich zum größten Teile auf alexandrinische Grundlagen; selbst die römisch-originale Architektur erlitt viele griechische Einwirkungen, die Plastik und Malerei blieb ganz in den Händen der Griechen.

Die Nobilität ließ die Jugend von griechischen Ammen und Hofmeistern erziehen und schickte die Söhne zur höheren Ausbildung nach Griechenland; die vornehmen Römer gebrauchten seit Sulla die griechische Sprache in der Konversation, wie die eigene, viele römische Schriftsteller schrieben griechisch u. s. w.

Leider verstand nur eine Minderzahl aus der hellenischen Bildung die intellektuellen und moralischen Werte organisch in sich aufzunehmen und selbsttätig zu gestalten, die meisten blieben an den Formen haften und begnügten sich mit dem äußeren Firnis, statt wahrhaft in den Geist einzudringen. Zudem wirkte nicht das Zeitalter des Perikles, sondern mehr das manierierte, skeptische, auch sittlich nicht ganz einwandsfreie Alexandrinertum auf Rom, und was die (besonders nach der Einverleibung Achäas unter die römischen Provinzen) scharenweise nach der Hauptstadt strömenden „Graeculi" oder gar die als Hofmeister dienenden Sklaven als Hellenisch ausgaben, war manchmal wohl weit entfernt von dem echten hellenischen Wesen. Für äußere Eleganz wurde gewiß oft die römische Virtus, für gelehrt schillernden Dilettantismus die naturwüchsige Originalität zum Opfer gebracht. Doch vergeblich bemühten sich national gesinnte Römer, das Wissen der Zeit in der Schale des Lateinischen enzyklopädisch darzubieten, um die Aufpfropfung eines fremden Volkstums entbehrlich zu machen, umsonst erschöpften sich Cato und in der Kaiserzeit Juvenal, in Polterreden oder spitzigen Satiren, um das Nationalgefühl aufzustacheln — die suggestive Werbekraft des Griechentums einerseits und die zu Schöpfungen auf idealen Gebieten wenig befähigte Anlage des römischen Volkes anderseits, bildeten ganz ungleichwertige Gegner; die erstere mußte siegen. Graeci capta ferum victorem cepit et artes Intulit agresti Latio (Horaz).

Nicht als direkte Folge des eindringenden Hellenismus, wie die Vertreter altrömischer Zucht und Sitte unter Führung des Cato Censorius behaupteten, aber als auffallende Begleiterscheinung machte sich bald der Verfall der nationalen Virtus geltend, trat an Stelle des nationalen Patriotismus ein farbloser Kosmopolitismus, zersetzte philosophische Skepsis den ehrwürdigen Götterglauben, ohne Besseres an dessen Stelle zu setzen.

Die Epoche des Lucullus mit ihrem verfeinerten Lebenssinn hatte andere Bedürfnisse und eine andere Weltanschauung als das einfache, grobkörnige Rom des Cincinnatus! Der steigende Luxus mit seiner Gefolgschaft von Weichlichkeit und bisher kaum beachteten oder ungekannten Krankheiten, der Skeptizismus einer neuropathischen Nobilität, erheischte auch eine andere Heilkunst, als die von der Einfalt einer schlichten Landbevölkerung erworbene Empirie, als die auf Gläubigkeit beruhende Theurgie römischer Priester. Gerade hier war alles von dem gefeierten Hellas zu erwarten, dessen Heilkunst schon zu einer Zeit weithin leuchtete, da man in Latium noch nicht einmal auf den Gedanken gekommen war, daß es außer Opfern, Gebeten, Sühnungen, magischen Gebräuchen, primitiven Handgriffen, eine auf rationeller Erfahrung, auf kritischer Beobachtung aufgebaute medizinische Wissenschaft geben könne.

Mancherlei Ursachen haben es bewirkt, daß das römische Volk aus sich heraus keine Kulturmedizin zu schaffen im stande war, die einfache Lebensweise des kerngesunden, von Jugend auf abgehärteten Stammes verhinderte die Entstehung vieler Krankheiten, die zeitweilig hereinbrechenden Seuchen nährten nur den ohnedies krassen Aberglauben, ohne den Erkenntnistrieb anzufachen, die fortwährenden Kriege ließen wissenschaftliches Interesse nicht aufkommen, die ganze Tatkraft, der ganze Scharfsinn des Strebenden war in den Dienst einer Idee, des Staatswohls, der Machtvergrößerung, gestellt; das Forum oder das Schlachtfeld galt dem Nationalrömer als einzig würdige Bühne, alles übrige war Sklavenhänden übergeben und konnte sich nicht aus dem Staube der Knechtschaft erheben.

Sechs Jahrhunderte hindurch verblieb die autochthone römische Medizin auf einer Stufe, die andere Kulturvölker Jahrtausende vorher überwunden hatten; an religiösen Mystizismus und rohe Volksgebräuche geknüpft, ragte sie wie ein Anachronismus in eine Epoche hinein, welche den Hippokratismus schon wieder unter der pedantischen, spekulativen Gelehrsamkeit Alexandriens erdrückt sah!

Altehrwürdige Hausmittel, einfache chirurgische Handgriffe, magische Prozeduren (Zaubersprüche), wie sie zum größten Teile von Etruskern, Marsern und anderen altitalischen Völkerschaften herstammten, bildeten das ganze Um und Auf der altrömischen Medizin — ein Zustand, der am besten durch Senecas Ausspruch gekennzeichnet wird: Medicina quondam paucarum fuit scientia herbarum, quibus sisteretur fluens sanguis, vulnera coirent. Vertreter dieser Volksmedizin — bei Epidemien oder langdauernden Uebeln konnten nur die Götter und deren Priester helfen — waren vor allem der Pater Familias, welcher seinen Angehörigen und auch der Familia rustica hilfreich beistand, Frauen, Freunde, Sklaven. Mit größter Wahrscheinlichkeit läßt sich aber annehmen, daß es in Rom schon in sehr alten Zeiten Leute gegeben hat, welche gewerbsmäßig als Haupt- oder Nebenbeschäftigung den Heilberuf ausübten (anfangs Etrusker, Haruspices?). Im Kriege verbanden sich die Soldaten gegenseitig, doch wie unvollkommen die Hilfe war, geht z. B. aus der Nachricht hervor, daß nach der Schlacht bei Sutrium mehr Krieger den Verletzungen erlagen, als vom Feinde getötet worden waren.

Die medizinische Mythologie der Römer ging ursprünglich aus dem Volksglauben der Etrusker und der alten italischen Stämme hervor, bereicherte sich aber zunehmend durch Entlehnungen aus dem Götterkreise fremder Nationen. Religion und Menschenleben waren bis in die kleinsten Einzelheiten verknüpft; physiologische Vorgänge, Krankheitsursachen und Krankheiten wurden personifiziert. Altitalischen Ursprungs sind Carna (die Beschützerin der Eingeweide; an ihren Festen „Carnalia“ betete man „ut jecinora et corda, quaeque sunt intrinsecus viscera, salva conservet“), Bona Dea (eine geheimnisvolle Heilgöttin, deren Tempel kein Mann betreten durfte), Minerva memor oder medica (Göttin der Weisheit, speziell der Heilwissenschaft), Diana (Mond- und Geburtsgöttin, als D. Thermia Göttin der heißen Quellen), Mars (als Beschützer vor Seuchen), Dea Febris, Mefitis (Göttin der Miasmen, Personifikation der gefährlichen Schwefeldämpfe),

Meditrina (oskische Göttin der Heilkunst, Feste Meditrinalia), Dea Salus (sabinische Göttin der Gesundheit), Angitia (ursprünglich von den Marsern verehrte Göttin der Gegengifte), Silvanus u. a.

Unter dem Schutz einer ganzen Reihe von Gottheiten stand das Geschlechtsleben und die Kindesentwicklung. Geburtsgöttinnen waren Diana und Juno, unter dem Namen Lucina (Dea Natio, Sospita, Conservatrix), ferner Carmenta (Feste „Carmentalia", je nach der Kindeslage als Porrima [Anteverta] oder Postverta angefleht); die geschlechtlichen Vorgänge des Weibes bis zur Empfängnis leiteten die Götter Pilumnus, Fascinus, die Göttinnen Rumina, Deverra, Cunina, Mena, Uterina; Fruchtbarkeit spendete (entsprechend dem Priapus) der Gott Mutunus Tutunus, welchem die Frauen verhüllt zu opfern pflegten; bei zweifelhafter Potenz erwarteten die jungen Ehemänner Hilfe von den Gottheiten Deus Subigus, Dea Prema, Dea Pertunda, Dea Perfica etc., deren Namen deutlich genug ihre Wirksamkeit kennzeichnen; beim Neugeborenen behütete Intercidona den Nabel, Ossifraga das Knochenwachstum des Kindes. — An den Luperkalien, welche zu Ehren des Wald- und Feldgottes Faunus gefeiert wurden, nahmen auch Frauen teil, um Fruchtbarkeit zu erlangen.

Von den Griechen wurden übernommen: Apollo (salutaris), sodann Asklepios als Aesculapius (291 v. Chr. wurde sein Kult nach einer schweren Pest nach Rom verpflanzt), Hygiea, Herakles (als Gott der warmen Quellen) u. a. In der Kaiserzeit gewann der Kult der ägyptischen Heilgottheiten Isis, Osiris, Serapis große Bedeutung; auf Votivtafeln, die man in Spanien fand, wird der rätselhafte Gott Endovellicus genannt.

Die Heilquellen, welche bei den Römern von alters her ein sehr großes Ansehen genossen, beherrschten Nymphae salutiferae, und viele Inschriften beweisen die Verehrung, welche man ihnen erwies. Bei einzelnen, namentlich heißen Quellen, befanden sich Heilstätten und Traumorakel.

Die Genesenen dankten für die überirdische Hilfe durch Weihgaben, Donaria. Zahlreiche Funde gewähren uns Einblick in die verschiedenen Arten derselben. In die heiligen Quellen warf man Schmuckgegenstände, Münzen, kleine Götterbilder etc.; in den Heiligtümern hing man Votivgaben aus Marmor, Metall oder gebrannter Erde auf, welche in körperlicher Nachbildung oder in Reliefbildern teils krank gewesene Körperteile (Augen, Ohren, Brüste, Unterleibsorgane, Geschlechtsteile, Arme, Hände, Beine, Füße, das Haupthaar etc.), teils kranke Personen (z. B. mit Schwindsucht oder Brustwunden behaftete) darstellen.

Die Darstellungen von Eingeweiden, welche man auffand, beruhen nicht auf der Kenntnis des menschlichen Körpers, sondern auf der Uebertragung tierischer Formen. Sie sondern sich in Darstellungen der geöffneten Leibeshöhle, in Darstellungen einer Gruppe von Eingeweiden (auf Tafeln) oder einzelner Eingeweide (Herz, Trachea, Lunge, Zwerchfell, Nieren, Milz, Magen, Darmkanal, Harnblase, männliche, weibliche Geschlechtsorgane).

Wie bei Orientalen und Griechen spielte auch im Kultus der Römer die von den Etruskern[9] entlehnte Opferschau (consultatoria sacrificia) eine bedeutende Rolle; sie lag in den Händen der Haruspices, welche aus den Eingeweiden (exta) ebenso weissagten, wie die höher angesehenen Auguren aus der Beobachtung des Vogelflugs prophezeiten. Da der Opferpriester zum Zwecke der Wahrsagung die Körperteile des Opfertieres genau betrachten mußte (hinsichtlich der Lage, des Aussehens, des Verhaltens beim Durchschneiden), so entwickelte sich natürlich auf diesem Wege ein gewisses Maß von anatomischem und selbst pathologischem Wissen. Die überlieferten Kunstausdrücke der (griechischen und) römischen Opferschauer zeigen, daß man eine topographische Kenntnis der Organe[10], insbesondere der Leber, besaß. Man beobachtete bei derselben das allgemeine Aussehen der Lappen (fibrae), das Ausfließen des Blutes, das Aussehen des Processus pyramidalis (caput jecoris) und der Gallenblase, den Durchschnitt der Gefäße („cellae“). Nachbildungen von Schafs- oder Rindslebern aus Bronze oder Alabaster — es sind bereits zwei (die Bronzeleber von Piacenza und die Alabasterleber von Volterra) aufgefunden worden — dienten den Haruspices zum Modell (vergl. die analogen Verhältnisse bei den Babyloniern, S. 24). Neben der Leber und Gallenblase kamen bei der Opferschau auch die Lunge (Oberfläche, Einziehungen), das Herz (Lage, Größe, Fettbelag u. a.), das Netz in Betracht. Um die Götter zu versöhnen, bezw. Epidemien abzuwehren, veranstaltete man Göttermahlzeiten, Lectisternia, von Flötenspiel begleitete Tänze (woraus das Schauspiel entstand) etc. und mit ganz besonderer Feierlichkeit war die Sitte umgeben, gemäß welcher der eigens hierzu ernannte Diktator in Pestzeiten im Tempel des Jupiter Capitolinus einen Nagel einschlug (der Gebrauch war etruskisch und hing ursprünglich mit der Zeitmessung zusammen).

Es liegt die Annahme nahe, daß die Haruspices ihre anatomischen Kenntnisse auch als Wundärzte benützt haben. Die Existenz eines einheimischen Aerztestandes in Latium ist jedenfalls erwiesen: schon das Wort **„medicus“**, welches italischen Ursprungs ist und neben mederi, medicina bei den ältesten lateinischen Schriftstellern vorkommt, deutet darauf hin. Man bringt den Terminus „medicus“ mit dem oskischen Worte „meddix“ in Zusammenhang, welches (bei den Samniten) eine Art von Beamten bezeichnete; mederi = imperare, curare (vergl. oben die Göttin Meditrina). Dionysius von Halikarnass erwähnt Aerzte bei der Epidemie des Jahres 451 v. Chr.; das Aquilische Gesetz (aus dem 4. Jahrhundert v. Chr.) „Si medicus, qui servum tuum secuit, dereliquerit curationem ejus et ob id mortuus fuit servus, culpae reus erit“ setzt einen freien Arzt voraus, den es für vernachlässigte Behandlung eines Operierten verantwortlich macht.

Keinesfalls aber wußten sich die altrömischen Heilkünstler eine angesehene Stellung zu erwerben, sonst wären sie später nicht so rasch durch die eingewanderten Griechenärzte verdrängt worden.

Ueberraschend früh tauchen bei den Römern trotz des niedrigen Standes der Medizin hygienische Maßnahmen und sanitätspolizeiliche Gesetze auf. Zu den ersteren gehören die Anlage der Cloaca maxima, der Wasserleitungen (die erste wurde 312 v. Chr. durch Appius Claudius erbaut), von Myrten- und Lorbeerhainen am Meeresstrande (zur Abhaltung der Sumpfausdünstungen), von Bädern (das altrömische Haus besaß einen eigenen Baderaum, lavatrina). Alte Gesetze ordneten die Leichenbestattung (hominem mortuum in urbe ne sepelito nec urito), befahlen den Kaiserschnitt an schwanger Verstorbenen (Lex de inferendo mortuo, l. regia des Numa Pompilius; Caesi, Caesones, Caesari — sectio caesarea), setzten juristisch die Schwangerschaftsdauer auf 10 Monate fest (in decem mensibus homines gigni), stellten Geisteskranke unter die Vormundschaft von Verwandten (si furiosus sit, agnatorum, gentiliumque in eo pecuniaque ejus potestas esto), bestraften die Behexung (qui malum carmen incantassit, coerceto), verboten Frauen den Weingenuß (si vinum domi biberit, ut adulteram puniunto), wachten über den Verkauf von Lebensmitteln u. a.

Seit dem 3. Jahrhundert v. Chr. begannen, angelockt durch den wachsenden Reichtum Roms, griechische „Aerzte“ und Hebammen einzuwandern. Unter ihnen dürften anfangs gerade nicht die vornehmen Repräsentanten der hippokratischen Kunst die Mehrzahl gebildet haben, sondern eher gewinnsüchtige, von Gewissensskrupeln wenig geplagte Abenteurer, welche in der Heimat höchstens den Rang von Heilgehilfen in den Ringschulen eingenommen hatten und jetzt, ausgerüstet mit gehöriger Schlauheit, reklamehaft auf die Leichtgläubigkeit der Menge spekulierten — ein Befähigungsnachweis wurde ja in Rom nicht gefordert[11]. Solchen Individuen war es zum größten Teile zu danken, daß die griechische Heilkunst, von der man das Höchste erwartete, kaum daß sie bekannt geworden, wieder an Ansehen verlor. So sagt Plinius vom römischen Volke: medicinae etiam avidus, donec expertam damnavit. Freilich wirkten bei dem Mißerfolg auch die noch vorhandene Abneigung des Volkes gegen größere chirurgische Eingriffe und der von den einheimischen Volksärzten und Nationalisten gezüchtete Fremdenhaß in bedeutendem Maße mit.

Typisch wurde das Schicksal des Archagathos, welcher 219 v. Chr. aus dem Peloponnes eingewandert war, und der von Plinius gewiß irrtümlich als erster griechischer Arzt in Rom genannt wird. Archagathos erwarb anfangs durch hervorragende Geschicklichkeit in der Behandlung von Wunden und

Geschwüren größtes Vertrauen und so hohe Anerkennung, daß ihm der Senat das Bürgerrecht erteilte und eine Offizin (Taberna) an einem sehr belebten Platze (am acilischen Kreuzweg, in der Nähe des Forum Marcelli) einrichtete. Ermutigt und in seinem Selbstbewußtsein allzusehr gehoben, wagte es der „Vulnerarius“ (Wundarzt), wie ihn das Volk ehrend nannte, jetzt auch größere Operationen vorzunehmen. Nicht lange währte es, so erregte seine Rücksichtslosigkeit im Schneiden und Brennen solchen Unwillen, daß das Volk den „Carnifex“, wie es ihn jetzt schmähte, nicht mehr dulden wollte und mit ihm alle Aerzte vertrieb. Diese Angaben rühren von dem national gesinnten Plinius her, und sind daher cum grano salis zu nehmen. Gerade auf die Aerzte konzentrierte sich der Griechenhaß ganz besonders, weil man wegen ihrer intimen Beziehungen zum Volke fürchtete, daß sie die alte Mannhaftigkeit und damit das altrömische Wesen mit der Wurzel auszurotten vermöchten. Wahrscheinlich lagen auch einzelne, tendenziös aufgebauschte, Anlässe vor, tatsächlich ließen sich, wie wir aus späterer Zeit wissen, freie und Sklavenärzte pochend auf ihre Straflosigkeit oder unter dem Zwange der Knechtschaft zu schimpflichen Diensten (sogar zu Giftmorden?) hie und da verwenden, fest steht es aber anderseits, daß trotzdem selbst die schärfsten Angriffe der Griechenfeinde das Vertrauen zur griechischen Medizin, die doch die römische Volksmedizin weitaus überragte, nicht gänzlich zu erschüttern vermochten. Wie erbittert namentlich der Pfleger altrömischer Zucht und Sitte, der ehrliche, aber harte Marcus Porcius Cato (234-149 v. Chr.) den Kampf führte, geht unter anderem aus den „Praecepta ad filium“ hervor, in denen er die griechischen Aerzte geradezu beschuldigte, daß sie sich gegen das Leben der Römer verschworen hätten. Cato wehrte ihnen sein Haus, er widmete sich als altrömischer Hausvater selbst der Behandlung seiner Familie und seiner Sklaven, indem er vorzugsweise eine alte volksmedizinische Schrift „Commentarium“ benützte. Mag ihm aber der Sohn gefolgt haben, die Römer taten es nicht; trotz der Verbannungsbeschlüsse, die wohl kaum ausgeführt wurden, behaupteten die griechischen Aerzte ihre Position, und täglich schwoll ihre Zahl mehr an.

Cato suchte den griechischen Einflüssen nicht nur durch seine Reden, sondern auch durch positive literarische Arbeit entgegenzutreten. Von dieser Absicht geleitet, schrieb er, ohne ausländische Quellen zu benützen, Werke über Staatswissenschaft, das Kriegswesen und den Landbau, sowie eine Geschichte Roms (Origines), damit der gebildete Römer es nicht nötig habe, auswärts Belehrung zu suchen. Was er von der Medizin für wichtig hielt, stellte er in der Schrift de agricultura (neueste Ausgabe von Keil, Leipzig 1884, Kommentar hiezu als Band II) zusammen. Der Inhalt ist deshalb wertvoll, weil er uns ein anschauliches Bild von der altrömischen, halb empirischen, halb mystischen Volksmedizin gibt. Cato besaß achtbare chirurgische Kenntnisse (über Luxationen und Frakturen, Geschwüre, Polypen, Strangurie und Mastdarmfisteln) und kannte eine Menge von Rezepten (Hausmittel). Mit besonderer Vorliebe und größtem Zutrauen wandte er diätetische Behandlungsweisen, namentlich aber den Kohl (Universalmittel der Etrusker und Lieblingsmittel der Pythagoreer) und den Wein bei allen möglichen Affektionen an; daneben spielten Besprechungen und magische Prozeduren keine geringe Rolle. Gegen Quetschungen diente ihm z. B. folgendes: „Luxum si quod est, hac cautione sanum fiet. Harundinem prende. — Incipe cantare in malo: S. F. (Sanitas Fracto) motas vaeta daries dardaries astata taries, die una paries, usque dum coeant"; gegen Luxationen: huat hanat huat ista pista sista. Domina damnaustra et luxato. Vel hoc modo, huat haut ista sis ardannabon dumnaustra. Derartige teilweise unverständliche und daher kräftig suggestiv wirkende „Carmina" sind noch mehrere in der erwähnten auch sprachlich sehr interessanten Schrift angeführt.

An seinen Sohn schrieb Cato, wie aus Plinius zu ersehen ist: „Dicam de istis Graecis suo loco, Marce fili. Quid Athenis exquisitum habeam et quod bonum sit illorum literas inspicere, non perdiscere, vincam. Nequissimum et indocile genus illorum, et hoc puta vatem dixisse: Quandoque ista gens suas literas dabit, omnia corrumpet; tum etiam magis, si medicos suos huc mittet. Jurarunt inter se barbaros necare omnes medicina. Et hoc ipsum mercede faciunt, ut fides iis sit et facile disperdant."

Da die griechischen Philosophen die Volksreligion untergruben und den römischen Jünglingen das Gift des Skeptizismus einflößten, verbot der Senat mehrmals einzelnen oder allen Philosophen und Rhetoren den Aufenthalt in Rom, ein solches Gesetz wurde z. B. 161 v. Chr. gegeben. Sechs Jahre später erschien eine Gesandtschaft aus Athen, bestehend aus dem Akademiker Karneades, dem Stoiker Diogenes und dem Peripatetiker Kritolaos, von denen namentlich der erstere durch seine Beredsamkeit auf die jüngere Generation — die Kenntnis der griechischen Sprache war schon damals sehr verbreitet — den größten Eindruck machte. Auch diesmal suchte die Nationalpartei durch baldige Abfertigung der Gesandtschaft die Gefahr einzudämmen. — Angeblich soll bald nach dem Tode Catos ein Dekret die Verbannung aller Griechen anbefohlen haben, wie wenig ernsthaft es durchgeführt wurde, beweist die Folgezeit, und selbst wenn man die Philosophen vertrieben hätte, die Aerzte besaßen schon hinreichende Stützen an den vielen Wohlwollenden, um das Verbot ignorieren zu können.

Unleugbar haftete aber, in den Augen der Römer, den griechischen Aerzten noch geraume Zeit ein gewisser Makel an, und nachdem längst die Poesie, Kunst und Philosophie Griechenlands die größte Anerkennung in Rom gefunden hatte, entbehrte die hellenische Medizin noch immer einer warmen Anhängerschaft unter den Gebildeten, wie z. B. aus einem Worte Ciceros deutlich hervorgeht. Es genügte nicht allein, daß viele angebliche Aerzte zuströmten, es mußte ein Mann auftreten, der seine Kunst mit der Bildung und Weltanschauung des vornehmen Römers in Beziehung zu setzen verstand. Nur ihm konnte es wahrhaft gelingen, die griechische Medizin selbst nach Rom zu verpflanzen.

Asklepiades.

Die Einbürgerung der griechischen Heilkunde in Rom war vorzugsweise das Werk des Asklepiades aus Prusa, eines rhetorisch gewandten, philosophisch geschulten und äußerst lebensklugen Arztes, der die nationalen Vorurteile durch imponierende praktische Leistungen zu überwinden verstand und die wissenschaftliche Medizin dem Zeitgeschmack des Römertums geschmeidig anzupassen wußte.

Asklepiades dürfte um 124 v. Chr. in Prusa (oder in Prusias), einer Stadt Bithyniens, geboren sein und wandte sich frühzeitig dem Studium der Rhetorik, Philosophie und Medizin zu. Zur Erweiterung seiner Kenntnisse scheint er eine Zeitlang in Parion, am Hellespont, in Athen, wahrscheinlich auch in Alexandreia verweilt zu haben, bevor er, um sein Glück zu machen, nach Rom ging. Hier gelang es ihm durch seine Rednergabe und gesellige Gewandtheit mit vornehmen Männern, wie L. Crassus, Cicero, Atticus, M. Antonius und Q. Mucius in freundschaftlichen Verkehr zu treten und sehr bald den Ruhm eines unvergleichlichen Heilkünstlers durch eine anscheinend ganz neuartige Heilmethode zu erwerben. Wie weit sein Name drang, beweist besonders die Tatsache, daß ihn Mithradates von Pontus zu sich berief; Asklepiades lehnte jedoch ab und schickte dem Könige bloß seine Werke. Von einigen Autoren ist uns eine Episode überliefert, die bald als Zeugnis der bewunderungswürdigen Beobachtungskunst, bald als Beweis seiner, auch vor groben Täuschungen nicht zurückschreckenden Scharlatanerie gedeutet wird. „Als er sich nämlich einmal," so wird erzählt, „von seinem Landgut in die Stadt begab, erblickte er einen großen Leichenzug; er trat näher, damit er erfahre, wer es sei, anderseits damit er selbst etwas bei jenem (Toten) den Regeln der Kunst gemäß entdecken könne. Obgleich er dessen Gesicht mit Spezereien bestreut und dessen Antlitz mit wohlriechenden Salben bestrichen sah, war er doch aus gewissen Anzeichen sehr aufmerksam auf ihn, beobachtete ihn und betastete immer wieder den Körper: und er fand, daß in jenem noch Leben sei. Sogleich rief er, der Mann lebt noch, man möge die Fackeln wegnehmen, die Feuer auslöschen, den Scheiterhaufen abtragen und den Leichenschmaus vom Grabmal zu Tische bringen. Es entstand ein Gemurmel; die einen sagten, man müsse dem Arzte glauben, die anderen spotteten über die Heilkunst. Dann erwirkte Asklepiades, obwohl sich alle Verwandten sträubten — entweder weil sie schon die Erbschaft hatten oder weil sie ihm noch nicht glaubten —, mit genauer Not einen kurzen Aufschub für den Toten. Den solcherart den Händen der Leichenträger Entwundenen brachte er, gleichsam aus der Unterwelt, nach Hause und sogleich stellte er das Atmen her, sogleich rief er durch gewisse Arzneien das Leben zurück, das in den Tiefen des Körpers verborgen war. Bei Tische wurde des weisen Mannes rühmend erwähnt." Berauscht vom Beifall der suggestiblen Menge, ließ sich Asklepiades als einen „vom Himmel Gekommenen" feiern und verstieg sich in seinem ungemein entwickelten Selbstgefühl zu marktschreierischen Aeußerungen oder gar Handlungen, die sein Bild im Urteil der Nachwelt verdunkelten, die es verschuldeten, daß der treffliche, wenn auch etwas einseitige Therapeut und medizinische Philosoph geradezu als Scharlatan hingestellt wurde. Mit den meisten Reformatoren teilte er allerdings maßlose Eitelkeit und Verachtung der Vorgänger. Hochbetagt soll er durch den Sturz von einer Treppe gestorben sein und seinen Ausspruch bewahrheitet haben: „Er wolle nicht für einen Arzt angesehen werden, wenn er jemals erkranken würde."

Noch von größerer Bedeutung aber, als die fruchtbringende Vermittlung, war die damit verbundene Reformbewegung, welche Asklepiades im medizinischen Denken und in der Therapie einleitete. Mit der ganzen Wucht seiner impulsiven Persönlichkeit trat er gegen die erstarrte Humoralpathologie — als Erster — in die Schranken und bekämpfte den traditionellen Unfug, der im Namen des Hippokrates oder gestützt auf angebliche „Empirie" mit Purganzen, Brech- und Schwitzmitteln, mit der Venäsektion oder gar abergläubischen Methoden von Seite der späteren alexandrinischen Schule getrieben wurde und setzte an deren Stelle eine planmäßige diätetisch-physikalische Behandlungsweise, die sich aus einer spekulativen mechanistischen Physiologie und Solidarpathologie ableitete. Hierdurch wurde er ein Faktor von größtem Werte für die allseitige Entwicklung der griechischen Medizin, welche im Alexandrinertum bereits zu erstarren begann, eine der markantesten Gestalten in der Geschichte der Heilkunst, deren Leitgedanken zwar vielfacher Korrektur bedurften, aber, soweit die Therapie in Betracht kommt, bis auf unsere Tage fortwirken.

Von den, in bestem Attisch verfaßten Schriften des Asklepiades (ungefähr 20) finden sich nur Zitate in der späteren Literatur, welche aber oft parteiisch, je nach dem Standpunkt des Autors gefärbt sind. Sie bezogen sich auf allgemeine Grundsätze, Atmung und Puls, akute Krankheiten und periodische Fieber, Phrenitis, Morbus cardiacus, Geschwüre, Wassersucht, Alopecie, Gesundheitsvorschriften, Heilmittel und Präparate, Klysmen, medizinische Verwendung des Weines u. a. Eine Schrift war an Mithradates gerichtet, andere bekämpften die Ernährungs- und Zeugungslehre des Erasistratos oder waren der Auslegung hippokratischer Bücher gewidmet. Sicherlich enthielten sie auch viel historisch-literarisches Material. Die erhaltenen Reste sind gesammelt in Ch. G. Gumpert, Asclepiadis Bithyni fragmenta, Vimar 1794. Die Herrschaft des Galenismus, welcher im schärfsten Gegensatz zu Asklepiades steht, bewirkte es, daß dieser Autor nach dem 4. Jahrhundert n. Chr. nur mehr wenig, seit dem 6. Jahrhundert gar nicht mehr genannt wird. Erst seit dem 16. Jahrhundert erscheint er wieder an der Oberfläche, und so manches System der neueren Medizin entlehnte ihm Grundideen. — Im Jahre 1700 wurde in Rom nahe der Porta capena eine Büste ausgegraben, welche die Inschrift Asklepiades trägt und mit dem Bithynier in Verbindung gebracht worden ist.

Insoferne als Asklepiades bis auf die letzten Ursachen zurückgeht, um Anhaltspunkte für sein therapeutisches Handeln zu gewinnen, entfernt er sich von den „Empirikern", hinsichtlich seiner Grundanschauungen über den Organismus tritt er dagegen in den schärfsten Gegensatz zu den Vertretern der rationalistischen Richtung, welche sich mehr oder minder auf die platonisch-aristotelische Philosophie stützten. Im Lehrgebäude des Asklepiades kommt zum ersten Male der Atomismus zur Herrschaft und zwar in jener Modifikation, welche den Epikuros oder richtiger Herakleides den Pontiker, zum Urheber hat. Indem der Bithynier diese materialistische Metaphysik, die alles Teleologische, Unkörperliche und Wunderbare ausschließt, zur Basis der medizinischen Theorie wählte, sicherte er sich von vornherein den Beifall der römischen Geisteselite, welche dem Epikureismus überzeugungsvoll anhing und in dem jüngeren Zeitgenossen des Asklepiades, Tit. Lucretius Carus einen poetischen Stimmführer fand.

Herakleides (aus Heraklea am Pontos Euxinos um 340 v. Chr.) und Epikuros (um 300 v. Chr.) erklärten (im Anschluß an Leukippos und Demokritos) alles Geschehen aus der Bewegung der Atome im leeren Raum. Ein Unterschied in ihren Systemen liegt darin, daß die Atome im Sinne des Herakleides zersplitterbar sind, deshalb gebrauchte derselbe auch, anstatt des Terminus ἄτομος, das Wort ὄγκος als Bezeichnung für Urkörperchen. — Der römische Dichter Lucretius Carus (98-54 v. Chr.) verfaßte ein hexametrisches Lehrgedicht De rerum natura, worin er in kunstvoller Weise die Grundlehren der Kosmologie, Physik, Psychologie und Ethik im Geiste des Epikureismus darstellt. Es ist möglich, daß er bei seiner Schilderung physiologisch-pathologischer Dinge besonders im 6. Buche neben Epikuros, der auch über Krankheiten schrieb, vieles dem Asklepiades verdankt. Eingebürgert hatte sich der Epikureismus bei den Römern seit der Mitte des 2. Jahrhunderts v. Chr.

Der menschliche Körper ist nach der Lehre des Asklepiades aus unendlich vielen Urkörperchen (ὄγκοι) zusammengesetzt und auf ihrer Bewegung beruht das Leben (einschließlich der geistigen Tätigkeit). Verbindungen der Urkörperchen (συγκρίσεις) bilden die unzähligen, mit Empfindung versehenen röhrenförmigen Räume, „Poren" des Körpers, in denen sich mehr oder weniger feine Atome unaufhörlich bewegen, und durch welche der Säftestrom hindurchgeht. Die feinsten, kugeligen, glatten Atome (ὄγκοι λεπτομερεῖς) stellen das Substrat der Psyche dar und entsprechen dem Pneuma. Atmung und Ernährung führen die zur Erhaltung nötigen Stoffe zu; alle physiologischen Vorgänge vollziehen sich rein mechanisch, ohne daß besondere (organische) Kräfte dabei wirksam sind. Der Puls ist eine Bewegung der Arterien, deren wechselnde Ausdehnung und Zusammenziehung durch das Einströmen des Pneuma in Erscheinung tritt; die Atmung erfolgt in der Weise, daß die äußere Luft wegen ihrer Dichte und Schwere in die Lunge eindringt und, sobald der Thorax die Grenze seiner Ausdehnbarkeit erreicht hat, unter Zurücklassung der feinsten und zartesten Teilchen wieder ausströmt; Hunger entsteht durch Erschlaffung der größeren, Durst durch Erschlaffung der kleineren Porengänge, die Nahrungsstoffe werden nicht verdaut im Sinne der gewöhnlichen Meinung, sondern zerfallen bloß in ihre letzten Bestandteilchen, welche also roh, wie sie aufgenommen worden, in den Körper gelangen und sich daselbst durch die feinsten Kanälchen verteilen. Der Harn kommt, ohne die Nieren zu berühren, in Dampfform in die Blase und schlägt sich dort nieder.

Asklepiades leugnet die Zweckmäßigkeit der vitalen Kräfte und ist im Altertum der konsequenteste Vertreter der mechanistischen Anschauungsweise in der Medizin. Er folgt in seinen physiologischen Erklärungen zum Teil dem Empedokles, besonders aber dem Demokritos (wie bei letzterem ist auch bei ihm der Seelenstoff, Pneuma, die Summe der feinsten beweglichsten im ganzen Körper verbreiteten Atome). Die Lunge vergleicht er mit der κλεψύδρα, den Atmungsmechanismus mit der Anziehung beim Schröpfen. Als Beweis, daß keine „Verdauung“ = „Kochung“ stattfinde, führt er an, er habe weder im Erbrochenen, noch bei Magenöffnungen jemals Speisen in (gekochtem) verdautem Zustande gesehen. Wichtig ist es, daß Asklepiades die Resorption der feinsten Ernährungsbestandteile durch unsichtbare Kanälchen und die auf gleichem Wege vor sich gehende Ausscheidung, also den Stoffwechsel in den Geweben, vorausahnte. Vergl. darüber als Quelle auch den Anonym. Londinens. In Betreff der nutritiven Wahlanziehung leugnete er jede aktive Attraktion.

Bemerkenswert ist es, daß Asklepiades manche Probleme der Physiologie auch experimentell untersuchte und z. B. die Annahme des Sitzes der Seele im Kopf oder im Herzen mit dem Argument bestritt, daß Tiere eine gewisse Zeit noch weiter leben, wenn man ihnen diese Teile wegnimmt. Aus einer Stelle bei Tertullian ist zu ersehen, daß er z. B. an Ziegen und Fliegen Versuche anstellte. — Ueber die anatomischen Kenntnisse läßt sich nichts Bestimmtes aussagen, da einzelne spätere ungünstige Angaben schon von vornherein den Stempel der Gehässigkeit an sich tragen.

Was die Anhänger des Hippokratismus unter φύσις verstanden, d. h. den Inbegriff der organischen Vorgänge und deren zweckmäßige

Reaktionsvorgänge, muß bei Asklepiades einer rein physikalischen, jedwede Teleologie ausschließenden Auffassung Platz machen, die er in dem Satze formuliert: „Natur ist nichts anderes als der Körper und dessen Bewegung." Dieser Gedanke beherrscht seine Pathologie und Therapie und treibt ihn zum kräftigsten Widerspruch gegen den großen Arzt von Kos.

Gesundheit beruht auf dem richtigen Verhältnis der Poren zu den Atomen (συμμετρία), wodurch die Bewegung derselben in freier und ungestörter Weise ablaufen kann. Krankheit ist im letzten Grunde auf eine Störung in der Bewegung der Atome zurückzuführen (ἔνστασις, στάσις). Abnorme Größe oder Gestalt der Urkörperchen, abnorme Weite, Enge oder Knickung der Poren bewirken eine zu rasche oder zu träge Bewegung oder Anhäufung der kleinsten Partikelchen und Verstopfung der Poren (ἔμφραξις) und damit Krankheiten, deren Verschiedenheit von den Wegen und der Körperstelle abhängig ist. Veränderungen der Säfte und des Pneuma treten zwar bei leichteren Affektionen als ätiologisches Moment hervor, sind jedoch nicht als wesentliche, sondern nur als Gelegenheitsursachen anzusehen.

Die von A. als Krankheitsursache vorausgesetzte Stockung der Atombewegung ist eine weitere Ausführung der Idee des Erasistratos, gemäß welcher durch Error loci, d. h. Eindringen des Blutes in die Pneumawege, eine Stauung der Pneumabewegung und daher Krankheit entsteht. Wie sehr ursprünglich Asklepiades mit Erasistratos zusammenhängt, zeigt der Umstand, daß ersterer in nahem Anschluß an seinen großen Vorgänger, wenn auch sekundär, die Vermischung der flüssigen Stoffe mit dem Pneuma als Krankheitsursache bezeichnet.

Das eintägige Wechselfieber läßt er durch Stockung der größeren, das dreitägige durch solche der kleineren und die Quartana durch solche der allerkleinsten zu stande kommen.

Die atomistische Solidarpathologie beeinträchtigte glücklicherweise nicht im mindesten die ärztliche Beobachtungskunst des Bithyniers, vielmehr widmete er dem Pulse eingehende Aufmerksamkeit und machte sich um die Krankheitsbeschreibung sogar sehr verdient. So trennte er schärfer als bisher die akuten von den chronischen Krankheiten, schilderte vortrefflich die Malariafieber, unterschied von der Wassersucht mehrere Arten (eine rasch, eine langsam entstehende, eine fieberlose, eine mit Fieber einhergehende oder aus der Quartana hervorgehende Form) und förderte im hohen Grade die Lehre von den Krämpfen und Geisteskrankheiten. Der rhythmische Ablauf gewisser Krankheiten entging ihm nicht, er leugnete auch keineswegs die Krisen, doch verwarf er den Glauben an bestimmte kritische Tage.

Asklepiades sonderte die tonischen und klonischen Krämpfe vom einfachen Zittern, lehrte, daß Epilepsie auch durch eine Erschütterung oder Zerreißung der Hirnhäute (also traumatisch) hervorgerufen sein könne und führte die

Geistesstörungen auf eine Affektion der Hirnhäute zurück. Mit feinem Blick differenzierte er die psychischen Anomalien und hinterließ entsprechende, scharf umgrenzte Definitionen über Phrenitis, Lethargus und Katalepsie. Bemerkenswerterweise trennte er die Phrenitis von jenen psychischen Aufregungszuständen, wie sie im Verlauf der Pneumonie oder Pleuritis symptomatisch vorkommen.

Wie eine logische Konsequenz seiner Krankheitstheorie nimmt sich die therapeutische Richtung aus, welche Asklepiades mit ungeheuerem Selbstvertrauen als die einzig wahre ansah. Dem hippokratischen Grundsatze: die Natur ist die Heilerin der Krankheit, stellte er den Ausspruch entgegen: Nicht nur, daß die Natur nichts nützt, sie schadet sogar bisweilen. Heilung ist nichts anderes als Rückkehr zur normalen Atombewegung, ein Vorgang, der eben nur auf mechanischem Wege erfolgen kann. Eine zweckmäßig regulierende Naturheilkraft existiert bloß in der Phantasie, und ausschließlich von der energischen Tätigkeit des Arztes ist alles abhängig. Hippokrates, der sich mit seiner vorsichtig abwartenden, in den Krankheitsprozeß wenig eingreifenden Therapie nur als Diener der Natur betrachtet, wird unter solchem Gesichtswinkel freilich zu dem Vertreter einer todbringenden Kunst (θανάτου μελέτης)! Da die Krankheiten keineswegs Wirkungen einer Materia peccans darstellen, sondern auf feinen mechanischen Störungen beruhen, so können nicht die groben ausleerenden Mittel (namentlich Brech-, Abführmittel), sondern nur jene Heilpotenzen zum Ziele führen, welche die stockende Atombewegung wieder in normalen Gang bringen, also mechanische, physikalische, hygienisch-diätetische Einflüsse. Demgemäß legte Asklepiades das Hauptgewicht auf entsprechende Maßnahmen: Fasten, Verordnung eines bestimmten Regimes, Verbot von Fleischgenuß (z. B. bei Epilepsie), Trockendiät (z. B. bei Hydrops), medizinische Anwendung des Weines, genau geregelte Spaziergänge, Laufen, Reiten, mäßig betriebene Gymnastik, Massage (nach Intensität und Dauer bestimmte mit Oeleinreibungen kombinierte Streichungen), passive Bewegungen (Getragenwerden im Sessel, in der Sänfte, Fahren, Schaukeln in hängenden Betten etc.), kalte Waschungen, kalte, warme Schwitzbäder, Duschen, Schaukelbäder (Balinea pensilia), Wassertrinken, Klistiere etc. Außerdem berücksichtigte er den Einfluß der Luft, des Lichtes (bei Geisteskranken auch der Musik). Innerliche Medikamente scheint er relativ spärlich verwendet zu haben (besonders den Gebrauch von Brechmitteln und drastischen Abführmitteln bekämpfte er energisch), wohl aber benützte er äußere Applikationen (Bähungen, Pflaster, Riech- und Niesmittel) und in indizierten Fällen chirurgische Eingriffe, wie den Aderlaß (je nach dem Sitze der Krankheit an genau bestimmtem Orte, aber nur bei schmerzhaften Affektionen), Skarifikationen, das Schröpfen (z. B. bei Angina, wo er auch eventuell Einschnitte in den weichen Gaumen machte), die Paracentese (bei Hydrops). Bei Erstickungsgefahr empfahl er die Ausführung der — Laryngotomie.

Im Lichte der therapeutischen Vorschriften des Asklepiades schwinden, was die Idee anlangt, die Ansprüche vieler späterer Aerzte auf Priorität hinsichtlich der physikalisch-diätetischen Richtung, und es kann ihnen in vielen Momenten nur der zeitgemäße Aufbau oder die technische Verbesserung als Verdienst zugesprochen werden. Aber auch schon der Bithynier, der selbstgefällig und streitsüchtig auf seine Originalität pochte — οἰνοδότης wegen seiner vielfachen medizinischen Verordnung des Weines, ψυχρολούτης wegen seiner Vorliebe für Wasserprozeduren genannt —, griff tatsächlich auf Heilmethoden zurück, die, abgesehen von einer näher liegenden Vergangenheit, namentlich in den hippokratischen Schriften Ausdruck gefunden haben und in letzter Linie den griechischen Ringschulen entstammen. Neu war eigentlich nur seine theoretische Begründung, seine planmäßige, ausgebreitete, sorgfältig geregelte Anwendungsweise, seine den Fortschritten angepaßte Methodik; reformatorisch verdienstvoll wurde es, daß er (mit verzeihlicher Einseitigkeit) den Wert derselben betonte, zu ihrer allgemeinen Verbreitung Anlaß gab und den Schlendrian der herkömmlichen Therapie erfolgreich bekämpfte!

Asklepiades ist sowohl hinsichtlich der Praxis wie der Theorie nicht der Anfang, sondern der Höhepunkt eines Wellenzugs, der sich weit zurückverfolgen läßt und nur durch die herrschende Schule verdeckt wurde. Den innigsten Zusammenhang zeigt er mit Erasistratos. Wie die Alten uns berichten, gehörte Asklepiades ursprünglich zu den Anhängern des Kleophantos, der die Diätetik ausbaute und den Wein gerne als Heilmittel verwendete. Seine Schule stand derjenigen des Erasistratos nahe, welch letzterer die Therapie wesentlich vereinfachte, milde Abführmittel, Klistiere, Wein, Fasten, diätetische Vorschriften, Gymnastik, Bäder, kalte Waschungen, Abreibungen, individualisierend geregelte Spaziergänge etc. im Heilplan in den Vordergrund stellte — nur nicht mit solchem Nachdruck und solcher Einseitigkeit wie Asklepiades. Erasistratos und Kleophantos schließen sich wieder stark an Chrysippos und hierdurch an die knidische Richtung der Hippokratiker, bezw. die italische Schule an, welch letztere namentlich die den Gymnasten und Athleten entlehnte diätetisch-physikalische Therapie pflegte. Es ist interessant, daß diese Heilart somit wieder auf italischem Boden durch Asklepiades einen Höhepunkt erreichte. Auch für die theoretischen Ansichten liegt eine Wurzel im Lehrsystem des Erasistratos und tiefer in der knidisch-italischen Richtung. Erasistratos verwarf die Vierelementenlehre, ließ den Körper aus Atomen bestehen, anerkannte nicht überall die Zweckmäßigkeit der Natur, suchte die physiologischen Erscheinungen rein physikalisch zu erklären, huldigte bereits in beschränktem Ausmaß der Solidarpathologie, führte die meisten

Affektionen im Grunde auf mechanische Störungen (Verlegung der Pneumawege) zurück und bekämpfte zuerst sehr energisch die Autorität des Hippokrates. Manche dieser Hauptpunkte (mechanistische, solidarpathologische Auffassungen) finden sich schon bei der knidischen oder italischen Schule vor, letzterer war namentlich in gewissem Sinne die Porenlehre eigentümlich. — Daß die Ideen des Erasistratos so großen Einfluß auf Asklepiades hatten, nimmt nicht wunder, wenn man bedenkt, daß die erasistrateische Schule um 100 v. Chr. in Kleinasien zu neuer Blüte gekommen war.

Bezüglich mancher Einzelheiten wäre z. B. darauf zu verweisen, daß Asklepiades fieberhafte Krankheiten in den ersten Tagen nach dem Grundsatze behandelte, es müßten die Kräfte des Kranken durch helles Licht, anhaltendes Wachen und Versagen des Getränkes (nicht einmal Ausspülen war gestattet) niedergerungen werden. Im weiteren Verlauf aber kam er den Wünschen der Patienten durch Verordnung von üppigen Mahlzeiten und Wein sehr entgegen, und gerade dieser Umstand machte seine Behandlungsweise besonders beliebt. Vom Wein, den er als Hauptmittel und geradezu als Panacee ansah, sagte er: seine Nützlichkeit komme beinahe der Macht der Götter gleich. Bald ließ er ihn unvermischt, bald mit Wasser verdünnt, bald mit Salz versetzt oder warm darreichen, namentlich im Zustand der Fieberremissionen oder bei Schwäche. Den Aderlaß wandte er mit Vorsicht an und erklärte, daß sein Wert auch davon abhänge, in welchem Klima der Kranke zur Behandlung kommt, Pleuritische z. B. vertrügen ihn sehr gut in Parion und am Hellespont, nicht aber in Athen und Rom. Das Binden der Glieder, wie es die Vorgänger vikariierend geübt hatten, verwarf er. An Stelle der Abführmittel setzte er Enthaltung vom Essen oder verordnete nur, um mechanisch die Stauung zu beseitigen, Klysmen, deren übermäßiger Gebrauch ihm jedoch ebenfalls schädlich erschien. Bei jeder Krankheit schrieb er eine genaue Diät vor, sogar bei Alopecia legte er neben äußeren Mitteln auf ein bestimmtes Regime (Enthaltung von Fleisch, Wein etc.) großes Gewicht. Interessant ist es, daß er sogar die Trockendiät bereits kannte (nach vorausgegangenem Laufen ließ er getrocknete Fische und gut durchgebackenes Brot genießen). Massage benützte er auch als Schlafmittel, z. B. bei Geistesstörungen, für welche er in verdienstvoller Weise eine psychische Behandlung namentlich durch Musik und Gesang einführte; „Phrenitische" ließ er an einen lichten Ort bringen, weil im dunklen die eingebildeten Bilder durch keine wirklichen Eindrücke korrigiert würden. Besonders eigentümlich waren: die Behandlung mit Schaukelbewegung in hängenden (mit Stricken befestigten) Betten und die Balinea pensilia (Schaukelbäder). Waschungen kamen auch bei Durchfällen (aber erst nach der Kräftigung des Patienten) zur Anwendung, desgleichen das Trinken von kaltem Wasser. — Bezüglich der Chirurgie wissen wir, daß Asklepiades die spontane Luxation des Femurs aus einer Entzündung erklärte und den Kehlkopf- oder Luftröhrenschnitt(?), den er wahrscheinlich von Vorgängern übernahm, in geeigneten Fällen anriet.

Der Fortschritt gegenüber der zumeist rohen oder abergläubischen Medizin, wie sie in Rom vorher herrschte, war so einleuchtend, daß Asklepiades inmitten seines Zeitalters wie ein Wundertäter erscheinen mußte, zumal er gewiß über große suggestive Kraft verfügte. Das „tuto, cito et jucunde" und die Maxime, daß ein guter Arzt für jedes Uebel doppelte und dreifache Arzneien sofort bereit haben müßte — dies waren seine Devisen — suchte er, soweit als möglich, zu verwirklichen. Günstig wirkten überdies für die Aufnahme der zumeist angenehmen Kurart zwei Momente. Einerseits, daß sie, ihres philosophischen Mantels entkleidet, auch populär begründet werden konnte (z. B. durch den Hinweis auf die nachteilige Einwirkung der Arzneien auf Geschmack und Magen), anderseits, daß sie so recht der Sehnsucht des entnervten Zeitalters nach der alten Mannhaftigkeit durch ihre roborierende Tendenz entsprach. Darum erlosch mit Asklepiades zwar der Zauber, der von seiner imponierenden Persönlichkeit allein, ausging; die feine Individualisierung, wie sie der Bithynier trotz seines Gegensatzes im Geiste des Hippokratismus ausübte, ging verloren; die auf den Gesamtzustand gerichtete, mit wenigen Mitteln hantierende Behandlungsweise machte leider allzubald einer schematischen Richtung und später einer schablonenhaften Polypragmasie Platz — aber selbst noch in der Hülle, welche von der therapeutischen Reform des Bithyniers zurückblieb, läßt sich erkennen, daß sie einst einen Feuergeist umschlossen hielt.

Von der gewiß sehr zahlreichen Anhängerschaft des Asklepiades haben sich, abgesehen von seinem größten Schüler Themison von Laodikeia, fast nur Namen und spärliche Angaben über ihre literarische Tätigkeit erhalten. So werden erwähnt: Titus Aufidius (chronische Krankheiten), Nikon von Agrigent (über Heilmittel), Chrysippos (über Würmer), Miltiades von Elaiussa (chronische Krankheiten), Philonides von Dyrrhachion (über Heilkunde, Arzneimittel, Hippokrateskommentar), Clodius (über Askariden), Marcus Artorius (rettete dem Octavianus in der Schlacht von Philippi das Leben; schrieb über Lyssa und Makrobiotik), Gallus Marcus, Antonius Musa, der berühmteste Leibarzt des Augustus (sein Vorgänger in dieser Stellung war Cajus Aemilius = Camelius); Musa heilte den Kaiser, welcher an der Leber, sowie an rheumatisch-gichtischen Beschwerden litt und vorher erfolglos mit erhitzenden Mitteln behandelt wurde, durch eine systematische Hydrotherapie (Wassertrinken und kalte Bäder); zum Lohne erhielt er nebst reichen Geschenken den Ritterstand und eine Statue im Tempel des Aeskulap.

Die Methodiker.

Die Therapie unter den Gesichtspunkt einer subtilen Theorie zu bringen und dabei doch selbständig, mit künstlerischer Freiheit, zu verfahren, war der Begabung des Asklepiades gegönnt; der Troß von Aerzten aber, der seiner Spur folgte, bedurfte schärfer umschriebener, leichtfaßlicher Leitsätze, welche der Mittelmäßigkeit eine breite Heeresstraße eröffnen, indem sie auf Kosten der individuellen Leistung dem Schwanken zwischen Empirie und Spekulation kategorisch ein Ende setzen und die Tätigkeit am Krankenbette in eine bequeme Technik verwandeln.

Diesem Bedürfnis nach straffer Regelung, nach Vereinfachung des medizinischen Denkens und Handelns entsprang, wie schon der Name besagt, die Schule der Methodiker, welche von einem Anhänger des Bithyniers, Themison von Laodikeia (um 50 v. Chr.), gestiftet, sehr rasch zur ebenbürtigen Rivalin des humoralen Dogmatismus heranwuchs, an Zahl der Vertreter, an Bedeutung für die Folgezeit, dem Hippokratismus wenig nachstehend. Der alles nivellierende Geist des Zeitalters stand an der Wiege dieser Schule, läßt sie doch in ihrem innersten Wesen das, auch auf den übrigen Kulturgebieten hervortretende Bestreben erkennen, griechischen Geist in die starre römische Form zu gießen.

Themison von Laodikeia wandte sich erst in vorgeschrittenen Jahren von der reinen Lehre seines Meisters Asklepiades ab und scheint sich in seinen zahlreichen Schriften, nur allmählich zu seinem Systeme durchgerungen zu haben. Nach einem Spottvers des Juvenal war er kein glücklicher Arzt. Wie wir aus Zitaten ersehen, machte er sich besonders verdient um die Darstellung der Therapie der chronischen Affektionen (ein Gebiet, auf dem er überhaupt der erste Autor gewesen ist), um die Schilderung der Kachexie, der Satyriasis etc., um die Bereicherung des Arzneischatzes (dem er die Blutegel und manche zusammengesetzte Mittel, z. B. das Mohnmittel Diacodion, das Bittermittel πικρὰ, bestehend aus Aloe, Mastix, Safran, indischem Baldrian, Haselwurz, Zimt und Balsam, hinzufügte), endlich um die Bearbeitung der Gynäkologie. Er verfaßte medizinische Briefe und Schriften über periodische, akute und chronische Krankheiten, über Diät, den Wegerich und über Lepra (die erst zur Zeit des Asklepiades in Rom bekannt wurde, vergl. auch Lucretius Carus, de rer. nat. VI, 1114). Angeblich soll er über die Therapie der Lyssa deshalb nichts veröffentlicht haben, weil er jedesmal, wenn er den Griffel zur Hand nahm, einen Rückfall der selbst überstandenen Wutkrankheit (?) befürchtete. Der Anonymus Parisinus — eine sehr wichtige Quelle für die methodische Schule — wirft vielleicht ein Schlaglicht auf Themison.

Wie ein Abglanz der nüchternen, zweckstrebenden römischen Denkweise, mit ihrem Hang zum Formalismus, mit ihrer oft auf Kosten der Tiefe errungenen selbstsicheren Klarheit, erscheint das System des Methodismus von vornherein für die Praxis zugeschnitten und bewegt sich unter Mißachtung weiterer Naturbetrachtung in dem engen Zirkel von einigen wenigen, zur dogmatischen Allgemeingültigkeit emporgeschraubten Ideen.

Neben der atomistischen Pathologie des Asklepiades bildete für Themison die Vergleichung der Krankheiten untereinander, die Aufsuchung gemeinsamer Merkmale den Ausgangspunkt seiner Lehre, und auf diesem Wege gelangte er schließlich zu der einseitigen scharf formulierten Anschauung, daß es in dem Reiche der vielgestaltigen Krankheitsvorgänge im Wesen nur zwei gemeinsame Grundformen (κοινότητες, communitates) gäbe, nämlich den Zustand der Straffheit, Spannung — στεγνωσις, status strictus — oder den Zustand der Erschlaffung — ρύσις, status laxus. Beide, das strictum (τὸ στεγνόν) und das laxum (τὸ ῥοῶδες) beruhen auf abnormer Beschaffenheit der Poren, die im ersten Falle zu sehr zusammengezogen, verengert, im letzteren Falle dagegen zu sehr gelockert und schlaff erweitert seien (Solidarpathologie). Welcher Zustand vorliegt, ob krankhafte Steigerung oder Abnahme des normalen Tonus besteht, wäre aus dem allgemeinen Verhalten des Körpers, namentlich aber aus dem Uebermaß oder der Verminderung des Exkrete und Sekrete oder aus Blutflüssen etc. leicht zu erschließen; die Behandlung laufe im wesentlichen darauf hinaus, das strictum oder laxum durch entgegengesetzt wirkende, den ganzen Körper angreifende therapeutische Maßnahmen zu beheben, also durch Entspannung oder Zusammenziehung, Tonisierung, wobei außer der „Kommunität" als „Indikationen" nur noch in Betracht käme, ob es sich um eine akute oder chronische Krankheit handle, und ob sich dieselbe im Stadium der Zunahme, des Stillstands oder der Abnahme befinde.

Themison ließ somit die von Asklepiades zur Krankheitserklärung herangezogene Atomtheorie fallen und benützte lediglich jenen Teil seines System, der von dem Mißverhältnis der „Poren" sprach. Es ist jedoch festzuhalten, daß Asklepiades sich bis zu einer so einseitigen Krankheitsklassifikation und Therapie nicht verstieg, sondern auf dem klinischen Standpunkt verblieb. Für Themison mag vielleicht das Vorbild der spastischen und der schlaffen Lähmungen, welche schon Erasistratos als auf Zusammenziehung oder Ausdehnung beruhende Formen unterschieden hatte, maßgebend gewesen sein. Zu einer Aufstellung des Strictum und Laxum mit allen therapeutischen Konsequenzen dürfte übrigens auch er erst am Ende seiner Laufbahn gelangt sein.

In der Einteilung der Krankheiten nach dem Prinzip der Kommunitäten herrschte freilich eine gewisse Willkür; die Mehrzahl der akuten Affektionen wurde dem Status strictus, die Mehrzahl der chronischen dem Status laxus zugerechnet. Als erschlaffende Mittel galten: Blutentziehung (Blutegel, Schröpfen und Skarifikation, Aderlässe auf der, der kranken gegenüberliegenden Stelle, eventuell bis zur Erschöpfung), warme Bäder, Umschläge, Einreibungen mit warmem Oel, Dämpfe, Fasten und entziehende Diät, die nur unter bestimmten Kautelen und selten angewendeten Diuretika, Emetika, Diaphoretika und Laxantia, mäßiger Geschlechtsgenuß u. a. Zu den verengernden, adstringierenden, tonisierenden Mitteln gehörten z. B. kalte Waschungen, Umschläge und Bäder, Aufenthalt in kalter Luft, roborierende Diät, Wein, Essig, Alaun, Narkotika u. s. w. Das Grundprinzip des Themison mit seiner blendenden Einfachheit mußte begreiflicherweise in dem Maße modifiziert werden, als die praktische Anwendung die enorme Lückenhaftigkeit der Lehre aufdeckte. Zunächst konnte es nicht entgehen, daß das „Strictum" und „Laxum" bei derselben Krankheit vorkommen kann (z. B. bei der Epilepsie, Paralyse) und somit der Zustand einer zweifachen Behandlung bedürfe. Aus solcher Erwägung entsprang schon frühzeitig der Hilfsbegriff des Status mixtus, τὸ μεμιγμένον, welche dritte Kommunität je nach der Präponderanz der einen oder anderen Qualität bekämpft werden sollte. Aber auf die Dauer reichten auch diese drei Kommunitäten nicht aus, wenn es galt, für Fälle chirurgischer Art oder Vergiftungen die gemeinsamen Eigentümlichkeiten, die therapeutischen Indikationen aufzustellen. So wurden denn unter dem Zwange der Erfahrung immer weitere neue Gemeinbegriffe ersonnen, wie z. B. die „prophylaktische" Kommunität bei Verwundungen, Vergiftungen etc.

In der Chirurgie wurden vier Kategorien (Kommunitäten) von Krankheiten unterschieden. 1. Fremdkörper, die von außen eindringen; sie sind auszuziehen. 2. Lageveränderungen (Brüche, Verrenkung); sie sind zu reponieren. 3. Fremdartige Strukturen (Geschwülste, Abszesse); sie sind zu entfernen oder zu inzidieren. 4. Fremdartige Beschaffenheit der Teile (Hemmungsbildungen, Geschwüre u. s. w.) durch Fehlen von Substanz; diese ist zu ersetzen.

Solche Ergänzungen der Kommunitätenlehre durchlöcherten freilich im Grunde die Einheitlichkeit des Prinzips, und waren tatsächlich nur der Ausdruck von Verlegenheiten, die naturgemäß einer Krankheitstheorie erwachsen mußten, welche von tieferer ursächlicher Erklärung, von der Erforschung des Krankheitssitzes Abstand nahm und sich vermaß, bei einseitiger Berücksichtigung bloß sekundärer Zustände, sowohl die Polymorphie der Krankheiten, als auch die Individualität der Kranken gänzlich außer acht lassen zu können.

Der Methodismus wollte den Klippen des Empirismus und Dogmatismus gleicherweise entgehen. Seine Anhänger schlugen den Mittelweg ein; sie blieben nicht, wie die Empiriker, bloß bei der rein praktischen Handhabung der Heilmittel stehen, sondern suchten die pathologischen Vorgänge auch theoretisch zu erklären, sie gingen über das Grobsinnliche hinaus, aber sie verschmähten es, im Gegensatz zu den Dogmatikern, bis zu den ersten Krankheitsursachen und bis zur Krankheitslokalisation vorzudringen oder den Kausalnexus der Symptome zu ergründen und blieben bei gewissen Krankheitszuständen, die willkürlich aus der großen Menge herausgezogen wurden, haften. Nicht allein die Physiologie, sondern auch die Anatomie, besonders die pathologische, deren Anfänge in Alexandrien bereits aufgetaucht waren, galt der Schule der Methodiker ebenso überflüssig, wie Aetiologie und Symptomatologie. Die Anatomie wollten die Methodiker in der ärztlichen Ausbildung allerdings nicht gänzlich vermissen, manche von ihnen beschäftigten sich sogar intensiver mit ihr, hielten es jedoch im allgemeinen für genügend, die Namen der Körperteile zu wissen.

Im Lichte der neuen Lehre verloren die wissenschaftlichen Bestrebungen der Vorgänger nahezu ihren Wert, und insbesondere fielen die großen Ansprüche, welche der Hippokratismus an die ärztliche Ausbildung und Individualität stellte, hinweg. Der Satz des Altmeisters der Heilkunst „das Leben ist kurz, die Kunst ist lang" wurde geradezu in das Gegenteil verkehrt. Begreiflicherweise schwoll, wo so geringfügige Vorkenntnisse für die medizinische Laufbahn gefordert wurden, die Schar der Anhänger schon unter Themison gewaltig an, noch mehr aber nahm bei der Ebbe des damaligen Geisteslebens die Zahl der unberufenen und unlauteren Elemente zu, als dessen Schüler, der Weberssohn Thessalos aus Tralleis in Lydien im Zeitraum von 6 Monaten die ganze Medizin, d. h. sein noch mehr vereinfachtes und für unfehlbar erklärtes System, zu lehren vorgab.

Thessalos, unter dessen Schülern sich angeblich ehemalige Schuster, Färber und Schmiede befanden, warf sich zum Reformator der Heilkunde auf und ließ sich von seiner ungebildeten oder halbgebildeten Gefolgschaft als unvergleichlichen Arzt huldigen. Ueber unleugbar großes Talent verfügend, aber mit noch größerer Anmaßung begabt und zum Scharlatan geboren, erinnert er in seinem ganzen Auftreten und in der Tonart, mit der er zeitgenössische und frühere Autoritäten befehdete, an so manche unerfreuliche Erscheinungen der Gegenwart. Seine Aussprüche, daß vor ihm selbst kein Arzt etwas Nützliches geleistet habe, daß die Aphorismen des Hippokrates Lügen seien, charakterisieren den Mann hinlänglich, und den Gipfelpunkt seiner Eitelkeit bezeichnet die Inschrift, auf einem Denkmal an der Appischen Straße, worin das Epitheton ἰατρονίκης „Besieger der Aerzte" glänzte. Die Blütezeit des Thessalos fällt in die Epoche Neros, dem er seine Schriften widmete. Diese bezogen sich unter anderem auf Diät, chronische Krankheiten und auf Chirurgie, auch richteten sie eine scharfe Polemik gegen die berühmten Vorgänger, z. B. Erasistratos. Von den Humoralpathologen wurde es ihm zum Vorwurf gemacht, daß er Organmittel, wie z. B. Leber-, Nierenmittel etc., leugnete und die galle- und schleimtreibenden Arzneien mit der Begründung verwarf, daß sie durch ihren Reiz erst die Entstehung dieser, als vermeintliche Materia peccans betrachteten Sekrete bewirken; übrigens spricht es für seine Selbständigkeit, daß er in Einzelheiten von Themison und auch von den Dogmen der methodischen Sekte überhaupt, abwich. Außer manchen unbestreitbaren Verdiensten auf dem Felde der Therapie erheischt es die Gerechtigkeit, dem Thessalos insbesondere das eine nachzurühmen, daß er den Unterricht am Krankenbette, wohin ihn seine Schüler begleiteten, erteilte und darin seiner Zeit weit voraneilte.

Bedeuten die theoretischen Prämissen der Methodiker eine Verirrung, so fällt dagegen das Urteil über die Rolle, die diese Schule in der antiken Medizin spielt, ganz anders und wesentlich günstiger aus, wenn man einzig allein ihre Tätigkeit am Krankenbette ins Auge faßt. Und nichts Besseres läßt sich wohl zu ihrem Lobe sagen, als daß die Therapie, wie sie von den rationell verfahrenden Methodikern betrieben wurde, so manchen gemeinsamen Zug mit dem scheinbar toto coelo verschiedenen Hippokratismus aufweist. Denn bildeten auch die Ansichten über das Walten der Naturheilkraft, über Krisen und kritische Tage, über den Einfluß der Individualität des Kranken auf den Verlauf der pathologischen Vorgänge — alles Dinge, denen die Methodiker keine Essentialität zusprachen — starre Scheidewände zwischen den beiden Hauptschulen des Altertums, so stimmten sie doch darin miteinander überein, daß sie die Allgemeinbehandlung und die hygienisch-diätetische Therapie in den Vordergrund stellten, nach Indikationen handelten und nur solche Mittel verwendeten, welche einer geläuterten Erfahrung zu danken waren, hingegen alle rohen und abergläubischen Prozeduren verwarfen, den Gebrauch der drastischen Arzneien oder Eingriffe (z. B. Narkotika, Venäsektion, Arteriotomie, ausleerende Mittel) wesentlich beschränkten und von bestimmten Vorschriften abhängig machten. Obzwar von entgegengesetzten Vordersätzen ausgehend, befleißigten sich die Methodiker, gleich den Hippokratikern im Beginne akuter Affektionen einer exspektativen Behandlung, und trugen auch der Individualität des Patienten, wenigstens indirekt durch Rücksichtnahme auf die subjektiven Beschwerden (wobei allerlei Topika zur Anwendung kamen) Rechnung; in letzterer Hinsicht verfielen sie allerdings oft in Polypharmazie, die sich aber zumeist nur auf äußere Applikationen erstreckte. Und wiewohl sie den Glauben an kritische Krankheitsvorgänge in Abrede stellten, so richteten sie sich doch in ihrem Kurplan nach dem Krankheitsstadium und banden sich sogar bei der Behandlung chronischer Affektionen, deren systematische Therapie erst durch die methodische Schule geschaffen wurde, mit einer geradezu übertriebenen Pedanterie an bestimmte Tage (Dreitagsfristen, διὰ τρίτον, daher auch Diatritarii genannt) und Zyklen.

In wohltätiger Reaktion gegen die Humoralpathologen erweiterten die Methodiker die von Asklepiades wieder inaugurierte diätetisch-physikalische

Therapie und bereicherten die Formen der Stoffwechselkuren, der Bäderbehandlung, Hydrotherapie, Massage, Kinesiotherapie (Spaziergänge, Läufe, passive Bewegungen etc.), Klimatotherapie (Seefahrten) u. s. w. Wie weit sie darin gingen erhellt schon aus der Tatsache, daß sogar die den Hippokratikern bekannten Stimmübungen (ἀναφώνησις, clara lectio) wieder in Aufnahme kamen und sogar eigene Abhandlungen darüber erschienen. Wenn die Schule auch in der Aetiologie auf äußere Einflüsse gar kein Gewicht legte, so richtete sie dafür in der Behandlung ihr besonderes Augenmerk auf die Beschaffenheit der Kleidung und Lagerstätte, auf die Verhältnisse der Belichtung, Temperatur und Luft[12] des Krankenraumes.

Im allgemeinen reichte man (im Anschluß an Asklepiades) bei Fieber erst nach drei Tagen kräftige Nahrung (Typus der Malaria?). Diese Behandlungsweise wurde geradezu zum Paradigma für die gesamte Therapie, indem man sich gerne an Dreitagsfristen „Diatritos" hielt, wenn stärkere Eingriffe oder Modifikationen der Kur unternommen wurden. Die Bedeutung der Dreizahl spielt sogar in die Theorie hinüber, da z. B. behauptet wurde: Narben nach Hämorrhagien bilden sich binnen 3 Diatritoi = 7 Tagen, wie auch in anderen Naturerscheinungen die Dreizahl herrsche.

So war es auch nichts anderes als ein direkter Anschluß an die (den Gymnasten entlehnte) von den Hippokratikern geübte und Metasynkrise genannte Methode, wenn Thessalos die Therapie der dyskrasischen Krankheiten durch zyklische Stoffwechselkuren bereicherte, die eine Erschütterung und Umwandlung (recorporatio) des ganzen Körpers herbeiführen sollten. Eine solche Kur bestand einerseits in dem Cyclus metasyncriticus oder recorporativus (Entziehungskur durch Fasten in verschiedenen Graden, Genuß scharfer Substanzen, Pfeffer, Senf, Meerzwiebel, „zehrender" Weine, dabei Bäder, aktive und passive Bewegung, Massage, Sinapismen, reizende Pflaster u. a.), anderseits in dem Cyclus resumptivus, welcher die Kräfte durch roborierende Diät und geeignete Maßnahmen wiederherzustellen hatte. In Dreitagsfristen oder auch auf längere Frist hinaus (z. B. 11 Tage), je nach den Umständen mit dem ersten oder zweiten Zyklus beginnend, aber höchstens nur dreimal nacheinander, wurde diese Behandlungsweise absolviert.

Der Methodismus an sich, war keiner fortschreitenden Entwicklung fähig, sondern höchstens die Therapie konnte erweitert, verbessert werden. Daraus erklärt es sich, daß ein großer Teil der Anhänger in der Folge einer gedankenlosen Routine oder wüster Empirie verfiel, während die befähigten Vertreter auf dem Wege kluger, kritischer Beobachtung zahlreiche und wertvolle praktische Erfahrungen sammelten, die sie der Schule zuliebe unter der Etikette des Systems subsumierten. Bemerkenswert ist es, daß mehrere derselben sich in gründlicher Weise mit der Chirurgie beschäftigten und insbesondere die Geburtshilfe förderten. In der Blütezeit des römischen

Cäsarentums erfreute sich das methodische System des größten Beifalls, Methodiker wurden von den vornehmen Kreisen am meisten zugezogen und trugen nicht wenig zur Hebung der sozialen Stellung bei, welche der gesamte Aerztestand fürderhin in der Weltmonarchie einnahm.

Die Massenbehandlung, wie sie den römischen Sklaven in den Valetudinarien zu teil werden mußte, bildete eine der Hauptursachen der raschen und weitreichenden Aufnahme des methodischen Systems, denn hierzu eignete es sich ganz besonders.

Von Methodikern, welche sich einen Namen machten, wären folgende anzuführen: der Chirurg Meges von Sidon, Proklos, Dionysios (nahm auch eine physiologische Straffheit und Lockerheit an, zeichnete sich auch als Chirurg aus, Hämorrhoidenbehandlung), Mnaseas (führte manche Leiden, wie Lethargus, Paralyse, Katarrh auf beide Kommunitäten zurück), Antipatros (verfaßte mehrere Bücher medizinischer Briefe), Menemachos von Aphrodisias (hinterließ verschiedene Arzneikompositionen), Olympikos aus Miletos, Eudemos, der Themisonianer (vergiftete auf Anstiften der Livia den Drusus), Vettius Valens (hingerichtet wegen seiner ehebrecherischen Beziehung zur Messalina), Asiaticus, Apollonides von Kypros, Julianos (medizinischer Vielschreiber, der Schriften über Propädeutik und 48 Bände gegen die hippokrat. Aphor. verfaßt haben soll) u. a. Neben anderen Schulmeinungen wurde auch diejenige der Methodiker benützt von: dem ausgezeichneten Chirurgen Leonides aus Alexandreia, von dem um die Therapie, besonders aber um die Gynäkologie verdienten Philumenos (die von ihm noch erhaltenen Abschnitte über Unterleibsleiden ed. von Puschmann, Nachträge zu Alexander Trallianus etc. Berliner Studien V. 2. 1886) u. a.

Den Höhepunkt erreichte die methodische Schule in dem berühmtesten Frauenarzt des Altertums, Soranos aus Ephesos; ihre Nachwirkungen lassen sich durch das Mittelalter hindurch bis in die Neuzeit verfolgen.

Die Medizin bei den römischen Enzyklopädisten.

(Celsus, Plinius.)

Auch nach den Triumphen der griechischen Medizin verwehrte es die nationale Tradition den vornehmen Römern, den ärztlichen Beruf zu ergreifen und mit fremden Abenteurern, Freigelassenen oder Sklaven in den Wettkampf zu treten; den wenigen, welche das Vorurteil überwanden, haftete der Makel des Volksverrats an.

Die Geringschätzung des Heilgewerbes war aber keineswegs identisch mit einer Mißachtung der Heilkunde an sich. Im Gegenteil, das Interesse für diese stieg stetig an, wegen der (für die römische Denkweise ausschlaggebenden) praktischen Nützlichkeit, und wie sehr sich die Wißbegierde gerade der erleuchtetsten Geister auch auf medizinische Fragen erstreckte, beweisen zahlreiche Stellen in den Werken Ciceros und Senecas, die überraschenden hygienischen Bemerkungen des genialen Architekten der augusteischen Epoche, Vitruvius Pollio, die interessante Notizensammlung des Aulus Gellius.

Von römischen Familien, aus denen Aerzte hervorgingen, werden namentlich die Quintier, Cassier, Calpetaner, Rubrier, Arruntier erwähnt. — Bei Cicero kommen der Briefwechsel mit Atticus und die Schriften De natura deorum (cap. 54-57), de senectute in Betracht. Der Philosoph L. Annaeus Seneca, welcher zeitlebens kränkelte, verfaßte eine leider verloren gegangene Schrift de immatura morte und bespricht in seinen Briefen mit großer Selbständigkeit die Entstehung von Krankheiten durch Luxus und Schwelgerei, die Nachteile des übertriebenen Badens, Schwitzens und Medizinierens, den lebensverlängernden Einfluß der Mäßigkeit und der Landluft. Wiederholt geißelt er in bitteren Worten das standesunwürdige Treiben der Scharlatane seiner Zeit, anderseits erhebt er sich in der schönen Abhandlung de beneficiis (lib. VI) zum höchsten Lob des treuen, wachsamen Arztes, für dessen unschätzbare Freundesdienste man auch nach Zahlung des Honorars Schuldner bleibe: pretium operae solvitur, animi debetur. — In dem berühmten Werke de architectura des Vitruvius kommt die Rede auch auf die hygienischen Erfordernisse, und als günstig wird es bezeichnet, wenn ein Ort hoch liegt, weder den Winden noch dem Nebel, weder zu großer Kälte noch Hitze ausgesetzt ist und fern von Sümpfen liegt, deren giftige Dünste auf den Menschen verderblich wirken. Als ungünstiges

Zeichen der sanitären Beschaffenheit einer Oertlichkeit sei es anzusehen, wenn man bei den Schlachttieren die Leber häufig grüngelb verfärbt vorfindet. Der Zutritt des Tageslichtes zu den einzelnen Zimmern des Hauses ist je nach dem Zwecke derselben zu regeln. Bei Besprechung der Wasserleitungen hebt Vitruvius den Nachteil der bleiernen Röhren hervor und gedenkt der Krankheiten der Bleiarbeiter. Die Entstehung der Kröpfe leitet er vom Trinkwasser mancher Gegenden ab. — Gellius (geb. um 130 n. Chr.) erklärte ein gewisses Mindestmaß von medizinischen Kenntnissen auch für den Laien unentbehrlich und brachte unter seinen Lesefrüchten aus allen Wissensgebieten auch Notizen über die Lebensfähigkeit von Siebenmonatskindern, über Fünflinge, Fehlgeburten, über die ominöse Bedeutung des 63. Lebensjahres, über die Pflicht des Stillens u. a.

Zu nicht geringem Teil wurzelte übrigens die dilettantische Beschäftigung mit der Medizin auch in der Absicht, von den halb angestaunten, halb gehaßten Fremdlingen unabhängig zu werden, die erworbenen Kenntnisse an sich selbst, bei Verwandten und Freunden oder in den, für die Familia rustica bestimmten Valetudinarien praktisch anzuwenden. Wie es längst Schriften gab, welche dem gebildeten Römer in den Lauten der Muttersprache die Geheimnisse der Rhetorik und Philosophie, der Staatswissenschaft, des Kriegswesens und der Landwirtschaft vermittelten, so erwuchs auch das Bedürfnis nach einer gleichwertigen medizinischen Literatur, umsomehr, als das alte Werk des Cato dem fortgeschrittenen Zeitgeist nicht mehr standhielt. Die Schwierigkeiten, die es hier zu überwinden galt, waren allerdings weit größer als sonstwo, da das Bücherstudium allein, ohne praktische Erfahrung, für die kritische Bearbeitung der Vorlagen nicht ausreichte und sogar die bloße Kompilation bei der Uebertragung ins Lateinische wegen der noch mangelnden Kunstausdrücke mit bedeutenden Schwierigkeiten zu kämpfen hatte. Doch, was der eiserne römische Wille vermochte, das bewies die bewundernswerte Leistung des streng nationalgesinnten Polyhistors Marcus Terentius Varro (117-26 v. Chr.), welcher seine gelehrten Forschungen auf alle Wissensgebiete ausdehnte und sowohl in seiner großen Enzyklopädie (Disciplinarum libri IX), als auch in seiner noch erhaltenen Abhandlung über den Landbau (Rer. rusticar. libri III) die Medizin in den Kreis der Betrachtung zog.

Außerdem beschäftigten sich höchstwahrscheinlich auch Varros „Imagines" (Biographien und Porträts) mit der Geschichte der Aerzte, die Schrift „Catus sive de liberis educandis" mit ärztlichen Dingen. In de re rustica (zugleich mit Catos de agricultura herausgegeben von H. Keil, Leipzig 1895) gibt Varro hygienische Vorschriften für den Bau von Landhäusern, berichtet, wie er bei einer verheerenden Seuche auf Corcyra (Korfu) durch Ventilation, Isolierung der Kranken, Erneuerung der Wohnungen Hilfe brachte, und von höchstem

Interesse ist es, daß er (ibidem l. I, 12, 2) die Malaria mit genialer Antizipation von unsichtbaren Lebewesen herleitet: „Animadvertendum etiam, si qua erunt loca palustria ...... quod crescunt animalia quaedam minuta, quae non possunt oculis consequi, et per aëra intus in corpus per os ac nares perveniunt atque efficiunt difficiles morbos."

Dem Vorbilde nachstrebend, trug A. Cornelius Celsus wahrscheinlich zwischen 25 und 35 n. Chr. das Wissen seiner Zeit in einer groß angelegten Enzyklopädie zusammen, welche den Titel „Artes" trug und außer der Rhetorik, Philosophie und Jurisprudenz auch das Kriegswesen, die Landwirtschaft und die Medizin behandelte. Mit Ausnahme von spärlichen Fragmenten der Rhetorik ist davon nur der medizinische Teil De medicina libri octo auf uns gekommen, ein Werk, das neben dem Corpus Hippocraticum und den Schriften Galens das hochragendste Denkmal der antiken Medizin darstellt (Hippocrates latinus).

Die Medizin des Celsus, durch Frische und Prägnanz der Darstellung, wie ein modernes Kompendium anmutend, auch hinsichtlich der sprachlichen Eleganz eine Zierde der römischen Literatur, steht auf der Höhe ihrer Zeit, ist aber im wesentlichen aus den Werken des Hippokrates, der Alexandriner und der Schule des Asklepiades geschöpft; jedoch erhebt die Selbständigkeit, mit welcher Celsus entscheidende Urteile fällt, oft aus eigenen Erfahrungen seine Schlüsse zieht, seine Kompilation zum Rang eines Originals. Ja, sie ersetzt uns die verloren gegangene Literatur der Alexandriner. Wiewohl kein Berufsarzt, ist es ein geistvoller ärztlicher Denker, ein mustergültiger Praktiker, der darin das Wort führt, und geleitet von edelster Auffassung der Heilkunst die Früchte hippokratischen Geistes in der edlen Schale der römischen Mundart darreicht.

Die oft aufgeworfene Frage, ob Celsus „Arzt" im eigentlichen Sinne des Wortes gewesen, löst sich von selbst in negativem Sinne bei Berücksichtigung seiner Abstammung und der nationalen Vorurteile der Patrizier gegen die gewerbsmäßige Ausübung der Medizin, ferner im Hinblick auf die umfassenden Schriften, von denen gewiß jede einzelne den „Fachmann" eines bestimmten Wissensgebietes widerspiegelte. (Nennt doch z. B. der spätere landwirtschaftliche Schriftsteller Columella den Celsus universae naturae prudentem virum.) Ebenso ist es nur unter dieser Voraussetzung verständlich, daß Celsus in der ärztlichen Literatur des Altertums nirgends zitiert wird. (Bloß Plinius gedenkt seiner, aber nicht als medicus, sondern als auctor.) Aber auch die Prüfung des Werkes selbst spricht gegen die Annahme, daß Celsus Berufsarzt war, denn unverhohlen äußert er wiederholt seine skeptische Grundanschauung über den Wert der Medizin. („Ut alimenta sanis corporibus agricultura, sic sanitatem aegris medicina promittit." — „Ideoque multiplex ista medicina .... vix aliquos ex nobis ad senectutis principia perducit" u. a.) und an mehreren Stellen rühmt er beinahe die Volksmedizin gegenüber der wissenschaftlichen (z. B. bei Besprechung der Augen- und Zahnmittel). Damit steht aber keineswegs im Widerspruch, daß Celsus außer dem Bücherstudium die Heilkunde aus Liebhaberei auch praktisch (namentlich im Valetudinarium) betrieb und aus eigener Anschauung (im Verkehr mit Aerzten) kennen lernte. Dies geht aus seiner meisterhaften Darstellung im ganzen hervor (worin er niemals wieder von einem „Laien“ erreicht wurde), namentlich aber aus den Stellen, wo er chirurgische Eingriffe beschreibt oder von eigenen Erfahrungen redet.

Im Mittelalter war die Schrift des Celsus fast verschollen, jedenfalls ohne Einfluß auf die Entwicklung der Heilkunde. Die erste, jetzt nicht mehr bekannte Handschrift, aus welcher alle folgenden hervorgegangen sind (denn überall findet sich, neben kleineren, dieselbe große Lücke im 27. Kap. des IV. Buches), soll von dem späteren Papste Nikolaus V. (Thomas Perentocelli de Sarzana) im 15. Jahrhundert entdeckt worden sein. Die außerordentliche Anerkennung, welche man dem Celsus in der Renaissancezeit mit Recht zollte, ist daraus zu ersehen, daß sein Werk (noch früher als galenische oder hippokratische Schriften) als eines der ersten unter den medizinischen im Druck erschien: Editio princeps, Florenz 1478. Seither wurden zahlreiche Ausgaben veranstaltet; die letzte kritische rührt von Daremberg her; A. Cornelii Celsi de Medicina libri octo, Leipzig 1859 (Teubner). Der Text derselben ist benützt in der sehr empfehlenswerten Ausgabe von A. Vedrenes, Paris 1876. Celsus wurde auch in verschiedene Sprachen übersetzt, unter den neueren deutschen Uebertragungen ist diejenige von Ed. Scheller (A. Cornelius Celsus, über die Arzneiwissenschaft, Braunschweig 1846) die beste.

In der formell, wie inhaltlich meisterhaften Einleitung (Prooemium) schildert Celsus den historischen Werdegang der Heilkunde bis Asklepiades und Themison, zeigt, wie sich allmählich die Therapie in die pharmakologische, diätetische, chirurgische scheidet und urteilt mit Würde ohne Voreingenommenheit und Leidenschaft als unparteiischer Richter über den Wert der dogmatischen, empirischen und methodischen Schule. Besonders der Abschnitt, worin er die Denkfehler der Methodiker nachweist, gehört zu dem Besten, was die wenig gepflegte medizinische Erkenntnistheorie aufzuweisen hat.

Was wir über die Forschungsweise der Alexandriner und über die Denkmethodik der einzelnen Schulen wissen, verdanken wir zum großen Teile der lichtvollen Darlegung des Celsus; dies gilt namentlich für die Empiriker. Mit großer Klarheit weist er auch nach, wie die Methodiker mehr als die übrigen doktrinär, „dogmatisch“ verfuhren und dabei an Tiefe der Forschung, an Weite des Blickfeldes zurückstanden. Dabei sei nur ihre Einseitigkeit neu, denn längst vorher habe Hippokrates empfohlen, das Gemeinsame der Krankheiten zu beachten, ohne aber dabei stehen zu bleiben. In der Praxis verwickelten sich die Methodiker in Widersprüche; denn sie müßten dabei doch z. B. verschiedene Formen der Erschlaffung, also verschiedene Krankheitstypen berücksichtigen und trotz ihrer Ablehnung der Aetiologie auf den Einfluß des Klimas, der Jahreszeiten u. s. w. achten. Die Art von Praxis, die sie pflegen, sei unter den barbarischen Völkern und in der Tierheilkunde üblich, auch besonders bei denen beliebt, welche die Massenbehandlung in den Valetudinarien versehen.

Der Standpunkt, den Celsus selbst einnimmt, ist ein gemäßigter. Theorie und Erfahrung einander ergänzend und kontrollierend, bilden vereint die Grundlage der wahren Heilkunst. Es sei zwar nicht die naturwissenschaftliche Bildung (besonders Anatomie und Physiologie) allein, welche an sich den Arzt machte, doch bewirke sie, daß er Besseres in seinem Fache leistet. „Verumque est, ad ipsam curandi rationem nihil pius conferre, quam experientiam. Quamquam igitur multa sind ad ipsas artes proprie non pertinentia, tamen eas adjuvant, excitando artificis ingenium. Verique simile est, et Hippocratem et Erasistratum et quicumque alii, non contenti febres et ulcera agitare, rerum quoque naturam ex aliqua parte scrutati sunt, non ideo quidem medicos fuisse, verum ideo quoque majores medicos extitisse.“ Nur müsse beherzigt werden, daß die Medizin eine Konjekturalwissenschaft sei, in welcher scheinbar sicher gestellte Voraussetzungen im Spezialfalle nicht immer zutreffen, und die Spekulation dürfe zwar im Denken, nicht aber im ärztlichen Handeln eine leitende Stelle einnehmen: „est enim haec ars conjecturalis; neque respondet ei plerumque non solum conjectura, sed etiam experientia“ ..... rationalem quidem puto medicinam esse debere: instrui vero ab evidentibus causis; obscuris omnibus, non a cogitatione artificis, sed ab ipsa arte rejectis. Die Vivisektion am Menschen sei verwerflich, die Leichensektion hingegen nötig. Incidere autem vivorum corpora, et crudele, et supervacuum est; mortuorum, discentibus necessarium.... Celsus ist ein Verehrer der großen Vorgänger, und hütet ihre Verdienste mit Pietät, ohne darum den Neuern ungerecht zu werden. „Oportet autem neque recentiores viros in iis fraudare, quae vel reperunt, vel recte secuti sunt; et tamen ea, quae apud antiquiores aliquos posita sunt, auctoribus suis reddere“ (lib. II, cap. 14). Aber diese Verehrung für die Autoritäten wird nicht zum blinden Autoritätsglauben, so tritt er wiederholt nicht bloß dem Asklepiades, sondern sogar dem Hippokrates (z. B. hinsichtlich des Glaubens an die kritischen Tage) entgegen.

Der gewaltige Stoff ist folgendermaßen über die acht Bücher verteilt. Buch I: Diätetik für Gesunde; Buch II: Allgemeine Pathologie, Semiotik, Prognostik, therapeutische Indikationen; Buch III und IV: Spezielle Pathologie, mit der Einteilung in allgemeine und Lokalaffektionen. Bücher V-VIII sind chirurgischen Inhalts (besonders wertvoll ist die **Beschreibung**

des Steinschnitts und der **plastischen Operationen**) mit Einschluß der Augenheilkunde und Geburtshilfe.

Anatomie und Physiologie sind bei Celsus nur soweit berücksichtigt, als praktisch-medizinische Zwecke in Betracht kommen. Die Knochenlehre ist verhältnismäßig gut dargestellt (VIII, 1), insbesondere beruht die Beschreibung des Schädels auf sorgfältiger Untersuchung. Die einzelnen Muskeln finden dagegen keine Darstellung, caro bedeutet Weichteile im allgemeinen. Mit venae bezeichnet er oft Gefäße überhaupt, unterscheidet aber an anderen Stellen luftführende arteriae und blutführende venae. Der Terminus nervi bedeutet bald Nerv, bald Muskel und Sehne. Von den übrigen Eingeweiden viscera trennt Celsus den Darm, dessen wohl unterschiedene Abschnitte er insgesamt intestina benennt. Ihre grobe Schilderung (Lageverhältnisse) findet sich lib. IV, cap. 1. Mangelhaft und unbestimmt ist die Beschreibung der Sinnesorgane, auch des Auges, obzwar letztere sogar sehr ausführlich gehalten ist (VII, cap. 7 § 13). Die Physiologie steht auf der Höhe des Corpus Hippocraticum. — Der Diät und Hygiene im gesunden und kranken Zustand ist das I. Buch gewidmet, wobei teils hippokratische, teils methodische Anschauungen zu grunde liegen, aber auch des Autors Originalität und die Anpassung an römisches Leben hervortritt. Hier geht Celsus stark in Einzelheiten und gibt unter Berücksichtigung der einzelnen Krankheitszustände sorgfältige Vorschriften für die Ernährung und für die Lebensweise in Bezug auf den Aufenthalt (Stadt, Land, Fuß- und Seereisen), Temperatureinflüsse, Bäder, Tätigkeit (lautes Lesen, Fechten, Ballspiel, Laufen, Spazierengehen, Bergsteigen etc.), Geschlechtsgenuß u. s. w. Auch das Verhalten zur Zeit von Epidemien wird berücksichtigt. Die zweite Hälfte des II. Buches behandelt den Nährwert der verschiedensten animalischen sowie vegetabilischen Stoffe in genauester Uebersicht, und gruppiert dieselben, je nachdem sie „guten" oder „schlechten Nahrungssaft" enthalten, mild oder scharf, schleimverdünnend oder schleimerzeugend, zuträglich oder unzuträglich sind, bezw. blähend, erwärmend, kühlend, gärungserregend, abführend, stopfend, erhärtend, erweichend, harntreibend, narkotisch wirken. — Die Lehre von den Heilmitteln und von der Zubereitung der zusammengesetzten Arzneien füllt nebst der Toxologie den größten Teil des V. Buches. Hierbei kommen je nach ihrer Wirkung zuerst die Simplicia, sodann die verschiedenen Formen der Arzneien, Umschläge, Pflaster, Pastillen, Streupulver, flüssige Einreibungsmittel, Mutterzäpfchen, Pillen (Catapotia) zur Sprache. Die Kapitel 23 und 27 betreffen die Vergiftung durch den Biß oder Stich von Tieren, durch Speisen und Getränke. Bemerkenswert ist die Schilderung der Lyssa und manche zweckmäßige Vorschrift zur Behandlung; so wird angeraten, das Gift aus der Wunde durch Schröpfköpfe, Ausbrennen, Aussaugen (letzteres sei ungefährlich, wenn Lippen, Zahnfleisch, Gaumen der aussaugenden Person unverletzt sind) möglichst rasch zu entfernen, bei inneren Vergiftungen harntreibende Mittel, bezw. Oel und Brechmittel oder Milch anzuwenden. Unter den Universalgegengiften wird die Zusammensetzung der Ambrosia des Zopyros und des Mithridates (es werden 37 Bestandteile aufgezählt) mitgeteilt.

Die allgemeine Aetiologie, Semiotik und Prognostik stellt den Inhalt der ersten acht Kapitel des II. Buches dar und ist vorwiegend aus Hippokrates geschöpft, wie Celsus selbst einleitend bemerkt: „non dubitabo auctoritate antiquorum virorum uti, maximeque Hippocratis; quum recentiores medici, quamvis quaedam in curationibus mutarint, tamen haec illum optime praesagisse fateantur.“ Wie dieser schildert er den Einfluß der Jahreszeiten, der Witterung, des Alters, der Konstitution auf die Entstehung von Krankheiten und bringt eine Fülle von unvergänglich wahren Bemerkungen über die prognostischen Kennzeichen. Von höchstem Interesse ist das 2. Kapitel, welches die Zeichen bevorstehenden Erkrankens und das 6. Kapitel, welches die Zeichen des bevorstehenden Todes (darunter die Facies Hippocratica) angibt, ferner die (im 7. u. 8. Kapitel) angeführten prognostisch wichtigen Symptome bestimmter Affektionen, z. B. der Schwindsucht, der Wassersucht, eines Unterleibsabszesses, des Leberabszesses, der Nieren- und Blasenaffektionen. Besonders fesseln die Schilderung der Abnormitäten des Harns, der Symptome des Blasensteins, der Vorboten der Raserei, der letzten Stadien des Phthisikers u. a. — alles von Meisterhand entworfen und noch heute lesenswert! Die folgenden Kapitel dieses Buches enthalten die allgemeine Therapie, wobei Celsus mit feiner Kritik sowohl die Hippokratiker wie die Schule des Asklepiades zur Geltung kommen läßt. Demgemäß weist er bei der Indikationsstellung zum Aderlaß eine ganze Reihe von Bedenken der älteren Aerzte (z. B. Alter, Schwangerschaft) zurück und findet nur in zu großer Körperschwäche eine Gegenanzeige; vortrefflich sind die Anweisungen über die Ausführung der Venäsektion und die Warnungen vor Kunstfehlern, die hierbei vorkommen. Weiterhin bespricht er das Schröpfen (blutiges und trockenes, mit Schröpfköpfen aus Horn oder Kupfer), die Abführmittel (event. zu ersetzen durch laxierend wirkende Speisen, Wasser-, Schleim-, Salz-, Oelklistiere) und Brechmittel (bezüglich welcher er mit Asklepiades nicht ganz übereinstimmt), endlich die Lieblingsmethoden der damaligen Medizin: die Massage (frictio), die aktive und passive Bewegung (gestatio), das Fasten und Schwitzen (durch Wasserbäder, Sandbäder, Dampfbäder, warme Luftbäder, letztere z. B. in Bajä, Sonnenbäder). Mit größter Sorgfalt werden in diesen Abschnitten sowohl die Indikationen als die Technik der genannten Prozeduren besprochen. — Die spezielle Pathologie und Therapie ist im III. und IV. Buche niedergelegt. Celsus wendet sich gegen die damals übliche Einteilung in akute und chronische Affektionen, er unterscheidet prinzipiell allgemeine und lokale Krankheiten, welch letztere a capite ad calcem vorgeführt werden. Unter den allgemeinen schildert er zunächst, frei von jedem dogmatischen Standpunkt, die verschiedenen Fieberarten und ihre vorzugsweise diätetische Behandlung; wichtig ist es, daß er die Theorie von den kritischen Tagen verwirft und, ungleich den Methodikern, streng individualisiert; namentlich das Verhalten des Pulses gibt ihm einen Maßstab für den Kräftezustand und die Richtschnur für das therapeutische Eingreifen, jedoch weist er auf die Fehler hin, die bei der Pulsuntersuchung unterlaufen können. Auch für die einzelnen Symptome des Fiebers, wie Kopfschmerz und Entzündung (falsch sei die Meinung des Erasistratos, daß jedes Fieber auf Entzündung beruhe), werden hygienisch-diätetische Behandlungsweisen angeraten. (Lib. III cap. 10 steht die berühmte symptomatologische Definition der Entzündung: „Notae vero inflammationis sunt quatuor, rubor et tumor, cum calore et dolore.“) Glänzend und von aktuellster Bedeutung ist das 18. Kapitel des III. Buches, in welchem die Therapie der Geistesstörungen abgehandelt wird und Celsus nicht nur für die üblichen Methoden (Diät, Aderlässe, Abführmittel, kühlende Umschläge, Uebergüsse, Massage, Einfluß des Lichts und der Dunkelheit, Zwangsmittel etc.), je nach den individuellen Verhältnissen, Indikationen angibt, sondern auf die psychische Behandlung das Schwergewicht legt. Hierher zählen freundliches Zureden, fromme List, Scheltworte oder Drohungen, Erregung der Aufmerksamkeit durch Gespräche, Vorlesen, Musik; eventuell muß der Patient selbst zu geistiger Tätigkeit z. B. zum Rezitieren angehalten werden: Cogendus est et attendere et ediscere aliquid et meminisse. In den folgenden Kapiteln des III. Buches bespricht Celsus die Pathologie und Therapie des „Morbus cardiacus“, wobei die Ernährung durch Klysmen erwähnt wird, des Lethargus, des „Hydrops“ (der Auftreibung des Abdomens, drei Arten: Tympanitis, Leukophlegmasia und Ascites), der Tabes (Auszehrung), von welcher die Spezies Atrophie, Kachexie und Lungenphthise unterschieden werden, ferner Epilepsie (Morbus comitialis), Icterus (Morb. arquatus sive regius), Lepra (Elephantiasis), Bewußtlosigkeit (durch Blitzschlag oder Schlaganfall), Lähmung (Resolutio nervorum), Tremor. Erwähnenswert ist die Behandlung der Neuralgien durch Auflegen von Schläuchen mit heißem Wasser, der Epilepsie auch durch Diät (Vermeidung von Wein und Coitus; hier wird auch das Volksmittel, Trinken von Menschenblut, angeführt: miserum auxilium tolerabile miserius malum fecit). In der Therapie der Phthise, die gleich im Beginne behandelt werden müßte, sind hervorgehoben: Milchgenuß, Diät, Enthaltung von Berufstätigkeit, warme Bäder, Saft des Wegerichs, Terpentin und Honig, Stillung der Diarrhöen und Hämoptoë, vorsichtige Massage und Bewegung, Seereisen, Klimaveränderung (Aegypten), in schweren Fällen Anwendung des Glüheisens. Das IV. Buch ist eine Abhandlung über die einzelnen Organleiden. Darunter sind ganz besonders eingehend die mannigfachen Formen des Kopfschmerzes und die Magendarmkrankheiten besprochen; unter den Kopfkrankheiten wird Hydrocephalus, unter den

Nackenaffektionen Tetanus erwähnt, unter den Leberleiden schildert Celsus den Leberabszeß und die Cirrhose mit konsekutivem Hydrops, bei Milzleiden wird neben sauren und scharfen Speisen, Diureticis (Petersilie, Thymian), auch der Genuß von Rindermilz (Organtherapie!) empfohlen; für Nierenleiden sind warme Bäder, Klistiere und Diät vorgeschrieben, bei Ileus werden Oelklistiere gerühmt, gegen Bandwürmer werden nach einer Vorkur mit Knoblauch Granatwurzelrinde, gegen Ascariden und Oxyuren Oelklistiere und Pfefferminzwasser ordiniert, Gichtischen wird auch der Genuß von Eselsmilch geraten etc. Das letzte Kapitel beschäftigt sich mit der Pflege der Rekonvaleszenten. Nur allmählich dürfen dieselben zu einer ungeregelten Lebensweise zurückkehren. — Die meisterhafte Darstellung der Chirurgie nimmt das VII. und VIII. Buch zur vollen Gänze ein, außerdem sind aber auch in den übrigen Büchern chirurgische Bemerkungen eingestreut, die Kapitel 26, 27, 28 des V. Buches enthalten die allgemeine Chirurgie der Wunden, Verbrennungen, Geschwüre und Geschwülste. Im wesentlichen folgt Celsus dem Hippokrates, doch bildet sein Werk, da es die eminenten Fortschritte des folgenden mehr als vierhundertjährigen Zeitraums überall heranzieht, eine unschätzbare Quelle für die chirurgischen Leistungen besonders der alexandrinischen Schule; leider sind einige Abschnitte weniger ausführlich gehalten, als es zu wünschen wäre, und manches, wie z. B. die angeborenen Luxationen, die Verkrümmung der Wirbelsäule, die Verletzungen des Halses, die Operation des Hydrothorax, ist ganz unerwähnt geblieben. Es würde zu weit führen, an dieser Stelle die spezielle Chirurgie bis in die technischen Einzelheiten zu verfolgen, nur einige besonders markante Momente seien hier angedeutet. Celsus bespricht die Verletzungen und deren charakteristischen Symptome (z. B. bei Gehirnverletzungen: blutiger Ausfluß aus Nase oder Ohr, Erbrechen, Nystagmus, Delirien, Zuckungen), die Lagerung des verletzten Gliedes, die verschiedene Beschaffenheit des Wundsekretes, die Blutstillung und Wundbehandlung, die Therapie der Frakturen, Luxationen, Caries und Nekrose der Knochen, die Fisteln, Fissuren, Geschwüre und Geschwülste, die Hernien, Hodenaffektionen, Varicen, Mißbildungen u. s. w. Mehr oder minder genaue Darstellung finden die Trepanation, die Resektionen, die Amputation, die Punctio abdominis (Einschnitt, sodann Einführung einer kupfernen oder bleiernen Röhre), die Radikaloperation des Nabelbruches, die Phimosenoperation, Infibulation, Urethrotomie, Kastration, der Katheterismus u. s. w. Blutstillung erfolgt durch Tamponade und Kompression (bei parenchymatöser Blutung), Gefäßligatur (bei Verletzung größerer Gefäße) oder Massenligatur, selten durch Kauterisation. Die (in den hippokratischen Schriften nicht erwähnte) Ligatur wird folgendermaßen vorgeschrieben: venae quae sanguinem fundunt, apprehendendae, circaque id quod ictum est, duobus locis deligandae (Lib. V cap. 26 § 21). Als Wundverband diente ein in Essig, Wein oder Wasser ausgedrückter

Schwamm, über welchen eine Leinwandbinde befestigt wurde. Die Wundvereinigung wurde auch durch die Naht erzielt (l. c. § 23). Bei penetrierenden Bauchwunden und Darmverletzungen legt Celsus die Darmnaht an, und empfiehlt bei der Bauchnaht stets das Peritoneum mitzufassen. Einer besonderen Betrachtung werden die durch Geschosse (Pfeile, Schleuderblei, Stein) entstandenen Wunden gewürdigt, namentlich mit Rücksicht auf die Extraktion — Kapitel, die in den hippokratischen Schriften nicht vertreten sind. Ein weiterer Fortschritt gegenüber der Vergangenheit ist in der Beschreibung der Fisteln und deren operativer Behandlung zu erblicken. Hinsichtlich der Geschwürsbehandlung ist das Abtragen der kallösen Ränder und die Anwendung des Glüheisens bemerkenswert. Was die Neubildungen anlangt, so beschreibt Celsus die sehr zweckmäßige Methode der Entfernung der Atherome und kennt die, selbst nach Entfernung mit dem Messer, vorkommenden Rezidiven des Karzinoms. — Ebensowenig wie bei Hippokrates ist die Brucheinklemmung deutlich geschildert, die Radikaloperation der Brüche ist undeutlich beschrieben, hingegen erwähnt der römische Autor bereits Bruchbandagen und das Durchscheinen des Lichtes als Symptom der Hydrokele. Die Amputation wird nur bei Gangrän und zwar an der Demarkationslinie des Brandigen vorgenommen. — Glanzstellen des Werkes bilden die Abhandlung über den Seiten-Steinschnitt (Lib. VII cap. 26 § 2) — eine Abhandlung, die zu vielen Kontroversen Anlaß gegeben hat — und die Beschreibung der plastischen Operationen (zum ersten Male systematisch erörtert, Chirurgia „curtorum"; Deckung des Defektes mittels Verziehung der benachbarten Haut, Entspannungsschnitte), empfohlen für Defekte des Ohres (Lib. VII cap. 9), der Nase und Lippen, ferner für den Ersatz eines fehlenden Praeputiums. — Auch die Mund-, Nasen-, Ohrleiden werden gemäß dem Standpunkt des damaligen Wissens sorgfältig beschrieben. Auf diesem Gebiete ist namentlich die Schilderung der aphthösen Geschwüre und kruppartigen Zustände, der operativen Behandlung des Lippenkrebses, der hypertrophischen Tonsillen und der Nasenpolypen anzuerkennen und der Tatsache zu gedenken, daß Celsus die Ozaena treffend charakterisiert, eine vorsichtige Therapie der Affektionen des äußeren Ohres empfiehlt und das Uebergreifen entzündlicher Ohraffektionen auf das Gehirn genügend betont. In der Technik der Ohrbehandlung spielten Einträufelungen, Einspritzungen mit dem „Clyster oricularis" eine große Rolle; Fremdkörper wurden durch eine mit Wolle umwickelte und mit Terpentin getränkte Sonde, Ausspritzen und Niesemittel entfernt.

Aus der Zahnheilkunde interessiert uns, daß man zur Erleichterung der Extraktion das Zahnfleisch um den ganzen Zahn löste, bei sehr hohlem Zahn zur Verhütung des Abbrechens die Kavität vorher mit gezupfter Leinwand und Blei ausfüllte, wackelige Zähne mit Golddraht an die Nachbarn band und sogar unter Umständen die Erhaltung des Zahnes durch eine Art von Plomben (ein in Wolle gewickeltes Stück Schiefer wurde in die Höhle gestopft) versuchte.

Bezüglich der Gynäkologie und Geburtshilfe wäre folgendes hervorzuheben. Celsus kennt den Unterschied des männlichen und weiblichen Schambogens, den Hymen, die vikariirende Menstruation, bespricht die Untersuchung per rectum, den Katheterismus mit dem (weiblichen) Blasenkatheter, er verlangt die Untersuchung sub partum und benutzt für geburtshilfliche Operationen das Querbett. Steiß- und Fußlage gelten ihm als physiologisch, die Wendung auf den Fuß wird empfohlen, bei Extraktionen und Zerstücklungen der Frucht kommt der scharfe Haken zur Anwendung. Bei all dem unterläßt es Celsus nicht, die Gefahren des Wochenbetts und der Ausübung geburtshilflicher Operationen eindringlichst zu betonen. — In der Augenheilkunde unterschied man eine ansehnliche Zahl von Affektionen, wobei neben allgemeiner Therapie, und den uralten ableitenden Methoden des Hypospathismus und Periscythismus eine Menge von äußeren Heilmitteln[13] und ungefähr 20 Operationsverfahren (z. B. bei Trichiasis, Staphylom) zur Anwendung kam. Wertvoll ist die **Beschreibung der Staroperation** — die erste in der vorhandenen Literatur (Lib. VII cap. 7 § 14); das angegebene, auf falschen anatomischen Vorstellungen beruhende Verfahren (Depression, welcher eventuell die Zerstücklung folgte) blieb bis zum 18. Jahrhundert die allgemeine übliche Methode. (Man führte eine Nadel ein und drückte die in der Pupille befindliche, geronnene Masse nach unten.) Die Haut- und Genitalleiden sind sehr ausführlich besprochen, jedoch begegnet die Identifizierung der ersteren mit den jetzigen Krankheitstypen zum Teil großen Schwierigkeiten. Besonderes Interesse bietet der Abschnitt über Haarkrankheiten. Unter den Affektionen ist die Beschreibung der Gonorrhoe, der Hodenentzündung, der Strikturen, des Ulcus molle, der Phimose, Paraphimose, der Kondylome und Rhagaden vortrefflich. — So wie in der Terminologie der Chirurgie (Celsusscher Zirkelschnitt) hat sich auch in der Dermatologie der Name des Celsus („Area Celsi", Ophiasis Celsi) bis heute erhalten.

War auch das Werk des lateinischen Hippokrates eigentlich für Laien (d. h. Nichtberufsärzte) bestimmt, so hatte er doch solche im Auge, welche ihre Kenntnisse praktisch verwerten. Darum überrascht es nicht, wenn wir nicht wenige Aussprüche bei ihm finden, welche sich auf ärztliche Politik und Deontologie beziehen. Manche derselben gehören zu den Perlen der medizinischen Ethik, wie der Satz, worin er, aufblickend zu dem erhabenen Vater der Heilkunst, sagt, daß der wahrhaft große Arzt auch begangene Irrtümer nicht verhehlt, denn „magno ingenio, multaque nihilominus habituro, convenit etiam simplex veri erroris confessio; praecipueque in eo ministerio, quod utilitatis causa posteris traditur; ne qui decipiantur eadem ratione, qua quis ante deceptus est".

Recht charakteristisch sind unter anderen folgende Sentenzen: „Conjecturalem artem esse medicinam, rationemque conjecturae talem esse, ut quum saepius aliquando responderit, interdum tamen fallat“ (II, 6) ... satius est enim anceps auxilium experiri, quam nullum (II, 10). ... Magis tamen ignoscendum medico est parum proficienti in acutis morbis, quam in longis (III, 1). ... Sed quum eadem omnibus convenire non possint, fere quos ratio non restituit, temeritas adjuvat (III, 9) ... saepe enim pertinacia juvantis malum corporis vincit (III, 12). ... dubia spes certa desperatione potior (VII, 16). Ueber den Scharlatan sagt Celsus bezeichnend, daß es seine Art sei: parvam rem attollere, quo plus praestitisse videatur (V, 26, 1). Schön sind auch die Ratschläge, die er für den Eintritt des Arztes ins Krankenzimmer gibt: Ob quam causam periti medici est, non protinus ut venit, apprehendere manu brachium: sed primum residere hilari vultu, percontarique, quemadmodum se habeat; et si quis ejus metus est, eum probabili sermone lenire; tum deinde ejus corpori manum admovere (III, 6). ... Sehr richtig meint Celsus auch: ab uno medico multos non posse curari: eumque, si artifex est, idoneum esse, qui non multum ab aegro recedit (III, 4).

Von weit geringerem inneren Wert als das Werk des Celsus ist die weltberühmte „Naturgeschichte“ des C. Plinius Secundus (23 bis 79 n. Chr.), die viele Jahrhunderte hindurch das Orakel für die Naturwissenschaft bildete und, namentlich wegen ihres erstaunlich umfangreichen pharmakologischen Inhalts, den Aerzten der Vergangenheit zur Ausbeute diente, uns aber als unschätzbare historische Quelle den Verlust zahlloser einschlägiger Schriften ersetzt. Da Plinius, ähnlich wie Cato, äußerst geringschätzig von den griechischen Aerzten dachte und daher zwischen wissenschaftlicher und den verschiedenen Formen der roh empirischen Medizin keine Grenzlinie zog, ohne jede Kritik alles aufnahm, wovon er nur irgend Kenntnis nehmen konnte, so bietet uns seine von erstaunlichem Fleiß zeugende Arbeit ein getreues Bild von der antiken Volksmedizin, deren unzählige, oft abenteuerliche, abergläubische Mittel dem Zusammenfluß gräko-italischer mit orientalischer Kultur entstammten und sich im Laufe der Zeiten über ganz Europa verbreiteten, wo sie mit mancherlei lokalen Modifikationen und vermischt mit autochthonen Gebräuchen bis heute zäh festgehalten werden.

C. Plinius Secundus der Aeltere wurde 23 n. Chr. zu Novum Comum (Como) geboren und kam frühzeitig nach Rom, wo er eine ehrenvolle Amtskarriere einschlug. Trotzdem ihn der Militärdienst oft weit (z. B. nach Deutschland) entführte, trotzdem er mit dem größten Pflichteifer als Sachwalter tätig war, Hofämter oder Prokurationen (eine Zeitlang in Spanien) versah und zuletzt die Flotte bei Misenum befehligte, widmete er doch den Hauptteil seiner unermüdlichen Schaffenskraft unausgesetzt dem literarischem Studium, als dessen fruchtbares Ergebnis Werke über Kriegswissenschaft, Geschichte (darunter 20 Bücher über die Kriege mit den Germanen), Rhetorik,

Grammatik und die von unglaublichem Sammeleifer zeugende naturalis historia erschienen; nur das letztgenannte riesige Sammelwerk, welches 20000 wissenswerte Dinge bespricht und aus Exzerpten von 2000 Bänden der rund 100 „exquisiti" auctores zusammengetragen wurde (direkt oder indirekt sind 146 römische und 327 fremde Autoren herangezogen), ist uns, redigiert von seinem Neffen, dem jüngeren Plinius, vollständig erhalten. Mitten in der Arbeit, als Opfer seiner Wißbegierde, fand Plinius den Tod zu Stabiä bei dem großen Ausbruch des Vesuvs am 22. Aug. 79 n. Chr. Die Katastrophe ist in einem Brief des jüngeren Plinius an Tacitus in sehr anschaulicher Weise geschildert. Seinem Neffen danken wir auch interessante Mitteilungen über die Arbeitsweise des Plinius. Sein ganzes Leben verfloß über anhaltendem Lesen, während des Essens und beim Bade wurde vorgelesen, auf seinen Reisen führte er die Bücher mit sich und zugleich einen Schnellschreiber, der seine Notata sofort fixieren konnte, das Gleiche geschah in Rom, wenn er sich in einer Sänfte spazieren tragen ließ. Da er kein Buch las, ohne Exzerpte zu machen und die Zeit peinlich ausnützte, so konnte Plinius eine ungeheure, allerdings aus vielen sekundären Quellen oder Zitaten stammende Kollektaneensammlung anhäufen, aus welcher in der kurzen Spanne von bloß 2 Jahren seine erstaunliche Enzyklopädie der Naturwissenschaften 77 n. Chr. hervorging. Dieses Monumentalwerk im Stil der silbernen Latinität geschrieben, ist nach einem ganz sachgemäßen Plane aufgebaut, bringt zu jedem seiner Bücher ein Verzeichnis der benutzten Quellen und enthält im Texte zahlreiche Zitate; besonderer Wert kommt ihm, abgesehen von der Geschichte der Medizin und der Naturwissenschaften, auch für die Geschichte der Erdkunde und der Kunst zu (die Entwicklung der künstlerischen Technik ist gründlich dargestellt). Die Naturgeschichte besteht aus 37 Büchern mit folgendem Inhalt: 1. Buch Inhalts- und Quellenverzeichnisse; 2. Buch mathematisch-physikalische Beschreibung des Universums; 3.-6. Buch Geographie und Ethnographie; 7. Buch Anthropologie; 8.-11. Buch Zoologie; 12.-27. Buch Botanik (darunter 20.-27. Buch Heilmittel aus dem Pflanzenreich); 28.-32. Buch Heilmittel aus dem Tierreich; 33.-37. Buch Mineralogie mit besonderer Rücksicht auf Arzneikunde, Malerei und Bildhauerkunst. Wie das ganze Werk nicht auf wirklicher Naturbeobachtung, sondern vielmehr auf bloßem Bücherstudium beruhte —, bei dem gewaltigen Umfang des Stoffkreises war es auch nicht anders möglich — so belehrte sich Plinius über die heilkräftigen Pflanzen allerdings in dem kleinen botanischen Garten des römischen Arztes Antonius Castor, stützte aber im großen und ganzen seine zwar fleißigen, aber bloß kompilatorischen, oft mit Aberglauben durchsetzten oder widerspruchsvollen Ausführungen über medizinische Dinge auf die kritiklos hingenommenen Vorarbeiten, wobei Varro (für Geschichte der Heilkunde), Lenaeus (pflanzliche Heilmittel), Nigidius Figulus (tierische Heilsubstanzen) und Sextius Niger besonders berücksichtigt wurden. — Die Enzyklopädie des Plinius gehörte zu allen Zeiten zu den beliebtesten Werken der Weltliteratur und konnte durch Auszüge, z. B. durch die Collectanea rerum memorabilium des C. Julius Solinus aus dem 3. Jahrhundert (ed. A. Goez, Lips. 1777) oder durch die Medicina Pliniana aus dem 4. Jahrhundert (ed. Val. Rose, Lips. 1875) nicht verdrängt werden. Noch sind ungefähr 190 meist unvollständige Handschriften vorhanden; gedruckt wurde die Naturgeschichte nächst der Bibel als ältestes Produkt der Buchdruckerkunst bereits 1469 zu Venedig. Neueste Ausgaben von Sillig (Gotha 1853 ff.) und Detlefsen (Berlin 1866 ff.), deutsche Uebersetzungen von F. L. Strack (Bremen 1854 ff.) und Wittstein (Leipzig 1880 ff.).

Welchen Nutzen die Lektüre des Plinius stiften kann, beweist nicht zum mindesten die Tatsache, daß C. Himly im Jahre 1800 auf die Pupillen erweiternde Kraft des Hyosciamus und der Belladonna durch eine Stelle geführt wurde, wo es heißt, daß man den Saft der Pflanze Anagallis vor der Vornahme der Staroperation in die Augen einrieb (Lib. XXV, 92).

Rezeptliteratur und Heilmittellehre.

Die mit dem zunehmenden Luxus der sinkenden Republik und noch mehr der Kaiserzeit einhergehende Weichlichkeit ließ alsbald jene therapeutische Richtung in den Hintergrund treten, welche eine fast arzneilose, diätetische Behandlungsweise zum Schlagwort gemacht hatte. Das Raffinement einer schwelgerischen Kultur, durch beifallslüsterne, erwerbslustige Medikaster ans Krankenbett verpflanzt, äußerte sich in geschäftiger Polypragmasie und Polypharmazie, die auf die Torheit und den Wunderglauben spekulierte, in dem geistlosesten Empirismus ihre Stütze fand. Wer die meisten, die seltensten Arzneien verordnete, über geheime und abenteuerliche Mittel, insbesondere aus fernen Landen stammende, verfügte, der erlangte in jener, zwischen extremer Skepsis und Köhlerglauben schwankenden Zeit das höchste Ansehen als Arzt, und täglich wuchs der Reichtum an Drogen, welche der Handelsverkehr nach dem Mittelpunkt der lateinisch-hellenischen Welt brachte — ein schwacher Ersatz für die mangelnden Ideen.

Solche Zustände mußten sich auch in der Literatur deutlich widerspiegeln, in den überhand nehmenden Rezeptsammlungen, die, bar jeder wissenschaftlichen Kritik, nur der Mode huldigten, der Routine dienten, aber durch den Schein der praktischen Nützlichkeit zum mindesten bei der denkfaulen Menge Ansehen erwarben; manche dieser Opera strebten sogar nach Dichterruhm, indem sie den banalen Inhalt, im Sinne eines bizarren Zeitgeschmacks, in metrische Formen brachten[14]. Eine Minderzahl von Aerzten unterzog sich allerdings der Mühe, die Arzneimittel naturwissenschaftlich zu untersuchen, die einfachen Stoffe auf ihren wahren Wert zu prüfen, in das Chaos einer regellosen Terminologie Ordnung zu bringen, für die Bereitungsweise und Dosierung feste Normen aufzustellen, also tatsächlich die Heilmittellehre zu verbessern; die meisten Autoren dagegen vermehrten, von Gewinnsucht oder falschem Ehrgeiz angestachelt, nur die Zahl der Komposita, der Antidota, der seltsamen Panaceen, die sie mit poetischen Namen ausstatteten; sie verdienen kaum mit Recht Pharmakologen genannt zu werden, doch wurden ihre Rezepte durch den Strom der Literatur über Jahrhunderte hinausgetragen und zum großen Teil in das Arsenal der Medizin für die Dauer einverleibt, wie z. B. das schmerzstillende Antidot des Philon von Tarsos, das Opium enthaltende „Philonium" oder der „Theriak" des neronischen Leibarztes Andromachos, ein aus mehr als 60 Stoffen zusammengesetztes Universalgegengift, welches in mannigfachen Modifikationen bis an die Schwelle der Neuzeit seinen Platz behauptete.

Abgesehen von der im Auftrage des Pompejus vorgenommenen Uebersetzung der „Gedenkblätter“ des Mithradates durch Lenaeus und den Schriften der römischen Dilettanten: Publius Nigidius Figulus (Operum reliquiae ed. Swoboda, Wien 1889), Aemilius Macer (Gedichte über Gifte und Heilkräuter, Theriaka nach dem Muster des Nikandros), C. Valgius Rufus (eine unvollendete Heilmittellehre, welche mit einer Vorrede an Augustus begann, worin derselbe um seinen Schutz gegen alle Leiden der Menschheit angegangen wurde) wären aus der pharmakologischen Literatur namentlich folgende Autoren hervorzuheben: Antonius Musa, der Leibarzt des Augustus. Von ihm finden sich Rezepte bei Späteren; (hingegen rühren die beiden unter seinem Namen laufenden Schriften De herba betonica und De bona valetudine — zusammen herausgegeben von Florian Caldani, Bassano 1800 — nicht von ihm her), Maenius Rufus (zur Zeit des Celsus, komponierte ein beliebtes Purgans), Philon von Tarsos (bei Celsus ist sein Kollyrium erwähnt), die beiden Römer Julius (oder Tullius) Bassus und Sextius Niger (dessen vorzügliches Werk über Materia medica, περὶ ὕλης, von Plinius hauptsächlich benützt wurde), Petronios Diodotos, Nikeratos (seine Schriften handelten unter anderem auch über die im Wasser lebenden, als Heilmittel dienenden Geschöpfe), Tiberius Claudius Quirina Menekrates aus Zeophleta (verfaßte neben sehr vielen anderen Schriften ein dem Claudius gewidmetes Buch über Heilmittel, worin die Gewichtsbestimmungen in Worten angegeben waren, um Verwechslungen vorzubeugen — betitelt αὐτοκράτωρ ὁλογράμματος ἀξιολόγων φαρμάκων); sein Emplastrum diachylon, Bleiglättenpflaster mit Kräuterauszügen, hat sich, wenigstens dem Namen nach, bis heute erhalten; Xenokrates von Aphrodisias (schrieb über die Materia medica und über animalische Nahrung περὶ τῆς ἀπὸ τῶν ζώων τροφῆς, wovon der Abschnitt über eßbare Wassertiere [π. τ. ἀπὸ ἐνύδρων τροφῆς] noch vorhanden, vergl. Ideler, Physici et medici graeci minores, Lips. 1841, I, 121 ff.); neben manchen rationellen Rezepten hat er ganz besonders dazu beigetragen, den Glauben an die Wahrsagekunst, an Geheimmittel und an die wunderbare Heilkraft tierischer Stoffe zu verbreiten; so kamen in seinem Arzneischatz vor: Teile des Nilpferdes und Elefanten, Fledermausblut, ferner Teile des menschlichen Körpers, wie Fleisch, Gehirn, Leber, Knochen, Blut, Schweiß, Ohrenschmalz, Sperma, Harn und Fäces (zum Einreiben von Mund und Hals), Heras aus Kappadokien (schrieb ein Werk über Heilmittel νάρθηξ = Arzneikasten). Andromachos der Aeltere aus Kreta, berühmt durch seine Modifikation des Mithridations (Zusatz von Vipernfleisch), den Theriak, θηριακὴ δι᾽ ἐχιδνῶν ἡ καλουμένη γαλήνη = Windstille, in 174 elegischen Distichen beschrieben (Bussemaker, Poetarum de re physica et medica reliquiae, Paris 1851). Der Theriak genoß im späteren Altertum und Mittelalter nicht nur als Antidot im engeren Sinne, sondern auch als Mittel gegen Infektionskrankheiten das höchste Ansehen. Noch im 18. Jahrhundert wurde er unter allerhand Zeremonien bereitet. Sein Sohn

Andromachos der Jüngere (von dem noch viele Rezepte überliefert sind, veröffentlichte Schriften über Heilmittel gegen innere, äußere und Augenkrankheiten); der Zeitgenosse des älteren Andromachos, Servilius Damokrates, ein zu seiner Zeit hoch berühmter, aber für komplizierte Rezepte allzu sehr eingenommener Arzt, von dessen, in Versen abgefaßten pharmakologischen Werken Fragmente auf uns gekommen sind (Damocratis Servilii carmina medicinalia ed. Harless, Bonn 1833). Asklepiades Pharmakion (wandte menschliche und tierische Exkremente mit Vorliebe an), Aglaias aus Byzantion (Mittel gegen den grauen Star in 13 Distichen); der Arzt und Botaniker Pamphilos (Verfasser eines alphabetisch angeordneten Kräuterbuches mit Synonymenliste), verschieden von dem früher lebenden gleichnamigen Salbenhändler Pamphilos, der sich durch den Verkauf eines Mittels gegen Mentagra in Rom große Reichtümer erworben hatte. Ailios Promotos (hinterließ mehrere zum Teil handschriftlich erhaltene Werke über Heilmittel und Gifte).

Zu den besseren Produkten zählen die Compositiones medicamentorum des Scribonius Largus, ein ärztliches Taschenbuch, welches 271 Rezepte, nach den Körperteilen vom Kopf bis zu den Füßen angeordnet, enthält und um das Jahr 47 n. Chr. mit einer Widmung an den Kaiser Claudius veröffentlicht wurde. Nebst der eigenen Erfahrung benützte der Verfasser sorgfältig die Vorarbeiten und entnahm diesen manches Gute, doch scheute er sich auch nicht abenteuerliche, abergläubische Volksmittel in den Rahmen seiner fleißigen Zusammenstellung aufzunehmen. Von Interesse ist es, daß Scribonius Largus als erster die Gewinnung des Opiums richtig beschrieb und bei heftigem Kopfschmerz die Applikation des Zitterrochens (elektrische Schläge!) empfiehlt.

Scribonius Largus dankte seine sehr ausgebreitete Praxis vornehmlich dem Umstande, daß er auch die medikamentöse Behandlung, die er anknüpfend an Herophilos, gegen die orthodoxen Anhänger einer ausschließlich diätetischen Therapie verteidigte, mit hingebungsvollem Eifer pflegte. Durch den Einfluß eines mächtigen Gönners (des freigelassenen Julius Callistus) an den Hof gezogen, behandelte er auch Mitglieder der kaiserlichen Familie (z. B. Messalina) und begleitete den Claudius auf seinem Zuge nach Britannien. Diese Reise, sowie jede sonstige Gelegenheit benützte er, um seine Kenntnis der Arzneistoffe und seine Sammlung von Rezepten zu ergänzen; einzig auf dem Boden einer wenig kritischen Empirie stehend, raffte er nicht bloß aus der griechischen Literatur zahlreiche bewährt befundene Heilformeln zusammen, sondern erwarb noch außerdem von Aerzten, Dilettanten und Kurpfuschern manches berühmte Geheimmittel um schweres Geld, die uns überkommenen Compositiones (ed. G. Helmreich, Leipzig 1887, Teubner; deutsche Uebersetzung bis Kap. 79 mit Kommentar von Felix Rinne, Halle 1896, in Koberts Histor. Studien) enthalten daher neben rationellen

Rezepten viele Volks- und Wundermittel (z. B. gegen Epilepsie, auch ein von einer römischen Dame gebrauchtes, gegen Kolik ein Mittel, das von einer afrikanischen Kurpfuscherin stammte, abergläubische tierische Heilmittel, sogar die Leber eines getöteten Gladiators!). Manchmal regt sich in ihm wohl die bessere Einsicht und ärztliche Kritik, aber nur selten; Erklärungen für die Wirkung der Arzneimittel finden sich nirgends und für den ausbleibenden Erfolg seiner erprobten Kompositionen hat er die Entschuldigung bei der Hand, daß die Verschiedenheit der Körperbeschaffenheit, des Alters, der Zeit oder des Ortes einen nicht vorher zu bestimmenden Einfluß äußern könne. Immerhin weht besonders durch die Vorrede des Werkchens ein sympathisch berührender Zug von Gewissenhaftigkeit, womit sich die beredte Klage über den geistigen und sittlichen Verfall der zeitgenössischen Kollegen verbindet. Schön sind namentlich die Worte, die er dem ärztlichen Beruf widmet: „Idcirco ne hostibus quidem malum medicamentum dabit, qui sacramento medicinae legitime est obligatus; sed persequetur eos, cum res postulaverit, ut miles et civis bonus omni modo, quia medicina non fortuna neque personis homines aestimat, verum aequaliter omnibus implorantibus auxilia sua succursuram se pollicetur nullique umquam nocituram profitetur."

Wissenschaftlicher Geist ist nur bei einem der zahlreichen Pharmakologen dieses Zeitalters zu erkennen, bei Pedanios Dioskurides, welcher von der ersten reiferen Jugendzeit an, dem Gegenstand unablässiges Interesse entgegenbrachte und nicht allein aus guten Vorarbeiten, sondern auch aus der eigenen Anschauung schöpfte. Dioskurides aus Anazarba in Kilikien diente zur Zeit Neros im römischen Heere als Arzt und benützte die beim Besuche der verschiedensten Gegenden erworbenen botanisch-pharmakologischen Kenntnisse für seine kurz vor 77 oder 78 n. Chr. in fünf Büchern verfaßte Arzneimittellehre (ὑλικά) — ein Werk, das durch Vollständigkeit, Kritik und Sorgfalt der Beschreibung unter allen übrigen einschlägigen Arbeiten unvergleichlich hervorragt und lange Zeit unübertroffen blieb. Dioskurides, frei vom Dilettantismus oder Dogmatismus der meisten Vorgänger, nur der exakten Tatsache vertrauend, erreichte in bewundernswerter Weise das vorgesteckte Ziel, durch genaue Schilderung der Arzneikörper aller drei Reiche, durch scharfe Fixierung der Terminologie, durch verläßliche Angaben über Zubereitung, Aufbewahrung, Echtheitsprüfung, Anwendung, Dosierung und Wirkung, die Heilmittellehre zu vereinfachen, die Polypharmazie in die richtigen Grenzen zu bannen. Der Nachdruck ist begreiflicherweise auf die vegetabilischen Heilkörper gelegt; in einem besonderen Kapitel wird jede einzelne Pflanze in toto beschrieben. Name, Synonyma, Standort gehen den pharmakologischen und pharmakodynamischen Angaben voran, und wie vortrefflich die Botanik von Dioskurides dargestellt ist, geht daraus hervor, daß trotz der großen Schwierigkeit die Mehrzahl der beschriebenen Pflanzen in neuerer Zeit identifiziert werden konnte. Hervorzuheben ist es auch, daß er alle in Arabien einheimischen Heilpflanzen kennt, und daß man in seinem Werke zuerst auf die chemische Zubereitung der (nur äußerlich angewendeten) metallischen Mittel stößt. Bei solchen Vorzügen — im ganzen hat er sich in Anbetracht des Zeitgeistes auch vom Aberglauben möglichst fern gehalten — ist es nicht zu verwundern, daß Dioskurides bis in die Neuzeit die Führerrolle einnahm und noch heute im Orient die Bedeutung eines Orakels besitzt.

Statt Dioskurides findet sich in der Literatur auch die Lesart Dioskorides, statt Pedanios auch Pedakios; als Beiname kommt Anazarbeus, aber auch Tarseus vor, letzterer weil Anazarba in der Nähe von Tarsos gelegen war. Dort, wo eine höhere Lehranstalt für Philosophie bestand, machte er wohl seine ersten Studien, die sodann wahrscheinlich in Alexandreia fortgesetzt wurden. Einer bestimmten Aerzteschule schloß sich D. nicht an, wie er denn in seiner Arzneimittellehre die Wirkung zwar von den vier Elementarqualitäten abhängig macht, aber ohne auf die Spitzfindigkeiten der Dogmatiker einzugehen und die Krankheiten nur in der Minderzahl mit bestimmten Namen bezeichnet. Dioskurides veröffentlichte sein Werk vor dem Erscheinen der Naturgeschichte des Plinius; zwischen beiden findet sich manche Uebereinstimmung, weil Plinius sich auf Sextius Niger stützte und dieser aus der, von Dioskurides als Hauptquelle herangezogenen, Schrift des Rhizotomen Krateuas schöpfte. Außer Krateuas ist auch der Herophileer Andreas als wichtigster Vorläufer zu betrachten, die ausgezeichnete Pflanzengeschichte des Theophrastos scheint der Anazarbeer dagegen sehr zum Nachteil des botanischen Teiles seiner Arzneimittellehre nicht gekannt zu haben. Die Reisen als Militärarzt hat Dioskurides nach eigener Versicherung zur Beobachtung lebender Pflanzen und anderer Heilmittel fleißig benützt, jedoch spricht er nur an einer Stelle von einer eigenen Beobachtung in den vestinischen Bergen (Abruzzen). Die Schrift περὶ ὕλης ἰατρικης hat folgenden Inhalt: Vorrede, worin er über die bisherige Bearbeitung des Gegenstands spricht, deren Fehler auseinandersetzt und seinen Plan skizziert; 1. Buch: von den Gewürzen, Oelen, Salben, Bäumen, sowie von den davon herstammenden Säften, Harzen und Früchten; 2. Buch: über die Tiere, Honig, Milch, Fett, von den Getreidearten, Gemüsen und scharfen Kräutern; 3. und 4. Buch: von den Wurzeln, Pflanzensäften, Kräutern und Samen; 5. Buch: vom Weinstock, den Weinen und Mineralien. — Im ganzen sind etwa 600 Pflanzen behandelt. Dioskurides ordnete den Stoff nicht, wie die Vorgänger, alphabetisch, sondern er stellte die Pflanzen nach den äußeren Merkmalen oder nach der Wirkungsart zusammen. Um die Identifizierung der Gewächse hat sich die Forschung schon im Altertum, dann namentlich seit der Renaissance bemüht, in neuerer Zeit ist die Bestimmung der von D. beschriebenen Pflanzen unter anderem von Tournefort, Sibthorp, Koch, K. Sprengel, C. Fraas unternommen worden. — Von reicher praktischer Erfahrung zeugen die Anweisungen zur Prüfung der Drogen (auf Echtheit und Güte), zur Bereitung der zusammengesetzten

Mittel (Beschreibung des Verfahrens und der anzuwendenden Apparate), und sorgfältig werden die Gewichte und Mengen, besonders der stark wirkenden Arzneisubstanzen angegeben. Die Synonyma der Pflanzennamen, welche entweder von Völkern (z. B. den Aegyptern) oder von einzelnen Personen herstammen, sind wenigstens zum Teil eine spätere Hinzufügung. — Die beiden wertvollsten Handschriften des Dioskurides sind der Cod. Constantinopolitanus und Neapolitanus, sie befinden sich in der Wiener Hofbibliothek. Der erstere ist eine kostbar ausgestattete, für Julia Anicia, die Tochter des Kaisers Flavius Anicius Olybrius, angefertigte Pergamenthandschrift aus dem Ende des 5. Jahrhunderts, enthält die Beschreibung der Pflanzen in alphabetischer Reihenfolge (was Dioskurides selbst verpönt hatte!). Neben dem vielfach gekürzten und umgearbeiteten Text besitzt sie Pflanzenabbildungen, die dem illustrierten Krateuas entnommen sind. Von dem Werke des Dioskurides wurden bereits im frühen Mittelalter lateinische Uebersetzungen, bezw. Ueberarbeitungen veranstaltet; unter den Kommentaren (mit lateinischer Uebersetzung) ragt derjenige von Matthiolus, Venet. 1554, hervor; die letzte Ausgabe (griechisch-lateinisch) ist die von C. Sprengel (Leipzig 1829-30). Die deutsche Uebersetzung „Des Pedanios Dioskurides Arzneimittellehre" von J. Berendes (Stuttgart 1902) ist mit vortrefflichen Erklärungen versehen. — Unter dem Namen des Dioskurides gehen noch mehrere Schriften, von denen die beiden als 6. und 7. Buch dem Hauptwerk hinzugefügten περὶ δηλητηρίων φαρμάκων und περὶ ἰοβόλων καὶ περὶ λυσσῶντος κυνός (beide übersetzt von Berendes, Apothekerzeitung 1905) sicher unterschoben, die zwei Bücher περὶ εὐποριστῶν ἁπλῶν τε καὶ συνθέτων φαρμάκων (von den leicht zu beschaffenden einfachen und zusammengesetzten Arzneien) möglicherweise echt sind.

Die Pneumatiker und Eklektiker.

Die dogmatischen Sekten, welche aus der alexandrinischen Medizin hervorgegangen waren, bestanden auch in Rom weiter fort, doch fristeten sie nur ein Schattendasein neben dem sieggekrönten Methodismus und der alten, doch stets neu verjüngbaren Empirie. Unter dem Wuste der schablonenhaften Polypragmasie drohte nicht allein die Spekulation über die Krankheitsvorgänge, sondern das medizinische Denken überhaupt, zu versiegen, und weder von der einseitigen Humoral- noch von der extremen widerspruchsvollen Solidarpathologie war, bei dem Mangel exakter Forschungsmethoden, eine befriedigende Weiterbildung der Theorie zu erhoffen.

In ganz ähnlicher Lage hatte sich nach Erlahmung der Platonik und Peripatetik die Philosophie befunden, bis sich das hellenistische Epigonentum durch Skeptizismus und Atomismus hindurch zum synkretistischen Stoizismus emporschwang, der, auf der breiten Grundlage der Vergangenheit ruhend, zwar vorwiegend der praktischen Lebenskunst zugewandt blieb, aber auch die stagnierende Erkenntnistheorie und Metaphysik wieder in Fluß brachte.

Solchem Beispiel folgend und im direkten Anschluß an die Stoa, welche bei den Römern von allen Systemen am meisten angesehen war, suchte im Laufe des 1. Jahrhunderts n. Chr. eine Minderzahl wissenschaftlich strebender Aerzte eine neue Entwicklung der medizinischen Theorie herbeizuführen, indem man den Grundgedanken der stoischen Philosophie, die Pneumalehre, in die Physiologie und Pathologie hineintrug, zugleich aber auch die früheren gegensätzlichen Richtungen unter dem neu gewonnenen Gesichtspunkt vereinigte. Gründer der Schule war Athenaios von Attaleia (Pamphylien). Verdiente die Schule zur Zeit ihrer Stiftung den Namen der pneumatischen (πνευματικοί), weil sie vornehmlich auf die Ableitung aller organischen Erscheinungen von der Funktion und Beschaffenheit der Lebensluft den Nachdruck legte, so verwandelte sie sich doch schon sehr bald in dem Maße, als die Therapie bestimmenden Einfluß auf den Ideengang erlangte, in die Schule der Eklektiker (ἐπισυνθετικοί), auch hierin ein Gegenstück zum Stoizismus, welcher schon von Anfang an synkretistischen Tendenzen huldigte. Mag die antike Medizin oftmals ihr Licht von der Philosophie erborgt haben, stärker treten doch niemals die historischen Zusammenhänge zwischen beiden und der Zusammenklang in der nachfolgenden Entwicklung hervor. Anderseits freilich, wenn man den Werdegang der medizinischen Theorie, losgelöst von äußeren Einflüssen, betrachtet, ist es nicht zu übersehen, daß die pneumatische Schule im Wesen jene uralten

Ideen von der Bedeutung der „Lebensluft" zur Vollreife brachte, welche, abgesehen von der orientalisch-ägyptischen, in der Medizin der Naturphilosophen und Hippokratiker (vergl. Diogenes von Apollonia, Herakleitos, die hipp. Bücher περὶ φυσῶν, περὶ φύσιος ἀνθρώπου, Anonym. Londin. cap. 5), ja selbst des Erasistratos und Asklepiades (λεπτομερές) lagen, aber wenig beachtet wurden.

Das stoische Lehrsystem, begründet von Zenon aus Kition (im letzten Dezennium des 4. Jahrhunderts v. Chr.), literarisch hauptsächlich vertreten durch Chrysippos aus Soli in Kilikien, stellte als Kompromiß zwischen den verschiedenen vorausgegangenen Systemen (besonders Heraklit, Plato, Aristoteles) die typische Philosophie des Hellenismus dar und erreichte wegen des eklektischen Grundzuges, wegen der praktischen Tendenzen und last not least wegen des kosmopolitischen Standpunkts im Römerreiche die höchste Entfaltung, allerdings in Form einer moralisierenden Popularphilosophie. Die Metaphysik des Stoizismus ist dynamisch-materialistisch mit stärkster Betonung der Teleologie. Unter Anlehnung besonders an Herakleitos und an die aristotelische Dualität eines tätigen und eines leidenden Prinzips nehmen die Stoiker eine einheitliche Weltkraft (= Gott) an, die einerseits als Weltvernunft aufgefaßt wird, anderseits mit dem Urstoff, dem Feuer = Lebenshauch = Pneuma identifiziert wird. Das Pneuma ist der Urkörper, aus dem die Einzeldinge hervorgegangen sind und zugleich die alles durchdringende, alles beherrschende und erzeugende Weltvernunft (λόγος σπερματικός). Da das Pneuma, als Körper, mit Naturnotwendigkeit, als Geist aber, zweckmäßig wirkt, so kann der Naturprozeß nur zu vollkommenen und zweckmäßigen Bildungen führen. Entsprechend der Identifikation der Urkraft mit dem Urstoff wird auch bei jedem Einzelding trotz logischer Unterscheidung eines tätigen und eines leidenden Prinzips die bewegende Kraft mit dem bewegten Stoff gleichgestellt, ausklingend in den Satz: Nur das Körperliche ist wirklich. Der aus gröberen Elementen zweckmäßig zusammengefügte menschliche Leib ist in seiner ganzen Ausdehnung durchsetzt von dem warmen Lebenshauch, welcher als Ausfluß der Weltseele die Vernunft ausmacht, die Sprache, das Vorstellen, das Begehren hervorbringt, als einheitliche Lebenskraft, die physiologischen Funktionen unterhält und den Hauptsitz in der Brust hat.

Wie die stoische Weltauffassung auf biologischer Betrachtungsweise beruht (Welt = ein organisiertes, beseeltes, vernünftiges, schaffendes, zeugendes Lebewesen), wie sich die Stoiker auch gerne mit physiologisch-medizinischen Fragen beschäftigten und mit kleinlicher Teleologie vom anthropomorphen Standpunkt die Naturforschung betrieben, so war anderseits gerade ihre Lehre, wie geschaffen, auf die medizinische Theorie bestimmend einzuwirken. Dies erfolgte aber erst, als der epikureische Atomismus mit Asklepiades hinabgesunken war und der vergröberte Methodismus theoretisch nicht mehr befriedigte. Nicht allein durch die Pneumalehre und Teleologie, sondern auch in formaler Hinsicht durch die subtile Ausgestaltung der Logik und Dialektik (namentlich die feine Differenzierung im kausalen Denken) wurden die Stoiker maßgebend für die pneumatische Schule und damit für die ganze weitere Entwicklung der Medizin.

Im Gegensatz zum System der Methodiker erhebt sich das Lehrgebäude der Pneumatiker auf dem Fundament einer sorgfältig durchdachten Physiologie, in welcher neben dem Pneuma die vier Elementarqualitäten der älteren Dogmatiker, sowie die Lehre von der Lungen- und Hautatmung (vergl. hierzu besonders die sizilische Schule und Diokles) die Hauptrolle spielen.

Grundbestandteile des Körpers (wie bei den älteren Dogmatikern) sind das Warme, Kalte, Trockene und Feuchte, welche, als Stoffe gedacht, die Gewebe und Organe aufbauen, als Kräfte aufgefaßt, die Lebensvorgänge bedingen; hiervon gelten das Warme und Kalte als die wirkenden (ποιητικὰ αἴτια), das Trockene und Feuchte als die leidenden (ὑλικά) Potenzen. Die oberste Regulation der physiologischen Erscheinungen wird durch das Lebensprinzip (πνεῦμα ζωτικόν) bewirkt, das dem Menschen von Natur innewohnt (daher π. σύμφυτον), durch seine mannigfache Bewegung die innere Wärme (ἔμφυτον θερμόν) erzeugt und in dreifacher Abstufung 1. den Körper zusammenhält (ἕξις), 2. als Bildungskraft, Wachstum und Zeugung vermittelt (φύσις), endlich (als ψυχή) Denken, Empfinden, Begehren hervorbringt; der herrschende Teil der Seele ist das ἡγεμονικὸν, mit dem Sitz im Herzen (vergl. die sizilische Schule). Der Atmungsprozeß hat den Zweck, das Pneuma durch die eindringende Luft zu ersetzen und die innere Wärme zu mäßigen. (Die vom Herzen mit eingepflanzter Wärme versehene Lunge, verlangt nämlich zur Abkühlung nach kalter Luft und führt diese sodann dem Herzen wieder zu.) Bei der Zusammenziehung des Thorax wird Luft aufgenommen, bei der Ausdehnung wird die unrein gewordene nach außen abgegeben. Ergänzend wirkt die Perspiration (διαπνοή), d. h. die pulsatorische Tätigkeit der Arterien, durch deren feinste in der Haut befindlichen Endungen einerseits die Zuführung der Luft für den Körper (bei der Systole) stattfindet, anderseits die Aussonderung der unrein gewordenen Luft (bei der Diastole) vor sich geht (vergl. Empedokles, sizil. Schule, Diokles). Das Blut wird aus den brauchbaren Nahrungsstoffen (nach Vollendung des Verdauungsprozesses im Magendarmtrakt) in der Leber vermöge der eingepflanzten Wärme gebildet und von dieser dem Herzen zugeführt; die Milz dient als Reinigungsorgan (Aussonderung der unreinen Stoffe des schwarzen Blutes). Die vom Herzen entspringenden Arterien führen, ebenso wie die aus der Leber hervorgehenden Venen, sowohl Blut, als auch Pneuma (vergl. Praxagoras-Herophilos), nur mit dem Unterschied, daß die ersteren mehr Pneuma, die letzteren mehr Blut enthalten.

Stimme und Sinnestätigkeit erklären sich aus der Funktion des Pneuma; jedes der Sinnesorgane besitzt ein besonders geartetes Pneuma, z. B. das Auge ein sehr feines, das Ohr ein trockenes, die Nase ein feuchtes und dampfartiges. Die Zeugung setzt ein tätiges und ein leidendes Prinzip voraus, d. h. den männlichen Samen (mit seiner bewegenden und bildenden Kraft) und den weiblichen Zeugungsstoff (Material für den Aufbau des Embryos). Die Eierstöcke liefern keinen wirklichen Samen und sind, ebenso wie die Brustdrüsen des Mannes, nur der Analogie wegen vorhanden, aber ohne ἐνέργεια. Die Knaben stammen aus der rechten (wärmeren) Seite des Uterus, die Mädchen aus der linken. Die Bildung des Embryos erfolgt nach 40 Tagen, am 9. Tage zeigen sich einige blutige Streifen, am 18. fleischige Klümpchen und Fasern, nach 27 Tagen erscheinen schwache Spuren des Rückgrats und Kopfes. — Wie ein Rückblick ergibt, stützt sich die Physiologie der Pneumatiker auf den Stoizismus und teils indirekt, teils direkt auf Empedokles, die sizilische Schule, die Hippokratiker, Diokles, Aristoteles u. a.

Ganz, wie bei den älteren Dogmatikern wurde die Verschiedenheit der Geschlechter, Lebensalter, Jahreszeiten auf die verschiedenen Qualitätenverbindungen zurückgeführt und ein Korrespondenzsystem aufgestellt, gemäß welchem der Qualität nach, das Knabenalter dem Frühling, das Jünglingsalter dem Sommer, das Mannesalter dem Herbste, das Greisenalter dem Winter entsprach (doch herrschte bei den einzelnen Autoren keine volle Uebereinstimmung).

Gesundheit beruht auf der normalen Beschaffenheit des Pneuma und namentlich wird sie durch die Spannung (τόνος) desselben gefördert. (Der Tonos ist durch den Puls zu erkennen.) Krankheit ist Verderbnis des Pneuma, hervorgerufen durch Dyskrasien der Elementarqualitäten, deren es im ganzen acht gibt, je nachdem nur je eine oder je zwei Elementarqualitäten abnorm vorwalten (z. B. Kälte und Feuchtigkeit). Vom Grade der Verderbnis des Pneuma, also der Dyskrasien, hängt die Schwere der Krankheit, ihre Sonderart ab. In der speziellen Pathologie der Pneumatiker wird von den Dyskrasien ausgiebig Gebrauch gemacht, zudem aber noch auf den entsprechenden Krankheitsstoff, d. h. einen der vier Kardinalsäfte (Blut, Schleim, gelbe und schwarze Galle), das Hauptgewicht gelegt.

Am deutlichsten ist dies in der pneumatischen Fieberlehre zu verfolgen: das Quotidianfieber beruht auf Kälte und Feuchtigkeit, wird demnach durch die kaltfeuchte Körperflüssigkeit, d. h. durch den übermäßigen Schleim gebildet; das Tertianfieber beruht auf Wärme und Trockenheit, sein Krankheitsstoff ist die gelbe Galle; das Quartanfieber hat entsprechend der Kälte und Trockenheit die schwarze Galle zum Krankheitsstoff. (Trotz der praktischen Konformität mit den Humoralpathologen ist zu beachten, daß die Pneumatiker den Schleim, die gelbe und schwarze Galle nicht als letzte

Krankheitsursache, sondern nur sekundär als Krankheitsstoff ansahen.) Unter den einzelnen Autoren herrschte übrigens betreffs der Krankheitsklassifikation nach Qualitäten keine volle Harmonie. Aus dem Korrespondenzsystem der Qualitäten leitete man die besonderen Eigentümlichkeiten der einzelnen Krankheitsformen in Bezug auf ihr Vorkommen ab. So kommt z. B. das kaltfeuchte Quotidianfieber (seiner Qualität entsprechend) am häufigsten im Winter, bei kalter und feuchter Luftbeschaffenheit, in kalten und feuchten Gegenden und im Greisenalter vor; die Tertiana (Wärme — Trockenheit) bei jugendlichen Personen, zur Sommerszeit, in heißen und trockenen Gegenden; die Quartana (Kälte — Trockenheit) im Herbste etc.

Fieber entsteht durch Fäulnis der Kardinalsäfte (σῆψις τῶν χυμῶν) — eine schon von den älteren Dogmatikern vertretene Lehre, die von nun an lange in der Medizin herrschend blieb. (Asklepiades und die Methodiker hatten die Annahme einer Fäulnis, ebenso wie einen eigentlichen Verdauungsprozeß verworfen, für sie gab es nur Verstopfung der Porengänge, bezw. Zerlegung in Atome.) In der Krankheitslehre sind nicht nur die offenbaren Ursachen (φαινόμενα), sondern auch die verborgenen, unsichtbaren (ἄδηλα) zu erforschen. Nach dem Muster der stoischen Doktrin unterschieden die Pneumatiker mit subtilster Haarspalterei in der Aetiologie eine ganze Reihe von Ursachen verschiedenen Grades, von denen die wichtigsten Arten folgende waren. Αἴτια προκαταρκτικά, das sind die äußeren Gelegenheitsursachen (z. B. übermäßige Nahrungsaufnahme). Von diesen erst werden die αἴτια προηγούμενα hervorgerufen (z. B. die durch übermäßigen Genuß von Speisen entstandene Ueberfüllung der Gefäße mit Blut — Plethora). Unter den αἴτια συνεκτικα verstand man die eigentlichen fortwirkenden Ursachen, von deren Vorhandensein, Zunahme, Abnahme, Verschwinden die entsprechenden Stadien der Krankheit abhängen (z. B. Stein in der Harnblase). Man sonderte ferner im Krankheitsprozeß begrifflich: αἰτία (die wirkende Ursache), διάθεσις (alles das, was zum Krankheitszustand gehört), νόσος (die Dyskrasie), πάθος (Funktionsstörung) und σύμπτωμα (Folgen der verletzten Funktion).

Hinsichtlich der Aetiologie ist nachzutragen, daß auch die Methodiker bereits die Krankheitsursachen in ähnlicher Weise einteilten, jedoch die αἴτια προηγούμενα nicht kannten. Die Stoa scheint die Fülle ihrer αἴτια der älteren dogmatischen Schule entlehnt zu haben.

Die Diagnostik wurde von der pneumatischen Schule ganz besonders dadurch verfeinert, daß sie die von Herophilos begründete, im Lichte des Systems besonders wichtige Pulslehre allerdings mit dialektischer Spitzfindigkeit weiter ausbaute. Ihre Therapie war, entsprechend den pathologischen Prämissen, auf die Bekämpfung der Dyskrasien gerichtet, sie bestand demnach darin, übermäßige Wärme durch kühlende Mittel, übermäßige Kälte durch wärmende, übermäßige Feuchtigkeit durch trocknende und übermäßige Trockenheit durch anfeuchtende Mittel zu bekämpfen. Charakteristischerweise wichen die Anhänger der pneumatischen Schule von den Humoralpathologen aber darin ab, daß sie die abnormen Qualitätenverbindungen weit weniger durch Arzneimittel, als durch die diätetisch-physikalischen Behandlungsarten zu beheben bemüht waren (Einfluß des Methodismus). Gerade hierin leisteten sie ihr Bestes, indem sie in rationellster Weise und mit großer Selbständigkeit die Erfahrungen über Diätetik, Leibesübungen, Bäder, Mineralquellen etc. verwerteten, welche im Corpus Hippocraticum vorlagen, bezw. von den älteren Dogmatikern (vergl. z. B. Philistion, Mnesitheos, Dieuches, Diokles), sowie den Alexandrinern überliefert wurden und seit dem Auftreten des Asklepiades und der Methodiker das Lieblingsgebiet der Therapeuten bildeten.

Die angeführten theoretischen und praktischen Grundzüge — von den Anhängern mit größter Hartnäckigkeit als allein richtig verfochten — wurden schon von dem Stifter der Schule Athenaios vertreten und verraten, daß das System der Pneumatiker schon in seinem Ursprung eklektischen Charakter besitzt, auf die Vergangenheit stark zurückgreift und sich als eine Verschmelzung des verjüngten Dogmatismus mit dem Methodismus erweist. In diesem Sinne wurde auch durch die Schüler des Athenaios: Theodoros, Magnos, namentlich aber durch Agathinos die Richtung weiter verfolgt.

Athenaios wirkte in der Zeit des Claudius — Celsus kennt die neue Sekte noch nicht — er scharte in Rom eine bedeutende Zahl von Anhängern um sich und erwarb bei der Mit- und Nachwelt hohes Ansehen. Ausgerüstet mit scharfem Blick für die Schwächen seiner Zeit, suchte er auf Grund einer überaus reichen philosophischen und medizinischen Literaturkenntnis und praktischen Befähigung die herrschenden medizinischen Mißzustände zu beseitigen. Von der Ansicht geleitet, daß die Unterweisung in der Heilkunde einen Bestandteil des Jugendunterrichts bilden solle, daß jeder Mensch Arzt sein müsse, da man in jedem Berufe auch der Heilkunde bedürfe, verfaßte er neben „Definitionen" (ὅροι) ein das Gesamtgebiet behandelndes Werk in mindestens 30 Büchern (περὶ βοηθημάτων), das sich durch Klarheit der Darstellung auszeichnete. Leider sind davon bei späteren Autoren nur Bruchstücke vorhanden, welche Diätetik, Physiologie, Embryologie, Pathologie und Hygiene (Luft, Wohnort) behandeln. Von Interesse ist es namentlich, daß er vom wissenschaftlichen Standpunkt seiner Zeit, d. h. nach den Prinzipien der Qualitätenlehre die Nahrungsmittel (Getreidearten, Brote), das Trinkwasser (das Filtrieren durch die Erde), die Wirkung der Luft (in der Sonne, im Schatten; am Tage, bei Nacht; in der Stadt, auf dem Lande; in hohen, bewaldeten Gegenden, in der Nähe von Flüssen, am Meere, im

Binnenlande, in der Nähe von Sümpfen) sorgfältig analysierte und für jedes Alter, für die beiden Geschlechter, in den verschiedenen Jahreszeiten detaillierte Lebensregeln angab. Bei der Jugenderziehung legte er, anklingend an Platon, größten Wert auf gleichmäßige Ausbildung des Geistes und Körpers, empfahl den ersten Unterricht gewissermaßen spielend, ohne zu große Strenge zu erteilen und auch nach dem 12. Jahre, zu welcher Zeit erst der strengere, wissenschaftliche Unterricht beginnen soll, auf Leibesübungen (schon behufs Unterdrückung der erwachenden Geschlechtslust) das Hauptaugenmerk zu richten. Die geistige Ausbildung des weiblichen Geschlechtes soll vornehmlich darauf gerichtet sein, die zur Führung des Hauswesens erforderlichen Kenntnisse zu erwerben. Im Interesse ihrer Gesundheit rät Athenaios den Frauen wirtschaftliche Tätigkeit an und schreibt ihnen vor, das Backen selbst zu beaufsichtigen, selbst in der Wirtschaft Hand anzulegen, das für den Haushalt Erforderliche selbst zuzumessen und nachzusehen, ob alles an seinem Platze ist, selbst den Teig anzufeuchten und zu kneten, selbst die Betten zu machen, da körperliche Bewegung den Appetit vermehre und einen gesunden Teint verleihe. — In der Therapie schloß sich Athenaios ziemlich an Asklepiades an (auch hinsichtlich des Weins), trotz vielfacher Abweichung im einzelnen. — Magnos aus Ephesos schrieb medizinische Briefe und eine Geschichte der Entdeckungen seit Themison, worin viel vom Pulse gesprochen wurde.

Claudius Agathinos aus Lakedaimon (zur Zeit der Flavier) gab der Schule mit Recht den Namen der eklektischen, da er sie mit den Empirikern und Methodikern in noch innigeren Zusammenhang bringen wollte. Er behandelte mit ungewöhnlichem Fleiße die Lieblingsthemen seines Lehrers, namentlich die Pulslehre (περὶ σφυγμῶν), experimentierte an Hunden über die Wirkung der Nieswurz und verwarf zwar nicht ganz den Gebrauch der warmen Bäder, aber wandte mit Vorliebe die kalten an, für deren Anwendung er genaue Regeln festsetzte.

Der Gebrauch der kalten Bäder war nach Asklepiades und Antonius Musa, besonders durch den Arzt der neronischen Epoche, Charmis aus Massilia, in Aufnahme gekommen und wurde mit fanatischem Eifer von vielen Aerzten und von Laien verteidigt. Agathinos empfahl sie auch bei Kindern und in jeder Jahreszeit.

Zu den hervorragendsten Anhängern des Agathinos gehörten Herodotos und Archigenes aus Apameia (in Syrien).

Herodotos (gegen Ende des 1. Jahrhunderts n. Chr.) näherte sich noch mehr, als alle übrigen, dem Methodismus, indem er zwar die Qualitätenmischung zum Ausgangspunkt wählte, auf die Einflüsse des Alters, Geschlechtes und der Jahreszeiten Bedacht nahm, aber auch die Kommunitäten, die Theorie des Diatritos, die Metasynkrise berücksichtigte, ja sogar in der Terminologie

Konzessionen machte. Er war ein großer Freund der „methodischen" Heilmethoden, gab Vorschriften über Wasser-, Sand-, Sonnen-, Oel- und Schwitzbäder, über Massage, Gymnastik, Schröpfen, Venäsektion, Weingenuß u. a. m. Bei der Krankheit unterschied er vier Stadien: ἀρχή, ἐπίδοσις, ακμή, παρακμή. Herodotos scheint, nach einem erhaltenen Fragment zu urteilen, die Blattern beschrieben und die kontagiöse Verbreitungsweise derselben hervorgehoben zu haben.

Archigenes lebte zur Zeit des Kaisers Trajan in Rom und vereinigte nach übereinstimmendem Urteil der Zeitgenossen, wie der nachfolgenden Kritiker, alle Vorzüge in sich, die den Ruf der Gelehrsamkeit und zugleich der praktischen Tüchtigkeit bedingen. Seiner Person dankte die Schule vielleicht am meisten die Anerkennung, welche ihr in steigendem Maße zu teil ward und, abgesehen von dem Lobe der späteren Autoren, spricht für die Bedeutung dieses ärztlichen Forschers die Tatsache, daß späterhin der große Galenos vieles aus seinen Schriften entnahm und durch dieselben zu ähnlichen wissenschaftlichen Arbeiten angeregt worden ist. Aeußerst beliebt beim Publikum, namentlich bei der vornehmen Welt, fand Archigenes doch die Muße, eine reiche literarische Tätigkeit zu entfalten, um in populärer Darstellung, aber auch mit allen Finessen der logischen Distinktion, die Grundlehren der Pneumatiker mit den guten Leistungen der empirischen und methodischen Medizin in Einklang zu bringen. Außer Briefen mit ärztlichen Ratschlägen verfaßte er Werke über den Puls, über fieberhafte Krankheiten und Fiebertypen, über lokale Affektionen, Diagnostik und Behandlung akuter und chronischer Leiden, über den rechten Augenblick zur Vornahme ärztlicher Eingriffe, über Chirurgie, Arzneimittel (namentlich Nieswurz und Bibergeil) und therapeutische Hilfsmittel im allgemeinen. Nach den erhaltenen Fragmenten zu schließen, war er ein ausgezeichneter, auch chirurgisch hochbegabter Therapeut, der alle zu Gebote stehenden Methoden mit Umsicht verwendete, freilich aber aus suggestiven Gründen auch abergläubische Mittel (z. B. Amulette) benützte; theoretisch bemerkenswert ist es insbesondere, daß Archigenes die Pulslehre auf jene Höhe brachte, die sie überhaupt in der antiken Medizin erreichen konnte, daß er eine ganze Reihe von verschiedenen Schmerzempfindungen unterschied, aus deren Qualität er den Sitz der Krankheit bestimmen wollte und daß er die primären von den bloß sympathischen, sekundären Krankheitszuständen scharf zu trennen suchte.

Archigenes, Sohn eines als Pharmakologen bewährten Arztes, Philippos, gehörte zu den besten Autoren des Altertums, wenn er auch gewiß in sehr bedeutendem Maße von den Vorgängern abhängig ist. Obwohl er zu den galanten Modeärzten zählte und den Wünschen der vornehmen Damen (βασιλικαὶ γυναῖκες) sogar durch Angabe von Haarfärbemittel sehr entgegenkam — der Leibarzt des Trajan, Kriton, schrieb ein eigenes

Handbuch der Toilettenkunst[15] — haftet ihm doch kaum ein Zug von Scharlatanerie an. Wo der bissige Juvenal von Aerzten spricht, nennt er ihn, sein Name ist bei dem Dichter geradezu der Gattungsname für „Aerzte". — In seinen Lehren weicht Archigenes nicht selten von den früheren Meistern der pneumatischen Schule, wenigstens in Einzelheiten ab. Die Fieber leitete er von abnormer Steigerung der Wärme und Trockenheit ab (bei Athenaios ist es Wärme und Feuchtigkeit), auch folgte er in der Angabe über die vorherrschenden Qualitäten bei den intermittierenden nicht ganz den Vorgängern und unterschied (gegenüber Herodotos) als Stadien: die ἀρχή, ακμή, παρακμή und ἄνεσῖς. Die Fieber zerfallen in drei diagnostisch (nach der Aetiologie, Pulsbeschaffenheit, Wärme, Harn, Allgemeinzustand) erkennbare Arten, nämlich Eintagsfieber, septische und hektische, je nachdem die Fäulnis im Pneuma, in den flüssigen oder festen Teilen ihren Sitz hat; nach dem Verlauf in intermittierende und kontinuierliche, nach der Dauer in κατόξεις (bis zu 7 Tagen), οξεις (bis zu 14 Tagen), χρόνιοι (bis zu 40 Tagen), βραχυχρόνιοι (über 40 Tage anhaltend). Von Hippokrates nahm Archigenes wieder die lange verworfene Lehre von den kritischen Tagen auf, sprach jedoch dem 21. Tage größere Bedeutung zu als dem 20., dem 27. eine geringere als dem 28. Tage. Den Glanzpunkt bildete die Pulslehre. Unter σφύγμος verstand er die normale Bewegung der Arterien und des Herzens (zum Unterschied von τρόμος, σπάσμος, πάλμος vergl. Praxagoras) und führte die Systole wie die Diastole auf eigene Kraftäußerung zurück (vergl. Herophilos). Wie Herophilos nimmt Archigenes vier Zeiten (Systole, Diastole und die beiden Pausen) an und unterscheidet im wesentlichen zehn Pulsgattungen mit entsprechenden Unterarten, worüber man sich aus nachfolgendem Schema orientieren kann:

<table>
<tr><td>1. τὸ παρὰ τὸ ποσὸν τῆς διαστολῆς·
μέγας, μικρὸς
μέσος</td><td>2. τὸ παρὰ τὸ ποῖον τῆς κινήσεως·
ταχύς, βραδύς,
μέσος</td><td>3. τὸ παρὰ τὸ τόνον τῆς δυνάμεως·
σφοδρός,
αμυδρός μέσος</td></tr>
<tr><td>4. τὸ παρὰ τὸ ποσὸν τῆς πληγῆς</td><td colspan="2">5. τὸ παρὰ τὸν χρόνον τῆς ἡσυχίας·
πυκνός, ἀραιός μέσος</td></tr>
<tr><td colspan="2">6. τὸ παρὰ τὴν σύστασιν
σκληρός, μαλακός,
μέσος</td><td>7. τὸ παρὰ τὴν ὁμαλότητα καὶ ἀνωμαλίαν</td></tr>
</table>

8. τὸ παρὰ τὴν τάξιν καὶ ἀταξίαν	9. τὸ παρὰ τὸ πλῆθος καὶ τὸ κενόν	10. τὸ παρὰ τὸν ῥυθμόν.

Es wird also Größe, Schnelligkeit, Stärke, Völle, Häufigkeit, Härte, Rhythmus, Gleichmäßigkeit in der Aufeinanderfolge untersucht. Wichtig waren die Unterarten des doppelschlägigen (δίκροτος), ameisenartigen (μυρμηκίζων), gazellenartigen (δορκαδίζων), wurmartigen (σκωληκίζον) und welligen (κυματώδης) Pulses. — Von der Therapie des Archigenes wissen wir, daß er neben der eifrig gepflegten diätetisch-physikalischen Behandlungsweise auch Abführmittel (z. B. bei Fieber, bei Melancholie, gab er seine, „Hiera" genannte, Koloquinthen enthaltende Komposition), Blutentziehungen (mit Indikationsstellung) und Brechmittel (gewisse Speisen, Rettiche, Nieswurz) anwendete. Eines seiner Lieblingsmedikamente war das Bibergeil. — Archigenes gab eine glänzende Beschreibung der Lepra und berichtete auch über verschiedene indische Heilmethoden; er kannte auch die Diphtherie.

Ebenfalls Pneumatiker war Apollonios aus Pergamon, welcher die häufige Ausführung des Aderlasses widerriet, mit der Begründung, es werde dadurch zu viel πνεῦma dem Körper entzogen; besser sei es daher vom Schröpfkopf und Skarifikationen Gebrauch zu machen.

Die Schule der Pneumatiker hat sich auch um die **Chirurgie** große Verdienste erworben, gehörten ihr doch die berühmtesten Wundärzte der Kaiserzeit an, Archigenes, Leonides und Heliodoros und der spätere Antyllos.

Archigenes zeichnete sich dadurch aus, daß er die Indikationsstellung für die Amputation (gegenüber den Hippokratikern) bedeutend erweiterte, Gefäßligatur oder Umstechung anwendete; er operierte Brust- und Gebärmutterkrebs, verwendete zur Stillung der Blutungen, sowie bei Coxalgie das Glüheisen und bediente sich des Speculum uteri. Heliodoros hinterließ, wie die Fragmente zeigen, wertvolle Angaben über die Operation von Abszessen, über Schädelverletzungen (Untersuchung mit der Sonde, Trepanation), Exostosen, Empyem, Hypospadie, Strikturenbehandlung, nahm Resektionen vor, kannte den Lappenschnitt und bespricht ausführlich die verschiedenen Verbände (Rollbinden, gespaltene und zusammengenähte Binden) und Repositionsmethoden (mit der Hand, mit den Utensilien des gewöhnlichen Lebens, mit Maschinen, z. B. πλινθίον des Neileos).

Leonides aus Alexandreia (gegen Ende des 1. Jahrhunderts) stützte sich vornehmlich auf Philoxenos (vergl. S. 281), verbesserte mehrere Operationsmethoden, z. B. bei der Amputation (Lappenschnitt), bei den Hämorrhoiden (unter Benutzung des Mastdarmspiegels) und beschäftigte sich, wie die erhaltenen Bruchstücke zeigen, besonders mit der Diagnostik der Schädelbrüche, sowie mit der Therapie der Tumoren, Hernien und Fisteln; er wußte auch, daß die Filaria Medinensis in Indien und Aethiopien endemisch vorkommt.

Literarische Bedeutung hat von den späteren „Eklektikern“ Kassios, der Iatrosophist (_?_ n. Chr.), dessen „Medizinische Fragen und Probleme“ (ἰατρικαὶ ἀποϱίαι καὶ πϱοβλήματα φύσικα) in 84 Sätzen medizinische und naturwissenschaftliche Dinge behandeln. Der Standpunkt des Verfassers ist vorwiegend pneumatisch aber auch methodisch. Die Fragen betreffen u. a. auch die Tatsache der gekreuzten Lähmungen, die Lehre von den Sympathien (metastatische Abszesse, sympathische Augenentzündung etc.), die Ernährung der Körperteile durch die spezifische Assimilation, womit auch die Kallusbildung in Zusammenhang gebracht wird (vergl. Ideler, Med. gr. min. I). Erwähnenswert ist ferner: Markellos aus Side (Pamphylien) zur Zeit des Marc Aurel, welcher 42 Bücher ἰατϱικά = Aerztliches schrieb, wovon wir noch ein Fragment über Lykanthropie und 101 Hexameter über die in der Medizin gebräuchlichen Fische besitzen (Schneider, Marcelli Sidetae medici fragmenta, Leipzig 1888).

Aretaios, Rhuphos, Soranos.

Die Spirallinie der geschichtlichen Entwicklung führte das medizinische Denken unverkennbar wieder zum Rationalismus, allerdings auf höherer Stufe, zurück, und die pneumatisch-eklektische Schule bedeutet nichts anderes, als eine Erneuerung der dogmatischen Fundamentalsätze, deren humoralpathologischer Inhalt freilich durch die Pneumalehre erweitert, durch die Qualitätentheorie verschleiert, durch die Heranziehung aller bisher erzielten theoretischen und praktischen Errungenschaften wesentlich modifiziert wurde.

Eine logische Geschichtskonstruktion würde als weitere Etappe schließlich die vollendete Rückkehr zu Hippokrates selbst erfordern, von dem sich ja einst die dogmatische Richtung auf der Suche nach rationeller Begründung der Kunstregeln ableitete, sie würde die Existenz eines Mannes präsumieren, dessen Denken und Wirken gleichsam die Asymptote zu einem den Zeitansprüchen äquivalenten, wissenschaftlich gefestigten Hippokratismus darstellt.

Ideal und Wirklichkeit fällt in dieser Epoche tatsächlich zusammen in einigen — Meisterwerken, über deren vielumstrittenen Verfasser wir leider bloß das eine mit Sicherheit wissen, daß er, weder auf seine, noch auf die nachfolgende Zeit (wenigstens nach den äußerst spärlichen Zitaten der späteren Autoren zu urteilen) einen tiefer eingreifenden Einfluß ausgeübt hat. Es sind dies die glücklicherweise noch erhaltenen Bücher des Aretaios aus Kappadokien: Ueber die Ursachen und Kennzeichen der akuten und chronischen Krankheiten (περὶ αἰτιῶν καὶ σημείων ὀξέων καὶ χρονίων παθῶν) und über die Behandlung derselben (περὶ θεραπείας ὀξέων καὶ χρονίων παθῶν) — Schriften von unvergänglichem Werte, Denkmäler echt hippokratischer Geisteshoheit!

Da Aretaios keinen medizinischen Autor außer Hippokrates erwähnt, und die Alten seiner ebensowenig gedenken, so herrschen über seine Lebenszeit nur Vermutungen, die sich vorwiegend auf Inhalt und Darstellungsweise seiner Schriften stützen. Der Umstand, daß er dem Pneuma eine bedeutende Rolle zuerkennt, hat neben anderen Momenten zur Annahme geführt, daß er in der zweiten Hälfte des 1. Jahrhunderts n. Chr. (wohl eine Zeitlang auch in Aegypten) lebte; der ionische Dialekt — den er für die Darstellung übrigens deshalb wählte, um Hippokrates auch in der Form nachzustreben — führt, nach Ansichten der Philologen, in die Zeit des 2. Jahrhunderts hinab. Außerdem ist heute sogar die Frage, wie Aretaios als Mediziner zu werten ist, deshalb diskutabel geworden, weil man eine bisher entgangene, merkwürdige Uebereinstimmung seiner Schriften mit den Fragmenten des

Archigenes von Apameia entdeckt hat, und so dreht sich die Debatte noch darum, ob Aretaios nur als „Stilist" einzuschätzen ist und sein Wissen dem Archigenes entlehnt hat oder aber, ob letzterer als Plagiator aufzufassen wäre. Die bedeutende Selbständigkeit, welche Aretaios gerade bei der Darstellung allgemein bekannter Verhältnisse offenbart, macht die medizinischen Historiker bisher wenig geneigt, seinen Ruhm schmälern zu lassen. Mag aber das Endurteil wie immer ausfallen, das Eine wird unverrückbar feststehen: Kein einziger griechischer Autor nach Hippokrates, von dem wir Kunde haben, erreicht die Höhe des Aretaios und kein Werk in der ganzen Literatur nähert sich in solchem Maße dem echten, unverfälschten Geist des Hippokratismus, sowohl in Bezug auf die Krankheitsschilderung, als auch im Hinblick auf die therapeutischen Grundsätze, wie die Bücher des Kappadoziers. Entrückt dem Streit über die Person des Autors, wollen wir in der folgenden Darstellung nur auf seine Schriften unser Augenmerk richten.

Außer den oben genannten Büchern schrieb Aretaios noch über Fieber, Chirurgie, Gynäkologie, über Prophylaxe und Arzneimittel, wovon aber nichts gerettet wurde. Die beiden auf uns gekommenen Hauptwerke, je vier Bücher, de causis et signis acutorum et diuturnorum morborum und de curatione acutor. et diuturnor. morb., sind leider mit einigen bedeutenden Lücken versehen. Ed. C. G. Kühn (Leipzig 1828 in den Op. medicor. Graecor. quae exstant vol. 24); deutsche Uebersetzungen von Dewez (Wien 1790, 1802) und Mann (Halle 1858).

Den schönsten Vorzug des Aretaios bildet es, daß er unbeirrt durch einengende Schulsatzungen und Dialektik die scharf beobachtende, aber nüchtern urteilende ärztliche Erfahrung keiner geistreich schillernden Theorie opfert, und wohl ein Sohn, nicht aber ein Knecht seines Zeitalters, inmitten einer ungesunden Hyperkultur, inmitten von frivoler Routine und uferloser Spekulation den schmalen Saumpfad wahrer, denkender, kritischer Naturbetrachtung einschlägt — den Weg, der unbetretbar für die Masse der Allzuvielen, von dem erhabenen Genius aus Kos nur für die Besten aller Zeiten gebahnt worden zu sein scheint. Lebhaft an Hippokrates in der knappen, edelstilisierten und plastisch abgerundeten Darstellungsweise erinnernd, ein Muster in der Auffassung des ärztlichen Berufes, in der Naturwahrheit der Schilderung, in der Zurückhaltung des Urteils, erfüllt von dem Geistesadel, der die klassische Literatur der Hellenen über die aller Völker erhebt, entwirft Aretaios vom Standpunkt seiner Wissenshöhe schwer erreichbare, kaum zu übertreffende Krankheitsbilder, immer hinstrebend nach sicherer Diagnose, immer das Hauptziel im Auge behaltend — die einfache, möglichst naturgemäße Heilmethode.

Aus der Fülle des Stoffes sei hier nur auf dasjenige verwiesen, was die Schriften im Verhältnis zu den herrschenden Schulen charakterisiert und einen Fortschritt in praktischer Beziehung ausmacht.

Aretaios nimmt die φύσις in der Bedeutung des Inbegriffs der organischen Kräfte, macht das Herz zur Zentralstätte der eingepflanzten Wärme und mißt dem Pneuma eine hohe Bedeutung bei; der τόνος (vergl. S. 330) ist das verknüpfende Band des Organismus. Krankheiten entspringen aus Anomalien der Säfte, der eingepflanzten Wärme oder des Tonus. Bei der Schilderung der einzelnen Krankheiten, welche in akute und chronische zerfallen, werden die pathognomonischen Symptome mit packender Naturtreue beschrieben, finden neben der Aetiologie und Disposition (Lebensalter, Geschlecht) sehr oft auch die anatomischen Verhältnisse gebührende Berücksichtigung. Ganz besonders gelungen sind die Beschreibungen der Pleuritis (mit Empyem), Pneumonie und Phthise (Bluthusten), des Asthmas (in weiterem Sinne), der Lähmungszustände (Apoplexie = Lähmung der geistigen Tätigkeit, der Empfindung und Bewegung; Paraplegie = Lähmung der Empfindung und Bewegung; Paralysis = Lähmung der Bewegung; Anästhesie = Lähmung der Empfindung), des Tetanus (Emprosthotonus), der Epilepsie (mit vorausgehender Aura), der Hysterie (auch männliche), des Kopfschmerzes (Migräne), gewisser Halsaffektionen (darunter Diphtherie), des Diabetes (erste ordentliche Darstellung in der europäischen Literatur), des Ikterus, der Wassersucht, der Gicht und Ischialgie, der Ruhr, verschiedener Darm-, Leber- und Blasenleiden, der Spermatorrhöe, der Lepra (auf Grund eigener Erfahrung!). Scharf hervorgehoben und auf die physiologische Funktion zurückgeführt wird die Tatsache, daß die vom Gehirn ausgehenden Lähmungen gekreuzt, die spinalen dagegen gleichseitig sind. — Auf die Diagnostik ist besonderer Wert gelegt, ja an einer Stelle (De caus. et sign. acut. II. 3) ist sogar die Auskultation des Herzens angedeutet.

Aretaios fügte zu den physiologisch-pathologischen Anschauungen der Hippokratiker Fundamentalgedanken der Pneumatiker (τόνος) und der Methodiker (Klassifikation der Krankheiten) hinzu und stützte sich im Sinne der alexandrinischen Meister gerne auf die Anatomie. Manche seiner Angaben z. B. über Darmgeschwüre, Nierenaffektionen, „Entzündungen" oder „Erweiterungen" der großen Gefäße sprechen beinahe für die Vornahme von Sektionen, jedoch läßt sich darüber keine Klarheit gewinnen, denn die Widersprüche in den anatomischen Kenntnissen sind zu kraß, wenn Aretaios einerseits sogar die Bellinischen Röhrchen der Niere (De causis II. 3), die Verzweigung der Pfortader und der Gallengänge andeutet, anderseits in der herkömmlichen Weise Nerven, Sehnen und Bänder zusammenwirft oder gar Wanderungen des Uterus annimmt. — In der Physiologie der Verdauung, Blutbewegung und Atmung steht Aretaios auf ähnlichem

Standpunkt wie die Pneumatiker; den einzelnen Organen verleiht er Attraktionskräfte, dem Herzen die Fähigkeit, auch giftige Stoffe (aus dem Magen, aus Lungengeschwüren etc.) heranzuziehen. — Bemerkenswerterweise räumt Aretaios dem Herzen eine weit größere Bedeutung in der Pathologie ein, als alle übrigen Autoren und führt die Synkope, die er prächtig schildert, auf eine Affektion des Herzens zurück, zum Beweise weist er darauf hin (De caus. et sign. acut. II. 3), daß bei denjenigen, welche in der Ohnmacht zu Grunde gehen, kleiner und schwacher Puls, Herzgeräusch (πάταγος) und Palpitationen beobachtet werden. An dieser Stelle sei auch erwähnt, daß er gelegentlich von einer mit der Hand ausgeführten Erschütterung des Abdomens spricht, also von einer Art Perkussion. — Von Infektionskrankheiten erwähnt Aretaios pestartige Bubonen (βουβῶνες λοιμώδεες), die Diphtherie (Αιγύπτια καὶ Συριακὰ ἕλκεα, De morb. acut I. c. 9), bei welcher er die rahmartigen Exsudatmassen, die Schorfe, das Uebergreifen auf den Larynx beschreibt, vielleicht auch die epidemische Meningitis, die Dysenterie (Geschwüre im Dünn- oder Dickdarm, Abstoßung eines Teils der Schleimhaut), die Cholera nostras; die verschiedenen Bezeichnungen der Lepra, ἐλεφαντιασις, σατυριασις, λεοντιασις, werden eingehend erläutert und sogar Heilmittel der Kelten angeführt. — Vom Kopfschmerz unterschied er die akuten (κεφαλαλγια) und die chronischen Formen, καφαλαια und ἑτεροκρανια (Migräne). — Der Diabetes ist als eine Krankheit gezeichnet, bei welcher — Hauptsymptom Durst — Getränke den Körper durchlaufen, die Teile sich in Harn auflösen, Abzehrung und Kollaps entsteht; Ursachen sind auch akute Leiden oder Gifte (unter anderem empfiehlt Aretaios auch Milchkuren). — Die geburtshilflich-gynäkologischen Abschnitte in den Büchern des Aretaios (er schrieb über diesen Gegenstand übrigens ein eigenes, verloren gegangenes Buch) stehen nicht auf der Höhe, doch gebrauchte er den Scheidenspiegel zur Untersuchung und Vornahme gewisser therapeutischer Eingriffe.

Wie nicht anders zu erwarten, läßt sich Aretaios in der Therapie, welcher er wegen der Wichtigkeit eine eigene Schrift widmete, unter Verwerfung des spitzfindigen Theoretisierens von der Erfahrung leiten, er wendet die Hauptaufmerksamkeit auf die sorgsame Regelung der Lebensweise (Diät, Stoffwechselkuren, Leibesübungen, Massage) und bevorzugt im allgemeinen nur eine sehr geringe Zahl zumeist mild wirkender Arzneien. Wo er energisches Eingreifen indiziert fand, machte er vom Opium, von Brech- und Abführmitteln (Klistieren), von Blutentziehungen (Venäsektion auch am Handrücken, Arteriotomie, Blutegel, Schröpfköpfe), von Reizmitteln (kalten Uebergießungen, Wein, Castoreum), Vesikantien, Glüheisen, reizenden Salben und Einreibungen Gebrauch. Interessant ist es, daß Aretaios bei Larynxaffektionen das Einblasen von Pulver in den Kehlkopf empfiehlt. — In ethischer Hinsicht darf es nicht unerwähnt gelassen werden, daß Aretaios

— darin weit entfernt von den Hippokratikern — den Arzt auch bei Unheilbaren nicht seiner erhabenen Pflicht entbindet, wenn ihm auch hier nichts anderes übrig bleibt, als das Mitgefühl zu äußern.

In dem Gesamtbild des großen Arztes befremdet es, daß Aretaios in der Behandlung der Geisteskranken kaum eine Bemerkung über die, von den Vorgängern (vergl. Celsus) so sehr betonte psychische Therapie macht, umsomehr als er zu den besten psychiatrischen Autoren des Altertums zählt. In meisterhafter Weise erörtert er den Einfluß der Temperamente, der Lebensstellung, der Beschäftigung, der unterdrückten Sekretionen auf die Entstehung der Psychosen, deren Rückwirkung auf die Ernährung und zeichnet naturgetreu die Manie, und die Melancholie mit ihren Folgezuständen. Gerade die somatische Auffassung (Humoral- und Pneumatheorie) mit starker Hinneigung zur anatomischen Lokalisation (Phrenitis — Gehirn; Manie und Melancholie — Hypochondrien) führte ihn dahin, fast ausschließlich Aderlässe, Schröpfköpfe, Kataplasmen, Bäder, Bitter- und Abführmittel, in der Rekonvaleszenz Thermen, Meersandbäder, Reisen u. s. w. anzuordnen.

In die Linie des Eklektizismus mit vorherrschender Berücksichtigung der unbefangenen Krankheitsbeobachtung und des anatomischen Denkens ist auch ein anderer hervorragender Arzt zu stellen, dem lange hinaus die gebührende Anerkennung bewahrt wurde, nämlich Rhuphos aus Ephesos, welcher die Hauptelemente seiner Bildung in Alexandreia erwarb und unter Trajan, also im Beginne des 2. Jahrhunderts, praktiziert haben soll. Von seinen zahlreichen Werken sind nur wenige erhalten, doch läßt sich aus dem Torso, sowie aus Zitaten und überlieferten Fragmenten mit Sicherheit erschließen, daß Rhuphos, im Geiste aristotelischer Philosophie, auf Grund fleißigster Literaturbenützung und eigener Forschung die Anatomie, die Arzneimittellehre und Diätetik, die Diagnostik, Pathologie und Therapie sowohl der internen, wie chirurgischen Affektionen sorgfältig bearbeitet und in bedeutendem Ausmaß gefördert hat.

Es sind die Schriften: περὶ ὀνομασιας τῶν τοῦ ἀνθρώπου μοριων = über die Benennung der Körperteile, ἰατρικὰ ἐρωτήματα = ärztliche Fragen, Krankenexamen, eine ausgezeichnete Diagnostik, σύνοψις περὶ σφυγμῶν = Uebersicht der Lehre vom Pulse (vielleicht unecht), περὶ ποδάγρας = über Gicht, nur in barbarischer lateinischer Uebersetzung vorhanden, περὶ τῶν ἐν νεφροῖς καὶ κύστει παθῶν = Nieren- und Blasenleiden; περὶ σατυριασμοῦ καὶ γονορροίας = von der Satyriasis und dem Samenfluß; περὶ φαρμάκων καθαρτικὶν = über Abführmittel. Die Abhandlung περὶ ὀστῶν, sowie die Schrift über die Anatomie der inneren Teile des Menschen, περὶ ἀνατομῆς τῶν τοῦ ἀνθρώπου μορίων, welche dem Rhuphos zugeschrieben wurden, gehören einem Ungenannten an. Ausgabe von Daremberg-Ruelle, mit französischer Uebersetzung (Paris 1879). Erste deutsche Uebersetzung von R. v. Töply „Anatomische Werke des Rhuphos und Galenos“, Wiesbaden 1904. Außerdem schrieb Rhuphos über Geschichte der Medizin, akute und chronische Krankheiten, Gelbsucht, Diätetik (auch bei Meerfahrten), über Wein, Milch, Honig, Feigen, Hausarzneimittel, pflanzliche Arzneimittel, über Chirurgie, Gynäkologie, Augenheilkunde — wie angeführte Büchertitel und Fragmente beweisen.

Rhuphos hat uns eine für Anfänger bestimmte anatomische Schrift hinterlassen: „Ueber die Benennung der Körperteile“, welche für die Geschichte der anatomischen Nomenklatur großen Wert hat, seine Kenntnisse hat er nach eigener Angabe durch die Sektion an Affen erworben und er klagt darüber, daß man zu seiner Zeit nur auf Tierzergliederung beschränkt sei, höchstens die Körperoberfläche am lebenden Sklaven demonstrieren dürfe, früher dagegen hätte man zu Unterrichtszwecken menschliche Leichen zergliedert. Er beschrieb zuerst das Chiasma, kannte die Linsenkapsel, und ahnte den Unterschied zwischen Empfindungs- und Bewegungsnerven; auch schrieb er dem Nervensystem nicht bloß die Vermittlung der Empfindung und Bewegung, sondern die Leitung aller Funktionen zu. Das Buch „Aerztliche Fragen“ zeigt, mit welcher Feinheit die Aerzte bei ihrer Diagnose verfuhren. Die nicht für echt gehaltene „Pulslehre“ stützt sich im wesentlichen auf Herophilos, erörtert die Lage und Bewegung des Herzens, die Verschiedenheit des Pulses, je nach dem Lebensalter und in Krankheiten und unterscheidet mannigfache Pulsarten, je nach der Schnelligkeit, Stärke, Häufigkeit und nach Beschaffenheit der Arterie; als charakteristische Formen werden beschrieben z. B. der unterbrochene (παρεμπίπτων), der ameisenartige, formicans (μυρμηκίζων), der dikrote, der wurmförmige, vermicularis (σκωληκίζων) u. a. — In Betreff der Erkrankungen der Harnorgane, die Rhuphos in einer eigenen Schrift darstellte, wäre hervorzuheben, daß er bei Nierenentzündungen im Anfang keine Diuretika, sondern warme Klistiere anwandte, daß er bei Blasenentzündung der Männer den Gebrauch des Katheters widerriet, hingegen eine warme und milde Behandlung (Umschläge, Bäder, Klistiere, Suppositorien, Druck auf die Blasengegend) empfahl; außerdem schildert er die Blasenblutungen, Blasenlähmung, den Blasenstein (bimanuelle Untersuchung), den Prostataabszeß (als Geschwülste) und gibt zumeist eine sehr zweckmäßige Therapie für diese Zustände an. Er gehört zu den ältesten Schriftstellern über Bubonenpest, Aussatz und Kondylome, beschreibt das traumatische Erysipel, Epithelialkarzinome, Sehnengeschwülste (Zerdrücken der Ganglien) und führte die Verbreitung des Guineawurms auf schlechtes Trinkwasser zurück. Von seiner chirurgischen Tätigkeit spricht die eingehende Beschreibung der verbesserten hippokratischen Streckbank und die Angabe über die Blutstillungsverfahren (Fingerdruck, Kompressivverband, Kälte, Adstringentine, Torsion, Ligatur,

Durchschneidung der angeschnittenen Gefäße), sowie die Erwähnung traumatischer Aneurysmen; auch der Gynäkologie (Dysmenorrhöe, Schwangerschaftsdiagnose und Hygiene der Schwangeren) widmete er seine Aufmerksamkeit. Endlich verbesserte Rhuphos auch die Hygiene durch zahlreiche höchst rationelle und vielseitige Vorschriften, förderte die Psychiatrie und erfand eine ganze Reihe von Arzneikompositionen, unter denen seine Hiera (koloquinthenhaltiges Abführmittel) besondere Berühmtheit erlangte.

Rhuphos erklärte das Fieber für ein großes Heilmittel, von dem zu wünschen wäre, daß man es künstlich erzeugen könnte und berichtet, daß manche afrikanische Völker in dieser Absicht Bocksharn verwenden.

Bezüglich der ἱερά sei daran erinnert, daß mehrere Aerzte des Altertums solche Mischungen dieses Namens komponierten, so Andromachos (ἱερὰ πικρά), Archigenes (ἱερὰ διὰ κολοκυνθιδος oder δι'ἀλόης).

Das Emporstreben der Pneumatiker und Eklektiker vermochte die methodische Schule keineswegs zu unterdrücken, im Gegenteile, dieselbe blühte als mächtigste weiter, und gerade in der Epoche des Trajan und Hadrian war ihr ein bedeutsamer Aufschwung beschieden durch einen der berühmtesten und bis tief ins Mittelalter gefeierten Aerzte: Soranos aus Ephesos, den „methodicorum princeps“, den Verfasser „vieler herrlicher Werke“. Aber, mochte dieser große Arzt auch fest im Erdreich des Methodismus wurzeln, die umfassende Ausbildung, welche er vorwiegend in Alexandreia empfing, trug doch gewiß das ihrige dazu bei, daß er, frei von beschränkter Einseitigkeit, auch jene Erkenntnisquellen nicht ungenützt ließ, welche die angestammte Schule mied, daß er, nur auf anderem Wege, aber mit gleichem Ziele, den besten der damaligen ärztlichen Forscher, und dies waren durchwegs eklektische Denker, entgegenkam. Scharfe Beobachtungsgabe, sicheres, selbstgeprägtes Urteil, vorurteilslose Sinnesart kennzeichneten in ganz besonderem Grade sein Wesen. Was er — der bedeutendste Geburtshelfer des Altertums — in der Frauen- und Kinderheilkunde geschaffen, liegt glücklicherweise direkt vor unseren Blicken, die trefflichen sonstigen Leistungen und Gedanken dieses Meisters, der das Gesamtgebiet der Medizin erfolgreich beherrschte, sehen wir nur durch das mehr oder minder trübe Medium der Uebersetzer und Kompilatoren; denn von Soranos selbst besitzen wir außer Fragmenten nur die beiden wertvollen gynäkologischen Bücher περὶ γυναικείων (παθῶν) nahezu vollständig.

Soranos, der Sohn des Menandros und der Phoibe, studierte in Alexandreia und wirkte als Arzt in Rom. Sein berühmtes Werk „Ueber die Krankheiten der Frauen“ (im Jahre 1838 von F. R. Dietz wieder aufgefunden) liegt uns, abgesehen von den Ausgaben von Zach. Ermerins (Utrecht 1869) und Val.

Rose (Leipzig 1882) in einer deutschen Uebersetzung vor („Die Gynäkologie des Soranos", übersetzt von Lüneburg-Huber, München 1894); nebstdem gibt es davon eine noch erhaltene populäre Ueberarbeitung aus späterer Zeit in Form des Hebammenbuches des Moschion. Caelius Aurelianus verfaßte ebenfalls eine lateinische Bearbeitung der Gynäkologie (unter dem Titel „Genetia", wovon jedoch nur ein Fragment übrig geblieben ist) und folgte in seinem Werke De morbis acutis et chronicis so sklavisch dem gleichbetitelten, verloren gegangenen Werke des Soranos περὶ ὀξέων καὶ χρονίων παθῶν, daß man fast von einer Uebersetzung sprechen kann, jedenfalls ein deutliches Bild von den Lehrmeinungen und der Praxis des Soranos daraus gewinnt. Nebstdem schrieb der Ephesier — es sollen im ganzen 30 Schriften gewesen sein — über die Seele, Biographien der Aerzte und Geschichte der Sekten, eine anatomisch-physiologische Nomenklatur, über Aetiologie, die Kommunitätenlehre, über Fieber, Heilmittel und Heilmethoden, über den Samen, über das Gebären lebendiger Jungen, über Knochenbrüche, Verbandlehre, ferner Kommentare zu Hippokrates, über das Auge, über hygienische Lebensregeln u. a. Vorhanden ist ein, dem gynäkologischen Werke entlehntes Fragment (περὶ μήτρας); ferner das Fragment über die Kennzeichen der Knochenbrüche (περὶ σημείων καταγμάτων, beide abgedruckt in Idelers Physici et medici graeci minores I.), in lateinischer Sprache De medicamentis und de digestionibus = de salutaribus praeceptis. Unterschoben sind mehrere unter dem Namen des Soranos laufende Schriften: de pulsibus, quaestiones medicinales, in artem medendi isagoge u. a.

Diese Werke übten direkt und indirekt, in den Ueberarbeitungen oder Auszügen, jahrhundertelang Einfluß auf die Medizin aus, und Soranos erfreute sich bei Anhängern wie Gegnern der methodischen Schule des höchsten Ansehens. Selbst Tertullian und der heilige Augustinus erwähnen ihn stets mit Auszeichnung.

Entsprechend der Sitte, daß Aerzte in der Regel nur bei schwierigen Geburtsfällen zugezogen wurden, wendet sich die „Gynäkologie" des Ephesiers zwar an die Hebammen, enthält aber, tatsächlich über den Rahmen weit hinausgehend, den gesamten Erfahrungsschatz der antiken Geburtshilfe, Gynäkologie und auch Kinderheilkunde. Die Kenntnisse der Alexandriner — Herophilos, Demetrios — scheinen nicht nur übertroffen zu sein, sondern es machen sich bei Soranos noch einige Züge angenehm bemerkbar, welche sicher für die praktische Handhabung von weittragender Bedeutung gewesen sind, nämlich die Abneigung gegen die abergläubischen Prozeduren, woran gerade die Frauen- und Kinderheilkunde allezeit überreich war (Amulette, Magnete etc. werden nur ausnahmsweise zu bewußt suggestiven Zwecken zugelassen) und die Verwerfung der älteren rohen, geburtshilflichen Methoden, die noch aus der knidischen Schule herstammten (unvorsichtige Anwendung von Fruchtabtreibungsmitteln, Schütteln des Körpers, Sukkussion mit der Leiter, Treppensteigen etc. zur Beförderung der Geburt, verschiedene rohe mechanische Verfahren, um die Placenta herauszuziehen). Im Geiste eines überlegten Konservatismus bestimmt Soranos überall die Indikationen für therapeutische Eingriffe aufs genaueste.

In der Lehre von den Dystokien steht er auf dem gleichen Standpunkt, wie die Vorgänger; als Ursachen der erschwerten Geburt gelten das Allgemeinverhalten der Mutter (vorgerücktes Alter, besonders Erstgebärender), Abnormitäten der Geschlechtsteile (z. B. Verlegung der Scheide durch Geschwülste, schmale Hüften = Verengerung des Beckens), Absterben des Kindes, endlich abnorme Lagen desselben, von denen er eine beträchtliche Zahl kennt; normal ist, nach Ansicht des Soranos, eigentlich nur die Kopflage, demnächst die Fußlage; bedenklich sind die Doppellagen. Die Untersuchung erfolgt mittels des Spekulums (δίοπτρα). Zur Vorbereitung für die Geburt eignen sich Einreibungen von Fett, häufiges Einführen des beölten Fingers der Hebamme in den Muttermund. Bei der normalen Geburt kommt der (mit halbmondförmigem Ausschnitt, Rücken- und Armlehne versehene) Geburtsstuhl zur Anwendung, wobei die Hebamme gegenüber sitzt, während zwei Frauen, zu beiden Seiten stehend und eine dritte, von rückwärts, die Gebärende unterstützen, bezw. das Beugen nach vorn verhindern. Der Damm wird mit einem linnenen Tuche unterstützt, die Geburt durch Druck auf den Unterleib oder Zug an dem Kinde befördert; die Lösung der Placenta ist durch die in den Uterus eingeführte Hand auszuführen. In den abnormen Fällen wird die Frau auf das Geburtsbett gelagert; eines der wichtigsten Hilfsmittel, insbesondere bei buckligen und fetten Frauen ist die Knieellenbogenlage; wo es nötig, muß die Blase durch den Katheter entleert und die Sprengung der Eihäute vorgenommen werden. Zur Beseitigung der abnormen Lagen, d. h. um sie in die gerade Richtung zu bringen, in die Kopf- oder Fußlage zu verwandeln, hat man die Wendung auszuführen. Vorliegende Gliedmaßen sind zurückzubringen, ein vorliegender Arm im Notfall zu exartikulieren; die Embryotomie und Embryulkie, bei welcher der ἐμβρυοσφάκτης (Instrument, welches aus Dilatatorium, einem scharfen Ring und einem stumpfen Haken bestand) in Funktion trat, sollte nur unter den zwingendsten Umständen zur Anwendung kommen. Es ist aber hierbei zu beachten, daß Soranos die Eingriffe, wenn es das Leben der Mutter erheischte, auch am lebenden Kinde vornahm. Die Frauenkrankheiten (Amenorrhöe, Metrorrhagie, Hysterie, Fluor albus, Dislokation, Pneumatose, Oedem des Uterus, Metritis, Scirrhus, „Sklerom“ des Uterus, Nymphomanie, Atresie der Scheide u. a.) beschreibt Soranos sehr eingehend und zumeist mit Angabe einer ganz rationellen Therapie (lokal kommen dabei auch Injektionen mit dem Mutterrohr — μητρεγγύτης in Betracht). — Die Ausführungen über die Diät der

Schwangern, über Säuglingspflege und erste Erziehung der Kinder bieten eine Fülle von vortrefflichen Ratschlägen, lassen tief in die römischen Kulturverhältnisse blicken und muten oft ganz modern an.

Die Anatomie des weiblichen Genitalsystems, welche Soranos in einem der ersten Kapitel bringt, ist mangelhaft und oft unklar. Bemerkenswert ist es immerhin, daß er die Wanderungen des Uterus und seine animalische Natur, die Lageveränderungen durch Kontraktion der Bänder und die Existenz der Kotyledonen bestreitet, ferner, daß er weiß, daß sich der Muttermund beim Coitus und bei der Menstruation öffnet. Hingegen kennt er keinen Hymen, was ein merkwürdiges Licht auf die Verhältnisse in Rom wirft. — Was die Embryologie anlangt, so läßt Soranos die Ernährung des Fötus nur durch die Nabelgefäße zu stande kommen. Die Möglichkeit, das Geschlecht des Kindes durch die Beobachtung der Lage vorauszuerkennen leugnet er. — Zur Verhinderung der Konzeption empfiehlt er (unter Verwerfung der vielen damals gebräuchlichen Mittel) Verschließung des Muttermundes durch Baumwolle, Salben, fettes Oel, Genuß des Uterus von Mauleselinnen (Antipathie); fruchttötende Mittel dürfen nur bei kräftigen Frauen und auch bei diesen nur während des 3. Monats angewendet werden; die Einleitung des Abortus durch den Eistich verbietet er wegen der Gefahr. — In den pädiatrischen Abschnitten kommen folgende Fragen zur eingehenden Verhandlung: Kennzeichen der Reife des Kindes; Nabeldurchtrennung (mit dem Messer, ohne Kauterisation; bei noch ungelöster Placenta doppelte Unterbindung); Beseitigung der Vernix caseosa (durch Bestreuen mit Salz oder Natron), Waschung, Reinigung der Augen (mit Oel) und des Mundes, Entfernung des Meconiums (Einführung des kleinen Fingers in den After); Verfahren beim Wickeln der Kinder (Einwicklung des ganzen Kindes mit wollenen Binden); Nahrung (in den ersten zwei Tagen gar keine, höchstens gekochten Honig, Stillen soll am dritten Tage beginnen, aber in den ersten 20 Tagen nicht durch die Mutter, sondern durch eine Amme; in Ermangelung dieser, Ernährung mit Honig und Ziegenmilch), Auswahl der Amme, Prüfung der Brustwarzen und der Ammenmilch (günstigstes Alter zwischen 20 und 40 Jahren, Multipara; gute Milch mischt sich mit Wasser allmählich, gleichmäßig, ohne Gerinnsel), Diätetik der Amme (Abstinenz von Wein, regelmäßige Leibesöffnung, mäßige körperliche Bewegung), Vorschriften über das Anlegen an die Brust (verschiedene Bedeutung des Kindergeschreies), Baden, Massieren, Salben, die Gehübungen (in mit Rädern versehenen Körben), die Entwöhnung (erst nach 1½-2 Jahren), Nahrung in den ersten Kinderjahren. — Im weiteren werden die Kinderkrankheiten (schweres Zahnen, wobei das Einschneiden des Zahnfleisches verworfen wird, Mandelentzündung, Soor, Geschwüre, Hautausschläge, Katarrh, fieberhafte Affektionen mit cerebralen Symptomen, Durchfall) und ihre Behandlung sorgfältig besprochen.

Auch als Chirurg zeichnete sich Soranos in hervorragender Weise aus; namentlich verbesserte er die Verbandkunst und baute die Lehre von den Knochenbrüchen und Schädelverletzungen, von denen er mit feiner Diagnostik acht Arten unterschied, beträchtlich aus.

Sein Hauptwerk über innere Medizin (akute und chronische Krankheiten) ist leider im Original verloren gegangen, doch schließt sich ein kompilatorischer Autor späterer Zeit Caelius Aurelianus, so eng an dasselbe an, daß wir berechtigt sind, den Hauptinhalt seines Werkes von Soranos herzuleiten. Aus der Analyse desselben geht hervor, das Soranos nicht auf formale Krankheitsdefinitionen, sondern auf die scharfe Differentialdiagnose das Hauptgewicht legte und mittels feinster Symptomatologie, sogar nicht wenig auch durch Berücksichtigung der vernachlässigten physikalischen Methode (Palpation und Perkussion) zu ihrer Ausbildung beitrug. Streng an den Grundsätzen des Methodismus im allgemeinen festhaltend, mußte er doch, da er in erster Linie Kliniker war, in Einzelheiten von dem trockenen Schematismus der Sekte abweichen, so z. B. wenn er eine große Zahl von Krankheiten auf das gleichzeitige Vorkommen des Striktum und Laxum (Komplex) zurückführt, bei der Lungenentzündung, trotz des Ergriffenseins des ganzen Körpers, die Lunge als Hauptsitz der Affektion erklärte oder, wenn er von dem Aderlaß sehr häufig Gebrauch machte, ohne sich auf die Indikation des Schmerzes oder den Ort (wie Asklepiades) zu beschränken. Gerade aber durch diese Abweichungen von der Schultradition hauchte er der methodischen Sekte selbst neues Leben ein und sicherte ihr die Fortdauer auf lange hinaus.

Die kulturgeschichtlich interessante Tatsache, daß der auf dem Epikureismus fußende Methodismus von allen Systemen am meisten den medizinischen Mystizismus bekämpfte, tritt natürlich bei Soranos ganz besonders hervor, wie schon oben gezeigt wurde. In einem Werke über Aetiologie eiferte er auch in eingehender Darlegung gegen den Glauben, der Alpdruck (Incubus) werde durch eine überirdische Macht (einem Gott oder Halbgott, Kupido) erzeugt. Sogar von den Hebammen verlangt er, daß sie nicht abergläubisch sein sollen, damit sie nicht um eines Traumes oder des gewohnten Mysteriums und Gottesdienstes willen eine heilbringende Handlung unterlassen. Aber leider war zu dieser Zeit der Aberglaube schon im Steigen begriffen und schwoll unaufhaltsam zum Strome an.

Anhang

Anatomie und Physiologie.

Das Bild, welches man sich gewöhnlich von der medizinischen Forschungsweise der ersten nachchristlichen Jahrhunderte macht, bedarf der Ergänzung. Wohl herrschte die ärztliche Empirie und die pathologische Spekulation überwiegend vor, dennoch aber fehlte es auch nicht an Versuchen, durch nüchterne exakte Beobachtung, durch Zergliederung toter und lebender Tiere eine genügende Kenntnis des Körperbaues und der Funktionen zu erwerben. Und namentlich Alexandreia frischte seinen Ruhm als Pflegestätte der Anatomie in der römischen Kaiserzeit wieder auf, freilich ohne den Errungenschaften eines Herophilos, Erasistratos und Eudemos Gleichartiges an die Seite stellen zu können. Rhuphos und Soranos dankten dem Studium in der einstigen Ptolemäerstadt ihre anatomische Bildung; dort war zu anatomischen Studien jedenfalls noch immer mehr Gelegenheit gegeben, als an irgend einem anderen Orte.

Die Sektion von Tieren bildete das Hauptmittel des Unterrichts, daneben kamen aber auch noch die Demonstration von menschlichen Skeletten oder Knochenpräparaten, vielleicht auch von Nachbildungen und Zeichnungen in Betracht, vieles ließ sich übrigens durch die Betrachtung der Oberfläche des menschlichen Körpers (an Sklaven) erlernen; menschliche Kadaver wurden nur ganz ausnahmsweise seziert, höchstens die Leichen von hingerichteten Verbrechern oder feindlichen Kriegern.

In die anatomische Unterrichtsmethodik gewinnen wir insbesondere durch die Lektüre des Onomastikon des Rhuphos Einblick. Die Einzelheiten des Aeußeren werden an einem modellstehenden lebenden jungen Manne erklärt, die inneren Organe erörtert der Verfasser an der Leiche des menschenähnlichsten Tieres, eines Affen. Nach v. Töplys Uebersetzung ist der Wortlaut folgender: „Was hast du beim Kitharspiel zuerst gelernt? Eine jede Saite anzuschlagen und zu benennen. Was hast du in der Sprachlehre zuerst gelernt? Jeden Buchstaben zu erkennen und zu benennen. Beginnt nicht ebenso in den anderen Künsten der Metallarbeiter, der Schuster, der Zimmermann den Unterricht auf eben diese Weise mit den Benennungen, und zwar zuerst mit dem Namen des Eisens, der Geräte und der anderen derartigen Dinge, welche sich auf die Kunst beziehen? Und die vornehmeren Künste, fangen die beim Unterricht nicht ebenso an? Was hast du denn in der Geometrie zuerst gelernt? Zu wissen, was ein Punkt ist, ein Strich, eine Fläche, eine Oberfläche, eine Dreiecksgestalt, ein Kreis und ähnliches, und es richtig zu benennen. Willst du also auch die Medizin von den Benennungen ausgehend lernen, und zwar zuerst, wie man einen jeden Körperteil benennen soll, dann das andere, soweit der mündliche Ausdruck zu folgen vermag? Oder dünkt es dir etwa hinlänglich, wenn ich dich auf das, was du erlernen sollst, wie ein Taubstummer deutend verweise? Mir scheint so etwas keineswegs besser, denn sowohl ein Selbstunterricht als das Lehren eines anderen in dieser Weise ist weder leicht faßlich noch leicht durchführbar. Ich denke mir das so. Indem du zuhörst und diesen Knaben betrachtest, wirst du zuerst die sichtbaren Dinge wahrnehmen, dann werden wir versuchen, dich darin zu unterrichten, wie man die inneren Teile benennen soll, indem wir ein Tier zerlegen, das dem Menschen am meisten ähnelt. Denn wenn auch dessen Gebilde denen des Menschen nicht durchaus ähneln, so hindert dies doch keineswegs, wenigstens das Hauptsächlichste eines jeden zu lehren. In alten Zeiten allerdings hat man dergleichen erfolgreicher an Menschen gelehrt."

Der Mangel an Leichensektionen und die praktischen Tendenzen des Zeitalters verschuldeten es, daß der Durchschnittsarzt mit der Kenntnis der anatomischen Terminologie zufrieden war, und daher entstanden häufig Schriften über die Benennung der Körperteile. Dem Beispiele des Aristoteles, des Xenophon aus Kos, der Nachfolger des Erasistratos (namentlich Apollonios von Memphis) folgend, gaben Rhuphos und Soranos eine anatomische Nomenklatur heraus (die Arbeit des letzteren ist verloren gegangen).

Anatomische Abbildungen aus der älteren Zeit haben sich nicht erhalten, der Text mancher Autoren, z. B. des Aristoteles, verweist aber direkt auf Zeichnungen, welche die Abschreiber wegließen. Aus byzantinischer Zeit hingegen sind Abbildungen noch vorhanden.

Die angedeutete Forschungs- und Unterrichtsweise brachte es mit sich, daß die Osteologie am besten bearbeitet wurde. Die fälschlich dem Rhuphos zugeschriebene Schrift περὶ ὀστῶν (vergl. S. 341) enthält eine schon recht anerkennenswerte Knochenlehre (genauere Berücksichtigung der außen sichtbaren Schädelnähte, Angabe der Zahl der Carpusknochen, Talus, Calcaneus u. a.).

Mit dem anatomischen Unterricht verband man die Erklärung der Funktion der Körperteile — Physiologie. Höchstwahrscheinlich haben übrigens einzelne hervorragende Forscher die Vivisektion von Tieren dazu benützt, um auf dem Wege des Experiments Klarheit in physiologischen Streitfragen zu erlangen.

Der glänzendste Vertreter war wohl Marinos, der in einem zwanzigbändigen Werke das Gesamtgebiet der Anatomie behandelte und wichtige physiologische Probleme (z. B. ob in den Arterien Blut enthalten ist, ob in die Lunge Flüssigkeit gelangt, ob das Gehirn pulsierende Bewegung besitzt u. a.) mehr erfahrungsgemäß und gewiß zum Teile auch experimentell zu lösen suchte. Von seinen Büchern ist nichts anderes auf uns gekommen als die Inhaltsangabe. Welche Bedeutung denselben beizumessen ist, geht daraus hervor, daß Galenos einen (nicht erhaltenen) vierbändigen Auszug aus der Anatomie des Marinos veranstaltete und insbesondere in seinen Leistungen auf dem Gebiete der Muskel- und Nervenanatomie daran anknüpfte. Marinos stand in Beziehung zu Kointos (Quintus), welcher Lykos aus Makedonien, Numisianos (in Korinth) und Satyros (in Pergamon) zu Schülern hatte; Schüler des Numisianos war wieder Pelops in Smyrna. Von diesen Anatomen haben sich Lykos und Pelops um die Muskellehre verdient gemacht; diesem Zweige widmete sich auch Ailianos d. J. ganz besonders.

Von den Alexandrinern des 2. Jahrhunderts wären die Anatomen Herakleianos und Julianos zu erwähnen.

Ueber alle diese Forscher erhalten wir nur Andeutungen aus den Werken jenes großen Arztes, der das Wissen und Können seiner Zeitgenossen und Vorgänger aufsog, um die Medizin auf eine dauernde Grundlage zu stellen, aus den Werken Galens.

Galenos.

Motto:

Die Schriften des Hippokrates gaben das Muster, wie der Mensch die Welt anschauen und das Gesehene, ohne sich selbst hineinzumischen, überliefern sollte.

— — — — — — — — — — — —

Der Verstand mischte sich indessen auch in die Sache, alles sollte auf klare Begriffe gebracht und in logischer Form dargelegt werden, damit jedes Vorurteil beseitigt und aller Aberglaube zerstört werde.

Goethe.

Ermattet durch jahrhundertelanges Streben, das oft im Kreise verlief, ersehnte die griechische Medizin endlich ein **abschließendes System**, welches den gleich Steinblöcken zerstreut umherliegenden Erfahrungs- und Denkstoff zu einem einheitlichen Baue vereinigen und den Aerzten jene apodiktische Sicherheit gewähren sollte, die der Heilkunst des Orients schon in grauer Vorzeit eigen war.

Einheit der Krankheitsauffassung und Sicherheit in der ärztlichen Praxis war freilich schon einmal erzielt worden im - Hippokratismus, welcher die Versöhnung aller vorausgegangenen Richtungen bedeutete: der naiven Empirie und der rationell-spekulativen Naturphilosophie, der koischen Prognostik und der knidischen Lokaldiagnostik. Aber das hippokratische Durchschauen des Einzelfalls, die individualisierende Behandlung mittels Beobachtung aller reaktiven Vorgänge des Organismus, war nur die Gabe weniger auserlesener Aerzte, die sich an genialem Künstlerblick, an gewissenhafter, gänzlich unbefangener Naturauffassung dem unvergleichlichen Koer näherten - die überwiegende Mehrzahl verlangte nach einem kürzeren Wege, der die Kunst zur erlernbaren Technik gestaltete, die Therapie des Einzelfalles als logische Konsequenz aus gegebenen allgemeinen Prämissen ableitete. Dazu war vor allem die Zerlegung der hippokratischen „Physis“ in ihre konstituierenden Elemente nötig, d. h. die Erforschung der physiologisch-pathologischen Vorgänge. Versagte diese, so warf man sich wieder der Empirie in die Arme.

Von diesem Gesichtspunkte betrachtet, wird die chaotische Zerklüftung verständlich, wie sie die griechische Medizin nach Hippokrates mit ihren mannigfachen Doktrinen und Sekten zeigt; in diesem Lichte gewinnen die vielfach verschlungenen, scheinbar oft abirrenden Wege ihren Sinn. In höherer Potenz kehren eben alle Richtungen, welche Hippokrates in seiner

Person verknüpft hatte, sofort nach ihm wieder, um sich in selbständiger Ausgestaltung bis zur krassesten Einseitigkeit fortzuentwickeln.

Die halb spekulative, halb rationelle ärztliche Naturphilosophie wird zum Dogmatismus, der sich teils auf humorale Hypothesen und das Korrespondenzsystem der Qualitäten, teils auf anatomisch-physiologische Tatsachen stützt. Auf dem Boden Alexandriens zweigen von ihm zwei Sekten ab: die mehr auf die klinische Beobachtung Wert legenden Herophileer und die den anatomischen Gedanken, die (knidische) Lokaldiagnose pflegenden Erasistrateer. Da beide das rationalistische Ideal, d. h. die logische Ableitung der Therapie aus der Krankheitslehre nicht verwirklichen, so erhebt sich in geläuterter Form der Empirismus, um neuerdings zu imponierender Bedeutung anzuwachsen. Der echte Hippokratismus ist verschwunden, aber das anatomisch-physiologische Wissen, die Zahl der Krankheitsbilder, der Heilschatz hat sich vermehrt und im Wettstreit der Sekten gewinnt die Aetiologie, die Diagnostik und die medizinische Logik nicht unerhebliche Verfeinerung.

In Rom dauerten die alten Sekten teils allmählich erstarrend weiter, teils erfuhren sie neue Differenzierungen, wobei der von Asklepiades gegebene Impuls zur gründlichen Reform der Krankheitstheorie und Therapie wie ein Ferment wirkte. Der Bithynier verflüchtigte die von Erasistratos erweckte Solidarpathologie zum Atomismus und brachte die schon von den Gymnasten gepflegte, von den Hippokratikern mit weiser Beschränkung angewendete physikalisch-diätetische Behandlungsweise zum Gipfel einseitigster Entfaltung. Doch verstand er auch die seltene Kunst, den Dogmatismus der Theorie mit der Individualisierung in der Praxis zu vereinigen. Seine Nachfolger, die Methodiker, konnten mit den Anhängern des humoralen Dogmatismus deshalb rivalisieren und neben den zahlreichen Empirikern siegreich das Feld behaupten, weil sie einen Mittelweg einschlugen, der einen Kompromiß zwischen der rationellen und der empirischen Richtung darstellte. Ihre solidare Krankheitslehre verlor sich nicht in spitzfindige Subtilitäten über die fernsten Ursachen, sondern blieb bei der Beobachtung gemeinsamer Krankheitszustände (Strictum, Laxum) stehen, ihre Therapie zog alle Hilfsmittel der Empirie heran, unterwarf aber die Anwendung derselben festgesetzten Indikationen, sie berücksichtigte zwar in erster Linie den allgemeinen Zustand, vernachlässigte aber dabei die Topika keineswegs (allgemeine und Lokaltherapie). Wertvoll war es, daß diese Schule den Quantitätsbegriff in die Pathologie und Therapie einführte (Herauf- und Herabstimmen der Körperkräfte durch quantitativ graduierte Heilverfahren) - gegenüber der dogmatischen Lehre von den Säftequalitäten und von den spezifisch wirkenden Organmitteln. Unbefriedigt von der bisherigen Entwicklung suchte die pneumatische Schule den Dogmatismus zu verfeinern, indem sie, im Anschluß an die Stoa, die uralte Hypothese von der „Lebensluft“ zu neuem Ansehen erhob und die Lehre von den Krankheitsursachen dialektisch zerfaserte. In der Praxis spielte es allerdings wenig Rolle, ob man die Dyskrasien oder die Anomalien des Pneuma als primäre Krankheitsursache ansah, bedeutsam aber wurde es, daß man jetzt wieder mehr im Geiste des Hippokratismus auf den Allgemeinzustand, auf die Krankheitsstadien, auf die individuellen Verhältnisse achten lernte und die hygienisch-diätetischen Kuren gegenüber den arzneilichen bevorzugte. Die Pulsuntersuchung, mittels welcher man den Tonus des Pneuma, d. h. den Kräftezustand, exakt zu beurteilen versuchte, wurde freilich (ebenso wie die Qualitätenlehre) noch subtiler, als dies einst durch Herophilos geschah, ausgesponnen, doch gehört sie immerhin zu den besten Leistungen der griechischen Medizin. Entsprang die pneumatische Schule dem humoralen Dogmatismus und stützte sie sich schon gleich im Beginne stark auf die Methodiker (Tonuslehre, diätetisch-physikalische Therapie u. a.), so schrieb sie, auf ihrem Höhepunkt angelangt, offen den Eklektizismus auf ihr Banner.

Die Krankheitstheorie beherrschte zwar vorwiegend das Interesse der führenden Geister, aber im stillen machten inzwischen doch auch die medizinischen Hilfswissenschaften: Anatomie, Physiologie, Arzneimittellehre und die therapeutischen Zweige, namentlich die Chirurgie, nicht unbedeutende Fortschritte.

Alle diese Bestrebungen und Leistungen lagen im Grunde in den hippokratischen Schriften angedeutet und vorgezeichnet; von Hippokrates ausgehend divergierten sie nach allen Richtungen. Die einseitige Entwicklung hatte einzelne Gedanken oft bis zur Hypertrophie entfaltet, der Umkreis der Realkenntnisse war auf manchen Gebieten beträchtlich erweitert worden, aber es fehlte das umschlingende Band, es mangelte der Konzentrationspunkt, der die mächtigen Strahlenbündel des medizinischen Denkens wieder vereinigte. Nicht von einer Sekte, nicht von einer Schule, sondern nur von einem tatkräftigen, scharf denkenden, allseitig ausgebildeten Manne, der das gesamte Wissen und Können literarisch in sich aufzunehmen und kritisch zu verarbeiten verstand, durfte man einen befriedigenden Ausweg aus dem Wirrsal der Strömungen erhoffen. Im 2. Jahrhundert n. Chr. ging ein solcher führender Geist aus dem Lande hervor, welches die Wiege der griechischen (und damit der europäischen) Kulturmedizin gewesen und welches der antiken Welt die meisten bedeutenderen Aerzte geschenkt hatte, aus Kleinasien[16]. Es war der, nach Hippokrates als größter Arzt des Altertums gefeierte **Galenos**. In ihm erreichte die griechische Medizin nicht nur ihren zweiten Höhepunkt, sondern ihren erkenntnistheoretischen Abschluß, und im Grunde bedeutet die ganze vorausgegangene Entwicklung nichts anderes als den gewaltigen geistigen Prozeß, welcher unter den mannigfaltigsten Umwandlungen die hippokratische Heilkunst in die galenische Heilwissenschaft hinüberführte.

Galen wurde um 130 n. Chr. zu Pergamos geboren, in der einstigen Attalidenstadt, welche sich auch in Römerzeiten hohen Ansehens als Pflegestätte der Kunst und Wissenschaft, als Kultort des Asklepios erfreute.

Die erste Erziehung empfing er von seinem Vater, dem wohlhabenden Architekten Nikon, welcher, in mathematisch-naturwissenschaftlichen Fächern, außerdem auch in der Philosophie sehr bewandert, den bildsamen Geist des Knaben schon früh in die gleiche Richtung lenkte. Mit scharfer Logik vereinigte übrigens Nikon gleich anderen mathematisch begabten Männern einen wundersamen Zug von Mystik, der sich insbesondere in seiner Traumgläubigkeit aussprach.

Die frühere Ansicht, daß 131 als Geburtsjahr anzunehmen sei, ist aufgegeben worden, doch schwanken die gegenwärtigen Annahmen zwischen 130, 129 und 128. — Seit der Regierung des Antoninus Pius begann eine neue Glanzepoche der theurgischen Heilkunst in den Asklepiostempeln. Die Liebhaberei dieses Kaisers für alle Wahrsagerkünste und namentlich für die Gesundheitsorakel — in seiner Vaterstadt Lanuvium befand sich das Schlangenorakel der Juno Sospita oder Hygiea - gab das Signal, daß überall, wo alte Tempel des Heilgottes vorhanden waren, der Asklepiosdienst nach langer Erstarrung neu belebt wurde (Prozessionen, Inkubation, Gedächtnismünzen), und bald füllten sich die verlassenen Hallen der Heiligtümer zu Epidauros, Kos, Tralles, Pergamos etc. mit hilfesuchenden Kranken. In Pergamos, wo während der Jugendzeit Galens der berühmte Tempel des Zeus-Asklepios erbaut wurde, scheint zwischen der rationellen ärztlichen Wissenschaft und der Priestermedizin das beste Einvernehmen bestanden zu haben.

Galen nennt seinen Vater, an dem er mit schwärmerischer Liebe hing, nie ohne Ehrfurcht. Ganz anders schildert er dagegen die Mutter. „Ich hatte," so sagt er, „das große Glück, einen leidenschaftslosen, gerechten, braven und menschenfreundlichen Vater zu besitzen, dagegen eine Mutter von so jähzorniger Art, daß sie mitunter ihre Mägde biß, fortwährend schrie und mit dem Vater zankte, schlimmer als Xanthippe mit Sokrates." Nikon nannte wahrscheinlich, im Glauben an den Spruch Nomina sunt omina, den Sprößling Γαληνός, was so viel wie der Ruhige, Friedliche bezeichnet, doch das cholerische Temperament der Mutter erbte sich im Sohne fort, wie die Schreibart des großen Arztes allzuoft deutlich beweist.

Nach vollendetem 14. Jahre lernte Galen bei verschiedenen Lehrern seiner Vaterstadt die Ideengänge der Stoa und Platonik, der peripatetischen und epikureischen Philosophie kennen. Er empfand für die philosophischen Studien die größte Neigung und wollte sie ausschließlich fortsetzen; doch ein Traum seines Vaters, der als Inspiration des Asklepios angesehen wurde, veranlaßte den 17jährigen Jüngling, den eingeschlagenen Weg zu ändern und sich fortan vorzugsweise der Medizin zu widmen - ein Entschluß, welcher für diese selbst wohl am bedeutsamsten werden sollte! Mathematisch-naturwissenschaftlich vorgebildet, in der Logik und Dialektik trefflich geübt, wurde er Schüler von ärztlichen Meistern ganz verschiedener Richtung, des Anatomen Satyros, des Hippokratikers Stratonikos, des Empirikers Aischrion u. a. - so wie er früher, ohne einem einzigen Systeme zu folgen, die widersprechenden Lehrmeinungen der führenden philosophischen Denker zur selbständigen Verarbeitung in sich aufgenommen hatte. Der junge Mediziner benützte in Pergamos jede Gelegenheit, um interessante Krankheitsfälle zu beobachten, er hielt mit seinem kritischen Urteil sogar gegenüber den Autoritäten nicht zurück und bereicherte seine praktischen Kenntnisse zuweilen auch durch volksmedizinische Heilarten.

Galen hat in seinen Schriften so viel biographisches Detail hinterlassen, daß man sich über seinen Studiengang und seine späteren Erlebnisse in der Praxis daraus ziemlich genau unterrichten kann. - Pergamos gewährte durch sein Asklepieion, zu dem zahllose Kranke pilgerten, die günstigste Gelegenheit zu medizinischen Beobachtungen. Unter anderem sah Galen viele Fälle während einer Karbunkelepidemie (die Bloßlegung der tieferen Teile durch die Geschwüre war sehr instruktiv für das anatomisch-chirurgische Studium), und er berichtet, daß sein Lehrer Stratonikos veraltete Ulcera glücklich zu behandeln verstand. Charakteristisch bleibt es, daß er die Wunderkuren des Asklepios - auf dessen Weisungen zu achten er stets vorgab - naiv-gläubig hinnahm und mehrere der göttlichen Heilungen (z. B. eines Falles von chronischem Seitenstechen) unter seinen Jugenderinnerungen später anführte. Auch sonst berichtet er aus dieser Zeit manche Wundergeschichten und rühmt es seiner Heimat fälschlich nach, daß man dort, angeregt durch zufällige Erfahrungen, zuerst auf das Viperngift als Heilmittel gegen Lepra u. a. aufmerksam wurde.

Nach dem Tode des Vaters verließ Galen die Heimat, um an den vornehmsten Pflegestätten der Medizin und auf Reisen eine höhere ärztliche Ausbildung und allgemeine Kenntnisse (z. B. philosophische und linguistische) zu erlangen. In Smyrna hörte er Pelops, der sich insbesonders durch Untersuchungen über Muskelanatomie auszeichnete, dort erweiterte er auch in Gesellschaft der tüchtigsten Aerzte seine Erfahrungen, z. B. über Nervenleiden und chirurgische Affektionen, und setzte seine philosophischen Studien fort. Der Aufenthalt in Korinth wurde wegen des Verkehrs mit dem Anatomen Numisianos belehrend. Auf der Reise durch Kleinasien und Palästina vermehrte er seine naturhistorisch-pharmakologischen Kenntnisse durch Autopsie. Mit den höchsten Erwartungen aber zog er nach Alexandreia, wo die Osteologie und Zergliederungskunst am besten zu studieren war, und der Zusammenfluß von Kranken aller Länder dem Wißbegierigen eine Fülle von klinischen

Erscheinungen darbot, wo es unter der Menge von Aerzten Vertreter der verschiedensten Richtungen gab. Tatsächlich dankte Galen der alexandrinischen Schule und der eigenen Beobachtung außerordentlich viel; er nennt Herakleianos und den Methodiker Julianos als Lehrer, spricht sich aber über die Vorlesungen des letzteren höchst ungünstig aus. Zu diesem Urteil mag nicht wenig der Umstand beigetragen haben, daß der Erwähnte polemisch gegen die Aphorismen des Hippokrates aufzutreten wagte und hierdurch die Empfindungen, welche Galen für den großen Koer schon früh hegte und bei verschiedenen Hippokrates-Kommentatoren (Satyros, Pelops, Numisianos) kennen gelernt hatte, tief verletzte.

Nach 9jähriger Wanderschaft finden wir den Pergamener wieder in der Heimat. Es scheint ihm ein bedeutender Ruf vorangegangen zu sein, denn schon war er durch einige anatomisch-physiologische Abhandlungen bekannt geworden, und mehrmals hatte der junge Arzt seine besondere Geschicklichkeit bewiesen; zudem kamen ihm jetzt die guten Beziehungen zur Priesterschaft zu gute. Und so wurde er denn nach Vollendung des 28. Lebensjahres von dem Oberpriester, dem die Abhaltung der sommerlichen Festspiele oblag, zum Gladiatorenarzt ernannt - eine Stellung, die er vier Jahre mit Erfolg bekleidete.

Galen verfaßte schon vor 151 n. Chr. eine für Hebammen bestimmte Anatomie des Uterus, eine Diagnostik der Augenkrankheiten, drei Bücher über die Bewegung der Lunge und die Schrift über die ärztliche Erfahrung (Polemik zwischen Pelops und dem Empiriker Philippos).

Noch im reifen Mannesalter legt er großen Wert auf die Erfahrungen, welche er in seiner Jugend an sich und anderen gemacht hatte. Wiederholt war er zur Herbstzeit infolge unmäßigen Obstgenusses bedenklich erkrankt, in seinem 28. Jahre drohte ihm angeblich aus gleicher Ursache die Gefahr eines inneren Abszesses, so daß er dem Obst ganz zu entsagen beschloß. Die damalige Heilung schrieb er nur der Gnade des Asklepios zu, als dessen Diener er sich fortan erklärte. Einige Male machte er verschiedene Fieber durch - dies wurde mit einem Schlage anders, seitdem er sich einer rationellen Lebensweise nach seinem eigenen diätetischen Systeme befleißigte. In Alexandreia erwarb er reiche Erfahrung über die Wirkung der Nahrungsmittel, des Klimas u. a., auch heilte er einen Studienfreund, der infolge des Genusses unreifer Datteln erkrankt war, in Pergamos kurierte er mehrere Patienten nach eigener Methode, ein Halsleiden durch ein aus grünen Nußschalen bereitetes Mittel, einen Leberschmerz durch Venäsektion zwischen Daumen und Zeigefinger etc., auch sammelte er Material, um über die Lehre von den kritischen Tagen klar zu werden.

Als Gladiatorenarzt hatte er zwar vorwiegend mit Chirurgie zu tun, wobei er angeblich neue Methoden ersann (z. B. bei Schwerverwundeten Befeuchtung der Verbände mit Rotwein, um Entzündung zu vermeiden, Behandlungsweise von Sehnenverletzungen), aber mit offenem Blick verwertete er auch geeignete Fälle zur Vertiefung seines anatomisch-physiologischen Wissens und sorgfältig nützte er die an Athleten gemachten Beobachtungen für die Diätetik und die Lehre von der Heilgymnastik aus.

Im Bewußtsein seines reichen Könnens, von brennendem Ehrgeiz erfüllt und sehnsüchtig nach einem größeren Wirkungskreise Verlangen tragend, verließ Galen neuerdings die Vaterstadt, wo gerade ein Aufstand ausgebrochen war, um in Rom sein Glück zu wagen; von der Uebersiedelung nach Rom versprach er sich mit Recht eine beträchtliche Erweiterung seiner ärztlichen Erfahrungen. (Er stellte in dieser Beziehung einen Vergleich an zwischen der Riesenstadt und den kleinen Städten, in denen Hippokrates forschte.) Schon gleich beim Eintritt durch einige Landsleute gefördert, gelang es ihm sehr rasch, nicht nur festen Fuß zu fassen, sondern durch überraschende Diagnosen, durch unerwartete Heilerfolge, welche mit der bisherigen Behandlungsweise oft im grellsten Widerspruch standen, Aufsehen zu erregen und sich einen Namen zu machen. Wie einst bei Asklepiades, so währte es auch bei Galen nicht lange, da erfreute er sich der Gunst geistvoller und vornehmer Persönlichkeiten, und noch höher wuchs sein Ruhm, als er vor der Elite der römischen Gesellschaft Vorträge über Bau und Leistung des Körpers in ansprechender Form zu halten begann. Zu seinen Freunden zählten die Philosophen Eudemos und Alexander von Damaskus, und bewundernd hingen an dem Gefeierten der Konsular Boethus, der spätere Stadtpräfekt Sergius, M. Civica Barbarus, der Oheim des Kaisers Lucius Verus, und der Schwiegersohn Marc Aurels, Cn. Claudius Severus -- Männer von größtem Ansehen und Einfluß. Doch der Pergamener ging weder in seiner oft einträglichen Praxis noch in dilettantischer Rhetorik auf, sondern arbeitete wissenschaftlich ernst und unaufhaltsam weiter, und gerade während dieser Epoche entstanden mehrere der bedeutendsten, umfangreichsten anatomisch-physiologischen Werke. Die großen Erfolge, welche Galen in Rom als Praktiker, Forscher und Lehrer erzielte, fanden aber bald in manchen betrübenden Eindrücken und Erlebnissen ihr Gegengewicht. Das sittliche Niveau der bunt zusammengewürfelten, ungleich ausgebildeten, in Sekten zerfallenen römischen Aerzteschaft war gewiß, wie aus der zeitgenössischen Literatur ersichtlich ist, ein sehr niederes; entsprechend dem ganzen Zeitcharakter bekämpfte man sich teils in wenig maßvollem Ton, teils mit den vergifteten Waffen der Intrige; schonungslos deckte einer die Schwächen des anderen vor dem Forum des Publikums auf, einzig allein bemüht, selbst mit den unlautersten Mitteln das eigene Renommee zu heben. Man kann sich ausmalen, mit welch scheelen Blicken das wachsende Ansehen des neuen Ankömmlings verfolgt wurde, der allzurasch seine Konkurrenten durch überragende Leistungen überholte. Aber der Neid mußte geradezu zur Mißgunst, zum offenen Hasse ausarten, als der Pergamener, unleugbar von großer Eitelkeit und Selbstbewunderung erfüllt, in Wort und Schrift, in Vorträgen wie am Krankenbette seine Ueberlegenheit in hochfahrendem Ton zur Schau trug, mit verletzendem Spotte die Blößen der Gegner aller Welt offenbarte, die herrschenden Schulen (Erasistrateer, Methodiker) lächerlich machte und nicht selten auch selbst mit nichts weniger als einwandsfreien Mitteln um die Gunst des Publikums buhlte, ja dieses zum Richter aufrief.

Gestützt wahrscheinlich auf Tagebuchaufzeichnungen schildert Galen später in weitschweifiger und von Eigenlob triefender Darstellung die Kurerfolge und diagnostischen Kunststücke während der ersten römischen Jahre. Man ersieht daraus, daß er sich oft, wo die reine Wissenschaft ihn im Stiche ließ, durch schlaue Berücksichtigung zufälliger Umstände zu helfen wußte, daß er mit tiefer Menschenkenntnis dort suggestiv zu wirken verstand, wo der Arzneischatz versagte. „Oftmals," so spricht er zu seinen Schülern, „bietet uns der Zufall die Hand zur Berühmtheit, aber die meisten wissen aus Unkenntnis daraus keinen Nutzen zu ziehen." Wer den ärztlichen Beruf ausübt und erfahren hat, wie oft zufällige Umstände zur Diagnose führen, wie vorteilhaft und zum Wohle des Patienten namentlich eine verdeckte Suggestion wirkt, wird nicht vorschnell das Vorgehen Galens als Scharlatanerie verdammen -- einen abstoßenden Eindruck macht es aber für unser heutiges Empfinden, daß der große Arzt sich gar zu viel auf diese Seite seines Könnens zu gute tut, alles pomphaft aufbauscht und mit ätzendem Spott seine weniger klugen und weniger glücklichen Kollegen oft in unwürdigster Weise übergießt, ja seine wissenschaftlichen Abhandlungen unter fortwährendem Selbstlob geradezu pro domo schreibt. Freilich ist hierbei in Anschlag zu bringen, daß die scharfen Aeußerungen Galens mindestens teilweise sehr begründet waren und im Rahmen der Zeit auch milder zu beurteilen sind, ferner, daß ihm keiner der damaligen Aerzte an medizinischem Wissen und vielseitiger Ausbildung gleichkam. Typisch ist schon die erste Krankengeschichte, welche den berühmten Landsmann des Pergameners, den Peripatetiker Eudemos betrifft, bei welchem Galen das Aufhören einer Quartana genau auf den Tag voraussagte; hier wird den römischen Aerzten nicht nur Neid wegen der richtig gestellten Prognose, sondern Gewinnsucht, Schurkerei und Bosheit vorgeworfen. In der Darstellung eines anderen Falles, wo eine anfallsweise auftretende Melancholie beseitigt wurde, werden die angesehensten Kollegen als töricht, unwissend und frech gescholten u. s. w. Ein Beispiel für die kluge Benützung von zufälligen Umständen für die Diagnosenstellung bildet die Untersuchung eines leberkranken sizilischen Arztes, wobei Galen auf alles achtete, was im Krankenzimmer einen Schluß auf die Art des Leidens zuließ, sich aber den Anschein gab, als habe er alles aus dem Pulse erkannt. Mit dem gewissen savoir-faire wußte er unter anderem auch an einem der Söhne und an der Frau des Boethos eine „Wunderkur" zu vollziehen — die ihm nicht weniger als 400 Goldstücke (10000 Kronen) eintrug, und selbstgefällig erzählt er mehrere Fälle, wo er scharfsinnig die psychische Ursache scheinbar schwerer Erkrankungen erriet; sehr günstig für sein Renommee war in dieser Hinsicht insbesondere die Behandlung einer vornehmen Römerin, der Frau des Justus, bei welcher er die Schlaflosigkeit auf unglückliche Liebe (zu dem Tänzer Pylades) zurückführen konnte. Das Verhältnis zu den Kollegen war unter solchen Umständen — die Schuld lag gewiß an beiden Teilen — bald getrübt. Und charakteristischerweise hält sich Galen in seiner Isolierung an die Laien. „Sie hätten doch wenigstens gesunden Menschenverstand, der jenen ‚Sophisten' abgeht, während ihm die Aerzte, ‚jene Menschenklasse', wegen seiner glänzenden Erfolge nur Haß und Unverstand entgegenbrächten." Man kann sich vorstellen, welchen Neid der Glückliche erregte, als zu seinen öffentlichen Vorträgen über Physiologie, bei welchen auch Vivisektionen an Böcken und Schweinen vorgenommen wurden, die Leute von Rang und Bildung förmlich hinströmten. Schon im ersten Jahre seines Aufenthalts in Rom beschloß er bei Krankenbesuchen nur das Nötigste zu sprechen und öffentlich nicht wieder aufzutreten, ja er wünscht sich, angewidert von dem Treiben der Großstadt, wieder in die Provinz zurück.

Mag man aber über den Charakter Galens, wie immer, denken, das versöhnt doch mit allen seinen aus dem wenig bescheidenen Zeitgeist erklärlichen Schwächen, daß der gesuchte Praktiker inmitten des geräuschvollen Lebens die Energie besaß, Werke zu schaffen, welche seinen dauernden Nachruhm begründet haben. So schrieb er damals die ersten sechs Bücher der „Lehrmeinungen des Hippokrates und Platon", das erste Buch „über den Nutzen der Körperteile", die Abhandlungen über die Knochen, über die Venen und Arterien, über die Nerven. Manches andere aus der literarischen Tätigkeit dieser Lebensepoche ist verloren gegangen: zwei Bücher über anatomisches Präparieren, zwei Bücher über die Ursachen des Atmens, vier Bücher über die Stimme, sechs Bücher über die Anatomie des Hippokrates, drei Bücher über die Anatomie des Erasistratos, zwei Bücher über Vivisektionen, ein Buch über die Sektion toter Tiere, eine Abhandlung über die Schädlichkeiten des Aderlasses.

Nach eigener Angabe von den Intrigen der Feinde das Schlimmste befürchtend — es soll vorgekommen sein, daß man den glücklichen Konkurrenten meuchlings beiseite schaffte — verließ Galen die mit so großer Erwartung betretene Hauptstadt nach ungefähr 4jährigem Aufenthalt im Jahre 166 im geheimen, ohne Abschied zu nehmen, wie ein Flüchtling. Es bleibt immerhin merkwürdig, daß die schleunige Abreise in einem Augenblick erfolgte, da ihm durch das Eingreifen seiner mächtigen Gönner der längst ersehnte Zutritt zum kaiserlichen Hofe unmittelbar bevorstand — unter solchem Schutze war doch nichts mehr zu befürchten —, und noch eigentümlicher berührt es, daß Galen von Rom gerade in jenem Augenblick fortzog, da sich mit Riesenschritten jene Seuche näherte, welche wie ein Strom des Unheils das Reich überschwemmte und in seinen Grundfesten zum Wanken brachte — die „Pest". Es kann dem großen Arzte der Vorwurf nicht erspart bleiben, daß er unter diesen Umständen an seinem Platze hätte ausharren müssen, mochten auch eingebildete oder wirkliche Gefahren drohen!

Die sogenannte „Pest" des Antonin oder Galen wurde aus Syrien durch die römischen Heere verschleppt und dehnte sich allmählich über ganz Europa aus. In Rom brach sie im Jahre 166 n. Chr. aus. Die außerordentliche Kontagiosität der Seuche wird von allen zeitgenössischen Berichten hervorgehoben. Es scheint sich um verschiedenartige gleichzeitig auftretende Krankheitsprozesse gehandelt zu haben; die Schilderungen weisen vorwiegend auf blattern- und ruhrähnliche Affektionen hin, doch mangeln uns zureichende Anhaltspunkte für die sichere Beurteilung. Die „Pest" begann 165 n. Chr., forderte unzählige Opfer und dauerte mindestens 15 Jahre fort. Galen gedenkt der Seuche in mehreren seiner Schriften.

Die Rückreise in die Heimat zog sich lange hin, da Galen in verschiedenen Gegenden zu Studienzwecken kürzer oder länger verweilte. So lernte er z. B. in Kampanien den ausgezeichneten Luft- und Milchkurort Tabiae kennen, besuchte auf Cypern das Kupferbergwerk, nahm aus den dortigen Minen große Mengen heilkräftiger Erze mit und sammelte in Palästina Gileadbalsam, am Toten Meere Asphalt, in Phönizien einheimische und indische Drogen. In Pergamos war ihm nur ein kurzer Aufenthalt vergönnt, denn inzwischen durch ihre Umgebung auf den großen Arzt aufmerksam gemacht, beriefen ihn die beiden Kaiser Lucius Verus und Marcus Aurelius Antoninus brieflich von Aquileia aus, wo sie während der Vorbereitung zum Markomannenkriege verweilten, zu sich. Galen kam dem Befehle anscheinend nach einigem Zögern nach, reiste über Lemnos durch Thrakien und Makedonien und traf im Winter 168/9 in Aquileia ein. Der erneute Ausbruch der „Pest", welcher das Heer dezimierte, nötigte die Kaiser, mit geringer Bedeckung nach Rom zu flüchten, unterwegs erlag Verus der Seuche. Marc Aurel forderte Galen, der ihm nach Rom gefolgt war, auf, ihn auf dem Feldzug gegen die Markomannen zu begleiten, doch (angeblich durch einen Traum, in dem ihm Asklepios erschien, gewarnt) wußte es der Pergamener durchzusetzen, daß der edle Herrscher auf seine Begleitung verzichtete und ihn statt dessen mit der ärztlichen Beaufsichtigung des jungen Commodus betraute. Die Tätigkeit am Hofe nahm jedenfalls so wenig Zeit in Anspruch, daß sich Galen den wissenschaftlichen Arbeiten ungestört widmen und im Zeitraum von 169-180 (Todesjahr des Marc Aurel) die meisten seiner umfangreichen und grundlegenden Schriften abfassen konnte.

Nach dem Tode des Leibarztes Demetrios, welcher während des Markomannenkrieges starb, ernannte Marc Aurel den Galen noch von der Donau her zu dessen Nachfolger; hauptsächlich bestand seine Tätigkeit in der Bereitung des beliebten Theriaks, von dem der Kaiser aus prophylaktischen Gründen täglich zu nehmen pflegte (in einer seiner Konstitution entsprechenden Zusammensetzung). Die zahlreichen Ingredienzien des Wundermittels mußten in vorzüglicher Qualität aus den verschiedensten Ländern herbeigeschafft werden. Bald nach Rückkunft des Kaisers (Ende 176) vollzog Galen an Marc Aurel eine Kur, auf welche er sich viel zu gute tat. Er findet selbst seine Diagnose „wirklich wunderbar" und erzählt die Episode in seiner gewöhnlichen, deklamatorischen und prahlerischen Weise. Der Kaiser litt seit mehreren Tagen an einer akuten mit Fieber und schmerzhaften Entleerungen einhergehenden Affektion, welche die Leibärzte für einen fieberhaften Paroxysmus hielten und mit Abführmitteln behandelt hatten. „Hierauf," berichtet Galen, „berief man mich ebenfalls im Palaste zu übernachten; es kam jemand mich zu rufen, als eben die Lampen angezündet waren, auf kaiserlichen Befehl. Drei hatten ihn in der Frühe und um die 8. Stunde gesehen, zwei ihm den Puls gefühlt, und allen schien es der Anfang eines Anfalls zu sein. Ich aber stand schweigend; da blickte mich der Kaiser an und fragte zuerst, warum ich ihm nicht wie die anderen den Puls gefühlt hätte. Ich entgegnete: ‚Zwei taten dies schon und haben wahrscheinlich schon während der Reise mit dir die Eigentümlichkeit deines Pulses kennen gelernt; deshalb, meine ich, erkennen sie besser den gegenwärtigen Zustand'. Als ich dies gesagt, forderte er mich auf, ihn zu fühlen, und da mir der Puls auch bei Berücksichtigung des Alters und der Konstitution von dem abzuweichen schien, der einen Fieberanfall bezeichnet, erklärte ich, es sei keiner zu befürchten, sondern der Magen werde von der eingenommenen Nahrung bedrückt, die von der Ausscheidung verschleimt wäre. Diese Diagnose veranlaßte sein Lob, und er sagte wörtlich dreimal hintereinander: ‚Das ist's, gerade das ist's, was du sagtest; ich fühle ja, daß mir die kältere Nahrung Beschwerde macht'. Darauf fragte er, was zu tun sei. Ich antwortete ihm frei heraus, wenn ein anderer der Patient wäre, so würde ich ihm nach meiner Gewohnheit Wein mit Pfeffer gegeben haben. ‚Bei euch Herrschern aber pflegen die Aerzte die unbedenklichsten Heilmittel zu gebrauchen; so genügt es Wolle mit warmem Nardenbalsam getränkt auf den Magenmund zu legen.' Er sagte, auch sonst sei er gewöhnt, wenn er einmal über den Magen zu klagen habe, warmen Nardenbalsam auf Purpurwolle gestrichen aufzulegen, und befahl dem Peitholaos dies zu tun und mich zu entlassen. Als dieser ihn aufgelegt hatte, und seine Füße erwärmt worden waren durch Massieren mit warmen Händen, forderte er Sabinerwein, warf Pfeffer hinein und trank, und zu Peitholaos sagte er nun nach dem Trinken, er hätte nun einen Arzt und zwar einen sehr freimütigen, worauf er fortwährend über mich äußerte, von den

Aerzten sei ich der erste und von den Philosophen der einzige; er hatte es ja schon mit vielen versucht, nicht allein geldgierigen, sondern auch ehr- und ruhmsüchtigen, neidischen und bösartigen. Wie ich nun schon erwähnte, glaube ich keine andere Untersuchung gemacht zu haben, die bewundernswerter wäre als diese ..."

Unter den nachfolgenden Herrschern scheinen seine Beziehungen zum Hofe loser gewesen zu sein, doch rühmt sich Galen in einer unter Septimius Severus abgefaßten Schrift, daß er bei allen Kaisern der Reihe nach in hohem Ansehen gestanden habe. Der Wissenschaft völlig hingegeben, bis ins Alter rastlos schriftstellerisch tätig, schon von der Mitwelt verehrt und für die Nachwelt schaffend, starb Galen 201 n. Chr. Wo er die letzten Lebensjahre zubrachte, ob in Rom oder in Pergamos, ist unbekannt.

Das Schrifttum Galens ist ein beispiellos umfangreiches und dabei zugleich vielseitiges; es bezog sich nicht ausschließlich auf die Medizin, sondern betraf nebstdem auch Philosophie, Philologie und Rhetorik. Die Ausarbeitung der Schriften ist eine ungleichmäßige, indem nur an einen Teil die letzte Feile gelegt ist, während andere bloß Entwürfe darstellen; manche besitzen einen sehr bedeutenden Umfang, andere sind bloß fragmentarische Abhandlungen; dem Inhalt nach sind es teils Kommentare und Kompilationen, teils Streitschriften und didaktische Werke; der Stil ist zumeist deklamatorisch, weitschweifig und stellenweise unklar. Da schon bei Lebzeiten Galens Unterschiebungen vorkamen, so verfaßte er selbst eine Uebersicht und eine Anleitung zum Studium seiner Werke — beide sind erhalten und geben uns die wichtigsten Anhaltspunkte, doch schrieb er nachher noch mehrere Werke. Die chronologische Reihenfolge konnte neuerdings annähernd bestimmt werden, jedenfalls ist es deutlich erkennbar, daß Galen in seinen medizinischen Schriften mit anatomisch-physiologischen Themen begann und später, in dem Maße als seine Erfahrung wuchs, sukzessive von der Pathologie zur Therapie aufstieg. Von den nichtmedizinischen sind nur ganz dürftige Reste vorhanden, von den medizinischen ist eine sehr beträchtliche Zahl verloren gegangen (hauptsächlich bei einer Feuersbrunst, welche kurz vor dem Tode des Commodus den Friedenstempel in Asche legte und auch die ἀποθήκη, wo Galenos seine Handschriften verwahrt hatte, zerstörte), vieles liegt noch unediert (besonders in arabischen und hebräischen Uebersetzungen) im Staube der Bibliotheken, anderseits sind zahlreiche auf den Namen des Pergameners lautende Abhandlungen unecht oder mindestens zweifelhaft.

Von der schriftstellerischen Fruchtbarkeit des Pergameners gebe folgendes Verzeichnis eine Vorstellung, wiewohl es nur den größten Teil der auf uns gekommenen und zur Medizin in Beziehung stehenden Werke und Abhandlungen aufführt. Die wichtigsten Gesamtausgaben sind: die Aldina, Venet. 1525, die ed. Basileensis, Basil. 1538 (beide griechisch); die ed. Juntina,

Venet. 1541 (mit 9 Neuauflagen), die Frobeniana, zuerst Basil. 1542 (beide lateinisch); die ed. Charteriana mit lateinischer Uebersetzung herausgegeben von R. Chartier, Paris 1638 bis 1679; endlich (die gewöhnlich benützte) von C. G. Kühn, Leipzig 1821-1833, 22 Bände.

Eine modernen Ansprüchen genügende Gesamtausgabe fehlt. Mehrere Schriften vereinigt erschienen in der Bibl. Teubner unter dem Titel Cl. G. scripta minora rec. Marquardt, I. Müller, Helmreich, I Lips. 1884, II 1891, III 1893. Einen noch heute brauchbaren Auszug aus den gesamten Schriften machte Lacuna: Epitome operum Galeni, Basil. 1551 u. ö.

περὶ τῆς τάξεῶς των ἰδίων βιβλίων = de ordine librorum suorum = von Ordnung der eigenen Schriften. Neueste Ausgabe in Galeni Scripta minora ed. Iwan v. Müller, Marquardt und Helmreich, Bibl. Teubner, Lips. II.

περὶ τῶν ἰδίων βιβλίων = de libris propiis = über die eigenen Schriften. Neueste Ausgabe l. c.

Schriften deontologischen, medizin-philosophischen und polemischen Inhalts:

π. αἱρέσεων τοῖς εἰσαγομένοις = de sectis ad eos, qui introducuntur = über die Sekten, an Anfänger. Neueste Ausgabe in Script. minor. III.

π. τῆς ἀρίοτης αιρέσεως = de optima secta = von der besten Sekte.

π. τῆς ἀρίοτης διδασκαλίας = de optima doctrina = von der besten Lehrmethode. Neueste kritische Ausgabe in Galeni Scripta minora I.

ὅτι ὁ ἄριστός ἰατρὸς καὶ φιλόσοφος = quod optimus medicus sit quoque philosophus = der beste Arzt ist zugleich Philosoph. Neueste Ausgabe in Galeni Scripta minora II.

προτρεπτικος λόγος ἐπὶ τὰς τέχνας = oratio suasoria ad artes = Aufforderung zum Studium der freien Künste (der auf die Medizin gerichtete Teil ist verloren gegangen). Neueste Ausgabe. Scripta minora I. Georg Kaibel, Berl. 1894.

περὶ συστάσεως ἰατρικῆς = de constitutione artis medicae = vom Wesen der ärztlichen Kunst.

ὅτι ταῖς τοῦ σώματος κράσεσιν αἱ τῆς ψυχῆς δυνάμεις ἕπονται = quod animi mores corporis temperamenta sequantur = der Charakter richtet sich nach den körperlichen Temperamenten. Neueste Ausgabe in Scriptor. minor. II.

περὶ τῶν ἰδίων ἑκάστω παθῶν καὶ ἁμαρτηματων τῆς διαγνώσεως = de propriorum animi cujusque affectuum et vitiorum diagnosi et curatione = Erkenntnis und Heilung der jedem einzelnen eigentümlichen Leidenschaften und Fehler. Neueste kritische Ausgabe in Galeni Scripta minora I.

πρὸς τα ὑπὸ Ἰουλιανοῦ ἀντειρημένα τοῖς Ἱπποκράτους ἀφορισμοῖς = gegen die Widersprüche des Julianos wider die Aphorismen des Hippokrates.

περὶ τῆς ἰατρικῆς ἐμπειριας = Dialog über die ärztliche Erfahrung (gegen die Empiriker gerichtet). 1901 wurde der zufällig aufgefundene Originaltext (Fragment) in den Sitzgber. d. phil.-histor. Klasse der kgl. preuß. Akad. d. Wissensch. veröffentlicht, während früher nur eine lateinische Uebersetzung bekannt war.

ὑποτυπώσεις ἐμπείρικαί = de subfiguratione empirica = von der Vorstellungsweise der Empiriker (nur in lateinischer Uebersetzung erhalten). Bonnet, Diss., Bonn 1872.

De iis, quae medice scripta sunt in Platonis Timaeo = von dem, was ärztlichen Inhaltes in Platons Timäos vorkommt. Kommentarstücke, Daremberg, Fragments du commentaire de Galien etc. Paris u. Leipz. 1848.

Von den philosophischen Schriften engeren Sinnes kommen unter anderen auch für die medizinische Logik in Betracht:

εἰσαγωγὴ διαλεκτική = Institutio logica = Einführung in die Logik. Von Kalbfleisch herausgegeben, Leipz. 1896. Bibl. Teubner.

περὶ ἀποδείξεως (nur in unbedeutenden Bruchstücken und Zitaten erhalten) = de demonstratione = vom wissenschaftlichen Beweis, Iwan v. Müller, über Galens Werk v. w. Bew. München 1895.

π. τῶν ἑαυτῷ δοκούντων = eigene Lehrmeinungen (nur in Fragmenten vorhanden); die erhaltene lateinische Uebersetzung de sententiis wird ediert werden.

π. τῶν παρὰ τὴν λὲξιν σοφισμάτων = de captionibus penes dictionem libellus. Ausgabe C. Gabler, Rostock 1903 (Dissert.).

ὁτι αἱ ποιότητες ἀσώματοι = quod qualitates incorporeae sint = die Qualitäten sind unkörperlich (gegen die Stoiker gerichtet).

Auf Hippokrates beziehen sich:

Ἱπποκράτους γλωσσῶν ἐξήγησις = Glossar zu Hippokrates, und fünfzehn Kommentare zu den hippokratischen Schriften: de fracturis, de articulis, aphorismi, prognosticum, prorrhetica, de crisibus, de diebus criticis, de victu in acutis, de victu salubri, de humoribus, de officina medici, de aere aq. et loc. de natura hominis, de alimentis, epidemiorum libri (zum Teil nur lateinisch und lückenhaft erhalten).

Zur Anatomie und Physiologie.

περὶ χρείας τῶν ἐν ἀνθρώπου σώματι μορίων XVII = de usu partium corporis humani libri XVII = über den Nutzen der Körperteile. Deutsche Uebersetzung von Nöldeke, Oldenburg 1805, 1 Band; neueste kritische Ausgabe des 4. Buches, griechisch von Helmreich, Augsburg 1886.

π. τῶν ἀνατομικῶν ἐγχειρήσεων XV = de anatomicis administrationibus libri XV = über anatomisches Präparieren. Griechisch sind nur die ersten 9 Bücher ganz erhalten, 10-15 sind in arabischer Uebersetzung vorhanden.

π. τῶν Ἱπποκράτους καὶ Πλάτωνος δογμάτων IX = de Hippocratis et Platonis placitis libri IX = Lehrmeinungen des Hippokrates und Platon (ed. Iwan v. Müller, I, Lips. 1874).

π. μήτρας ἀνατομῆς = de uteri dissectione = Uterusanatomie.

π. μελαίνης χολῆς = de atra bile = die schwarze Galle (vielleicht nicht echt).

π. φωνῆς IV = de voce et anhelitu (nur lateinisch erhalten; der lat. Text ist wahrscheinlich nach einer arabischen Uebertragung verfertigt worden).

π. τῶν ὀστων τοῖς εἰσαγομένοις = de ossibus ad tirones = von den Knochen, für die Anfänger.

π. φλεβῶν καὶ ἀρτηριῶν ἀνατομῆς = de venarum arteriarumque dissectione = Anatomie der Blut- und Schlagadern.

π. νεύρων ἀνατομῆς = de nervorum dissectione = Nervenanatomie.

π. μυῶν κινήσεως II = de motu musculorum libri II = Muskelbewegung.

π. τῶν τῆς ἀναπνοῆς αἰτιῶν = de causis respirationis = von den Ursachen des Atmens.

π. τῶν καθ' Ἱπποκράτην στοιχείων = de elementis secundum Hippocratem = über die Elemente n. H. Neueste kritische Ausgabe de elementis ex Hippocratis sententia libri duo von Helmreich, Erlangen 1878.

π. κράσεων III = de temperamentis libri III = die Mischungsverhältnisse. Neueste kritische Ausgabe von Helmreich, Leipz. 1904.

π. φυσικῶν δυνάμεων III = de facultatibus naturalibus libri III = natürliche Kräfte (Physiologie). Neueste Ausgabe, G. Scripta minor III.

π. οὔσιας τῶν φυσικῶν δυνάμεων = de substantia naturalium facultatum = vom Wesen der natürlichen Kräfte (Fragment).

π. σπέρματος II = de semine libri II = über den Samen.

π. ὀσφρήσεως ὀργάνου = de instrumento odoratus = Geruchsorgan.

π. μυῶν ἀνατομῆς = de musculorum dissectione = Muskelanatomie.

π. χρείας ἀναπνοῆς = de usu respirationis = über den Zweck der Atmung.

εἰ κατὰ φύσιν εν ἀρτηρίαις αἷμα περιέρχεται = an in arteriis natura sanguis contineatur = ob im natürlichen Zustande Blut in den Arterien enthalten sei.

περὶ κυουμένων διαπλάσεως = de foetus formatione = über die Bildung der Leibesfrucht.

π. ἑπταμήνων βρεφῶν = de septimestri partu = das Siebenmonatskind.

An omnes partes animalis quod procreatur fiant simul = ob alle Teile des Tieres bei der Erzeugung zugleich entstehen (zweifelhafte Schrift, nur lateinisch veröffentlicht).

Zur Hygiene.

ὑγιεινὰ VI = de sanitate tuenda libri VI = von der Erhaltung der Gesundheit.

περὶ ἀρίστης κατασκευῆς τοῦ σώματος ἡμῶν = de optima corporis nostri constitutione = die beste Konstitution unseres Körpers.

π. εὐεξίας = de bono habitu = Wohlbefinden.

π. ἐθῶν = de consuetudine = Gewohnheiten. Neueste kritische Ausgabe in Scripta minora II.

πότερον ἰατρικῆς ἢ γυμναστικῆς ἐστι τὸ ὑγιεινόν = utrum medicinae sit an gymnastices hygieine = ob die Lehre von der Erhaltung der Gesundheit zur Medizin oder zur Gymnastik gehöre. Neueste kritische Ausgabe, in Scripta minora III.

π. τοῦ διὰ τῆς σμικρᾶς σφαίρας γυμνασίου = de parvae pilae exercitio = von dem Spiel mit dem kleinen Ball. Neueste Ausgabe, in Scripta minora I.

Pulslehre.

<table>
<tr><td rowspan="3">ἡ τῶν σφυγμῶν πραγματεία

Handbuch</td><td>περὶ διαφορᾶς σφυγμῶν IV =
de differentia pulsuum =
vom Unterschied des Pulses.</td></tr>
<tr><td>π. διαγνώσεως σ. IV =
de dignoscendis pulsibus =
von der Erkennung des Pulses.</td></tr>
<tr><td>π. τῶν ἐν τοῖς σφυγμοῖς αἰτίων =
de causis pulsuum =
von den Ursachen des Pulses.</td></tr>
</table>

	π. προγνώσεως σφυγμῶν IV = de praesagitione ex pulsu = von der Prognostik aus dem Pulse.

περὶ τῶν σφυγμῶν τοῖς εἰσαγομένοις = de pulsibus ad tirones = über den Puls, für Anfänger.

σύνοψις π. σφυγμῶν ἰδίας πραγματείας = Synopsis librorum suorum de pulsibus = Auszug aus dem eigenen Handbuch über den Puls.

περὶ χρείας σφυγμῶν = de usu pulsuum = der Nutzen des Pulses.

Diätetik.

περὶ λεπτύνουσης διαίτης = de attenuante victus ratione = von der mager machenden Diät. Neueste Ausgabe von Kalbfleisch, Leipz. 1898.

π. πτισάνης = de ptisana = über die Ptisane.

π. τροφῶν δυναμεως III = de alimentorum facultatibus libri tres = Wirkung der Nahrungsmittel.

π. ευχυμιας καὶ κακοχυμίας τροφῶν = de probis pravisque alimentorum sucis = von den guten und schlechten Säften der Nahrungsmittel.

Zur Arzneimittellehre.

περὶ κράσεως καὶ δυναμεως τῶν ἁπλῶν φαρμάκων XI = de simplicium medicamentorum temperamentis et facultatibus libri XI = von der Mischung und den Kräften der einfachen Arzneimittel.

π. συνθέσεως φαρμάκων τῶν κατὰ γένη VII = de compositione medicamentorum secundum genera libri VII = Zusammensetzung der Arzneimittel nach Arten.

π. συνθέσεως φαρμάκων τῶν κατὰ τόπους X = de compositione medicamentorum secundum locos libri X = Zusammensetzung der Arzneimittel nach Körperteilen.

De remediis parabilibus = von den leicht anzuschaffenden Arzneimitteln, beruht auf Galen (π. ευποριστων = Hausmittel), ist aber unecht.

π. ἀντιδότων II = de antidotis libri II = von den Gegengiften.

πρὸς Πίσωνα π. τῆς θηριακῆς = de theriaca ad Pisonem = vom Theriak (wahrscheinlich unecht).

Zur Aetiologie, Pathologie, Diagnostik und Prognostik.

περὶ τῶν πεπονθότων τόπων VI = de locis affectis libri VI = von den kranken Körperstellen.

π. τύπων = de typis = von den (Fieber-)Typen.

π. τῶν προκαταρκτικῶν αἰτίων = de causis procatarcticis = von den vorbereitenden Ursachen (nur lateinisch vorhanden).

π. τῶν συνεκτικῶν αἰτίων = de causis continentibus = von den fortwirkenden Ursachen (nur lateinisch, ed. Kalbfleisch, Marburg 1904).

π. ἀνωμάλου δυσκρασίας = de inaequali intemperie = von dem regelwidrigen schlechten Mischungsverhältnis.

π. τρόμου καὶ παλμοῦ καὶ ῥίγους καὶ σπασμου = de tremore, palpitatione, rigore et convulsione = von Zittern, Herzklopfen, Starrfrost und Zuckungen.

π. διαφορᾶς νοσημάτων = de differentiis morborum = Unterschiede der Krankheiten.

π. τῶν ἐν τοῖς νοσήμασιν αἰτίων = de morborum causis = über die Krankheitsursachen.

π. τῶν συμπτωμάτων διαφορᾶς = de symptomatum differentiis = Unterschied der Symptome.

π. αἰτίων συμπτωμάτων III = de symptomatum causis libri III = die Ursachen der Symptome.

π. δυσπνοίας III = de difficultate respirationes libri III = Atembeschwerden.

π. πλήθους = de plenitudine = Plethora.

π. διαφορᾶς πυρετῶν II = de differentiis febrium libri II = vom Unterschied der Fieber.

π. τοῦ προγιγνώσκειν = de praenotione = die Vorhersage.

π. τῆς ἐξ ἐνυπνίων διαγνώσεως = de dignotione ex somniis = von der Erkenntnis der Krankheiten aus den Träumen.

π. τῶν ἐν ταῖς νόσοις καιρῶν = de morborum temporibus = Krankheitsstadien.

π. τῶν ὅλου τοῦ νοσήματος καιρῶν = de totius morbi temporibus = Stadien im Gesamtverlauf der Krankheiten.

π. κρίσεων III = de crisibus III = von den Krisen.

π. κρισίμων ἡμερῶν III = de diebus creticis III = von den kritischen Tagen.

πρὸς τοὺς περὶ τύπων γράψαντες ἢ περὶ περιόδων = adversus eos, qui de typis scripserunt = gegen die Schriftsteller über Typen oder Perioden.

πῶς δεῖ ἐξελέγχειν τοὺς προσποιουμένους νοσεῖν = quomodo morbum simulantes sint deprehendendi = wie man Simulanten entlarven muß.

περὶ τῶν παρὰ φύσιν ὄγκων = de tumoribus praeter naturam = widernatürliche Geschwülste.

Zur Therapie.

θεραπευτικὴ μέθοδος XIV = **Methodi medendi** libri XIV = Heilweise.

πρὸς Γλαύκωνα θεραπευτικῶν II = ad Glauconem de medendi methodo libri II = über die Therapie.

φλεβοτομίας θεραπευτικόν = de curandi ratione per venaesectionem.

περὶ φλεβοτομίας πρὸς Ἐρασίστρατον = de venaesectione adversus E. = vom Aderlasse gegen E.

π. φλεβοτομίας πρὸς Ἐρασιστρατείους τοὺς ἐν Ῥώμῃ = de v. adv. Erasistrateos Romae degentes = über den Aderlaß gegen die in Rom lebenden Anhänger d. E.

π. τῆς τῶν καθαιρόντων φαρμάκων δυνάμεως = de purgantium medicamentorum facultate = die Wirkung der Abführmittel.

π. μαρασμοῦ = de marcore = von der Entkräftung.

Τῷ ἐπιλή(μ)πτω παιδὶ ὑποθήκη = pro puero epileptico consilium = Ratschläge für den epileptischen Knaben.

περὶ βδελλῶν ἀντισπάσεως, σικύας καὶ ἐγχαράξεως καὶ κατασχασμοῦ = de hirudinibus, revulsione, cucurbitula, incisione et scarificatione = Blutegel, Revulsion, Schröpfköpfe, Einschneiden und Skarifizieren.

Kurze Zusammenfassung des ganzen Galenischen Systems:

τέχνη ἰατρική = **ars medica** = von der Heilkunst.

Leider sind sehr viele Abhandlungen, deren Titel wir kennen, verloren gegangen. Hingegen wurden nicht wenige Schriften fälschlich dem Galen unterschoben, darunter solche (z. B. anatomische), deren Entstehungszeit sehr spät im Mittelalter anzusetzen ist. Von allgemeinem Inhalt sind unter anderen die pseudogalenischen Schriften: ὅροι ἰατρικοί = medizinische Definitionen (pneumatische Theorie; übersetzt in Gurlts Gesch. d. Chirurgie, Berlin 1898, I, p. 443 ff.) und εἰσαγωγὴ ἢ ἰατρός = Einleitung oder der Arzt.

Ohne hier auf die zahlreichen Handschriften und Kommentare, auf die Uebersetzungen und Einzelausgaben aus älterer Zeit einzugehen, verweisen wir nur auf einige Uebertragungen in moderne Sprachen: Galen, Vom Aderlassen gegen Erasistratus, übersetzt von Sallaba, Wien 1791; Fieberlehre mit Anmerkungen von Kurt Sprengel, Breslau 1788; Galens Werke I. Band, enthaltend „Vom Nutzen der Teile des menschlichen Körpers", übersetzt von Nöldeke, Oldenburg 1805; Oeuvres anatomiques, physiologiques et médicales de Galien. etc. par Daremberg, Paris 1854-1857 (2 vol.). Enthält: quod optimus medicus sit quoque philosophus, oratio ad artes, quod animi mores corpor. temperamenta sequantur, de consuetudine, de usu part. corpor. humani, de facultatibus naturalibus, de motu musculorum, de sectis, de optima secta, de locis affectis, de medendi methodo ad Glauconem. Anatomische Werke des Rhuphos und Galenos, erste deutsche Uebersetzung von R. Ritter v. Töply, Wiesbaden 1904. Die Schrift Galens „Wie man Simulanten entlarven muß" wurde 3mal ins Deutsche übersetzt (in Pyls Repertorium I, p. 39, Deutsche med. Wochenschr. 1888 [Pagel] und Friedreichs Blätter 1889 [Fröhlich]). Auf Pagels Anregung und unter seiner Leitung erschienen die Dissertationen: (1898) Brink, Die allgemeine Therapie des Galen (Uebersetzung von θεραπευτική μέθοδος Lib. I, cap. 1-5; Carney, dasselbe Lib. III, cap. 1-3; Glaser, Zur Wund- und Geschwürsbehandlung nach Galen Lib. IV, cap. 1-3; ter Beek, Die allgemeine Therapie des Galen Lib. I, cap. 6 bis Schluß; Voigt, Fieberbehandlung nach Galen Lib. VIII, cap. 1-4; [1889] Beck, Zur diätetisch-physikalischen Therapie des Galen Lib. VIII, cap. 5-9; Meyer, Fr., Beitrag zur Therapie des Galen Lib. II, cap. 1-4; Szepansky Lib. XIV, cap. 8-19; Tietz, Beitrag zur Therapie des Galen Lib. XIV, cap. 1-7; Prüsman, Die Behandlung des Geschwürs nach Galen Lib. III, cap. 4-6; Wandersleben, Beitrag zur Kenntnis der Therapie des Galen Lib. II, cap. 5. u. 6.) - Das X. Buch de usu partium corp. h., enthaltend die Anatomie und Physiologie des Auges, wurde unter Leitung von J. Hirschberg ins Deutsche übertragen: „Die Augenheilkunde des Galenus", Diss. von O. Katz, Berlin 1890. Die Abhandlung de attenuante diaeta erschien unter Leitung Koberts ins Deutsche übersetzt, Breslau 1903 unter dem Titel „Galens Schrift über die säfteverdünnende Diät" von W. Frieboes und F. W. Kobert.

Ueber seine schriftstellerische Tätigkeit gibt Galen selbst folgende Aufschlüsse: Ursprünglich sollten die Aufzeichnungen über wissenschaftliche, besonders medizinische Gegenstände, abgesehen von den Zwecken eigener Ausbildung, nur den Freunden, seine Diktate nur den Anfängern zur Belehrung dienen. Da aber doch viele seiner Schriften, ohne daß er es wollte, in die Oeffentlichkeit gedrungen waren, so sah er sich genötigt, vor dem großen Publikum als Schriftsteller aufzutreten. Diese Angaben sind wohl nur cum grano salis zu nehmen, ebenso wie seine pathetische Zurückweisung jedweder Ruhmsucht: „Der Beifall der Menge ist in gewisser Beziehung den Lebenden mitunter ganz nützlich, den Toten nützt er gar nichts. Wer ein beschauliches Dasein führen will in philosophischer Betrachtung, mit genügendem Unterhalt für des Leibes Pflege versehen, dem ist der Ruhm beim Volke kein geringes Hindernis, denn er lenkt ihn mehr als billig vom Besten ab. Das habe auch ich oft schmerzlich empfunden, wenn mich die Leute lange Zeit hintereinander so plagten, daß ich ein Buch nicht einmal anrühren konnte. Dabei verachtete ich seit früher Jugend merkwürdig, fanatisch, rasend, wie man es nun nennen will, den Ruhm bei der Menge und lechzte nach Wahrheit und Wissen, denn das hielt ich für den schönsten und göttlichsten Besitz des Menschen."

Die Schriften Galens machen eine Bibliothek für sich aus, die gründliche Beschäftigung mit ihnen würde das Lebenswerk eines einzelnen in seiner Gänze in Anspruch nehmen oder gar übersteigen. Aus diesem Grunde begnügte man sich zu Studienzwecken zumeist mit einer Auswahl der wichtigsten. Für die ärztliche Vorbildung zog man im Mittelalter namentlich folgende heran: „De usu partium corporis humani", „De pulsibus", „Methodus medendi" („Megatechne" genannt), „De crisibus", „De differentiis febrium", Kommentare zu hippokratischen Schriften und „Ars parva" (Mikrotechne). Die „Mikrotechne", oder im Idiom der Latinobarbaren auch „tegni" genannt, enthält gleichsam in nuce die theoretischen Grundsätze und praktischen Lehren des Pergameners, so daß sie sich ganz besonders als Lehrbuch zur raschen Einführung in die galenische Heilkunst eignete.

In seiner Totalität läßt sich das Wesen großer Individualitäten aus der empfangenen Bildung und aus dem Milieu nicht erklären; stets bleibt bei der psychologischen Analyse ein Rest zurück, ein Mysterium, in dem die Eigenart, die suggestive Wirkung und die geistige Macht eigentlich wurzelt. Immerhin wirft die Geschichte des Lebensgangs und der Zeit so manches Streiflicht auf das Schaffen einer Persönlichkeit, sie macht namentlich die eingeschlagene Richtung verständlicher, sie rückt die Größe und den Erfolg in kritische Sehweite. Dies trifft bei Galen in besonders weitem Ausmaß zu! Ja, man könnte sagen, die ganze vorausgegangene medizinische Entwicklung, die er ontogenetisch in seinem Studium wiederholte und ohne welche seine Größe undenkbar wäre, bildet das Piedestal für den Pergamener; der medizinische Synkretismus im Bunde mit der erneuten Pflege der exakten Hilfswissenschaften (Anatomie) und Untersuchungsmethoden (Pulslehre) zeichnete ihm den Weg für die Reform vor; der philosophische Eklektizismus mit seiner Tendenz zur Vereinigung des Platonismus mit der Peripatetik, mit seinem starken Richtzug von der Skepsis zur Teleologie und zum Monotheismus verleiht der galenischen Anschauungsweise die charakteristischen Farbentöne; die Zerfahrenheit der Verhältnisse, die Sehnsucht nach Beendigung des Gezänkes der widerstrebenden Sekten, die geringe Fähigkeit der Zeitgenossen zu kräftigen Leistungen, ebneten seinem Erfolg den Weg. Der Boden war gegeben für die fruchtbringende Saat, welche das überragende Talent, die immense Kombinationsgabe, der beispiellose Fleiß des Pergameners, wie aus einem Füllhorn ausstreute. Durch die Zeit war das Fundament gelegt, auf dem der mathematisch-philosophisch begabte und geschulte Sohn des Architekten Nikon als einer der größten Baumeister im Reich des Gedankens aus den Trümmern der vorausgegangenen sein eigenes, alles umschließendes System der Heilkunde errichten konnte - ein Symbol der überwölbenden Weltmacht des hellenischen Geistes und der römischen Tatkraft auf einem Einzelgebiete, ein Bau, der für die Medizin vieler Jahrhunderte und der verschiedensten Länder ausreichen sollte!

Das Ziel, welches Galen bei all seinen gelungenen oder verfehlten Bestrebungen unverrückbar vorschwebte, war die Umwandlung der Heilkunst in eine exakte Wissenschaft. An Versuchen hiezu hat es vor ihm gewiß nicht gemangelt, niemand vor ihm hat aber dieser Bestrebung eine so breite Grundlage gegeben.

Wiewohl vorzugsweise von Empirikern in die Medizin eingeführt, widerstrebten seinem logisch geeichten Geiste sehr bald die Grundsätze dieser Schule, die von vornherein auf rationelle Begründung verzichtete. Noch weniger konnte er am Methodismus Gefallen finden, der das Gesichtsfeld der ärztlichen Beobachtungen willkürlich und einseitig beschränkte, und dessen Anhänger zumeist der philosophischen Bildung gänzlich entbehrten[17]. So mußte er denn in den Hafen des Rationalismus einlaufen, welcher anscheinend das Postulat einer wahrhaft wissenschaftlichen Methode erfüllte. Als solche galt ihm nur jene, die analog der geometrischen Beweisführung aus sicheren Prämissen in streng logischer Weise Folgerungen ableitet; auf die Medizin angewendet, bedeutet dies die Deduktion der Therapie aus der Kenntnis der Krankheit und aus der Einsicht in die Wirksamkeit der Heilmittel.

Galen beschäftigte sich intensiv mit der Methodologie, am ausführlichsten in der Schrift περὶ ἀποδείξεως, welche leider verloren gegangen ist. Er erklärte das Euklidische Beweisverfahren für das beste. Aus diesem Grunde fordert er vom Arzt und Philosophen eine mathematische Vorkenntnis; wie oben erwähnt, besaß er selbst eine solche Vorbildung in besonderem Maße dank dem Unterrichte seines Vaters. Analog dem geometrischen Verfahren wollte er eine allgemeine wissenschaftliche Methode begründen, welche ihre Prinzipien aus der sinnlichen Wahrnehmung und aus der unmittelbaren Gewißheit des Verstandes entnimmt und daraus ihre Schlüsse zieht. Grundlagen sind also πεῖρα und λόγος, von ihnen sagt er, daß sie δύο ἁπάσης εὑρέσεως ὄργανα seien. Scheinbar stimmt dies mit der hippokratischen

Vorschrift zusammen; der wichtige Unterschied liegt aber darin, daß der koische Arzt nur den auf breiter Erfahrungsbasis (induktiv) erworbenen Verstandesschluß zuläßt, jedoch die nicht von Sinneswahrnehmungen, sondern nur von einer plausiblen Vorstellung ausgehende Ueberlegung verwirft (vergl. S. 194). Galen hingegen kennt neben der Sinneserfahrung auch eine unmittelbare Gewißheit des Verstandes, wozu Axiome des common sense und Ueberzeugungen gehören, welche sich der wissenschaftliche Forscher gebildet hat. Freilich bilden Versuche und Erprobungen ein Kriterium, dennoch aber wird dem λόγος und damit der deduktiven Methode eine überragende Stellung eingeräumt, wie sie dem echten Hippokratismus widersprach. Galen verkennt völlig den gewaltigen Unterschied, der zwischen den mathematischen und den empirischen Wissenschaften besteht, er hypostasiert auch in den letzteren Axiome a priori, und daraus erklären sich alle die gewaltigen Fehlschlüsse, zu denen er mit seiner „geometrischen" Methode in der Medizin gelangen mußte. Auf manchen umschriebenen Gebieten allerdings, wo die Anatomie genügende Basis lieferte oder physikalische Gesetze den Ausgangspunkt bildeten, konnte er mit der Deduktion Erfolge haben. Die wissenschaftliche Methode der Medizin hat nach Galen ihren Ausgangspunkt von den sinnlich wahrnehmbaren Phänomen, den Symptomen, zu nehmen (Autopsie). Jedoch handelt es sich darum, nicht wahllos die Symptome zu beobachten, sondern bloß jene, die auf die Krankheitsursache, den Krankheitssitz und den allgemeinen Kräftezustand hindeuten; aus der Kenntnis der Krankheitsursache ergibt sich das Heilverfahren; aus der Kenntnis des Krankheitssitzes die Art der Applikation; aus der Berücksichtigung des allgemeinen Kräftezustandes der Grad der anzuwendenden Mittel. Weiterhin hat man auch die ἱστορία, d. h. die früheren und fremden Erfahrungen heranzuziehen und zu therapeutischen Analogieschlüssen zu verwerten, jedoch ist auch hier das Wesentliche vom Unwesentlichen zu sondern, da nur bei gleichen Hauptsymptomen das gleiche Heilverfahren einzuschlagen ist. Man sieht deutlich, daß Galen den „Dreifuß" der Empiriker für den dogmatischen Standpunkt ummodelt (vergl. das Kapitel Die Schule der Empiriker). Die wissenschaftliche Methode legt ferner auch auf die Indikationen besonderes Gewicht, aber nicht in dem Sinne wie die Methodiker, welche ihre Heilanzeigen bloß dem Grade des strictum oder laxum entnahmen. Der Mannigfaltigkeit der Krankheiten entspricht eine ebensolche Mannigfaltigkeit der Mittel; die Anwendung hat nach dem Grundsatz Contraria contrariis zu geschehen. Im Prinzip bildet diese streng logische Methode gewiß das Ideal der Medizin aller Zeiten, ein Ideal, dem sie sich nur sehr langsam nähert. Galen und alle späteren Systemschöpfer bis an die Schwelle der Gegenwart verkannten, daß eine rein kausale Therapie entsprechend dem Stand der Hilfswissenschaften nur auf einem sehr umschriebenen Felde durchzuführen ist, und daß sich die Medizin, solange die exakte Wissenschaft nicht zureicht, einstweilen mit einem provisorischen, kritischen Empirismus begnügen muß, wie ihn Hippokrates empfahl.

Galen nahm wohl die Prinzipien der Dogmatiker an, aber er wahrte seine Selbständigkeit als Kritiker und Forscher, indem er einerseits der rationalistischen Medizin eine unvergleichlich breitere Grundlage durch Ausbau der Hilfswissenschaften gab, anderseits auch die Errungenschaften und Ideen der übrigen Schulen nicht außer acht ließ. In seinem Systeme können daher Elemente verschiedenster Herkunft nachgewiesen werden.

Wie es öfters im Laufe der Geschichte unserer Wissenschaft geschah, knüpfte der Reformator von Pergamos an Hippokrates an, oder richtiger gesagt an das Corpus Hippocraticum. Diese Schriftensammlung machte er zum Gegenstand geistvoller Kommentare, wobei er auf das Theoretische unverhältnismäßig das Schwergewicht legte. Wiewohl er dem Hippokrates die größte Verehrung zollte und die Gegner desselben geradezu für unwissende Menschen oder für spitzfindige Dialektiker ohne gesunden Menschenverstand erklärte, wiewohl er dem großen Arzte von Kos in der Praxis, namentlich in der Prognostik nachzueifern bemüht war, so zeigt doch gerade die Art, wie Galen den Hippokratismus auffaßte, so recht, daß die naive naturwahre Beobachtung inzwischen einer gekünstelten, pedantisch subtilen Gelehrsamkeit das Feld geräumt hatte, und daß man in der überfeinerten Epoche der Cäsaren längst nicht mehr so zu schauen und zu sehen im stande war, wie im Zeitalter des Perikles. Das Wissen und das Können war beträchtlich gewachsen, aber die Weisheit, das unabhängige, von jedem äußeren Zwange freie Denken hatte bereits beträchtliche Einbuße erlitten.

Das galenische System gründet sich auf naturphilosophische Spekulationen, anatomische Untersuchungen, physiologische Experimente und klinische Beobachtungen, wobei jedoch zu beachten ist, daß diese Methoden nur in sehr ungleichem Ausmaße zur Geltung gelangen.

Im schärfsten Gegensatz zum Atomismus räumt Galen sowohl den Kräften als den Grundstoffen und Qualitäten die gleiche Bedeutung ein; die axiomatische Voraussetzung seiner Lebenstheorie bildet die Zweckmäßigkeit aller Naturvorgänge, deren Nachweis im einzelnen eine Hauptaufgabe der Forschung ausmacht.

Träger des Lebens und der vitalen Kräfte, welche den Stoff beherrschen, ist das Pneuma. Entsprechend den drei Grundformen des Lebens, dem psychischen, animalischen und vegetativen, bezw. den drei Grundkräften δύναμις ψυχικὴ, δ. ζωτικὴ und δ. φυσικὴ entfaltet sich das Pneuma in dreifacher Weise, nämlich als psychisches, animalisches und natürliches. Das πνεῦμα ψυχικὸν sitzt im Gehirn und verbreitet sich auf dem Wege des Nervensystems; das πνεῦμα ζωτικὸν wird vom Herzen und den Arterien vermittelt, es manifestiert sich im Pulse, weshalb die zugehörige vitale Grundkraft (δύναμις ζωτική) auch als δύναμις σφυγμική bezeichnet wird; das πνεῦμα φυσικὸν hat zum Organ die Leber und die Venen. Die Tatsache, daß sich das psychische, animalische und vegetative Leben wieder in verschiedene Funktionen sondern läßt, findet darin ihren Ausdruck, daß den Grundkräften noch Unterkräfte, mit schärfer umschriebener Wirkungssphäre, subordiniert sind; so kommt z. B. die Verdauung, die Ernährung, das Wachstum der einzelnen Organe, die Absonderung, durch Partialkräfte zu stande, wovon die anziehende (δύναμις ἑλκτική), die anhaltende (δ. καθεστική), die umwandelnde (δ. ἀλλοιωτική), die austreibende (δ. πρωστική), die absondernde (δ. ἀποκριτική) Kraft zu unterscheiden sind. Jedes Organ besitzt sein Eigenleben und seine besondere, nur ihm eigentümliche Kraft, welche die spezifischen Wirkungen hervorbringt; sie ist nicht weiter erklärbar und wohnt der ganzen Substanz inne. Der Ablauf der Lebenserscheinungen und die Funktion der vitalen Kräfte ist bedingt durch unausgesetzte Erneuerung des Lebenspneuma. Die Erneuerung erfolgt durch Aufnahme desselben aus der Luft auf dem Wege der Lungen sowie auf dem Wege der Hautporen und Arterien, d. h. durch die Atmung.

Der teils auf platonisch-aristotelische, teils auf stoische Prinzipien zurückgehenden dynamischen Anschauung tritt die stoffliche Analyse zur Seite, welche einerseits auf naturphilosophischen, anderseits auf anatomischen Vorstellungen beruht.

Ebenso wie in den übrigen Systemen der Antike wird auch in dem galenischen die Idee der Korrespondenz zwischen Makrokosmus und Mikrokosmus durchgeführt. Den vier Elementen, Feuer, Wasser, Luft und Erde, bezw. den vier ersten Qualitäten, dem Warmen, Kalten, Feuchten und Trocknen, entsprechen die vier Kardinalsäfte, das Blut, der Schleim, die gelbe und die schwarze Galle. Im Blute sind die Grundstoffe gleichmäßig gemengt, es wird durch die ersten Qualitäten hervorgebracht, in den drei übrigen Säften überwiegt ein Element, und zwar im Schleim das Wasser, in der gelben Galle das Feuer, in der schwarzen Galle die Erde. Die sinnlich wahrnehmbaren, sogenannten zweiten Qualitäten, d. h. die verschiedenen Arten des Geschmacks, des Geruchs, der Härte und Weichheit, der Nässe und Kälte, der Wärme und Trockenheit sind die Folge der verschiedenen Mischung der Elemente (bezw. der ersten Qualitäten). Mischung ist Bewegung; das Produkt der Mischung, der endliche Gleichgewichtszustand heißt das Temperament.

Vom anatomischen Gesichtspunkte lassen sich die Gebilde des Körpers sondern: in gleichartige und ungleichartige (ὁμοιομερῆ καὶ ἀνομοιομερῆ) Teile. Zu den ersteren gehören die Bänder, Sehnen, Knochen, Nerven und Blutgefäße, zu den letzteren die Organe. Jedes Körpergebilde hat sein

Temperament; die roten, warmen, mehr weichen und feuchten Teile entstammen dem Blute, die weißen, kalten, soliden und trockenen dagegen dem Samen.

Hinsichtlich der Frage, ob die vom Pneuma getragenen, an die Grundstoffe gebundenen, vitalen Kräfte etwas Primäres sind oder bloß das Resultat der Mischung darstellen, schwankt Galen. Ebenso hält er auch das Problem der Seele unlösbar, doch ist er wegen der großen Abhängigkeit des Psychischen von physischen Verhältnissen eher zur Annahme geneigt, daß die seelischen Funktionen das Produkt der elementaren Mischung ausmachen. Hiermit hängt auch die Dreiteilung der Seele zusammen. Das Vermögen, zu schließen (ψυχὴ λογιστική), sitzt im Gehirn, das Gemütsleben (ψ. θυμοειδης) im Herzen, das Begehrungsvermögen (ψ. ἐπιθυμητική) in der Leber.

Die Anwendung dieser allgemeinen Ideen auf die Theorie des gesunden und kranken Lebens erheischte als Ergänzung direkte Untersuchungen über den Bau und die Funktionen des menschlichen Körpers.

Galen, der Schüler der Alexandriner, der Nachfolger trefflicher Meister der Zergliederungskunst, namentlich des Marinos, hat sich zeitlebens mit der Anatomie beschäftigt, die schon vor ihm bekannten Tatsachen zusammengefaßt, manches verbessert und nicht wenig Neues gefunden. Seine Anatomie blieb maßgebend für viele Jahrhunderte, leider war sie aber vielfach unrichtig und zwar, abgesehen von der technischen Unvollkommenheit und Ungenauigkeit, aus zwei Gründen. Erstens stützte sie sich lediglich auf die Zergliederung von Tieren, deren Ergebnisse Galen kurzweg auf den Menschen übertrug, zweitens wurde sie nicht unbefangen betrieben; sie bildete nicht den Ausgangspunkt für die Physiologie, sondern mußte sich mehr oder minder gewaltsam der physiologischen Spekulation fügen. Darum finden sich in der galenischen Anatomie neben vortrefflichen Beschreibungen z. B. der Knochen und ihrer Verbindungen, der Bänder, zahlreicher Muskeln (auch Kaumuskeln, Muskeln der Wirbelsäule, Platysma myoides, Interossei, M. popliteus, Ursprung der Achillessehne etc.), des Herzens und der Gefäße, des Nervensystems (Teile des Gehirns, Gehirnnerven, Verlauf des Facialis, Verbindung desselben mit dem Trigeminus, Vagus, Rami recurrentes) - sehr viele Fehler, z. B. Os incisivum, Rete mirabile, Poren in der Herzscheidewand, vier Leberlappen, doppelter Gallengang, Zweihörnigkeit des Uterus etc.

Zur Untersuchung menschlicher Körper fand sich für die Forscher nur höchst selten Gelegenheit. Galen selbst war nur zweimal durch Zufall in den Besitz menschlicher Skelette gelangt, einmal handelte es sich um einen Leichnam, der durch einen Fluß aus seinem Grabe herausgeschwemmt worden war, das andere Mal um die Leiche eines erschlagenen Räubers. Die Erlaubnis, getötete feindliche Krieger sezieren zu dürfen, kam der

Wissenschaft kaum zu gute, da die technisch ungenügend vorgebildeten Aerzte, welche das römische Heer begleiteten, aus den Sektionen keinen Gewinn zu ziehen vermochten. Galen sezierte vorzugsweise solche Affenarten, die dem Menschen ähnlich sind, sodann Bären, Schweine, Einhufer, Wiederkäuer, einmal einen Elefanten, außerdem Vögel, Fische und Schlangen. Er benützte den Befund von menschenähnlichen Tieren skrupellos für die menschliche Anatomie; bei der Beschreibung des menschlichen Darmkanals erlaubte er sich einen Kompromiß zwischen dem Verhalten desselben bei Fleisch- und Pflanzenfressern, das Rückenmark ließ er bis an das Ende des Wirbelkanals ziehen u. s. w. Galen empfahl ausdrücklich ein fleißiges, planmäßiges Studium der Anatomie, „die man nicht allein aus Büchern oder durch flüchtiges Anschauen erlernen könne"; er erklärte das anatomische Wissen für eine wichtige Grundlage der Medizin und namentlich der Chirurgie, meinte aber, daß nicht das mechanische Präparieren als solches, sondern die topographische und physiologische Betrachtung die Hauptsache ausmache. Er blieb nie bei den reinen Tatsachen stehen, sondern trug mit Vorliebe Spekulationen, vergleichende Gesichtspunkte, Analogieschlüsse in die Anatomie, wobei er allerdings manchmal treffende Gedanken hatte; dahin gehört z. B. die Behauptung, daß die Netzhaut und der Olfactorius Teile des Gehirns darstellen, daß die männlichen und weiblichen Genitalorgane einander entsprechen (auch den Nebenhoden sollte ein fiktives Organ entsprechen).

Osteologie. Unterscheidung markhaltiger und markloser Knochen, Kenntnis der Apophysen, Epiphysen, Diaphysen, des Periosts. Zwei Arten von Gelenksverbindung: Diarthrose und Synarthrose (mit Unterabteilungen), Knorpel, Bänder. Schädel als Ganzes betrachtet (Beschreibung nach dem Tierskelett). Kenntnis der Bestandteile und Nähte (Gesichtsteil ungenauer, Annahme eines Zwischenkieferknochens). Trotz mancher Mängel im ganzen gute Schilderung des Knochensystems und der Gelenke. Myologie: Fortschritte gegenüber den Vorgängern, Einführung einiger neuer Benennungen (Platysma myoides [von Galen entdeckt], Deltoideus, Diaphragma, Interkostalmuskeln, Bauchmuskeln); Beschreibung der Muskeln des Kopfes, Halses, Brustkorbs, des Psoas, der Kremasteren, des Sphincter ani, eines Blasenmuskels; flüchtige Schilderung der Rücken- und Gliedermuskeln (doch werden M. interossei, M. popliteus, Insertion der Achillessehne angegeben). Angiologie: Die Verzweigung der Venen (auch das Pfortadersystem) wird eingehend und richtig geschildert, oberflächlicher ist dagegen die Beschreibung der Arterien. Das Herz (Ursprungsstätte der Arterien) gilt als muskelähnliches, nervenloses Gebilde; Perikard, Klappen, Sehnenfäden und Kranzadern, das Foramen ovale des fötalen Herzens sind Galen bekannt. Hingegen kennt er die Venenklappen nicht und legt auch der Carotis des Menschen ein Rete mirabile bei. Die Venen sollen nur aus einer Haut bestehen (den Arterien werden bereits drei Häute zugeschrieben).

Neurologie: Beim Gehirn (das mit der Dura und Pia mater bekleidet ist) sind als Teile zu erkennen: der Balken, die beiden Vorderkammern, der 3. und 4. Ventrikel mit Aquaed. S. Fornix, Vierhügel, Zirbeldrüse, Proc. cerebelli, Wurmfortsatz, Calam. scriptor., Trichter, Hypophysis und Infundibulum. Die Nerven zerfallen in weiche, harte und in solche von mittlerer Beschaffenheit; die weichen (Empfindungsnerven) entspringen aus dem Gehirn, die harten (Bewegungsnerven) aus dem Rückenmark, die übrigen (gemischten) aus dem verlängerten Mark[18]. Von Gehirnnerven werden sieben Paare beschrieben: I. der Sehnerv (Chiasma bekannt), II. Augenmuskelnerv, III. der „weiche" Nerv, 1. Ast (von Galen entdeckt) für Kaumuskeln und Zahnfleisch, 2. Ast „Geschmacksnerv", IV. „Gaumennerv". V. zerfällt in den Acusticus und in einen Nerv für das Platysma myoides, VI. zerfällt in den Vagus (mit dem von Galen entdeckten Recurrens), in den Accessorius und in einen Ast für die Schulterblattmuskeln, VII. Zungenmuskelnerv. Der Olfactorius gilt nicht als Nerv, sondern als Fortsetzung des Gehirns: Abducens und Patheticus sind unbekannt. Verlauf des Vagus und Sympathicus verworren geschildert, dagegen Verlauf der Recurrentes, der Ansa Galeni und die Ganglia cervical. sup. et infer. coeliac. gut beschrieben. Von den Spinalnerven (50 oder 60) sind nur die 8 Halsnerven genauer, die übrigen flüchtig angeführt; die Hals- und Lendenanschwellung, die Spinalganglien sind nicht erwähnt. Sinneslehre: Am Auge werden 5 Häute (Bindehaut mit Tenonscher Kapsel, Leder- und Hornhaut, Ader- und Regenbogenhaut, Netzhaut, vordere Linsenkapsel) und 4 Flüssigkeiten (Kammerwasser, Sehsubstanz, Linse, Glaskörper) unterschieden. Die obere Tränendrüse (Glandula innominata Galeni) war jedenfalls bekannt, der untere Tränenpunkt galt als Austrittsstelle der Tränen. Höchst anerkennenswert bleibt es, wie Galen die Bewegung der Augenmuskeln erörtert und nach optischen Gesetzen den Sehakt analysiert. Das Chiasma, dessen Nutzen in der Verhütung des Doppeltsehens bestehe, hielt er nicht für eine Durchkreuzung, sondern nur für eine Nebeneinanderlagerung der Sehnerven. Die Angaben über den Bau des Gehörorgans sind noch verworren. Splanchnologie: Im wesentlichen richtig, aber unvollständig ist die Beschreibung des Kehlkopfes (Schildknorpel, Bingknorpel, Gießbeckenknorpel, Stimm- und Taschenbänder). Die Schilderung der Eingeweide ist innig mit der teleologischen Physiologie verknüpft, und da die Verhältnisse an Tieren der Beschreibung zu Grunde liegen, vielfach fehlerhaft.

Als Konsequenz der platonisch-aristotelischen Weltanschauung mit ihrer stark ausgeprägten Teleologie bedeutet die galenische Physiologie im Grunde nichts anderes, als eine mit allen damals möglichen Hilfsmitteln unternommene Beweisführung größten Stils zu Gunsten des Zweckmäßigkeitsgedankens. Der Körper ist nach dem Vernunftplane des höchsten Wesens geschaffen; die Struktur der Organe richtet sich nach den präexistierenden Zwecken.

Galen hat auf einzelnen Gebieten der Physiologie Treffliches geleistet, sowohl was den Reichtum der Beobachtungen, den Scharfsinn der Auffassung und selbst die Technik der Untersuchung anlangt — der große Arzt aus Pergamos kann geradezu als Schöpfer der Experimentalphysiologie bezeichnet werden —, da er aber äußerst selten unbefangen an die Tatsachen herantrat und mit den exakten Ergebnissen gewöhnlich aprioristische Spekulationen verknüpfte, beraubte er sich meistens selbst der schönsten Resultate und verfehlte sogar in Fundamentalfragen das Ziel.

Der Titel des anatomisch-physiologischen Hauptwerkes de usu partium bezeichnet schon im vorhinein den Geist der Forschung. Der Kardinalfehler lag darin, daß Galen, bevor der Naturmechanismus vor Augen lag, schon die Naturtechnik ergründen wollte; in der Mehrzahl der Fälle, und wenn er in die feineren Einzelheiten herabstieg, verlor er sich hierbei in ganz willkürliche Annahmen.

Gegen die Teleologie wurde schon von Anaxagoras der Einwand erhoben, daß eine Anpassung entsprechend der Funktion stattfinde; später bestritten namentlich die Philosophen und Aerzte der atomistischen Richtung die Zweckmäßigkeit des Baues und der Verrichtungen des menschlichen Körpers. Die Autorität des Aristoteles war aber stärker, und durch die Stoa kam die Teleologie, noch dazu in recht naiver und populärer Weise, zur Anerkennung. Galen wiederholte die Argumente des Aristoteles und führte unter anderem auch die auffallende Einförmigkeit des Baues bei verschiedenem Gebrauch der Teile als einen Beweis der beabsichtigten Zweckmäßigkeit an. Seine teleologischen Betrachtungen, welche manchmal dadurch komisch wirken, daß sie den Vorzug des menschlichen Körperbaues (z. B. der Hand oder des Fußes) auf Grund von Untersuchungsergebnissen an Tieren (Affen) zu erweisen versuchen, reißen den Pergamener an einzelnen Stellen zur flammendsten Begeisterung über die Güte und Weisheit der Vorsehung hin. „Die wahre Frömmigkeit," sagt er, „besteht nicht in dem Opfer der Hekatomben, nicht in Räucherungen mit Spezereien, sondern in der Kenntnis und Verkündigung der Weisheit, der Allmacht, der unendlichen Liebe und Güte des Vaters der Wesen. Seine Güte hat er durch die weise Sorgfalt für alle seine Geschöpfe bewiesen, indem er jedem das ihm wahrhaft Nützliche verlieh. Laßt uns mit Hymnen die Güte des Schöpfers preisen." ... Anderseits wendet sich Galen gegen diejenigen, welche die Macht des höchsten Wesens für unbeschränkt halten, wie Moses, und er verwirft die Mosaische Kosmogonie, weil dieselbe in dem unbedingten Willen Gottes den einzigen Grund des Daseins und der Harmonie der Schöpfung erblicke, ohne auf die undurchbrechbaren Gesetze Rücksicht zu nehmen. Entsprechend der Teleologie sucht Galen vorwiegend die ersten Ursachen, die den Zweck der erfolgten Wirkung enthalten, zu ergründen. „Denn," sagt er, „es wäre lächerlich, wenn jemand auf die Frage, warum er auf den Markt ginge, antworten wollte: weil ich bewegliche Füße habe, statt zu sagen, weil ich etwas kaufen will. Mit der ersten Antwort hat er zwar eine Ursache angegeben, aber nicht die erste und wahre." Er kennt vier Arten von Ursachen: die erste ist die Endursache, warum etwas geschieht, die zweite die wirkende, von wem, die dritte die materielle, woraus, die vierte die Hilfsursache, wodurch etwas geschieht. Galen ist in der Bevorzugung der causae finales gegenüber den causae efficientes nur ein Schüler des Aristoteles, desgleichen in den Begriffen der Entelechie, der Aktualität und Potentialität etc. (vergl. S. 248).

Die drei Hauptorgane sind die Leber, das Herz und das Gehirn.

Die Leber ist die Stätte, wo das Blut aus der Nahrung bereitet wird.

Bei der Verdauung werden drei Digestionen unterschieden, die erste geht im Magen vor sich, die zweite in der Leber, die dritte in den Organen, jede derselben liefert überschüssige Stoffe, welche den Körper verlassen. Die aufgenommene Nahrung wird im Magen verdaut, wobei die durch die vier Leberlappen vermittelte Wärme unterstützend wirkt und das Spiel der vier organischen Unterkräfte (der anziehenden, anhaltenden, verändernden und austreibenden) funktioniert. Der im Dünndarm entstandene Chylus gelangt auf dem Wege des Pfortadersystems in die Leber, wo ihn das πνεῦμα φυσικὸν (spiritus naturales) in Blut verwandelt (zweite Digestion). Vorher aber ist die Milz — nur wegen Raummangel, sagt Galen, liegt sie nicht unmittelbar neben der Leber - als blutreinigendes Organ in Tätigkeit getreten, indem sie dem Nahrungsstoff die dicken, erdigen Teile entzieht und daraus die schwarze Galle bereitet. Die letztere wird durch einen Gang zuerst in den Magen übergeführt, sodann durch die Gedärme mit den Fäces entleert. Ein Teil des Blutes fließt von der Leber durch besondere Venenstränge direkt zum übrigen Körper, ein anderer Teil aber durch die Venae hepaticae und die Vena cava ascendens in das rechte Herz. Dort findet vermittels der „eingepflanzten" Wärme ein weiterer Reinigungsprozeß statt, wobei die unbrauchbaren Rückstände als Ruß oder Rauch, λιγνύς, während der Exspiration durch die geöffneten Semilunarklappen nach außen entweichen. Vom rechten Herzen aus dringt das Blut sodann einerseits in die Arteria pulmonalis und in die Lungen, anderseits durch die supponierten Poren der Herzscheidewand in das linke Herz, woselbst es einer neuerlichen Vervollkommnung entgegengeht. Diese erfolgt dadurch, daß das bei der Atmung mit der Luft aufgenommene und auf dem Wege der Lungenvene in das linke Herz während der Diastole einströmende Pneuma sich dem Blute beimischt (als πνεῦμα ζωτικὸν) und demselben eine weit reinere, dünnere, dunstartige Beschaffenheit erteilt. Das vorzugsweise aus dem πνεῦμα ζωτικὸν (spiritus vitales), zum geringeren Teile aus Blut bestehende Gemenge wird durch die Arterien dem Körper zugeführt.

Das Herz ist der Urquell der eingepflanzten Wärme, die Bereitungsstätte des πνεῦμα ζωτικὸν und das Verteilungsorgan von (Blut und) Lebensgeist. Der rechte und der linke Ventrikel bewegen sich gleichzeitig, nur die diastolische Phase ist aktiv. Der rechte Ventrikel[19] erwärmt das in ihm befindliche Blut und entsendet es bei der Systole in die Venen, die Lungenarterie (φλὲψ ἀρτηριώδης) führt der Lunge nur zum Zwecke der Ernährung Blut zu; der linke Ventrikel[20] zieht während der Diastole Pneuma aus den Lungenvenen an[21], bereitet den Spiritus vitalis, durchgeistigt mit demselben die vom rechten Herzen empfangene Blutmenge und treibt das dunstartige, vorwiegend aus Pneuma bestehende Gemisch bei der Systole in das Arteriensystem. Das linke Herz ist bedeutend dickwandiger als das rechte, damit es trotz seines luftartigen Inhalts an Schwere nicht zurücksteht und solcherart das Gleichgewicht, die senkrechte Stellung des ganzen Organs ermöglicht wird. Zwischen Arterien und Venen sind insbesondere an ihren Enden verbindende Anastomosen (ähnlich den Poren der Herzscheidewand) vorhanden, wodurch ein Teil des arteriellen Pneuma auch in die blutführenden Venen dringen kann. Die Gesamtmenge des Blutes dachte sich Galen sehr gering (namentlich bei Greisen), im Arterien- und Veneninhalt scheint er eine rhythmische, auf- und abwogende Bewegung vorausgesetzt zu haben, für seine von manchen vermutete Kenntnis des Kreislaufs spricht keine Stelle. Da er in der Bereitung des Lebensgeistes die Hauptaufgabe des Herzens findet — deren Vollstreckung an die Atmung geknüpft ist —, mußte er zur Ansicht kommen, daß die Herztätigkeit erst nach der Geburt beginnt. In der galenischen Physiologie des Gefäßsystems zeigt sich die unheilvolle Macht wissenschaftlicher Suggestionen und voreiliger Spekulationen ganz besonders kraß, denn der Pergamener hatte es nicht daran fehlen lassen, mittels der Beobachtung (an einem Knaben, dessen Sternum durch Karies zerstört war), mittels zahlreicher Tierexperimente die Lösung des Problems zu unternehmen, indem er die Bewegung des Herzens (auch nach der Trennung von den großen Gefäßen) verfolgte, die Ventrikel auf ihren Inhalt untersuchte u. s. w. Wohl beschrieb er die Herzbewegungen ziemlich richtig, wohl stellte er (im Gegensatz zu den Erasistrateern) fest, daß auch das linke Herz Blut enthalte, aber die fundamentalen Wahrheiten entgingen ihm völlig, infolge seiner Voreingenommenheit durch die Pneumatheorie und durch die Lehre von der Blutbildung in der Leber. Und wie sehr es nicht auf das Experimentieren an sich, sondern auf die unbefangene Deutung ankommt, beweist am besten die Tatsache, daß Galen die Lehre vom Arterienpuls gerade durch einen vermeintlich exakten Tierversuch auf eine ganz falsche Fährte brachte. Die rhythmische Tätigkeit des Herzens führte er gemäß den allgemeinen dynamischen Prinzipien auf die δύναμις σφυγμική zurück; es fragte sich nun, woher die Pulsation der Arterien stammt, ob sie etwas Selbständiges oder von der Herzkraft Abhängiges vorstellt. Die Vorgänger hatten eine oder die beiden Phasen der Pulsbewegung als aktiven Vorgang erklärt oder sie ließen den Puls bloß passiv durch den Andrang des Pneuma entstehen. Galen unternahm zur Entscheidung der Frage folgendes Experimentum crucis. Er legte um die bloßgelegte Arteria femoralis an zwei Stellen eine Ligatur an, worauf der Puls verschwand. Sodann öffnete er das Gefäß zwischen den Ligaturen und führte eine metallene Röhre ein; nach Lösung der Ligaturen trat der Puls wieder auf. Zur Kontrolle wiederholte er den ganzen Versuch, aber mit dem Unterschiede, daß er vorher noch eine dritte Ligatur zentralwärts angebracht hatte. In diesem Falle blieb auch nach der Entfernung der beiden unteren Ligaturen der Puls aus, woraus er schloß, daß „die pulsierende Kraft gehindert werde, vom Herzen zur Arterie zu gelangen", daß also der Arterienpuls durch eine vom Herzen mitgeteilte Kraft entstehe.

Ersprießlicher war Galens Experimentalforschung in anderen Fragen[22], namentlich aber hinsichtlich des Problems der Respirationsmechanik. Durch Versuche, welche in der Durchschneidung der Interkostalmuskeln oder ihrer Nerven, Resektion einzelner Rippen, Durchtrennung des Rückenmarks (Lähmung der Phrenici) bestanden und noch durch Beobachtungen an penetrierenden Brustwunden ergänzt wurden, kam er unter anderem zum Ergebnis, daß bei ruhiger Atmung hauptsächlich das Zwerchfell, bei stürmischer aber außerdem die Intercostales tätig sind, daß bei der Inspiration die Luft mechanisch in den erweiterten Brustraum eindringe. Freilich ließ er sich auch auf diesem Gebiete durch falsch gedeutete Experimente und Beobachtungen zur Annahme verleiten, daß die Pleurasäcke (Aufblasen mittels einer Röhre) normaliter mit Luft gefüllt seien, welche bei der Zusammenziehung und Ausdehnung unterstützend wirke.

An der Atmung im galenischen Sinne ist neben den Lungen auch das Herz und das ganze Arteriensystem beteiligt, indem das letztere bei der Diastole noch Luft durch Haut aufnimmt, bei der Systole den „Ruß" durch die Haut ausscheidet (Perspiration). Puls und Respiration dienen also dem gleichen Zwecke. Nach Galen ist bei der Verbrennung derselbe Bestandteil der Luft maßgebend wie beim Atmungsprozeß und er hofft von der Zukunft, daß es gelingen werde, denselben zu entdecken.

Bewundernswertes leistete er in der experimentellen Nerven-, Gehirn- und Rückenmarksphysiologie, hier waren seine Leistungen wahrhaft bahnbrechend. Die Durchtrennungen von Nerven oder des Rückenmarks in verschiedenen Höhen lieferten sichere Ergebnisse hinsichtlich der Fragen über die Entstehung und den Sitz gewisser Lähmungen, und selbst die schichtenweisen Abtragungen des Gehirns (von Schweinen), welche Galen vornahm, um die cerebralen Funktionen zu ergründen, bleiben höchst anerkennenswert, wenn ihr Zweck auch nicht erfüllt wurde. Das Gehirn ist Sitz des Denkens (ψυχὴ λογιστικὴ), Zentralstätte der Empfindung und Bewegung, und diese Funktionen beruhen auf dem πνεῦμα ψυχικὸν, welches aus dem feinsten Inhalt der Karotiden in den Plexus chorioidei der Seitenventrikel bereitet wird. Zu Gunsten der Pneumatheorie wendet Galen viel spekulativen Scharfsinn auf, um anatomisch klar zu machen, welche Wege der „Seelengeist" durchwandert, und noch von größerem Nachteil für die Zukunft wurde es, daß er an der alten Sekretionslehre festhielt, wonach die Unreinigkeiten (schleimige Feuchtigkeiten) des Gehirns durch das Siebbein nach Nase und Gaumen entweichen (die feineren Stoffe durch die Schädelnähte). Damit hängt es auch zusammen, daß er den Geruch in die vorderen Hirnhöhlen verlegte (Hinweis auf den Kopfschmerz, der durch starke Niesemittel erzeugt werden kann).

Aus der galenischen Gehirn- und Rückenmarksphysiologie sei folgendes erwähnt. Das Gehirn selbst ist empfindungslos, es besitzt eine mit der Atmung zusammenfallende Bewegung, welche den Zweck hat, das Pneuma aus den Hirnhöhlen in die Nerven zu treiben; die Meningen dienen zur Befestigung, als Hülle und zur Vereinigung der Gefäße; Druck auf das Gehirn erzeugt Sopor, Verletzung des vierten Ventrikels oder des Anfangsteils des Rückenmarks wirkt tödlich. Der Sitz der Seele ist in der Gehirnsubstanz, nicht in den Häuten gelegen. Das Rückenmark ist Leiter der Empfindung und Bewegung, es ist gleichsam das Gehirn der unterhalb des Kopfes liegenden Körperteile und entsendet gleich Bächen die Nerven. Durchtrennung des Rückenmarks in der Längsachse bewirkt keine Lähmung, Durchtrennung der Quere nach hat gleichseitige Lähmung zur Folge, durchschneidet man das Rückenmark zwischen drittem und viertem Halswirbel, so erfolgt Stillstand der Atmung, geschieht dies zwischen Hals- und Brustwirbelsäule, so atmet das Tier nur mehr mit dem Zwerchfell und den oberen Stammmuskeln. Durchschneidung der N. recurrentes zieht Aphonie nach sich, solche des fünften Halsnerven Lähmung der Skapularmuskeln. Die Ganglien betrachtet er als Verstärkungsorgane der Nerven. Der aus Gehirn- und Rückenmarksnerven zusammengesetzte Sympathikus ist die Ursache der großen Empfindlichkeit der Bauchorgane. Das Nervenagens ist ähnlich den Sonnenstrahlen, welche durch Luft und Wasser dringen.

In der Sinnesphysiologie spielt das Pneuma die Hauptrolle. Mit glücklicher Phantasie spricht Galen bei der Erklärung des Hörens davon, daß sich der Schall gleich einer Welle fortpflanze.

Was die Embryologie anlangt, so hat Galen unzweifelhaft tierische Embryonen seziert (Beschreibung der Eihäute und des Gefäßverlaufs); da er aber frühe Entwicklungsstadien nicht beobachtet, die Entwicklung des Hühnchens im Ei nicht studiert, geschweige denn menschliche Früchte untersucht hat, so bildet seine Darstellung ein Gemisch von Wahrheit und Dichtung. Galen läßt die Frucht aus der Vermischung des wärmeren männlichen und des kälteren weiblichen Samens hervorgehen, ersterer überträgt den individuellen, letzterer den Artcharakter. Der alte Irrtum, daß die Männchen rechts, die Weibchen links entstehen, wird festgehalten. Das Menstrualblut bietet dem wachsenden Keim das Nährmaterial. Sämtliche Organe lassen sich in zwei Gruppen scheiden, in solche, welche aus der Samenflüssigkeit direkt, und in solche, welche aus dem von den Uterusgefäßen zuströmenden Blut entstehen: Alles was fleischartigen Charakter besitzt, ist aus Blut entstanden (z. B. Leber und andere Eingeweide), alles Häutige (Häute, Nerven, Gefäße und auch das Gehirn) aus dem Samen — Partes sanguineae und Partes spermaticae, die hämatogenen Gewebe sind regenerationsfähig, die spermatogenen dagegen (mit Ausnahme der Venen) nicht. Galen bekämpfte die Lehre, daß das Herz zuerst entstehe und erkannte aus theoretischen Gründen der Leber den Primat zu. Die Bildung der einzelnen Organe wird eingehend dargelegt. Hervorzuheben ist es, daß Galen den Uebergang der Nabelvenen in die Pfortaderzweige und der Arteriae umbilicales in die Arteriae iliacae ziemlich genau beschreibt, das Foramen ovale mit seiner membranösen Klappe, den Ductus Arantii und Ductus Botalli treffend schildert — Tatsachen, die später neu entdeckt werden mußten. Die ausschließliche Beschäftigung mit Untersuchungen an Tieren führte zur Annahme zweier Nabelvenen und der Kotyledonen beim Menschen. Die Allantois enthält den Harn des Fötus, der Liquor Amnii ist seine Hautausdünstung. — Die Geburt erfolgt durch Uteruskontraktionen, die Bauchpresse und aktive Erweiterung des Muttermundes, die Milchsekretion entsteht durch Druck des vergrößerten Uterus auf die mit den Brustadern zusammenhängenden Unterleibsgefäße.

Trotz der Unklarheiten, die immer halbwahren oder irrigen Ideen anhaften, schließen sich im großen und ganzen die anatomisch-physiologischen Einzelfakten, wie sie der Pergamener ansah, zu einem abgerundeten Bilde.

Zweckmäßigkeit, die sich im Bau und in den Lebenserscheinungen kundgibt, beherrscht als gestaltende Seele das Getriebe des Organismus; die ihr untergebenen Kräfte bestimmen die Richtung und das Maß der stofflichen Wandlungen; die Struktur ist schon im vornhinein den physiologischen Funktionen angepaßt, der Atmungsprozeß, welcher das Pneuma zuführt und die Körperwärme temperiert, setzt das Leben in Gang. Das von außen zugeführte Pneuma, die eingepflanzte Wärme und die vier Kardinalsäfte konstituieren den menschlichen Körper; Leber, Herz und Gehirn sind die Bildungsstätten der Spiritus naturales, vitales und animales, die Quellen des Blutes, der Wärme, des Bewegungs- und Empfindungsvermögens; die Venen als Wege des Blutes, die Arterien als Leiter des Pneuma, die Nerven als Werkzeuge der Mobilität und Sensibilität verknüpfen die Zentren mit der

Peripherie; jeder Körperteil ist in seiner Aktion an die Harmonie des Ganzen gebunden, entzieht selbsttätig mit spezifischer Attraktionskraft dem vorüberströmenden Nährmaterial jene Substanzen, die ihm zum Aufbau nötig sind[23]; bei jeder der drei Digestionen im Darm (Chylosis), in der Leber (Hämatosis), im Blute und in den Organen (Homoiosis) werden besondere zur Ausscheidung bestimmte Auswurfstoffe (wozu die Exkremente, die schwarze Galle, der Urin, der Schweiß gehören) gebildet.

Im Sinne Galens ist Leben nichts anderes als die Summe der durch die Einflüsse der Außenwelt erzeugten und unterhaltenen organischen Bewegungen, der Inbegriff der Funktionen. Das harmonische Spiel der Organfunktionen kann aber nur dann stattfinden, wenn die stoffliche Zusammensetzung normal ist. Die Symmetrie der Konstitution, die normale Mischung der Grundbestandteile und ihrer Qualitäten bildet daher die Voraussetzung der Gesundheit. Eine vollkommen gleichmäßige Mischung wäre das Ideal. Aeußere Einflüsse, Lebensweise, Alter, Geschlecht und Individualität erzeugen aber ein stetes Schwanken um die Gleichgewichtslage, bedingen eine vorübergehende mehr oder minder starke Präponderanz eines oder des anderen der vier Humores (vier Temperamente, sanguinisches, cholerisches, phlegmatisches, melancholisches), so daß der Mensch, streng genommen, immer in einer Intemperies gewissen Grades (Idiosynkrasie) lebt. Solange sich dieselbe nicht durch Funktionsstörung oder Schmerz bemerkbar macht, solange Wohlbefinden, Euexie, besteht, darf im konkreten Falle von Gesundheit gesprochen werden; dieser Zustand beruht auf dem normalen Verhältnis der festen zu den flüssigen Teilen. Veränderung in der Zusammensetzung der flüssigen oder in dem Verhalten der festen Teile, d. h. die daraus resultierende Funktionsstörung macht das Wesen der Krankheit aus. Formell spitzfindig, doch gewiß unter Eindrücken aus der ärztlichen Erfahrung unterscheidet Galen zwischen Gesundheit und Krankheit einen labilen Zustand und definiert daher die Medizin folgendermaßen: ἰατρικη ἐστιν ἐπιστήμη ὑγιεινῶν καὶ νοσωδῶν καὶ οὐδετέρων. Ein sehr wichtiger Fortschritt im medizinischen Denken war es jedenfalls, daß Galen die Bedeutung der die Krankheitsentstehung vorbereitenden Uebergangszustände erkannte, den Wert der (durch die Konstitution, das Temperament, resp. Intemperies gegebenen) **Krankheitsdisposition** voll erfaßte und zuerst deutlich aussprach.

In der Pathologie Galens sind nach Abschleifung der Gegensätze alle jene Anschauungen vereinigt, die vorher extrem und einseitig verteidigt worden waren. An die Spitze ist freilich die Humoral- und Qualitätentheorie gestellt, neben welcher die Pneumalehre und die Theorie der Plethora (Erasistrateer) zur Geltung gelangten, aber nichtsdestoweniger wird auch der lokalpathologische, anatomische Standpunkt, ja selbst das Striktum oder Laxum der verhaßten Methodiker gebührend berücksichtigt. Die

Krankheiten zerfallen 1. in Krankheiten der vier Humores (Schleim, Blut, gelbe und schwarze Galle), 2. in solche der gleichartigen Teile (Gewebe), 3. in Organkrankheiten (Lokalpathologie). Die Krankheiten der gleichartigen Teile können entweder in einem Mißverhältnis der Qualitäten (Vorwalten des Warmen, Kalten, Feuchten, Trockenen) oder in abnormen mechanischen Verhältnissen, d. h. Erschlaffung (Laxum) bezw. erhöhter Spannung (Striktum) bestehen. Die Organkrankheiten beruhen auf Veränderungen des Baues, der Zahl, des Umfangs, der Lage oder auf Trennung des Zusammenhangs der Organe.

Galen modifizierte, in Gefolgschaft der Pneumatiker, die hippokratische Krasenlehre insoferne, als er, je nachdem bloß eine oder aber zwei Qualitäten (Elemente) in Form der korrespondierenden Kardinalsäfte vorherrschen, acht Dyskrasien unterschied, nämlich die warme, die kalte, die feuchte, die trockene, die warm-feuchte, die warm-trockene, die kalt-feuchte und die kalt-trockene Dyskrasie (vergl. S. 330). Bedeutsam war es ferner, daß er der qualitativen (Verderbnis, Fäulnis) und quantitativen (Plethora) Anomalie des Blutes eine weit höhere Rolle als den Abnormitäten der übrigen Kardinalsäfte einräumte, wodurch der Uebergang der Humoralpathologie in die Hämatopathologie angebahnt wurde. Die Pneumatheorie ist z. B. in der Lehre vom Fieber und von der Entzündung verwertet.

Mit starker Anlehnung an die feine Begriffsdistinktion der Stoiker-Pneumatiker (vergl. S. 331) brachte der systematische Denker von Pergamos Ordnung in die Lehre vom Krankheitsprozeß und in die Aetiologie, was sehr nötig war, weil man häufig in ganz verwirrender Weise entferntere und nähere Krankheitsursachen zusammenwarf oder Krankheitssymptome mit den eigentlichen Krankheitsvorgängen verwechselte. Zum Zustandekommen von Krankheiten gehört die Einwirkung äußerer Schädlichkeiten, Gelegenheitsursachen (αἰτίαι προκαταρκτικαὶ) auf die schon vorhandene Disposition (prädisponierende Ursachen); der Inbegriff aller krankhaften Vorgänge heißt διάθεσις. Bei der Krankheit, welche im Grunde immer eine abnorme Bewegung darstellt, ist viererlei zu sondern: 1. die unmittelbaren Ursachen der abnormen Bewegung (z. B. absolute und relative Plethora, Säftemangel, Säfteverderbnis, αἰτιαι προηγουμέναι), 2. die abnormen Bewegungen selbst, d. h. die Störung der vitalen Vorgänge (πάθος), 3. die hiervon ausgehenden (nutritiven) Wirkungen in den kranken Teilen, die Krankheit im engeren Sinne (νόσημα), 4. die Symptome. Letztere sind teils unmittelbare Funktionsstörungen, teils Folgeerscheinungen (z. B. Fieber), teils Veränderungen in den Sekretionen und Exkretionen; nach einem anderen Prinzip scheiden sie sich in wesentliche (παθογνωμονικά) und nebensächliche, erstere sind der Ausdruck des krankhaften Grundzustandes, letztere werden durch die Art, die Heftigkeit etc. der Krankheit hervorgebracht.

Es gibt ganz akute, akute und chronische (κατόξεα, οξεα, χρόνια) Affektionen, diese entspringen zumeist aus Fehlern des Schleims und der schwarzen Galle, jene aus Anomalien des Blutes und der gelben Galle. Die Krankheitsstadien sind der Anfang (ἀρχή), die Zunahme (ἐπίδοσις), der Höhepunkt (ἀκμή) und die Abnahme (παρακμή), jedoch werden dieselben nicht unter allen Verhältnissen beobachtet (vergl. S. 333). Galen hat also — in Berücksichtigung der chronischen Leiden — die alte hippokratische Einteilung der Krankheit in die Stadien der Roheit, Kochung und Krise aufgegeben; dazu steht es jedoch nicht im Gegensatz, daß er die Kochung der Säfte, die Krisis und Lysis verteidigte. Insbesondere bildete er die Lehre von den kritischen Tagen zu einem ganzen System aus, welches von nun an für lange Zeit herrschend blieb. Als wichtigster unter den kritischen Tagen galt ihm der siebente.

Die Lehre von den kritischen Tagen war im Corpus Hippocraticum (vergl. S. 209) noch zu keinem Abschluß gekommen, wenn auch in den Aphorismen die ungeraden Tage schon bevorzugt werden. Dort finden sich bereits Angaben über die Erkennungstage, die späteren „dies indicativi“, namentlich über den 4., der die Krisis am 7. Tage anzeigt, weiter über den 11., der den 14., über den 17., der den 20. als den kritischen vorherverkündigt. Für akute Krankheiten wird bald der 14. bald der 40. Tag als äußerster Endtermin der Entscheidung angegeben. In der nachfolgenden Literatur treten teils Verteidiger, teils Bekämpfer der kritischen Tage auf, insbesondere Asklepiades und die Methodiker verwarfen die ganze Lehre, da an jedem Tage die Krise eintreten könne. Celsus spottet über die zahlenmäßigen Aufstellungen und weist manche Widersprüche nach, den 20. Tag läßt er in seinem Bericht über die Angaben der „antiqui“ ganz weg, er spricht nur vom 21. als überlieferten kritischen Tag. Galenos erklärt den 7. Tag als jenen, an welchem die gewaltigsten und günstigsten Entscheidungen zu stande kommen, der 4. kündigt ihn vorher an, durch das Verhalten des Urins, des Sputums, der Stuhlentleerung u. s. w. Am 6. Tage sind Krisen selten und meist verhängnisvoll, was Verschlimmerungen des Krankheitszustandes am 4. Tage andeuten. Die Eigentümlichkeiten des 7. Tages habe auch der 14. Tag, am nächsten stehen ihnen der 9., 11., 20., weiter der 17. und 5. Tag, endlich der 4., 3. und 18. Tag. Mit dem 6. steht kein anderer Tag im Vergleich, doch sind noch der 8. und 10. Tag in ähnlicher Weise verderblich. Den 20. und 27. (nicht den 21. und 28.) hält er ebenso wie Hippokrates für kritisch, weiter den 34. und stärker noch den 40., daneben kommen, wenn auch weniger, der 24. und 31., endlich der 37. Tag in Betracht; alle anderen Tage zwischen dem 20. und 40. können nicht als kritische gelten. Nach dem 40. Tage kommen heftige Krisen überhaupt nicht mehr vor und auch leichtere nur selten, höchstens sind der 60., 80. und 120. Tag zu berücksichtigen. Die Vorhersage der kritischen Tage stützt sich auf Konstitution, Alter, Jahreszeit, Kräftezustand, Puls. Galen kam zu seinen Aufstellungen auf Grund des eigenen und des von Hippokrates überlieferten Beobachtungsmaterials.

Im 4. hippokratischen Buche „Ueber die Krankheiten" (Kap. XV) wird als Ursache der Krankheitsentscheidungen an ungeraden Tagen der Umstand angeführt, „daß der Körper an den geraden Tagen aus dem Magen Feuchtigkeit anzieht, an den ungeraden Tagen hingegen an ihn abgibt". Galen sucht den Grund der zahlenmäßigen Gesetzmäßigkeit des Krankheitsverlaufs nicht in den Zahlen an sich (Pythagoreer), sondern in dem Einfluß der Himmelskörper; der Mond ist für die akuten, die Sonne für die chronischen Affektionen das Bestimmende. „Alles Irdische wird nicht durch die Zahlen, sondern durch den Mond beeinflußt." Hierbei haben Neumond und Vollmond den größten, die anderen Mondesphasen geringeren Einfluß; nebstdem zieht Galen auch die Stellung des Mondes in den einzelnen Tierkreiszeichen in Betracht. Er erklärt ausdrücklich, daß er die Ansicht der ägyptischen Astronomen über den Einfluß des Mondes auf Kranke und Gesunde als wahr erkannt habe. Es sei an dieser Stelle darauf hingewiesen, daß der Schöpfer des geozentrischen Systems, Ptolemaios, die Lehre von den kritischen Tagen zum Nachteil der späteren Medizin in das astrologische Gebiet hinübergeführt hat. Es heißt bei ihm: „Bei den Kranken betrachte die kritischen Tage und den Lauf des Mondes in den Winkeln einer Figur von 16 Seiten; findest du diese Winkel günstig bestellt, wird's dem Kranken gut gehen, schlecht dagegen, wenn schlimmere Zeichen herrschen."

Der koischen Schule nacheifernd, pflegte Galen die Prognostik in besonderem Maße, und nicht den geringsten Teil seines Rufes als Praktiker dankte er richtigen Vorhersagungen; die Krankengeschichten, die er mitteilt, bezwecken vornehmlich sein überragendes Können auf diesem Gebiete ins volle Licht zu setzen. Dabei stellte er die prognostischen Aussprüche des Corpus Hippocraticum als unfehlbar hin und suchte — entgegen dem Geiste des großen Koers, der auch seine Irrtümer einbekennt — alle Widersprüche spitzfindig zu beschönigen. Seine anatomischen Kenntnisse und seine aufs Exakte hinzielende Denkrichtung drängten ihn aber dazu, die Prognostik, wo es möglich schien, wissenschaftlich zu begründen, d. h. auf die Diagnostik zu stützen.

Die galenische Semiotik verwertet die meisten Beobachtungs- und Untersuchungsmethoden, die das Altertum ausgebildet hat; besonderer Nachdruck wird aber namentlich auf die Pulsuntersuchung und die Harnschau gelegt; letztere ist bereits sehr subtil ausgestaltet.

Von der Auskultation findet sich nur die Erwähnung des zischenden Geräusches bei einer penetrierenden Brustwunde. — Auf die Sekretionen (z.

B. Sputum) und Exkretionen wird sorgfältig geachtet. — Die Sphygmologie Galens folgt den Bahnen des Herophilos und der Pneumatiker (vergl. S. 335). Es werden Unterarten nach den Kategorien der Dimension, Schnelligkeit, Stärke, Härte, Häufigkeit, Füllung der Arterie, Gleichmäßigkeit, Ordnung, des Rhythmus unterschieden. Galen beschreibt unter anderem den Pulsus longus, brevis, latus, angustus, altus, humilis, gracilis, turgidus, tenuis, crassus, celer, tardus, rarus, frequens, vehemens, languidus, durus, mollis, plenus, vacuus, aequalis, inaequalis, ordinatus, inordinatus, dicrotus, decurtatus, undosus, vermiculans, formicans, vibratus, convulsivus, caprizans etc.

Die Basis der galenischen Pathologie und Diagnostik bildet der Satz, daß es keine Funktionsstörung ohne organische Läsion gebe: μηδέποτε βλάπτεσθαι μηδεμίαν ἐνεργειαν ἄνευ τοῦ πεπονθέναι τὸ ποιοῦν αὐτὴν μόριον (vergl. hiezu Erasistratos). Im speziellen Falle war ausfindig zu machen, welcher Körperteil primär oder auf dem Wege der Sympathie die Funktionsstörung erzeugt, und welche Säfteanomalie zu Grunde liegt.

Anschließend sei die Theorie der Entzündung und des Fiebers kurz angedeutet, weil sie am raschesten Einblick in die galenische Pathologie gewährt. Die Entzündung gehört in die Klasse der krankhaften Anschwellungen (ὄγκοι παρὰ φὺσιν = tumores praeter naturam) und charakterisiert sich durch örtliche Wärmesteigerung. Abgesehen von „trockenen" Formen erfolgt hierbei ein vermehrtes Eindringen (Error loci) von Pneuma oder der vier Humores (ῥεῦμα), wodurch die pneumatöse, phlegmonöse (Blut), ödematöse (Schleim), erysipelatöse (gelbe Galle) oder skirrhöse (schwarze Galle) Entzündung entsteht. Stockung der Säfte bedingt die vier Kardinalsymptome (tumor, rubor, calor, dolor functio laesa). Der Ausgang kann sein: Zerteilung, Ausschwitzung von Serum (ἰχώρ), Eiterung, Fäulnis (σῆψις).

Fieber ist eine abnorme, allgemeine Wärmesteigerung und beruht auf Arterienverstopfung, lokaler Entzündung (ἕλκος, Bubonen) oder Fäulnis der Säfte. Es gibt kontinuierliche und intermittierende, der Starrfrost ist auf Affektion der Nervenzentra zurückzuführen. Die kontinuierlichen, von denen vielerlei Arten unterschieden werden (Ephemera, ἠπίαλος, σὺνογος, τυφώδης, τῦφος, καῦσος, λειπυρία, ῥοωδης, πεμφιγωδης, ικτεριωδης, νωθρὸς, φρικώδης), sind bald durch Stockung des Pneuma (Ephemera), bald durch Fäulnis der Humores verursacht oder haben ihren Ursprung in den festen Teilen (ἑκτικοὶ πυρετοί). Von den intermittierenden (διαλείποντες πυρετοί) entsteht die Quotidiana durch Anhäufung von Schleim, die Tertiana aus gelber, die Quartana aus schwarzer Galle (resp. Leber, Milz). Galen stützte sich in seiner Fieberlehre auf die pneumatische Schule. Wir finden daher seine Einteilung auch bei einem späten Anhänger dieser Richtung, nämlich bei Alexandros von Aphrodisias (2. Jahrhundert n. Chr. [περὶ πυρετῶν im

Ideler, Physici et medici graeci minores, Bd. I]). Wie Galen teilt auch er die Fieber ein in intermittierende und kontinuierliche, langsame und schnelle, Eintagsfieber, septische und hektische.

Da Galen in seinen Schriften — abweichend von Hippokrates — stets mehr die Beweisführung zu Gunsten seiner Theorien als die Vorführung reiner Beobachtungen beabsichtigt, so finden sich bei ihm wohl scharfsinnige Analysen der Krankheitsprozesse, aber wenig Gesamtbilder von Symptomenkomplexen. Dennoch ist die spezielle Pathologie überaus reich vertreten, und in der Menge willkürlicher Spekulationen liegt manches Goldkorn von wahrer Beobachtung und überraschend klarer Einsicht verborgen.

Krankheiten der Respirationsorgane.

Nasenleiden: Die Auffassung des Katarrhs entspringt der Lehre, wonach das Gehirn die Quelle des Schleims darstellt. Andeutung oder Erwähnung finden: Anosmie, Geschwüre und Polypen (chirurgische Therapie), Ozäna und Epistaxis (Therapie, Kälteapplikation auf die Stirne, Tamponade mit dem Schwamm, Schröpfköpfe in die Leber- oder Milzgegend). Die Beziehung des Nasenblutens zu Allgemeinleiden war bekannt. Kehlkopfleiden: Galen weiß, daß Aphonie und Veränderungen der Stimme sowohl durch Traumen (Läsionen des Gehirns, Rückenmarks, Thorax, Abdomens) als durch Lokalaffektionen des Kehlkopfes erzeugt werden können. Fremdkörper im Kehlkopf oder Trockenheit der Schleimhaut rufen durch ihren Reiz Husten hervor. Beschrieben werden Geschwüre des Larynx (oberflächliche und tiefe; sie sind nur wenig schmerzhaft), Laryngitiden, Ermüdung der Stimmbänder etc. Die Kynanche unterscheide sich von der Synanche, daß erstere das Innere des Larynx befalle und daher sehr gefährlich sei, während letztere im Schlundkopfe ihren Sitz habe[24]. In der Therapie kamen verschmierende (Gummi, Amylum, Milch, Eier u. a.), reinigende (expektorierende) und adstringierende Mittel, „Hypoglottides“ (kleine bohnenförmige Ballen, die unter die Zunge gelegt wurden, dort sich langsam verflüssigten und heruntergeschluckt wurden), zur Anwendung; außerdem diätetisches Regime, Bäder, Luftkurorte; bei entzündlichen Affektionen die Venäsektion. Lungenkrankheiten: Die Therapie der akuten Bronchitis bestand in der Darreichung von Honig (zur Erleichterung der Expektoration) und Opium mit gekochtem Weinmost; beim chronischen Katarrh verordnete Galen leichteren Wein, Narkotika, verbunden mit Pfeffer, Galbanum, besonders aber Marrubium vulgare. Weit schärfer als die Vorgänger trennte er die Pneumonie von der Pleuritis und bezeichnete als differentialdiagnostische Kennzeichen der ersteren: die größere Atemnot und die blutigen Sputa. Die Pleuritis wird definiert als νόσημα τοῦ τὰς πλευρὰς ὑποζωκότος ὑμένος oder als φλεγμονή dieser Membran.

Bei der Pneumonie ist auf das verschiedene Aussehen der Sputa in den einzelnen Stadien der Krankheit, auf den Puls und die Atmung zu achten. Die Beschaffenheit des Sputums zeigt an, welcher Humor durch seinen Zufluß die Entzündung erregt, ein ungünstiges Vorzeichen bildet der grüne, schwarze oder übelriechende Auswurf. Der Puls ist groß, wellenförmig, sehr frequent, zuweilen kaum fühlbar, unregelmäßig und doppelschlägig, sehr gefährlich ist der Pulsus intercurrens. Die Respiration ist beschleunigt, vermehrt und flach, je mehr die Atemwege verstopft sind, desto mehr steigt die Atemnot. Bei der Pleuritis haben die Schmerzen einen stechenden Charakter, der Puls ist rasch, häufig, mittelgroß, heftig, sehr hart und sägend, die Arterien sind gespannt und hart. Um Verwechslungen mit Leberleiden vorzubeugen, habe man auf das Verhalten des Stuhlganges, der bei letzteren charakteristische Veränderungen zeige, Rücksicht zu nehmen. Die Behandlung beider Affektionen ist im wesentlichen die gleiche, nebst warmen Umschlägen spielen der Aderlaß (an der Armvene der kranken Seite, so lange, bis das Blut eine lebhafte Röte zeigt) und Purganzen (meist Koloquinthen und Helleborus) die Hauptrolle. Bei (prognostisch ungünstigem) Durchfall sind Opium, Hyosciamus und Diuretika zu geben; nach den Ausleerungen Honigwasser, Ptisanen, leichte Kost und Wein, namentlich bei spärlichem Auswurf. Die Diagnostik und Therapie des Empyems (Eiteransammlung im Raume zwischen Lunge und Brustwand) ist bei Galen nicht so ausführlich wie bei Hippokrates geschildert (nach Galen schwand die Neigung zur operativen Behandlung des E. immer mehr). Von der Lungenschwindsucht unterschied der Pergamener eine entzündliche, ulzerative und eine schleichende Form. Die φύματα, von denen er im Anschluß an Hippokrates mehrmals spricht, bedeuten nicht Tuberkel, sondern Geschwüre, Eiterherde der Lunge. Als ätiologische Momente der entzündlichen Form gelten mechanische Läsionen; Zerrungen des Lungengewebes (auf die Läsion folge nämlich Entzündung und Ulzeration), anhaltender Husten und besonders Hämoptoë werden als vornehmste Ursachen der Phthise erwähnt. Die Blutung kommt zu stande: 1. durch Ruptur der Gefäße (infolge Einwirkung mechanischer Gewalt, Schlag, Fall, Heben schwerer Gegenstände, lautes Schreien u. a.), 2. durch Erosionen der Gefäßwände (dabei gingen schon andere Symptome lange vorher, wie z. B. Auswurf infolge des Zuflusses scharfer Stoffe nach der Lunge), 3. durch die Atonie der Gefäßwände (veranlaßt durch warme Bäder, heiße Speisen etc.), wobei die „Anastomosen" die Blutflüssigkeit hindurchtreten lassen (in diesem Falle ist die Blutung sehr geringfügig). Differentialdiagnostisch gegenüber der Hämatemesis sei festzuhalten, daß erbrochenes Blut dunkel gefärbt sei und ohne Husten entleert werde, während das aus der Lunge stammende Blut hell und schaumig aussehe und unter Husten expektoriert werde. Sind Zerreißungen der Gefäße Ursache der Hämoptoë, so sei bei jungen Patienten die Venäsektion vorzunehmen, jedoch nicht bei heißem

Wetter oder in den Fällen, wo der Kranke an Gallenüberfluß leidet. Sonst werden empfohlen: das Binden der Glieder, Einreibungen, diätetisches Regime (Gerstenwasser, Obst, ruhiges Verhalten), Theriak, sowohl um die Sekretion zu beschränken, als um Schlaf zu bewirken. Die schleichende Form der Phthise entstehe durch Verderbnis der Säfte. Der Puls ist klein, schwach, weich, mäßig, rasch und „hektisch". Prognostisch ungünstig seien salzig schmeckende Sputa, Durchfälle und Haarausfall. Die Therapie besteht in leicht verdaulicher, kräftiger Nahrung, fortgesetztem Milchgenuß, Behebung der Obstipation (Honig oder Salz), und eventuell in der Anwendung verschiedener meist balsamischer und austrocknend wirkender Medikamente (Myrrhe, Terpentin, armenischer Bolus) oder Antidota (z. B. Fuchslunge). Das vorzüglichste Heilmittel ist aber nach Galen Luftveränderung (Land-, Seereisen), der Aufenthalt in trockenen, hoch gelegenen Orten Aegyptens und Libyens (Gebirgsaufenthalt, Höhenlufttherapie). Besonderen Rufs als klimatischer Kurort erfreute sich das südlich vom Vesuv, am Meerbusen zwischen Sorrent und Neapel gelegene Tabiä, dessen Vorzüge Galen ausführlich schildert und durch Mitteilung von Krankengeschichten Schwindsüchtiger zu beweisen sucht. — Bemerkenswerterweise kennt Galen die Ansteckungsgefahr der Phthise[25], denn er sagt: „Bei Phthisikern bestehen faulige Aushauchungen im Zimmer, das sie bewohnen, und fötider Geruch. Erfahrungsgemäß verfallen diejenigen in Phthisis, welche mit Phthisikern zusammen im Bette schlafen, lange zusammen wohnen, mit ihnen essen und trinken oder deren Kleider und Wäsche gebrauchen, bevor deren Schädlichkeit beseitigt worden ist."

Gegen „**Herzklopfen**" empfahl Galen Blutentziehung und strenge Diät.

Krankheiten des Digestionsapparates. Was zunächst die Erklärung der Symptomatologie anlangt, so findet sich bei Galen folgendes: Der Appetitmangel sei darauf zurückzuführen, daß unverdaute Substanzen, gallige Säfte oder Schleim im Magen vorhanden sind, oder daß dessen Funktionen geschwächt sind; das Hungergefühl beruhe auf Kälte und Trockenheit und habe seinen Sitz im „Magenmunde" (der Ausdruck Kardia oder Stomachos bedeutet die Speiseröhre; man hielt den „Magenmund" für sehr reich an Empfindungsnerven und daher für den Ausgangspunkt vieler krankhafter Zustände); der Heißhunger entstehe, wenn sauere, kranke Säfte den Magen reizen, wenn sich die genossenen Speisen zu rasch im Körper verteilen, namentlich aber unter dem Einflusse äußerer Kälte oder kalter Dyskrasien, wodurch sich die innere Haut des Magens zusammenziehe; auch der Durst sitze im „Magenmunde" und sei insbesondere vermehrt, wenn gallige oder salzige Stoffe den Magen füllen (unter anderem sollen kalte Bäder den übermäßigen Durst stillen). Uebelkeit oder Brechreiz, welche ebenfalls vom „Magenmund" ausgelöst werden, führen nicht immer zum Erbrechen; Uebelkeit ist der mißlungene, Erbrechen der vollendete Versuch der Natur, den Magen von schädlichen Dingen zu reinigen. Letzteres komme durch die „austreibende" Kraft zu stande. Uebelkeit wird hervorgerufen, wenn die Galle im Magen vorherrscht und der Magenmund eine bittere Beschaffenheit annimmt, das Erbrechen, wenn der Magen geschwächt ist und sein oberer Teil durch die Menge oder Unverdaulichkeit der Speisen gereizt wird. Brechreiz oder Erbrechen kommen nicht nur bei Magenleiden, Unterleibsaffektionen, lange anhaltender Verstopfung, sondern auch z. B. bei plötzlichem Schreck, bei Geisteskrankheiten, bei Verletzung des Gehirns und seiner Häute u. s. w. vor, sie begleiten die Seekrankheit. Auch das Erbrechen Neugeborener erwähnt Galen. Die erbrochenen Massen haben verschiedene Beschaffenheit, zuweilen gleichen sie geronnenem schwarzen Blute. Singultus, woran besonders Kinder leiden, entstehe durch Völle oder Leere des Magens, oder wenn ihn scharfe, heiße Säfte füllen, namentlich auch durch Erkältung des Magenmundes, er ist eine krampfartige Affektion des Magenmundes; außer durch Gelegenheitsursachen kann er auch durch Entzündung der Bauchorgane (Druck auf den Magen) bedingt sein, eines der empfohlenen Gegenmittel bestand im Zurückhalten des Atems. Dyspepsie behandelte Galen mit Brechmitteln, Bedeckung des Kopfes und der Magengegend mit heißen Tüchern, vierundzwanzigstündigem Fasten, unter Umständen kalten Umschlägen auf die Magengegend, kaltem Getränk, Eis; gegen heftiges Erbrechen dienten vegetabilische Adstringentien, endlich Opium mit aromatischen Mitteln. Der von den antiken medizinischen Autoren häufig genannte „Morbus cardiacus" — wahrscheinlich eine Neurose — wird von Galen als eine vom Magen ausgehende akute Krankheit aufgefaßt. Unter den Darmleiden werden Katarrhe, Kolik, Darmverschlingung, Dysenterie, Cholera (nostras), Eingeweideparasiten ausführlich besprochen. Der Kolik — deren Bezeichnung Galen für unpassend erklärt, weil sie nicht bloß vom Kolon, sondern von den verschiedenen Gegenden des Unterleibs ihren Ursprung nehmen könne — gehen häufig dyspeptische Beschwerden, Uebelkeit, Erbrechen u. a. voraus, sie verläuft ohne Fieber, ist häufig mit Verstopfung und Erbrechen, bisweilen auch mit Atembeschwerden, Frost und Schweißausbruch verbunden, sie steigert sich manchmal bis zu Ohnmachten. Die Dauer des Anfalls kann selbst zwei Tage betragen; nicht selten kommen Verwechslungen mit anderen Leiden, z. B. mit Nierenaffektionen, vor, für welch letztere der Abgang von Nierensteinen durch den Urin ein differentialdiagnostisches Moment darstellt. Die Darmverschlingung erklärt Galen meistenteils aus entzündlichen oder skirrhösen Prozessen, Abszessen u. s. w. des Darms; die Entstehung durch zähe und dicke Säfte hält er für unmöglich. Das Wesen der eigentlichen Ruhr sucht er in Darmgeschwüren, doch gebe es herkömmlich auch als Ruhr bezeichnete Formen, die sich durch Darmblutung ohne Geschwüre charakterisieren. Witterungs- und Temperatureinflüsse (Frühling, Sommer, außerdem der Genuß von Wasser aus bronzenen Leitungsröhren) haben große Bedeutung für das Auftreten der Dysenterie, die Darmgeschwüre entstünden auch, wenn die innere Fläche des Darmes durch verdorbene Säfte angeätzt und angefressen werde; haben die Stuhlgänge das Aussehen von Eiterjauche, so weise dies auf die Existenz von Krebsgeschwüren. Heilmittel sind Austernschalen, Hirschhorn, Opium, Galläpfel, Klysmen. Die Cholera charakterisiert sich durch den höchst akuten Charakter, die Wadenkrämpfe, den fadenförmigen Puls, im späteren Verlauf treten Ohnmachten auf. Die Eingeweidewürmer bilden sich im menschlichen Körper unter dem Einfluß der Wärme aus faulenden Massen. — Ikterus ist die Folge von Verstopfung der Gallenwege, Entzündung oder Geschwülsten, er ist keine Krankheit, sondern ein Symptom. Tritt er im Verlauf einer Krankheit als kritisches Zeichen auf, so besteht die Therapie in warmen Bädern und Friktionen; als örtliches Leiden wird er mit Abführ-, Schwitz-, harntreibenden Mitteln behandelt. Die Leber, sagt Galen, neigt wegen ihrer Struktur und physiologischen Tätigkeit besonders zu Verstopfungen, namentlich wenn ihre Gefäße ziemlich enge sind. Genuß unverdaulicher Speisen, rohe Säfte u. a. bilden ätiologische Momente. Leberentzündungen auf der konvexen Seite ziehen mehr das Respirationssystem, solche der konkaven Seite die Verdauungsorgane in Mitleidenschaft; zu den Symptomen zählt auch der Singultus. Bei „Milzleiden" dienen Squilla und Kappernwurzel als wichtigste Heilstoffe, weil sie die dicken und schleimigen Stoffe mit dem Urin entleeren. — Anasarka werden durch den Ueberfluß an kalten und feuchten oder verdorbenen Stoffen hervorgerufen, welche eine Verflüssigung des Fleisches bewirken; Hydrops entstehe durch Affektionen der Leber, Milz, der Nieren, der Lunge, Gedärme, durch zurückgehaltene Menses und Hämorrhoiden. Dadurch, daß die Wasseransammlung auf das Zwerchfell drückt und sekundär die Lunge zusammenpreßt, treten bei Ascites Respirationsstörungen (Atmung flach, frequent) und Husten auf; der Puls ist beim Ascites klein, frequent, ziemlich hart und etwas gespannt, bei Anasarka wellig, breiter und weicher.

Krankheiten des Urogenitalsystems. Die erschwerte Harnsekretion zeigt drei Intensitätsgrade: Dysurie ist die leichteste Form, Strangurie besteht, wenn der Harn nur tropfenweise, Ischurie, wenn er gar nicht nach außen gelangt; die Ursache liegt in der Verstopfung der Harnwege (durch zu dicken Urin, geronnene Blutmassen, steinige Konkremente), in der Entzündung oder Lähmung der Blase (infolge von Dyskrasien oder pathologischen Neubildungen), oder in der Schärfe des Urins (infolge von Blutsveränderungen oder Nierenaffektionen). Dysurie kommt auch, ohne daß die Harnorgane selbst erkrankt sind, vor. Wenn die Harnretention lange dauert, rät Galen zur Entleerung durch den S-förmig gewundenen Katheter. Nierenentzündungen seien oft langwierige Leiden, ja sie könnten das ganze Leben hindurch andauern. Nierensteine entstünden ebenso wie die gichtischen Ablagerungen in den Gelenken, Blasensteine sollen hauptsächlich bei Kindern (namentlich Knaben) vorkommen (infolgedessen dehne sich der Penis aus); Blasensteine sind manchmal wie angewachsen. Die Therapie der Harnsteine und Gicht erfordert den Gebrauch von Eselsmilch, von Wein mit Honig als Diuretikum, ferner die Arzneimittel: Myrrhe, Petersilie, Kümmel, Ammoniakum, das Pulver, welches sich in den Meerschwämmen vorfindet. Gegen Hämaturie wirkt Alaun, gegen Ischurie Apium. Blasenkrätze (Psora) hieß ein Zustand, bei dem der Harn eine dicke, zähe Beschaffenheit hat und kleienartige Schüppchen enthält (chronische Cystitis). Nierenkolik könne leicht mit Darmkolik verwechselt werden, doch diene der Nutzen der Abführmittel als Anhaltspunkt. Galen führte den Diabetes, dessen Wesen nur in der Polyurie vermutet wurde, auf eine Auflockerung der Nieren zurück. — Der Terminus „Gonorrhoea" bedeutet unwillkürliche Samenergießungen; je nachdem dieselben mit Erektion verbunden sind oder nicht, handle es sich um Reiz- oder Lähmungserscheinungen. Satyriasis oder Priapismus ist die dauernde Anschwellung und Vergrößerung des Penis.

Dyskrasieen und Kachexieen. Was die Gicht anlangt, so glaubte Galen, daß sie durch dicke und verdorbene Säfte erzeugt wird, oft auch vererbt ist; die Gichtknoten seien die Folge einer (durch die Wärme veranlaßten) Austrocknung der dicken Säfte; Diarrhöen und auch Varices üben manchmal einen günstigen Einfluß auf den Ablauf der Krankheit aus. Blutentleerung und Abführmittel (besonders im Frühjahr) wirken prophylaktisch, eignen sich aber nur für Plethorische. Bei Gichtanfällen sind reizende, blasenziehende Umschläge, mit Narkoticis, nachher auflösende Pflaster (Emplastron diachylon des Menekrates vergl. S. 323) anzuwenden. Rheumatische Affektionen sondert Galen sorgfältig von der Arthritis. — Den Krebs betrachtete Galen als parasitisches Wesen.

Nervenleiden[26]. Selbstverständlich werden von Galen jene Affektionen, die in krankhafter Beschaffenheit des Nervensystems ihre Ursache haben, nur zum Teile auf dasselbe zurückgeführt. — Kopfschmerz wird durch Säfteanomalien, aber auch durch starke Gerüche, den Genuß ungesunden Wassers oder durch das Eindringen von Luft in die Venen hervorgerufen. Die chronische Form des Kopfschmerzes hieß bei den Alten Cephalaea. Die Hemikranie kann primär oder aber sekundär durch Unterleibsaffektionen bedingt sein, indem kranke Säfte und Gase durch die Gefäße nach dem Kopfe gelangen, der Schmerz selbst entstehe in den Hirnventrikeln. Schwindel ist gewöhnlich cerebralen Ursprungs, könne aber auch vom Magenmund ausgelöst werden, wenn die δύναμις ζωτική in Mitleidenschaft gezogen werde. Apoplexie, d. h. die mit Aufhebung des Bewußtseins verknüpfte totale Bewegungs- und Empfindungslosigkeit beruhe auf Plethora und Schleimanhäufung im Gehirn, sitze in den Hirnventrikeln und in der Hirnsubstanz. Lähmung der Respirationsorgane führt den Tod herbei. Nach dem eigentlichen Ablauf der „Apoplexie" zurückbleibende Lähmungen werden als Paraplegien bezeichnet. Hemiplegien (das Gesetz der Kreuzung ist Galen natürlich bekannt, vergl. Aretaios, Rhuphos) und Gesichtslähmungen deuten auf den Krankheitssitz im Gehirn, alle übrigen Lähmungen auf Erkrankungen des Rückenmarks oder der Nerven. Spinale Lähmungen erfolgen durch Verletzung oder durch „Phymata" des Rückenmarks. Krämpfe werden durch Anämie oder Plethora des Zentralnervensystems erregt. Die Facialislähmung wurde als „Spasmus cynicus" aufgefaßt. Epilepsie gehe aus der Verstopfung der Gehirnhöhlen mit Schleim oder dem schwarzgalligen Saft hervor; ihren Namen Krankheit des Herakles habe sie wegen der Gewalt des Leidens, „Krankheit der Kinder" hieß sie, weil die Epilepsie im Kindesalter besonders häufig vorkomme. Die Behandlung bestand in der Vornahme der Venäsektion am Fuße (namentlich im Frühling), in der Darreichung des Theriaks und in diätetischen Maßnahmen. Eine eigene Abhandlung Galens handelt über die verschiedenen Formen des Zitterns.

Psychosen. In der Pathologie der Alten spielten als Krankheitstypen die „Phrenitis", der „Lethargos" und die „Typhomanie" eine Rolle; dieselben entsprechen keinen bestimmten Krankheiten, sondern im Verlaufe von Krankheiten vorkommenden psychischen Anomalien. Phrenitis bedeutet wohl einen fieberhaften, mit Delirien verbundenen Zustand geistiger Aufregung, der symptomatisch eine Teilerscheinung verschiedener Krankheiten bilden kann. Galen hebt als Kennzeichen Bewußtseinsstörung, Hitze der Haut, Fieber, Trockenheit, Krämpfe, Diarrhöen, Erbrechen, Respirationsstörung hervor und gibt an, daß der Puls meist klein, mäßig hart, sehnig, häufig und beschleunigt, zuweilen gleichsam zitternd sei. Sitz der Krankheit seien das Gehirn und besonders dessen Häute, die durch den Zufluß galligen Blutes erhitzt werden. Therapie: Aderlaß, kühlende Umschläge, kalte Uebergießungen. Der Lethargus wird ebenfalls in den Gehirnhäuten lokalisiert, nur gilt bei ihm fauliger Schleim als auslösender Reiz. Galen schildert diese Krankheit als rasch verlaufend und sehr gefährlich, charakteristisch sei das Darniederliegen der geistigen Tätigkeit, die Somnolenz. Der Puls sei groß, undeutlich, weich, etwas verlangsamt, selten intermittierend und bisweilen doppelschlägig. Lethargus und Phrenitis stehen in einer Wechselbeziehung, insofern die Schlafsucht der Phrenitis vorausgeht oder dieselbe in ihrem Verlauf ablöst. Lethargus dürfte somit ganz allgemein einen akut fieberhaften Zustand mit hochgradiger Schwäche und Somnolenz bedeuten. In der Mitte zwischen beiden „Krankheiten" steht die „Typhomanie", welche gewisse Symptome beider in sich vereinigt. Die Melancholie könne auf zweierlei Art zu stande kommen, sei es, daß die gesamte Masse des Blutes leide, sei es, daß nur das Blut des Gehirns ergriffen werde; im ersteren Falle bilde der Aderlaß einen Hauptbestandteil der Kur.

Veranlassende Momente sind z. B. Stockung der Menstruation, Entbehrung des Beischlafes, Kummer, Sorgen etc. Sie kann auch eine Folge von Sonnenstich oder akuten Krankheiten sein. Die Manie verdanke dünnen, galligen Säften ihre Entstehung und unterscheide sich von der „Phrenitis" nur durch den Mangel des Fiebers. — Galens psychiatrische Symptomatologie unterscheidet Störungen des Vorstellungs-, Denk- und Erinnerungsvermögens, so z. B. völlige Unfähigkeit (ἄνοια), mangelhafte Betätigungskraft (μωρία) und verkehrte Tätigkeit (παραφροσύνη) auf dem Gebiete des Vorstellens.

Dermatosen. Die Theorie der Hautkrankheiten beruhte auf der alten Tradition, daß Dermatosen — es werden viele Formen genannt — keine Affektionen sui generis, sondern Ausflüsse innerer Zustände sind; die Einteilung in solche des Kopfes und des übrigen Körpers bildet den ersten Versuch einer Systematik. Für die Entstehung mancher Hautleiden wurden von Galen auch gichtische Affektionen verantwortlich gemacht. Die Therapie benützte dementsprechend nicht nur Topika, sondern auch insbesondere ausleerende Mittel, z. B. Helleborus.

Den Prüfstein medizinischer Systeme gibt allein die Erfahrung, und nichts beweist so sehr die Wahrheitsliebe, die Denkreife eines ärztlichen Forschers, als wenn er am Krankenbette die Grenzen erkennt und einhält, welche für seine Deduktionen aus der Pathologie noch unüberschreitbar bleiben, wenn er mit Verleugnung seines Hanges zur kausalen Begründung dort von einem provisorischen Empirismus Gebrauch macht, wo es an einer exakt wissenschaftlichen Basis noch mangelt.

Wenn wir von diesem Gesichtspunkt die galenische Therapie überblicken, so finden wir, daß der große Arzt von Pergamos neben dem dogmatischen Standpunkt den empirischen nicht vernachlässigt, ja auf manchen Gebieten den letzteren sogar bevorzugt. Im Prinzip wollte er die Linie, welche Hippokrates gezogen hatte, einhalten, wenn es auch in seinem Ehrgeiz lag, das erfahrungsmäßige Handeln überall, wo es möglich schien, durch „wissenschaftliche" Momente zu begründen, in feste Normen zu bannen. Die Ueberschätzung dieser Möglichkeit wurde freilich zur Wurzel von Fehlern und dämmte den Hippokratismus stark ein, ja sie zeitigte eine Behandlungsweise, die nicht selten nur noch formell mit den hippokratischen Anschauungen zusammenhing.

Galen legte in klarer und übersichtlicher Weise die Aufgaben und Prinzipien des ärztlichen Handelns dar, wobei er formell stets an den erhabenen Koër anknüpft.

Er erteilt schon über das Benehmen im Krankenzimmer vortreffliche Ratschläge, die Besuche dürfen nicht zu häufig oder zur Unzeit erfolgen; der Arzt soll würdig auftreten, nicht mit viel Geräusch und lautem Sprechen lästig fallen, sich der Bildungsstufe, den Neigungen und Gewohnheiten des Patienten bis zu einem gewissen Grade anbequemen. Vor taktlosen Reden, wie z. B. „Auch Patroklos ist gestorben und war mehr als du", muß man sich in acht nehmen. Als abschreckendes Beispiel wird der grobe Kointos angeführt, der stark nach Wein roch und in einem vornehmen Hause dem fiebernden Kranken, der sich darüber aufhielt, entgegnete: „Ach was, dein Fieber riecht noch schlechter."

Die allgemeine Therapie gipfelt in der höchsten Anerkennung der Naturheilkraft (Physiatrie). Aufgabe des Arztes ist es, die Physis in ihrem Heilbestreben zu unterstützen, ὠφελεῖν ἢ μὴ βλάπτειν, zu nützen oder doch nicht zu schaden, wie Hippokrates sagte.

Sehr treffend weist Galen darauf hin, daß dieser Ausspruch des Hippokrates in seiner Gänze erst den erfahrenen Praktikern verständlich wird, weil sie zur Einsicht gekommen sind, wie schwer es unter Umständen schon ist, trotz bester Absichten nicht zu schaden. „Denn, wenn es diesen mitunter begegnet, daß sie durch unpassende Anwendung eines heftigen Mittels einen Kranken verlieren, dann werden sie die Wichtigkeit jenes hippokratischen Ausspruches vollständig begreifen."

Das Wesen des Galenismus gegenüber dem Hippokratismus liegt aber in dem Versuche, die Physis und die Wirkungssphäre derselben theoretisch festzustellen und dem Arzte eine sichere Handhabe für das Vorgehen im Einzelfalle durch allgemeine Grundsätze zu geben.

Eine auf Naturphilosophie, die Hilfswissenschaften und klinische Beobachtungen aufgebaute Pathologie schien die Erkenntnis der Krankheitsursachen und Krankheitsvorgänge zu sichern. Die letzteren sind nichts anderes als Funktionsstörungen; ihre Beseitigung ist Heilung. Die Werkzeuge, deren sich die Physis dabei bedient, können nur diejenigen Kräfte sein, welche auch in gesundem Zustande, nach den Gesetzen der Notwendigkeit wirkend, die Bildung, die Ernährung, das Wachstum des Körpers vermitteln (vergl. S. 372), als wichtigste unter ihnen ist die **„austreibende"** Kraft zu betrachten, da sie die Entfernung der Materia peccans veranlaßt. Ohne der anziehenden, zurückhaltenden und verändernden Kraft entgegenzuarbeiten, muß deshalb auch das Hauptaugenmerk des Arztes auf die **Ausleerung der Schädlichkeiten** gerichtet sein.

Die Ausleerung der schädlichen Stoffe spielt z. B. in der Behandlung der Fieber die Hauptrolle. Tertianen werden mit Abführ- oder Brechmitteln, dann mit Diureticis und warmen Bädern behandelt. Quartanen mit Aderlässen, dann mit Pfeffer und kräftiger Diät. Quotidianen mit harntreibenden Mitteln. Putride Fieber sollen durch reichliches Trinken von Gerstenwasser, Petersilienaufguß und durch Klistiere geheilt werden.

Ein zweites Fundamentalgesetz der Therapie ist die **Bekämpfung der Krankheiten durch entgegengesetzt wirkende Mittel** (z. B. Kälte durch Wärme, Plethora durch Entleerung u. s. w.). Die Wahl, die Dosierung und die Applikationsart der Heilverfahren unterliegt bestimmten **Indikationen** (ἐνδείξεις), welche sich aus den Krankheitsursachen, aus dem Krankheitszustand und den Symptomen, aus der Individualität[27] und Lebensweise des Kranken ergeben. Die Ursachen der Krankheit sind womöglich durch prophylaktische Maßnahmen fernzuhalten (Indicatio causalis, prophylactica). Die aus der Krankheit selbst entspringenden Heilanzeigen (Indicatio morbi) sind abhängig von dem Charakter und der Intensität derselben, vom Typus und Stadium, von dem Ausgang und den Komplikationen. So sind z. B. drastische Mittel nur im Anfangs- oder Endstadium angemessen. Die Symptome (Indicatio symptomatica) stellen z. B. die Aufgabe, den Schmerz zu lindern, die Ausleerungen zu regeln, gefahrdrohende Zustände zu beseitigen (I. vitalis). Was die Individualität des Patienten anlangt, so ist bei der Therapie Alter, Geschlecht, Temperament, Kräftezustand, der Wohnort des Patienten, die Eigentümlichkeit des erkrankten Organs etc. zu berücksichtigen. Daran schließen sich noch Indikationen resp. Kontraindikationen, die aus der Atmosphäre[28] und sogar aus den Träumen(!)[29] gewonnen werden. — Vor Inangriffnahme jeder Behandlung muß zuerst entschieden werden, ob das Uebel überhaupt heilbar ist oder nicht, und immer soll die Therapie auch eine allgemeine und individualisierende sein. Die Behandlungsweise Galens läßt sowohl den diätetisch-physikalischen als den arzneilichen Mitteln Recht widerfahren.

Die Erfahrungen der Vorgänger — der Hippokratiker, Methodiker, Pneumatiker — verwertend, wandte er seine größte Sorgfalt der Diätetik und Gymnastik zu und gab für die Anwendung dieser Methoden die genauesten Vorschriften bis in alle Einzelheiten. Er nützte die Einflüsse der Luft und des Lichtes, der Kälte und der Wärme als Heilfaktoren aus; er machte einen sehr ausgedehnten und subtil geregelten Gebrauch von der Massage, von Bädern aller Art, endlich von der Klimatotherapie, welch letztere er zur Höhenlufttherapie (bei Phthisis verbunden mit Milchkur) erweiterte.

Galen hat die Diätetik in eingehendster Weise abgehandelt. Geradezu ein Muster bildet die Schrift „Ueber die säfteverdünnende Diät“. Hier bemerkt er gleich eingangs, daß bei gewissen chronischen Affektionen mit Arzneien nicht viel zu erreichen ist, während eine richtig gewählte Diät solche Krankheiten mäßigen oder sogar beseitigen könne (Nierenentzündung, Gicht, Asthma, Milz- und Leberschwellungen, Epilepsie). „Nur muß, wie bei allem anderen, so auch hier der Arzt die Leitung in der Hand haben, um den geeigneten Zeitpunkt und das Maß herauszufinden.“ Die Schrift zählt im folgenden eine große Zahl von zweckdienlichen Nahrungs- und Genußmitteln auf, und bemerkenswerterweise stimmt das meiste mit unseren heutigen Erfahrungen überein. Leibesübungen und Beschäftigung im Freien empfahl Galen den Schwachen und Rekonvaleszenten, nämlich rudern, graben, mähen, Wurfspieß schleudern, laufen, springen, reiten, jagen, Holz spalten, Lasten tragen u. s. w. Gymnastische Uebungen hatten namentlich bei Fettsucht und Reizzuständen der Genitalien sichtlichen Erfolg. Interessant ist auch ein Fall, wo ein Knabe mit verbildetem Brustkorb durch Armbewegungen, Singübungen, Anhalten des Atems etc. geheilt wurde. Ueber die Technik des Badens werden die genauesten Regeln aufgestellt (z. B. für Fiebernde). Außer den Wasserbädern wandte Galen auch Dampf-, Sonnen-, Sand-, Mineral- und Kräuterbäder an.

Der Humoralpathologie entsprechend, spielen in der galenischen Therapie jene Heilverfahren eine Hauptrolle, welche die Entleerung überschüssiger oder verdorbener Säfte bezwecken, also die Blutentziehung (Aderlaß, Schröpfköpfe, Blutegel), Laxantia, Brechmittel, Diuretika, Schwitzmittel.

Bei der Blutentziehung beabsichtigte Galen entweder die Ableitung der Säfte, ἀντίσπασις, revulsio, oder die Beseitigung schon ausgebildeter Säftestockungen, παροχέτευσις, derivatio; erstere wurde an Körperstellen vorgenommen, die von dem kranken Teile fern liegen, letztere in der Nähe derselben; jene erfolgte durch Aderlaß und zwar meist auf der gesunden Seite, diese durch Schröpfköpfe, Blutegel oder auch durch Venäsektion.

Die Hauptindikationen für den Aderlaß waren Plethora, akute Entzündungen, hohes Fieber und große Schmerzen. Galen verbot die Vornahme der Venäsektion bei Kindern unter 14 Jahren und erlaubte sie bei Greisen nur in dringenden Fällen. Auch sonst warnte er vor übertriebener Anwendung, da übermäßige Blutentziehungen zu allgemeiner Schwäche, Oedemen, Lähmungen, selbst Geistesstörungen führen könnten; man müsse auf den Kräftezustand, das Lebensalter, die Art der Krankheit, die Jahreszeit und das Klima Rücksicht nehmen. So gestatten z. B. anhaltende Fieber den Gebrauch nur bei jugendlichen, kräftigen Personen, im Frühling und Herbst würde der Aderlaß besser als in den anderen Jahreszeiten ertragen, bei Nord- und Südländern wäre größere Vorsicht am Platze als bei Griechen und Römern u. s. w. Mit Ausnahme der Fälle von Plethora entzog Galen Blut, wo er es indiziert fand, bis zur Ohnmacht. Als Revulsivum diente auch das Binden der Glieder. Schröpfköpfe wurden unter anderem auch bei Augenentzündungen, Nasenbluten, Amenorrhoe und Metrorrhagie gesetzt.

Die bei Galen am häufigsten vorkommenden Abführmittel sind: Linsenabkochung, Honigwasser, Kohl mit Oel gekocht, Milch, Molken, Feigen, Oel mit Salz, Zwetschen mit Honig, Trauben, Oleum Ricini, Aloe, Koloquinthen, Meerzwiebelwein. Galen vertrat im Gegensatz zu den Methodikern die Ansicht, daß es **spezifische Organmittel** gebe und daß dieselben bestimmte Körpersäfte ausleeren, so z. B. Scammonium die gelbe

Galle, Epithymum die schwarze Galle. Daphne Cnidium den Schleim. Brechmittel: ekelerregende Mischungen, Honig, Helleborus. Stopfmittel: Käse, Kastanien, gebrannte Knochen, herbe Weine u. a. Diuretikum (zugleich Emenagogum): Petersilie und Sellerie. Ein Lieblingsmittel Galens ist der Pfeffer (bei Affektionen des Digestionstrakts und bei Tertian- und Quartanfiebern).

Dem Zuge seiner Zeit folgend und den Wünschen der großen Masse allzu gefällig Rechnung tragend, hat Galen den Arzneischatz in übermäßiger Weise und nicht gerade immer vorteilhaft vermehrt. Gestützt auf seine Vorgänger, hinterließ er in seinen Schriften eine unglaubliche Menge von oft höchst kompliziert zusammengesetzten Kompositionen aller Art, welche seine rationellen diätetischen Vorschriften verdunkelten und in Vergessenheit brachten. Den späteren Autoren galt er, wiewohl er nur ein Sammler des vorhandenen Materials war, geradezu als Vater der Pharmazie.

Die Hauptquelle für die galenische Materia medica bilden die Bücher VI-XI der Schrift De simplicium medicamentorum temperamentis et facultatibus. Diese sind fast vollständig von L. Israelson in seiner Dorpater Dissertationsarbeit unter Leitung Koberts übersetzt worden; wir verweisen auf diese vorzügliche Arbeit „Die materia medica des Galenos“ (Jurjew 1894). Dort finden sich 473 vegetabilische Arzneistoffe und neben diesen auch mineralische und animalische angeführt. Von mineralischen kommen z. B. die Erdarten (Lemnische, Samische, Kretische), Armenischer Bolus, Meer- und Steinsalz, Bimsstein, Schmirgel, Gips, Schwefel, Alaun, Soda, Eisenvitriol, Blutstein, Feuerstein, Magneteisenstein, Blei, Bleiglätte, Bleiweiß, Mennige, Kupferblüte, Lapis lazuli, Jaspis, Malachit u. s. w. in Betracht. Von animalischen zählt Galen Blutsorten, Milch, Molken, Käse, Butter, Lab, Galle, Schweiß, Urin, Speichel, Dünger, ferner Fleischarten (Vipernfleisch), Fett, Talg, Mark, Eier, Bibergeil, Kanthariden, Wollfett (Lanolin!) zwar auf, aber er stimmt mit den ärztlichen Autoren, welche solche Mittel rühmen, nur zum geringen Teil überein und zeigt gerade auf diesem Gebiete eine erfreuliche nüchterne Denkweise. Ja, er wendet sich sogar stellenweise mit Schärfe oder Spott gegen die ganze Richtung. „Ich bekenne offen, daß sehr viele tierische Substanzen und Flüssigkeiten vorhanden sind, über welche mir keine Erfahrungen zu Gebote stehen. Eine Anzahl derselben ist ekelhaft, verabscheuungswürdig und verboten. Ich weiß auch nicht, wie Xenokrates, zumal er nicht zu Olims, sondern zu unserer Väter Zeiten lebte, über dieselben schreiben konnte, da im römischen Reiche Menschenfresserei verboten war. Und doch beschrieb er, wie aus eigener Erfahrung, mit großer Dreistigkeit, welche Leiden durch Genuß von Menschenhirn, -fleisch, -leber oder aber von Schädel-, Waden- und Fingerknochen, teils gebrannt, teils ungebrannt, oder endlich durch Genuß von Blut geheilt werden könnten. Es sind dies Teile, deren Anwendung, wenn auch ungesetzlich, so doch nicht so sehr ekelhaft ist. Das ist aber der Fall in Bezug auf das Einnehmen von Schweiß, Urin, Menschenblut, Menses, besonders aber von Dünger, und doch schreibt Xenokrates, welche Wirkung Dünger haben kann, wenn er auf die Wunden und in den Pharynx geschmiert und herabgeschluckt würde. Er spricht auch vom Einnehmen des Ohrenschmalzes. Ich würde es nie über mich gewinnen, solches Zeug zu schlucken, selbst um den Preis nie krank zu werden. Das Widerwärtigste von all diesem ist aber der Dünger und dem ähnlich das Trinken der Menses. Kein natürlich empfindender Mensch wird es über sich gewinnen, derartiges kennen zu lernen, ebensowenig, was mäßiger scheußlich ist, nämlich die äußerliche Anwendung von Dünger auf kranke Körperteile oder von Sperma. Xenokrates unterscheidet mit größter Genauigkeit, wie Sperma an sich und wie das nach dem Koitus aus der Vagina herausfließende Sperma zu wirken vermag. Dieses Medikament sei schwer zu erlangen, wenn jemand seine Perniones damit kurieren will. Und so sieht das meiste aus, was Xenokrates von dem Nutzen der äußeren und inneren Anwendung des Menschenurins und Menschendüngers erzählt; er erwähnt auch seltener und schwerer zu erlangende Stoffe, z. B. Elefanten- und Nilpferdexkremente. Aber auch andere haben über diese tierischen Stoffe geschrieben, und aus diesen Quellen schöpft Xenokrates. — Woher mag er aber diese Fülle von Erfahrung in Bezug auf diese Stoffe gewonnen haben? Selbst unser ehemaliger König Attalus, der doch auf das eifrigste derartige Erfahrungen gesammelt hatte, hat nur wenig darüber geschrieben. Ich werde weder Elefanten, noch Nilpferde, noch irgend etwas anderes erwähnen, worüber ich keine Erfahrungen gesammelt habe. Ferner würde ich mich nie entschließen, der Liebestränke, der Traummittel Erwähnung zu tun, selbst wenn mir in Bezug auf diese reichliche Erfahrung zu Gebote stände, ebensowenig wie der krankmachenden Medikamente, von welchen lächerlicherweise behauptet wird, daß sie im stande seien, die Urteilskraft der Gegner zu besiegen, den Abortus zu bewirken, die Konzeption zu verhindern u. dergl. Von diesen entzieht sich ein Teil der Möglichkeit, ihre Wirkung durch Erfahrung kennen zu lernen, der andere Teil, bei dem dies möglich wäre, bringt das Leben der Kranken in Gefahr. Ich wundere mich deshalb, wie man bei allen Göttern, bei vernünftiger Ueberlegung dazu gelangt sein kann, solches zu schreiben.“ Auch bei Besprechung der einzelnen animalischen Stoffe wahrt sich Galenos stets seinen rationellen Standpunkt gegenüber dem erschreckend anwachsenden Aberglauben seiner Epoche und an vielen Stellen sagt er, daß man jene Heileffekte, die den Wundermitteln zugeschrieben wurden, mit ganz einfachen Verfahren erzielen könne. Bei Besprechung der Apotheca stercoralis, die auch jetzt noch bei uns floriert, meint er: „Doch muß ein guter Arzt das alles (d. h. die volksmedizinischen Gebräuche) wissen, ohne daß er dergleichen in der Honoratiorenpraxis zu verwenden braucht. Ich habe es wenigstens nie getan, da mir bessere Mittel zur Verfügung standen. Auf der Reise, der Jagd oder auf dem Lande, wo nichts Besseres zur Verfügung steht, oder bei den Bauern, die abgehärtet sind wie die Packesel, kann man zuweilen in die Lage kommen, Dünger (Tierexkremente) medizinisch zu gebrauchen."

Galen untersuchte auf seinen Reisen viele Heilstoffe und bezog durch Freunde und hohe Beamte seltene und teuere Drogen. Mineralische Mittel wandte er nur extern an, mit Ausnahme der Lemnischen und Armenischen Erde (gegen Vergiftungen und „Pest"), des Alauns (gegen Ruhr), der gebrannten Austernschalen (gegen Dysenterie).

Der wichtigste Bestandteil der Antidota und des Theriaks war das Opium, das auch für sich als schmerzlinderndes, sedatives Hustenmittel etc. diente.

Die bei Galen vorkommenden Arzneiformen und Applikationsmethoden sind folgende: Dekokte, Infuse, Pastillen, Pillen, Elektuarien, Pulver, Mund-, Gurgelwässer, „Hypoglottides", Pinselsäfte, Kaumittel, Einspritzungen, Eingießungen, Niesmittel, Inhalationen, Rektal- und Vaginalklysmen, Anal- und Vaginalzäpfchen, Pessare, Salben, Pflaster, Linimente, Senfteige, Kataplasmen, Aetzmittel, Zahnpulver, Kosmetika, Räucherungen, Bähungen. — Große Verbreitung fanden Galens Hiera, seine Pikra, sein Aloemittel und sein Diakodion.

In seiner Polypragmasie verrät Galen, auf den der Ausspruch „Populus remedia cupit" zurückzuführen ist, deutlich, daß Empiriker seine ersten Lehrer gewesen sind. Bei der Anwendung der Heilsubstanzen ließ er sich zum Teile von klinischer Erfahrung leiten, der Hauptsache nach aber prägte er auch der Heilmittellehre die charakteristischen Züge seiner Spekulation auf, indem er die Pharmakodynamik von der Elementarqualitätenlehre ableitete und der Dosologie mittels subtiler Prinzipien eine anscheinend vollkommen exakte Grundlage gab — gleichsam der Schlußstein seines Systems.

Galen definiert die Medikamente als Substanzen, welche im Gegensatz zu den Nahrungsmitteln im Organismus gewisse Alterationen hervorbringen und sondert sie in drei Klassen. Zur ersten gehören diejenigen Arzneimittel, welche lediglich durch die Elementarqualitäten des Warmen, Kalten, Trockenen und Feuchten wirken. Zur zweiten gehören diejenigen, welche durch die zweiten Qualitäten (vergl. S. 372) wirksam sind und somit Haupt- und Nebenwirkungen äußern, die süßen, bitteren, herben, scharfen, kontrahierenden, erweichenden u. s. w. Mittel. So sind z. B. die bitteren und süßen Mittel zugleich auch warm, die saueren aber zugleich auch kalt. Zur dritten Klasse gehören solche Arzneistoffe, welche (in nicht weiter erklärbarer Weise) vermöge der ganzen Substanz (vergl. S. 372), vermöge der dritten Qualitäten z. B. als Brech-, Abführmittel, Gegengifte etc. und spezifisch auf bestimmte Organe wirken.

Diese Grundeinteilung bedurfte aber einer weiteren Differenzierung, welche durch Einführung der Begriffe von Aktualität und Potentialität und durch Graduierung der Wirkungsweise ermöglicht wurde. So offenbart sich die Elementarqualität des Heißen nicht nur im Feuer, sondern auch z. B. im Pfeffer, im erstem aber „actu", im letzteren nur „potentia". Und tritt auch in den mannigfachen Heilmitteln immer die eine oder andere Elementarqualität hervor, so ist doch die Intensität dieser Elementareigenschaft verschieden. Galen stellt demzufolge vier Intensitätsgrade der Wirkung, vier Reizstufen auf. Den ersten Grad nehmen diejenigen Arzneisubstanzen ein, welche eine geringe, sinnlich kaum wahrnehmbare Wirkung entfalten, den zweiten jene, deren Wirkung deutlich merkbar ist, den dritten solche, welche heftig, den vierten solche, welche zerstörend wirken. Die narkotischen Gifte, z. B. Opium, Mandragora, Conium, sind kalt im vierten Grade, die Hahnenfuß-, Euphorbiumarten heiß im vierten Grade, die Rose ist kühlend im zweiten Grade u. s. w. Auf die weiteren Unterabteilungen wollen wir hier nicht eingehen, nur das sei betont, daß durch diese Abstufung eine streng individualisierende Arzneibehandlung nach dem Grundsatze contraria contrariis (Bekämpfung der hervorstechenden Elementarqualität durch das Entgegengesetzte) und eine ungemein feine Dosierung in den Arzneikompositionen ermöglicht war.

Was die letztere anlangt, so gewähren folgende Beispiele Einblick. Das Opium ist kalt im vierten Grade, es bringt daher im Körper eine sehr bedeutende Kälte hervor, deshalb muß es mit erhitzenden Mitteln verbunden werden, die seine Wirkung mäßigen, z. B. mit Castoreum. Rosenöl ist kühlend im ersten Grade, denn es besteht aus Rosensaft (kalt im zweiten Grade) und indifferenten Oel, in welchem jede der vier Elementarqualitäten in gleicher Intensität vorhanden ist (der zweite Grad wird also um eine Stufe vermindert). Beruht z. B. eine Krankheit auf übermäßiger Steigerung des Warmen, so wird ein kalt machendes Medikament, und zwar in dem nach dem Grade der Alteration sich richtenden Intensitätsgrade verordnet.

Gegenüber der Pathologie und Therapie der inneren Krankheiten stehen die chirurgischen Fächer bei Galen zurück. Als Gladiatorenarzt in der Heimat hatte er ja Gelegenheit, reiche Erfahrung zu sammeln, in Rom aber scheint er (entsprechend dem Spezialistentum), abgesehen von der Konsiliarpraxis und von Ausnahmsfällen, nicht als Chirurg tätig gewesen zu sein. Theoretisch hat er sich jedenfalls um die Chirurgie sehr bekümmert und vieles Wertvolle in seinen Schriften hinterlassen (z. B. über Verbandlehre, Wundbehandlung, Blutstillung, Naht, verschiedene Operationen). Beim Unterrichte bediente er sich zu Demonstrationszwecken kleiner Modelle (z. B. der Hippokratischen Bank, Streckapparat). Die Abhandlung über Augenheilkunde ist leider verloren gegangen. Am dürftigsten ist die Geburtshilfe in seinen Werken vertreten.

Die Chirurgie wird außer in den Kommentaren zu den einschlägigen hippokratischen Schriften abgehandelt in den Werken: De tumoribus praeter naturam, de locis affectis, Methodus medendi, de anatomicis administrationibus.

Die galenische Chirurgie arbeitete bereits mit einer großen Zahl von Instrumenten. Dahin gehörten verschiedene Sonden, Pinzetten, Messer von verschiedener Art und Größe, Lanzetten, Haken, Nadeln, Glüheisen, Meißel, Hammer, Trepane, Schabeisen, Bohrer, Knochenzange, Klistier-, Mutterspritze, Röhren, Katheter, Steinzange u. a. Für die Behandlung der Wunden und Geschwüre (ἕλκος bedeutet beides) werden unter Berücksichtigung des Allgemeinzustandes des Patienten sorgfältige Vorschriften erteilt (z. B. Anlegung der Naht; unter gewissen Umständen nur partielle Naht; Vermeidung der Taschenbildung und Drainage des tiefsten Punktes; Zerstörung wuchernder Granulationen). Die Blutstillung erfolgt durch Kälte, Adstringentien, Naht, Ligatur, Torsion oder gänzliche Durchschneidung (angeschnittener) Gefäße, Glüheisen; als Ligaturmaterial dienten Seidenfäden oder Darmsaiten. Unter den Verletzungen sind ausführlich Verletzungen der Gefäße (traumatische Aneurysmen), der Nerven, penetrierende Brust- und Bauchwunden besprochen, wobei je nach dem Falle besondere Maßnahmen angegeben sind. Die Lehre von den Frakturen und Luxationen und deren Behandlung zeigt manche Fortschritte gegenüber den Hippokratikern (Klassifizierung der Schädelbrüche, ausführliche Beschreibung der Trepanation). Die Amputation gangränöser Teile ist nur gelegentlich erwähnt, der Resektionen hingegen wird häufiger gedacht. Berühmt ist der Fall von Resektion des Sternums (De anatomicis administrationibus Lib. VII, cap. 13), wobei das Herz freigelegt wurde, ferner beschreibt Galen die Rippenresektion bei Empyem (im Tierexperiment zu physiologischen Zwecken führte er die subperiostale Resektion eines Rippenstückes aus). Bei Defekten an Nasen, Ohren, Lippen kamen plastische Operationen zur Anwendung. Gut ist die Darstellung der Behandlung der Lymphdrüsenschwellung, der Varices und Fisteln. In einigen pseudogalenischen Schriften sind mehrere, hier nicht berücksichtigte chirurgische Fragen dargestellt; z. B. in den Definitiones medicae Blasenkrankheiten, Phimosis, Paraphimosis, Hypospadie, Atresia urethrae, Kryptorchismus, Hydro-, Sarko-, Varikocele; in der Introductio seu medicus ist unter vielem anderen eine eingehende Erörterung des Steinschnittes enthalten.

Die Geburtshilfe ist bei Galen nicht ausführlich dargestellt, jedenfalls ging er auf diesem Gebiete über die Vorgänger nicht hinaus; charakteristischerweise hielt er Nichtschädellagen für sehr selten. Besser scheint er in der Gynäkologie bewandert gewesen zu sein; er beschreibt die Gebärmutterentzündung, Uteruskarzinom, Lageveränderungen des Uterus,

Scheidenfluß, Mastitis, Mammakarzinom (Radikaloperation); die Ursachen der Sterilität werden eingehend erörtert.

Hinsichtlich der Augenheilkunde, über welche sich in den noch vorhandenen Schriften nur verstreut Bemerkungen finden — seine „Diagnostik der Augenkrankheiten" ging verloren —, wäre anzuführen, daß Galen in überraschender Weise die Funktionsstörungen physiologisch darlegt, die Kontagiosität gewisser Augenentzündungeu kennt; aus den Angaben über den Star, welcher teils in die Linse, teils ins Kammerwasser verlegt wird, kann entnommen werden, daß man in der Regel bloß die Verlagerung und Depression machte, daß jedoch einzelne Aerzte es auch versuchten, nach dem Einschnitt den Star herauszubefördern.

Otologie: Galen hinterließ eine Masse von Rezepten gegen verschiedene Ohrleiden (Ohrenfluß, Abszeß, Ansammlung oder Mangel von Cerumen, Ohrgeräusche, Schwerhörigkeit, Taubheit). Die Erklärung der Symptome stützt sich zumeist auf Spekulationen, z. B. dominiert die Lehre vom aer ingenitus oder complantatus, der eingepflanzten Luft (aristotelische Hypothese vom ἀὴρ συμφυής). Rationell sind dagegen die Methoden zur Entfernung der Fremdkörper (Beschreibung feiner Häkchen, Zangen, Sonden) und manche Verfahren bei chirurgischen Affektionen (Quetschung, Anschwellung, Bruch des Ohrknorpels).

Von scharfer Beobachtungsgabe zeugt die Schrift „Wie Simulanten zu entlarven sind". Hier gibt Galen eine Reihe von physischen und psychischen Kennzeichen an, welche es dem Arzte ermöglichen, Simulation von wirklichen Krankheitszuständen zu unterscheiden. Einige Beispiele aus der eigenen ärztlichen Erfahrung illustrieren die mitgeteilten Kriterien in treffender, anschaulicher Weise.

Rühmlich schließt sich an die medizinischen Leistungen, was Galen an hygienischen Vorschriften hinterlassen hat — hierin jeder Zoll ein echter Hippokratiker! Das ganze Gebiet meisterhaft beherrschend, auf alle Verhältnisse eingehend, schildert er für jede Lebensstufe bis in die kleinsten Einzelheiten, was zur Erhaltung und Bewahrung der Gesundheit dienlich ist. Ernährungsweise, Einflüsse des Wassers und der Luft, Bädergebrauch, Massage, Leibesbewegungen, Spiele u. a. werden von Galen in den Kreis der Betrachtung gezogen, und viele seiner auf scharfer Beobachtung fußenden Ausführungen besitzen unvergänglichen Wert, weil sie in dem Gedanken gipfeln, welcher die ganze harmonische Schönheit der klassischen Antike zum Ausdruck bringt, in dem Gedanken: Μηδὲν ἄγαν.

Die Bücher de alimentorum facultatibus, in welchen die einzelnen Nahrungsmittel (Brotarten, Hülsenfrüchte, Fleischsorten, Früchte u. s. w.) nach ihrem Nährwert und mit Vorschriften über Zubereitungsweise abgehandelt werden, bildeten lange die Quelle für alle späteren diätetischen

Schriftsteller. In dem Werke de sanitate tuenda werden die hygienischen Faktoren eingehend besprochen. Von den Spielen erklärte er diejenigen für die besten, welche Körper und Geist erfreuen. Ueber die Wirkungsweise der Bäder und die Modifikationen ihrer Anwendungsweise findet sich in de sanitate tuenda geradezu ein Kompendium. Mit größter Schärfe wendet er sich dagegen, daß man Neugeborene in kaltem Wasser bade; man berief sich darauf, daß die heldenstarken Deutschen diese Sitte üben. „Ich habe," sagt Galen, „mein Buch nicht für Deutsche, auch nicht für Bären und wilde Schweine geschrieben, sondern für Griechen oder wenigstens für solche Menschen, die griechische Denkweise haben. War es jemals erhört, das kleine, noch von der Gebärmutter warme Kind in kaltes Wasser zu werfen, als ob es glühendes Eisen wäre? Kommt das Kind mit dem Leben davon, so mag es denn sein, daß dadurch seine natürliche Stärke geprüft und noch durch die Berührung des kalten Wassers vermehrt worden ist. Aber welche vernünftige Mutter, welche nicht ganz eine Skythin ist, wird an ihrem Kinde einen Versuch wagen, der, wenn er nicht gelingt, nichts weniger als den Tod zur Folge hat, um so viel mehr, da aus diesem Versuche gar kein Vorteil entstehen kann. Für einen Esel oder ein anderes lasttragendes Vieh mag es ein Vorteil sein, so einen steinharten Rücken zu haben, der gegen Kälte und Schmerz gefühllos ist, aber was nützt dies dem Menschen?" Ebenso wendet sich Galen gegen die Athletik.

Was in der Zusammenfassung und geistigen Durchdringung des medizinischen Wissens damals möglich war, hat Galenos geleistet, und wenn auch mehr blendende Fiktionen als solide nüchterne Wahrheiten die Grundlage bilden, es gibt doch für die Leistungsfähigkeit der medizinischen Synthese der Alten keinen besseren Gradmesser als das gewaltige, durch philosophische Reflexion vollkommen geschlossene, alle Hauptrichtungen vereinigende System des Pergameners! In stolzem Selbstgefühl rühmt sich sein Schöpfer, er habe die Bahn, welche Hippokrates gebrochen, erst geebnet und gangbar gemacht — ähnlich wie Trajan die Heeresstraßen im römischen Reiche; selbstzufrieden und im Glauben, den Abschluß der Forschung gebracht zu haben, ruft er aus: „Wenn jemand gleichfalls durch Taten, nicht durch kunstvolle Reden berühmt werden will, so braucht er nur mühelos in sich aufzunehmen, was von mir in eifriger Forschung während meines ganzen Lebens festgestellt worden ist."

Solche Ueberschätzung wiederholte sich oftmals im Laufe der Geschichte, niemals aber sollte das medizinische Lehrsystem eines einzelnen eine so lange, ungebrochene, tyrannische Macht über die Geister ausüben wie das galenische, hierin nur der geozentrischen Theorie des Ptolemaios gleichkommend! Widersinnig wäre es, wollte man Galen selbst für den Geistesdruck von weit mehr als tausendjähriger Dauer verantwortlich machen, statt diejenigen zu beschuldigen, welche bar jedweder

Schaffenskraft den ausgetretenen Bahnen folgten oder gar die freie Forschung in Fesseln schlugen. Umsomehr als in der Forschungsweise Galens so viele Keime lagen, welche nur der Entfaltung harrten, wie namentlich seine Experimentalmethodik! Statt an die rationellen Ideen anzuknüpfen, statt die empirischen Leistungen weiter zu führen, begnügte man sich leider bald, die Aussprüche des Pergameners auf allen Gebieten der Medizin als Dogmen hinzunehmen und entfernte sich damit immer weiter von dem echten Hippokratismus. Darin hatte Galen leider das Beispiel gegeben. Denn, nennt er auch den göttlichen Greis von Kos πάντων ἀγαθῶν εὑρετής, gerade dadurch, daß er die Erfahrungstatsachen der hippokratischen Schriften mit Hilfe der noch viel zu unentwickelten Hilfszweige wissenschaftlich zu begründen unternahm, daß er die ursprüngliche Lehre mit philosophischen Doktrinen verquickte, ja schon dadurch allein, daß er ein System errichtete, verdarb er vielfach die Reinheit des köstlichsten Gutes, welches die hellenische Medizin hinterlassen hatte, entzog er durch den Schatten seiner imponierenden Persönlichkeit gerade den echten Hippokratismus den Blicken der kommenden Geschlechter. Darum mußte, als die unbefangene Forschung wieder ihr Haupt erhob, das galenische System als bloß temporäre Form gänzlich zusammenstürzen, während das Ideenwerk des Hippokrates über alle Zeiten hinweg stets den Mutterboden der Heilkunst bilden wird!

Antyllos.

Galens imposantes Lehrsystem bildet den Höhepunkt der wissenschaftlichen Bestrebungen der antiken Medizin; in den chirurgischen Fächern war es dagegen dem Pergamener nicht gegönnt, durch eigene Leistungen über diejenigen der Vorgänger hinauszudringen, hier wurde er durch einen auch sonst sehr bedeutenden Arzt, an dessen Namen sich der Ruhm der antiken Chirurgie in besonderem Grade knüpft, übertroffen, durch — Antyllos.

Ueber das Leben des Antyllos ist fast nichts bekannt, von seinen Werken haben sich nur wertvolle Fragmente in der nachfolgenden Literatur erhalten, doch schon das Wenige, was über der Zeiten Strom hinübergerettet worden, läßt die ganze Größe des Mannes und die überraschend hohe Entwicklungsstufe der antiken Chirurgie erkennen.

Die Schriften des Antyllos betrafen nicht nur die Chirurgie, sondern in einem Hauptwerke über die Heilmittel (4 Bücher) auch die gesamte übrige Heilkunde. Die erhaltenen spärlichen Bruchstücke wurden wiederholt gesammelt herausgegeben, am besten von A. Lewy und Landsberg in Janus, Zeitschr. f. Gesch. u. Literatur d. Medizin, Breslau 1847, Bd. II. Da es durch neuere Forschungen erwiesen ist, daß Galen den Antyllos benützt hat, dieser aber in einer Stelle seiner Schriften den Archigenes zitiert, so können wir die Lebenszeit in die erste Hälfte des zweiten Jahrhunderts n. Chr. verlegen. Antyllos hielt sich vorwiegend an die Grundsätze der pneumatischen Schule, welche dem späten Altertum die vornehmsten Aerzte und namentlich die besten Chirurgen schenkte und folgte den großen Traditionen eines Archigenes, Heliodoros und Leonides (vergl. Seite 335).

In den vorhandenen Fragmenten sind folgende Themen behandelt: Einflüsse der Luft und der Bodenverhältnisse auf Gesundheit und Krankheit, Wohnungshygiene, Diätetik, Gymnastik, Balneologie, Krankenpflege. Es finden sich darin bewundernswerte Vorschriften, allerdings durchsetzt mit theoretischen Argumenten, die der Subtilität der pneumatischen Schule entstammen. Antyllos achtete bei der Krankenpflege auf Temperatur und Belichtung der Wohnung und auf die Lagerung des Patienten. (Bei Kopfleiden soll eine zurückgeneigte, bei Brustkranken eine hohe, bei Unterleibsaffektionen eine zurückgebogene Lage eingenommen werden, bei Gonorrhöe und Nierenleiden die Seitenlage, bei Leberleiden nach rechts gewendete Seitenlage.) Ebenso regelte er peinlich genau die Krankenkost. Bei Fieberhitze erlaubte er den Genuß von kaltem Wasser. Ausführlich verbreitete er sich über die Bäderanwendung (künstliche und natürliche, mineralische und aromatische Bäder) und bestimmte ihre Indikationen (als Schwitzmittel, als tonisierende, antispastische, antineuralgische Mittel u. s. w.). Die salz-, eisen-, schwefel-, salpeterhaltigen etc. Bäder benützte er in chronischen Krankheiten, z. B. Solbäder gegen Wassersucht, Kopf- und Brust- und Magenleiden; Schwefelbäder gegen Nervenleiden; Eisenbäder gegen Milz- und Magenaffektionen; Seebäder gegen Hydrops, Dermatosen, Phthisis, rheumatische Leiden. Ungemein eingehend erörtert er die therapeutischen Zwecke und die Dosierung, die Indikationen und Kontraindikationen des Spazierengehens, Laufens, Reitens, Schwimmens, der gymnastischen Uebungen und Spiele („Schleuderspiel", „Schattenfechterei", Faustkampf, Sprungübungen, Ballspiel, Kugelwurf, Reifschlagen, Schaukeln).

Antyllos gab für die einzelnen chirurgischen Eingriffe nicht nur allgemeine Vorschriften, sondern er erörterte die Technik bis in die feinsten Einzelheiten mit einer Genauigkeit, unter Berücksichtigung aller eintretenden Möglichkeiten, wie es nur ein Meister der Praxis vermag. Schon über die Methoden der Blutentziehung gibt er ungemein sorgfältige Anweisungen, er gedenkt der Arteriotomie (an den Nackenarterien), der Schröpfköpfe (gläserne, bronzene, hörnerne), mit und ohne Skarifikation, der Blutegel, der „Bdellotomie" (Blutegelschnitt) und sondert die Hämostatika in solche, welche durch Kälte, Zusammenziehung, Verstopfung, Austrocknung oder Aetzung wirken.

Applikationsstellen für die Venäsektion waren: Stirne in der Nähe des Scheitelbeins, die Stelle oberhalb des inneren Augenwinkels, hinter den Ohren, unter der Zunge, zwischen Mittel- und kleinem Finger, Kniekehle, innerer Knöchel, Ellenbeuge (obere, mittlere, untere Vene). Je nach dem Leiden kommt die eine oder andere Vene in Betracht, die Länge des Eröffnungsschnittes hängt von verschiedenen Umständen ab, die Schnürbinde darf nicht zu fest gebunden sein. Ueber die Anwendung der Schröpfköpfe — silberne werden verworfen — handelte ein eigenes Kapitel. Der Blutegelschnitt bestand im folgenden: „Wenn man genötigt ist, die Blutegel anzuwenden, nachdem sie schon gesogen haben, oder wenn man nur wenige zur Verfügung hat, oder wenn nur wenige angefaßt haben, muß man ihnen, wenn sie vollgesogen sind, den Schwanz mit der Schere abschneiden. Nachdem das Blut ausgeflossen ist, ziehen sie wieder an und hören nicht eher auf, als bis wir ihre Saugöffnung mit Salz, Soda oder Asche bestreuen." — Hämostatika waren: kaltes Wasser, Essig, Galläpfel, Akaziensaft, Grünspan, Gips, Bleiweiß, Kupferblumen etc. und das Glüheisen.

Vortrefflich sind die Mitteilungen über die Chirurgie der Abszesse (Vorschrift über die Richtung der Inzisionen), der Fisteln (Mastdarm-, Bauch-, Brust-, Trachealfisteln), der Phimose, der Hypospadie, der

Narbenkontrakturen (Exstirpation) und der Geschwülste (Lipome, Atherome, Ganglien). Antyllos beschreibt den Luftröhrenschnitt sehr genau, verwirft ihn aber in Fällen, wo die Luftröhrenverzweigungen und die Lungen bereits affiziert sind (bei seiner Methode handelt es sich merkwürdigerweise um einen queren Schnitt zwischen den Ringen der Trachea); er schildert die plastische Operation von „Kolobomen" (Defekte, besonders der Augenlider, der Stirn, Nase, Ohren und Wangen). Dauernden Nachruhm sichert ihm endlich seine Therapie der Aneurysmen (wahre und traumatische, Verfahren der doppelten Unterbindung und Spaltung) und die Extraktionsmethode bei Catarakta (Starausziehung).

„Es gibt zwei Arten von Aneurysmen, die eine derselben entsteht durch eine örtliche Erweiterung der Arterie, woher auch der Name Aneurysma kommt, bei der zweiten ist die Arterie verletzt und ergießt ihr Blut in die umgebenden Weichteile. Die durch Erweiterung der Arterie entstandenen Aneurysmen sind länglicher, die aus Ruptur hervorgegangenen rundlicher; die ersteren haben eine dickere Bedeckung, bei den letzteren vernimmt man beim Druck mit den Fingern ein Schwirren, wogegen bei der anderen Art von Aneurysmen kein Geräusch wahrnehmbar ist. Die Behandlung eines jeden Aneurysmas zu verweigern, wie es die alten Chirurgen wollten, ist unrecht; gefährlich aber ist es auch, sie alle operieren zu wollen. Wir werden dies bei denen in der Achselhöhle, Schenkelbeuge und am Halse von uns weisen wegen der Größe der Gefäße und der Unmöglichkeit und Gefährlichkeit ihrer Freimachung und Unterbindung; wir verweigern ferner die Operation bei solchen von übermäßiger Größe, selbst wenn sie an einem anderen Orte sich befinden. Dagegen werden wir die an den Enden der Extremitäten, an den Gliedern und dem Kopfe befindlichen auf folgende Weise operieren: Wenn es sich um ein Erweiterungsaneurysma handelt, führen wir durch die Haut einen geraden Schnitt in der Längsrichtung des Gefäßes, lassen darauf die Wundränder mit Haken auseinanderziehen, trennen vorsichtig alle zwischen der Haut und der Arterie gelegenen Membranen, und indem wir mit stumpfen Haken die neben der Arterie gelegene Vene zur Seite ziehen, legen wir den erweiterten Teil der Arterie von allen Seiten frei; nachdem wir darauf den Knopf einer Sonde unter die Arterie geführt und dieselbe damit emporgehoben haben, leiten wir neben dem Sondenknopfe eine Nadel mit doppeltem Faden unter der Arterie fort, durchschneiden mit der Schere denselben am Ende der Nadel, so daß daraus zwei Fäden mit vier Enden entstehen, nehmen sodann die zwei Enden eines der Fäden, führen sie behutsam nach dem einen Ende des Aneurysmas und knüpfen sie sorgfältig zusammen. In gleicher Weise wird der andere Faden nach dem entgegengesetzten Ende des Aneurysmas geführt und daselbst die Arterie unterbunden, so daß das ganze Aneurysma mitten zwischen den beiden Ligaturen sich befindet. Hierauf öffnen wir das Aneurysma in seiner Mitte mit einem kleinen Schnitt; dadurch wird dessen ganzer Inhalt entleert, die

Gefahr einer Blutung aber ist nicht vorhanden. Diejenigen, welche, wie wir, die Arterie jederseits unterbinden, den in der Mitte gelegenen erweiterten Teil derselben aber exstirpieren, setzen sich einer Gefahr aus, denn von der Gewalt und der Spannung des Pneuma werden oft die Fäden abgestoßen.“

Daß sich Antyllos mit der Augenheilkunde eifrig beschäftigte, beweisen die erhaltenen Vorschriften über die Bereitung von Kollyrien.

---

[1] Aussatz, Filaria medinensis, Bubonenpest.

[2] Ἡρόφιλος δὲ ἐν τῷ Διαιτητικῷ καὶ σοφίαν φησὶν ἀνεπίδεικτον καὶ τέχνην ἄδηλον καὶ ἰσχὺν ἀναγώνιστον καὶ πλοῦτον ἄχρειον καὶ λόγον ἀδύνατον ὑγείας ἀπούσης.

[3] Vergl. Hippokratiker; sizil. Schule (Philistion); Chrysippos; Diokles; Praxagoras.

[4] Die Stoiker nahmen in ihrer grobmaterialistischen Physik das alles durchdringende Pneuma als Urstoff und als zweckmäßig, jedoch mit Naturnotwendigkeit wirkende Urkraft (Weltseele) an; auch leugneten sie die Möglichkeit der Existenz eines leeren Raumes.

[5] Vergl. S. 268. Uebrigens findet die Solidarpathologie auch schon in den hippokratischen Schriften ihre Vertretung, namentlich in der (knidischen) Schrift de locis in homine.

[6] Vergl. S. 161.

[7] Demosthenes schrieb auch eine Pulslehre. Aus seiner Augenheilkunde haben alle Nachfolger geschöpft, noch im Mittelalter erfreute sich sein liber ophthalmicus großer Beliebtheit.

[8] Die Frage, ob zwischen der etruskischen und der orientalischen Kultur ein Zusammenhang besteht, ist noch ungelöst. Nach der Sage entsendete der lydische Stamm der Tyrrhener wegen einer Hungersnot eine Kolonie über das Meer, welche bis nach Italien anlangte und den Adel Etruriens bildete; dieser beherrschte die italische Urbevölkerung und verbreitete asiatische Sitten und Religionsanschauungen.

[9] Hinsichtlich der Etrusker wissen wir (abgesehen von dem Mystizismus), daß ihr Land durch seinen Reichtum an Heilpflanzen berühmt war (in ihrem Heilschatze spielten Asarum, Anagallis, Weißdorn, Parthenia und Lappa minor eine Rolle), und daß sie die Technik des Zahnersatzes (Befestigung der Ersatzkronen durch Goldspangen und Goldnieten an den Nachbarzähnen) auf eine gewisse Höhe gebracht haben.

[10] In der anatomischen Terminologie haben sich viele, aus alten Zeiten stammende echt-lateinische Ausdrücke erhalten, z. B. humerus, radius, scapula, clavis, femur, tibis, calcaneus, costa, coxa, ilia, vertebra, coronalis, parietalis, temporalis, articulatio ... pupilla, supercilium, intestinum, duodenum, jejunum, ileum, coecum, rectum, virga, vagina, vulva, testis, testiculi, inguina, matrix, scrotum, renes, vena. Daraus ist zu ersehen, daß sich das anatomische Wissen bis zu einer gewissen Höhe unabhängig von griechischen Einflüssen auf italischem Boden entwickelt hat. Dagegen ist das Lateinische arm an Bezeichnungen für pathologische Zustände — hier macht sich der Mangel an einer medizinischen Eigenentwicklung in hohem Grade geltend; die lateinischen Worte beziehen sich vorwiegend auf äußere Affektionen, z. B. fractura, luxatio, verruca, varix, fistula, furunculus, pustula, struma, hernia oder grob sinnliche Symptome, wie convulsio, tussis u. a. Schon bei Ennius, Plautus, ja selbst bei Cato finden sich griechische Krankheitsnamen, z. B. carcinoma, dyspepsia, glaucoma, morb. hepatarius, ischiacus, pituita, podager, stranguria.

[11] Im Gegensatz zu den griechischen Freistaaten.

[12] Der Luft schrieben sie noch eine höhere Bedeutung als der Nahrung zu, weil ihre feinen Atome leichter in die Poren eindringen.

[13] Unter den Formen derselben sind besonders bemerkenswert die Collyria (κολλύρια = Brötchen). Es waren dies Gemische von Heilmitteln, die eine teigartige Masse bildeten, welche für den Gebrauch verflüssigt wurden.

[14] Freilich hatte die metrische Form auch den Zweck, das Gedächtnis zu unterstützen.

[15] Die Kosmetik des Kriton enthielt unter anderem Mittel zur Beförderung des Haarwuchses, gegen das Grauwerden, Salben und Pflaster für den Teint, Augenschminken, Zahnputzmittel, Pillen gegen den Geruch aus dem Munde, Salben gegen den Schweiß in der Achselhöhle, Laugen gegen dunkle Flecke am Halse, Glanzseifen für die Hände, aromatische Tinkturen für Gewänder, Sprengmittel für Schlafzimmer etc.

[16] In römischer Zeit erlangten z. B. folgende hellenische Asiaten Ansehen: Asklepiades (Prusa), Magnos, Rhuphos, Soranos (Ephesos), Thessalos (Tralleis), Olympikos (Miletos), Athenaios (Attaleia), Dioskurides (Anazarba), Heras, Aretaios (Kappadokien), Archigenes (Apameia), Themison (Laodikeia) u. a.

[17] In tiefgründlicher Weise hat Galen besonders in den Schriften de sectis und de optima secta den Empirismus und Methodismus

bekämpft; die Methodiker befehdete er viel schärfer und bei jeder Gelegenheit, nicht selten auch ungerecht.

[18] Da einzelne Nerven in ihrem Verlauf ihre Konsistenz ändern, so sind manche Gehirnnerven motorisch (weil sie hart werden), manche Rückenmarksnerven sensibel (weil sie gegen die Peripherie zu weich werden).

[19] κοιλία αιματική.

[20] κοιλία πνεῦματική.

[21] In den Lungen findet eine Reinigung, πέψις (Kochung), der Luft statt.

[22] Z. B. bezüglich der Fragen über die Austreibung der Speisen aus dem Magen und über die Harnabsonderung durch die Nieren.

[23] Die Wahlanziehung, die spezifische Ernährung der einzelnen Körpergebilde kommt durch die spezifische Attraktion zu stande, vermöge welcher jeder Teil aus dem vorbeiströmenden Nahrungssaft das Passende anzieht. Die Verteilung der resorbierten Stoffe im ganzen Körper erfolgt aber mechanisch durch den Horror vacui (Erasistratos) und die vis a tergo (Druck und Druckdifferenz). Der ganze Organismus, sagt Galen, ist von Spalten durchzogen, welche, gleich Kanälen, den Nahrungssaft verteilen; die anliegenden Teile ziehen das Nährmaterial an sich und geben den Ueberschuß wieder ab.

[24] Bei Hippokrates wird kein Unterschied zwischen beiden gemacht, συνάγχη oder κυνάγχη ist Angina, d. h. eine Entzündung des Larynx, des Pharynx oder der benachbarten Teile, welche durch das aus dem Kopfe in die Halsvenen strömende Sekret erzeugt wird; ist das Sekret von kaltem schleimigen Charakter, so entsteht Verstopfung der Blutgefäße und Atemwege (Rötung, Schwellung, Schmerz), ist es von heißer, salziger Beschaffenheit, so entstehen (ohne Entzündung) Geschwüre auch in der Luftröhre. Letztere Form sei viel gefährlicher und führe oft plötzlich den Tod herbei. Nach Aretaios wäre Kynanche eine Entzündung der Atemwerkzeuge, Mandeln, der Epiglottis, des Pharynx, des Kehlkopfes, Zäpfchens und der Mundhöhle, Synanche dagegen ein Leiden des Pneuma, welches mit großem Angstgefühl und Affektionen der inneren Organe verbunden sei.

[25] Es sei hier darauf verwiesen, daß sich in der nichtärztlichen Literatur des Altertums weit früher und deutlicher als in den medizinischen Schriften Kenntnisse über die Ansteckungsfähigkeit gewisser Affektionen vorfinden (die Aerzte legten das Hauptgewicht auf das „Miasma", d. h. auf die atmosphärischen Verhältnisse). So wird

z. B. in den pseudoaristotelischen Problemen (VII, § 8) die Frage erörtert: „Weshalb werden von der Lungenschwindsucht und der Augenentzündung und von der Krätze diejenigen, welche sich (den Kranken) nähern, befallen?"

[26] Ein ausgezeichnetes Beispiel einer neurologischen Lokaldiagnose ist folgendes: Ein gewisser Pausanias, welcher bei einem Falle aus dem Wagen einen heftigen Stoß zwischen den Schultern erlitten hatte, wurde von einer Sensibilitätsstörung an dem 4. und 5. Finger, sowie an der Hälfte des Mittelfingers befallen. Vergebens wendeten die Aerzte örtliche Mittel an den Fingern selbst an. Gemäß seiner Erkenntnis, daß die Empfindungsnerven der Hand aus dem Rückenmark stammen, applizierte Galen sein Heilmittel an der entsprechenden Stelle der Wirbelsäule.

[27] „Man muß auf die Natur des Kranken achten, denn für jeden Menschen besteht eine besondere Therapie".... „Derjenige wäre wohl der beste Arzt, der eine Methode schaffen könnte, die ihn befähigte, die Naturen zu erkennen und die einer jeden eigentümlichen Heilmittel zu treffen. Ich glaube, wenn ich die Natur eines jeden genau zu ergründen wüßte, wie es meiner Ansicht nach Asklepios konnte, so wäre ich wohl das Ideal eines Arztes. Da dies jedoch unmöglich ist, so habe ich mir vorgenommen, mich darin zu üben, diesem Ideal so weit nahe zu kommen, als es eben menschenmöglich ist, und ich rate dies auch den anderen an."

[28] Denn wie ein Arzneimittel so wird auch die Luft, indem sie von außen her auf die Körper trifft, der Therapie hinderlich, wenn sie übermäßig warm oder kalt ist. Es müssen also die Heilmittel zu dem, was bei der Luft im Uebermaß vorhanden ist (d. h. der Qualität, Mischung nach), im umgekehrten Verhältnis stehen. Deshalb gebraucht auch Hippokrates in den heißen Stunden an Wirkung kühlere Mittel, wärmere dagegen in den kalten Stunden.

[29] Vergl. S. 212.